Torsten Engelbrecht · Dr. med. Claus Köhnlein
Inez Maria Pandit, M.D. · Juliane Sacher

Die Zukunft der KREBSMEDIZIN

Klassische und ganzheitliche Therapien, Impfungen und Krebsgene: Was ist Fakt und was Fiktion?

naturaviva

DANK

Für meinen 2009 geborenen Sohn Liam, für meine Ehefrau Maria und für meine Mutter Karen, die mit ihrer Liebe und Unterstützung dieses Buch erst möglich gemacht haben – und besonders für meinen Vater Eckart, der 2007 traurigerweise verstarb.
TORSTEN ENGELBRECHT

Für Christiane, Theresa, Johanna, Catharina und Julius.
CLAUS KÖHNLEIN

In Anerkennung meiner Eltern und Lehrer der Schulzeiten in ihrem Bemühen, das Fragen und Denken zu fördern – ohne Einschränkung!
INEZ MARIA PANDIT

Dank an Kilian, Bettina, Philip, die mir die Weiterbildung in biologisch-naturheilkundlicher Medizin neben keiner Mutterrolle ermöglichten.
JULIANE SACHER

IMPRESSUM

Die hier vorgestellten Therapien wurden sorgfältig recherchiert und nach bestem Wissen und Gewissen wiedergegeben. Alle Informationen ersetzen aber in keinem Fall den Rat und die Hilfe eines kompetenten Arztes oder Heilpraktikers. Der Verlag und die Autoren übernehmen keine Haftung für Schäden, die durch unsachgemäße Anwendung der dargestellten Behandlungsmethoden entstehen, und übernehmen auch keinerlei Verantwortung für medizinische Forderungen.

Bei den genannten Therapeutika wurde aus Platzgründen auf den Hinweis ® verzichtet. Alle in diesem Buch genannten Produkte können nach deutschem und internationalem Recht besonders geschützt sein. Die Nennung dieser Bezeichnungen ohne den Hinweis auf ein eingetragenes und/oder geschütztes Waren-/Markenzeichen o. ä. (z. B. ®) ist daher nicht als Verletzung der Schutzrechte dieser Bezeichnungen und nicht als Schädigung der Firmen, die diese Rechte besitzen, zu verstehen.

Die Autoren erklären hiermit, dass zum Zeitpunkt des Erscheinens dieser Ausgabe keine illegalen Inhalte auf den im Quellennachweis genannten Internet-Seiten und weiterführenden Internet-Adressen erkennbar waren. Auf die aktuelle und zukünftige Gestaltung, die Inhalte oder die Urheberschaft dieser Seiten haben die Autoren keinerlei Einfluss. Daher distanzieren sie sich ausdrücklich von allen Inhalten der genannten Internet-Adressen, die nach der Linksetzung verändert wurden. Für illegale, fehlerhafte oder unvollständige Inhalte und insbesondere für Schäden, die aus der Nutzung oder Nichtnutzung der dort dargebotenen Informationen entstehen, haften ausschließlich die Anbieter dieser Seiten, nicht jedoch die Autoren und der Verlag dieses Buches, die über Nennung der Internet-Adressen auf die jeweilige Veröffentlichung lediglich verweisen.

© NaturaViva Verlags GmbH, 71256 Weil der Stadt, 2010.
4 3 2 1 | 2012 2011 2010

Alle Rechte der Verbreitung und Vervielfältigung, auch durch Film, Fernsehen, Funk, fotomechanische Wiedergabe, Tonträger jeder Art und Speicherung und Verbreitung in Datensystemen sowie auszugsweiser Nachdruck sind vorbehalten und müssen durch den Verlag genehmigt werden.

Gestaltung, Grafiken und Satz: Julia Graff, Produktion & Design, Stuttgart

Printed 2010 in Germany
Druck auf chlorfrei gebleichtem FSC-Papier
ISBN 978-3-935407-30-4

INHALTSVERZEICHNIS

Vorwort 6

Einführung 8

Krebsforschung: 100 Jahre voller Versprechen – und immer noch kein Wundermittel („Magic Bullet") in Sicht 8

Krebs(therapien) als häufigste Todesursache – trotz gigantischer Forschungsbudgets 10
Heilversprechen sichern Forschungsgelder und zerstreuen Zweifel an der Wirksamkeit des Krebsbetriebs 15
Forscher, Ärzte, Pharmamanager, Patienten, Medien – der Illusion vom Heilmittel erlegen 17
Wie die Idee von der Magic Bullet entstand – und warum sie zu einfach ist, um wahr zu sein 18
Argumente und Fakten gegen eine bisher falsche Forschungsrichtung in der westlichen Krebsmedizin 20
Die Zukunft der Krebsmedizin: präventiv, ganzheitlich, immunstärkend 22

KAPITEL 1 23

Wie die Medizin im „Krieg gegen den Krebs" an den Fakten vorbeiforscht – und dennoch gut verdient 23

Die sinnlose Jagd nach angeblichen „Krebsgenen" 23
Chromosomenschäden als bestimmendes Merkmal von Krebszellen 26
Eine erfolgreiche Krebstherapie muss die Mitochondrien schützen und aufbauen 30
Die Verbindung zwischen Chromosomen- und Mitochondrienschäden in Krebszellen 35
Der „Atlas der Krebsgene" – ein weiterer kostspieliger Fehltritt im „Krieg gegen den Krebs" 37
Kann Krebs wirklich vererbt werden? 47
Wie die Prävention vernachlässigt wird 52
Die Lance Armstrongs überleben – die Farrah Fawcetts aber nicht: Warum die Entwicklung patientenindividueller Medikamente an der Verschiedenheit und Flexibilität von Krebszellen scheitert 56
Wie Patienten unterschiedliche Resistenzen gegenüber Medikamenten ausbilden 61
Avastin, Herceptin und andere angebliche „Wunderpillen" 62
    Nexavar **63** · Axitinib **63** · Avastin **64** · Herceptin **65**
Krebs- und andere Medikamente können sogar selbst Krebs erzeugen 66
Die „Heilige Kuh" Chemotherapie – Giftkur ohne Nutzen? 71
Fehlende Vergleiche mit Placebo- und Lifestyle-Studien behindern den Therapiefortschritt 78

Wie die Forschung mit dem Peer-Review-System Kritik unterdrückt ·············· 81
Betrug und Fehlverhalten in der Krebswissenschaft ························· 84
Wie die Pharmakonzerne Forschung und Absatz diktieren ···················· 87
Krebsstammzellen-Gläubigkeit und die Folgen ······························ 90

KAPITEL 2 ··· 94
Patienten im Spannungsfeld von Medienhype und Klinikrealität ············ 94

Immer neue Wundertherapien: Die Massenmedien als Sprachrohr von „Big Pharma" ······ 94
„Erhöhtes Krebsrisiko bei Linkshänderinnen" – und andere abstruse Medienschlagzeilen ····· 100
Versuche an Labormäusen sind bei Krebs weit von der Klinikrealität entfernt ······ 104
Die tiefe Kluft zwischen Krebsforschung und Klinikrealität ···················· 107

KAPITEL 3 ··· 109
Gebärmutterhalskrebsimpfung: nutzlos, riskant, teuer ···················· 109

Wie die Idee von den krebsverursachenden Viren entstand ···················· 109
Das Virus-Desaster der 1970er Jahre – und wieso die Virus-These doch überlebte ····· 118
Das Nobelpreiskomitee und der Medizinnobelpreis für Harald zur Hausen – ein Paradebeispiel
für fehlende wissenschaftliche Belege ···································· 121
Interessenkonflikte untergraben die Glaubwürdigkeit der Impfstoff-Befürworter ········ 123
13 Wissenschaftler fordern eine Neubewertung der HPV-Impfung ··············· 126
Nur die Nebenwirkungen des HPV-Impfstoffes sind belegt ···················· 130
Gesunder Lebensstil und Pap-Test ab dem 25. Lebensjahr sind die beste Prävention ···· 135
Medizinnobelpreise zur Zementierung von Dogmen ··························· 140

KAPITEL 4 ··· 148
Die Zukunft der Krebsmedizin: präventiv, ganzheitlich, immunstärkend ······ 148

Biologisch-ganzheitliche Therapien: reichhaltige und bewährte Praxiserfahrung ······· 148
Zur Notwendigkeit von Operationen, Chemotherapie und Bestrahlung sowie Möglichkeiten,
deren Nebenwirkungen abzufedern ······································ 153
   Operationen 153 · Chemotherapie 158 · Bestrahlung 159 · Ionenstrahl-Therapie:
   die neue Wunderwaffe? 162
Prävention ist das beste Mittel gegen Krebs ································ 166

Der richtige Umgang mit Früherkennungsmaßnahmen ································ **170**
　Pap-Test und Brustkrebsfrüherkennung **172** · Röntgen, Mammographie und CT-Scan – weniger ist mehr! **174** · Darmkrebsvorsorge: sensibler Umgang gefragt **179** · Prostatakrebs-Früherkennung: von zweifelhaftem Wert **182** · Magnetresonanz-Tomographie: eine Alternative zu CT-Scan und Mammographie? **184** · Thermographie: eine Alternative zu CT-Scan und Mammographie? **187**

Das Geschäft mit der Krebsfrüherkennung ·· **191**
Die Paradigmen der biologisch-ganzheitlichen Medizin ···························· **194**
Die Stärkung des Immunsystems ist das A und O ································ **198**
Krebs vorbeugen und heilen mithilfe der Ernährung ······························ **205**
　Die Ernährung als zentraler Bestimmungsfaktor für Gesundheit und Krankheit: Die Forschungen des Arztes Sir Robert McCarrison **208** · Die Wirkung von Rohkost aus wissenschaftlicher Sicht **211** · Die Gerson-Therapie: ein ganzheitlicher Ansatz im Fadenkreuz der Medizinelite **218** · Wie tierische Eiweiße die Tumorbildung begünstigen können **227** · Die Milch macht's: Akne, Diabetes, Krebs **232** · Was Übersäuerung mit Krebs zu tun hat **239** · Mit kohlenhydratreduzierter Kost gegen Krebs **244**

Nahrungsergänzungsmittel ·· **251**
　Nahrungsergänzungsmittel können gegen Krebs helfen **251** · Vitamin C: Symbol für den Kampf zwischen klassischer und ganzheitlicher Medizin **258** · Omega-3-Fettsäuren statt Frittiertem und Transfettsäuren **263**

Regulierung der Darmflora nicht vergessen! ···································· **267**
Sonnenlicht schützt vor Krebs – und Sport ist alles andere als Mord! ················ **268**
Homöopathie und Krebs ·· **272**
Hyperthermie ·· **274**
Weitere Verfahren: Sauerstofftherapie, Ozon, Akupunktur und Bachblüten ··········· **276**
　Therapien mit Sauerstoff **276** · Ozontherapie **278** · Akupunktur **279** · Bachblütentherapie **280**

Inwiefern sind Mikroben an der Krebsentstehung beteiligt? ······················· **281**
Giftstoffe? Nein Danke! ·· **284**
　Rauchen und Krebs – wie die Wahrheit unterdrückt wird **286** · Der Aspartam-Skandal **288** · Alkohol: Sind schon kleine Mengen krebserregend? **292** · Die unterschätzte Gefahr von Quecksilber und anderen Schwermetallen **293** · Zahnstörfelder und Krebs **297** · Krebserregende Stoffe in Kosmetika **299** · Mobilfunkstrahlung und Krebs **303** · Meiden Sie besser die Nähe von Atomkraftwerken **308** · Das Krebspotenzial von Nanopartikeln **310** · Lichtverschmutzung **312**

Denken Sie frühzeitig an eine psychologische Begleitung ·························· **314**

Anhang ·· **318**
　Über die Autoren **318** · Personenverzeichnis **319** · Stichwortverzeichnis **322** · Quellen **328** · Bildnachweis **370**

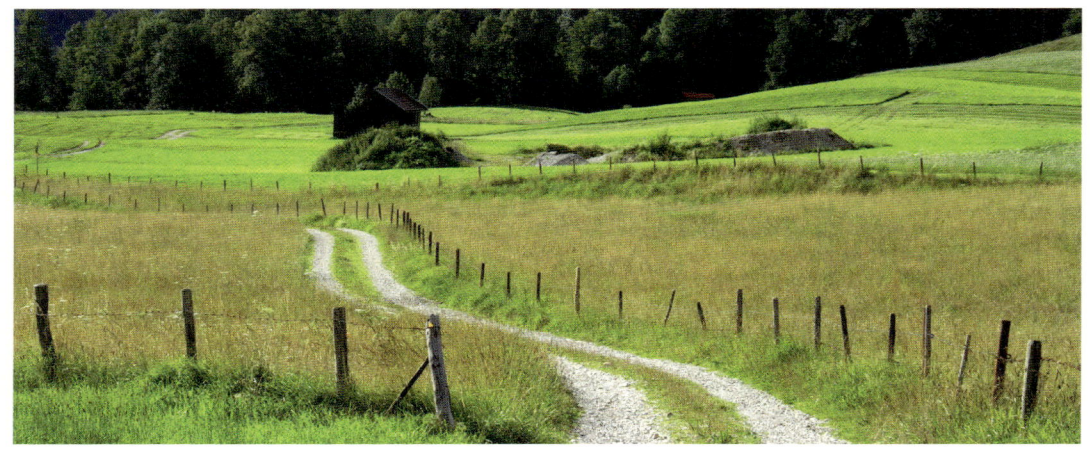

Vorwort

Die Not schreit zum Himmel. Seit Jahrzehnten bemüht sich die etablierte Medizin darum, die Krebskrankheiten wirksam zu behandeln. Seit Jahrzehnten behauptet sie ständig, Fortschritte zu machen. Und auch seit Jahrzehnten vertuscht sie die extrem große Zahl ihrer Misserfolge und behindert gleichzeitig Ideen und Forschungen aus der Alternativmedizin, die neue Gedanken, Therapieansätze und vielleicht neue Lösungsmöglichkeiten aufzeigen könnten. Es ist ein Skandal unvorstellbarer Größe, dem jährlich viele Millionen Menschen zum Opfer fallen. Wir haben es dabei mit einer undurchsichtigen Struktur des etablierten medizinisch-pharmakologisch-industriellen Komplexes zu tun, der im Wesentlichen an der Etablierung seiner Macht und an Hunderten von Milliarden Dollar Verdienstmöglichkeiten pro Jahr interessiert ist.

In Deutschland werden derzeit pro Jahr ca. 425.000 Krebserkrankungen neu entdeckt, pro Tag also bei etwa 1.230 Menschen. Pro Jahr sterben aber auch etwas mehr als 200.000 Menschen an ihrer Krebserkrankung, also rund 50 Prozent. Dabei wurden in den vergangenen Jahrzehnten Hunderte Milliarden Dollar in Forschung und Behandlung investiert, leider mit sehr mäßigem Erfolg. Trotzdem wird immer wieder über spektakuläre Verbesserungen und Erfolge berichtet, die sich nach kurzer Zeit häufig als Fehlschläge herausstellen.

Zwar hat die etablierte Medizin auch Erfolge vorzuweisen – so sinkt die Sterblichkeitsrate für einige Krebsarten seit einigen Jahren (was aber in erster Linie an früher und verbesserter Diagnostik liegt, und nicht an verbesserten Medikamenten) – doch hat der Krebs erst einmal gestreut, sind die Überlebensraten heute praktisch nicht besser als vor 50 Jahren; trotz oder vielleicht auch wegen der Milliarden, die in das „Krebsgeschäft" gepumpt werden. Viele Menschen sind verunsichert und ihre Angst wird ständig geschürt. Dadurch sind sie sehr oft hin- und hergerissen zwischen Schulmedizin und alternativen Behandlungen und wissen vor Angst nicht, wem sie wirklich vertrauen können. Kurz vor ihrem Tode erkennen sie häufig, dass die Chemotherapie ihnen mehr geschadet als genützt hat.

Je mehr man sich mit dem Thema Krebs beschäftigt, desto mehr wird einem bewusst, dass der heute eingeschlagene Weg der offiziellen Medizin falsch ist und nicht zum Ziel führen kann. Krebszellzerstörung mit immer teureren Medikamenten wird den Krebs nicht besiegen. Auch Gentechnik und sogenannte maßgeschneiderte Medikamente werden der Krebstherapie vermutlich trotz riesiger Investitionen keine Erfolge bescheren.

Wir müssen umdenken und wieder ganzheitlich behandeln. Dazu müssen alte Dogmen und verkrustete Denkstrukturen aufgebrochen werden. Es geht darum, eine entsprechende Therapie zu finden, die sicher, bezahlbar und menschenfreundlich ist. Dies geht nicht ohne eine ganzheitliche Medizin. Allerdings sind die naturheilkundlichen Therapien als Einzeltherapien meistens unzureichend. Erst die gezielte, aus vielen Einzelteilen zusammengesetzte Alternativtherapie ist anscheinend in der Lage, das Erkrankungsrisiko zu senken und bei der bereits ausgebrochenen Krebskrankheit eine deutliche Verbesserung der Überlebenschancen herbeizuführen.

Krebstherapeuten, die nicht den streng schulmedizinischen Empfehlungen folgen, werden zunehmend diffamiert und teilweise sogar in der Öffentlichkeit angegriffen. Den Schreibern dieses Buches – die therapeutisch tätigen Ärzte Juliane Sacher, Inez Maria Pandit und Claus Köhnlein sowie der Wissenschaftsjournalist Torsten Engelbrecht – gebührt daher das Verdienst, seit geraumer Zeit trotz aller Widerstände und Widrigkeiten auf Basis wissenschaftlicher und faktenorientierter Analysen etablierte Therapien zu hinterfragen und neue Denkansätze zu verfolgen – und dabei die Menschlichkeit und den Patienten als Menschen nicht aus dem Auge zu verlieren.

Die Autoren dieses Buch vermitteln in klarer und verständlicher Sprache die Defizite der klassischen Krebsmedizin, erläutern alternative bzw. ganzheitliche Sichtweisen, geben wertvolle Denkanstöße und machen berechtigte Hoffnung – und öffnen somit Manchem hoffentlich die Augen. Wer an der einen oder anderen Stelle mehr wissen oder Dinge nachrecherchieren möchte, der findet in den mehr als Tausend soliden Quellenangaben ausreichend Möglichkeiten. Das Buch ist allen Betroffenen, Angehörigen und Krebstherapeuten nur zu empfehlen!

Dr. med. Jürgen Freiherr von Rosen,
Leiter und Chefarzt Schlossklinik Gersfeld

Dr. med. Martin Freiherr von Rosen
Praxis für Biologische Krebsmedizin Gersfeld

EINFÜHRUNG

Krebsforschung: 100 Jahre voller Versprechen – und immer noch kein Wundermittel („Magic Bullet") in Sicht

„Die Heilsversprechen, die mit den ‚Magic Bullets' gegeben wurden, sind nie erfüllt worden."[5]
ALLAN BRANDT, **Medizin-Historiker von der Harvard Medical School**

"Wir haben den Krebs bekämpft… und der Krebs hat gesiegt."[4]
SHARON BEGLEY, *Newsweek*

„Es gibt kein Heilmittel gegen Krebs. Wenn wir Krebs in den Griff bekommen wollen, müssen wir einen gesunden Lebensstil mit gesunder Ernährung und Bewegung fördern."[41]
RICHARD DAVIDSON, **Stiftung Cancer Research UK**

„Glauben ist eine Sache, Wissen eine andere – so ist das nun mal."[47]
Inspektor Columbo

Es gibt bereits eine Menge Bücher über Krebs. Doch mit diesem Werk über Krebs wenden wir uns erstmals sowohl an Patienten und interessierte Laien als auch an behandelnde Ärzte und Forscher und präsentieren dabei die Fakten zu Krebs so, wie sie einem breiten Publikum gegenüber noch nicht aufbereitet worden sind.

Dieses Buch beschreibt wie bisher kein anderes verständlich und dezidiert, warum die etablierte Forschung seit nunmehr 100 Jahren auf ihrer Suche nach einem Heilmittel (einer „Magic Bullet") gegen Krebs an den Fakten vorbeiforscht – und was Sie dennoch effektiv gegen diese Krankheit tun können. Dabei orientieren wir uns nur streng an dem, was faktisch abgesichert werden kann und belegen unsere Thesen durchgehend mit soliden Quellenangaben.

Es ist zudem das erste Buch, das nicht nur die Krebsstandardtherapien (Früherkennung, Chemotherapie, Bestrahlung, Operationen) evaluiert, sondern auch begründet darlegt, warum die dahinter stehenden zentralen Lehrsätze faktisch nicht haltbar sind. So bekommen Sie ein Rüstzeug an die Hand, um eine eigene fundierte Auffassung zum Thema Krebs zu entwickeln, mit der Sie selbstbewusst auch gegenüber so genannten Krebsexperten bestehen können. Diese mündige Haltung ist enorm wichtig, denn der etablierte Betrieb der Krebsmedizin ist weit davon entfernt, ein Gral der Weisheit zu sein.

> ▼ **Das wichtigste Dogma der heutigen Krebsmedizin besagt, dass defekte (mutierte) Gene das Krebsgeschehen bestimmen. In dem vorliegenden populärwissenschaftlich gehaltenen Werk erläutern wir, warum nicht defekte Gene, sondern Chromosomenschäden und Defekte in den Zellkraftwerken (Mitochondrien) die beiden entscheidenden Merkmale von Krebszellen sind – und welche zentralen Auswirkungen dies für die Behandlung und Vermeidung von Krebs hat.**

Der Glaubenssatz unserer westlichen Krebsmedizin, Krebs stecke in unseren Genen, geht fälschlicherweise davon aus, dass sich diese Krankheit auch vererben ließe. Infolgedessen werden Frauen zu der im wahrsten Sinne des Wortes einschneidenden Maßnahme veranlasst, sich „vorsorglich" ihre Brüste amputieren zu lassen, obwohl bei ihnen noch gar kein Krebs diagnostiziert wurde. So ließ sich die Mittdreißigerin EVELYN HEEG aufgrund ihrer genetischen Disposition* ihre beiden Brüste entfernen, worüber sie ein Buch geschrieben hat und damit Anfang 2009 in den deutschen Medien für Aufsehen sorgte.[22]

Selbst gesunden Kleinstkindern werden „prophylaktisch" die elementar wichtigen Schilddrüsen entfernt, sodass sie den Rest ihres Lebens künstliche Hormone einnehmen müssen.[11] Und sogar zu einer Entfernung des Magens lassen sich gesunde Menschen von der gängigen Krebsmedizin verleiten – so wie der Amerikaner BRIAN CHELCUN, über den *ABC News* im März 2009 berichtete.[8] Mit 26 Jahren lebt CHELCUN bereits mit einem Ersatzmagen, der meist aus einer hochgezogenen Dünndarmschlinge besteht und dem die Magensäure vollständig fehlt. Warum derlei Amputationen keine sinnvolle Krebsprophylaxe darstellen, darüber klären wir im Folgenden auf.

Dass Operationen im Zusammenhang mit Krebs kritisch zu betrachten sind, zeigen auch neueste Studien, denen zufolge die routinemäßige Entfernung von Lymphknoten, die bereits metastasierte Krebszellen aufweisen, „nicht mehr zeitgemäß" sei, wie DIETER HÖLZEL vom Krebsregister der Universität München Anfang 2009 durch umfangreiche Analysen ermittelte. Damit wäre eine der großen Thesen der Krebsmedizin in sich zusammengefallen, die besagt, dass metastasierte Lymphknoten grundsätzlich zu entfernen seien.[24]

---

* Die Theorie, dass eine Veranlagung aufgrund der Erbinformation in den Zellen gegeben sei, eine Krankheit entwickeln zu können.

Zudem widmet sich dieses Buch als erstes umfassend der Gebärmutterhalskrebsimpfung, die in jüngster Vergangenheit für Furore gesorgt hat und viele Menschen verunsichert. Dabei werden die zentralen Fragen fundiert beantwortet: Wird Gebärmutterhalskrebs durch ein Virus verursacht? Sollte man sich gegen Gebärmutterhalskrebs wirklich impfen lassen? Wie sind die Todesfälle im Zusammenhang mit dieser Impfung zu bewerten?[42]

Krebs(therapien) als häufigste Todesursache – trotz gigantischer Forschungsbudgets

„Sie haben Krebs!" Diese Worte möchte wohl niemand in seinem Leben hören. Und auch auf die sich daran anschließenden konventionellen Prozeduren wie Chemotherapie oder Bestrahlung kann gewiss jede/r verzichten, sind sie doch mit heftigen bis hin zu tödlichen Nebenwirkungen verbunden.

> Allein in Deutschland sterben jährlich mittlerweile etwas mehr als 200.000 Menschen (umgerechnet also knapp 600 Menschen am Tag) an Krebs und den darauf folgenden Maßnahmen wie Chemotherapie, rund doppelt so viele erkranken neu an dieser Krankheit. In anderen hochindustrialisierten Ländern wie den USA sieht es ähnlich aus.

Leider wird aber bei immer mehr Menschen Krebs diagnostiziert. Bereits 2010 wird Krebs die weltweit häufigste Todesursache darstellen und damit erstmals Herz-Kreislauf-Erkrankungen vom Spitzenplatz verdrängen, so eine Einschätzung der Weltgesundheitsorganisation WHO.[43] Doch Krebs ist nicht, wie so gerne behauptet wird und wie etwa auch der Onkologe FRANCO CAVALLI 2008 im Spiegel zum Besten geben durfte, „ein Problem der armen Länder".[6] Denn auch in den Industriestaaten sind die Fallzahlen in den vergangenen Jahrzehnten gestiegen.[3]

Viele mögen sich jetzt fragen: Aber erkranken nicht in Deutschland oder den USA vor allem auch deshalb mehr Menschen an Krebs, weil sie im Schnitt immer älter werden? Letztlich nein. Zwar steigt mit dem Alter auch die Wahrscheinlichkeit, dass man Krebs bekommt – ganz einfach deshalb, weil es in der Regel lange dauert, meist Jahrzehnte, bis sich Krebs manifestiert. Doch das Alter ist nicht die eigentliche Ursache von Krebs, auch wenn dies unermüdlich behauptet wird. Nirgends in unserem Körper ist vorprogrammiert, dass wir von Krebs heimgesucht werden. Um dies zu erkennen, muss man sich nur vergegenwärtigen, dass bei wildlebenden Tieren, die sehr alt werden, Krebs praktisch unbekannt ist – selbst bei Elefanten, die ungefähr dieselbe Lebenserwartung haben wie wir Menschen, oder auch bei Walen, die sogar älter werden können als 200 Jahre.[23] Zwar werden bei wilden Tieren zunehmend Tumoren festgestellt, doch es gibt guten Grund davon auszugehen, dass dieses Phänomen der Verschmutzung des Planeten durch den Menschen geschuldet ist.[34]

So hat etwa der Krebsexperte SAMUEL EPSTEIN berechnet, dass die Krebsraten in Industrieländern seit Anfang der 70er Jahre des 20. Jahrhunderts auch dann gestiegen sind, wenn einkalkuliert wurde, dass die Menschen älter geworden sind (s. Tabelle 1, Seite 13).[2, 10] Dies ist umso bemerkenswerter, wenn man bedenkt, dass US-Präsident RICHARD NIXON 1971 den „War on Cancer" ausgerufen hatte. Um der Sache die richtige Fortschrittswürze zu verleihen, beschwor der Republikaner seine Landsleute in seiner Rede zur Nation mit den Worten: „In Amerika ist die Zeit gekommen, diese gefürchtete Krankheit mit den gleichen vereinten Anstrengungen zu besiegen, die zur Spaltung des Atoms und zur Landung von Menschen auf dem Mond geführt haben. Amerika ist seit langem die reichste Nation der Welt. Es ist jetzt an der Zeit, dass wir das gesündeste Land werden."[48]

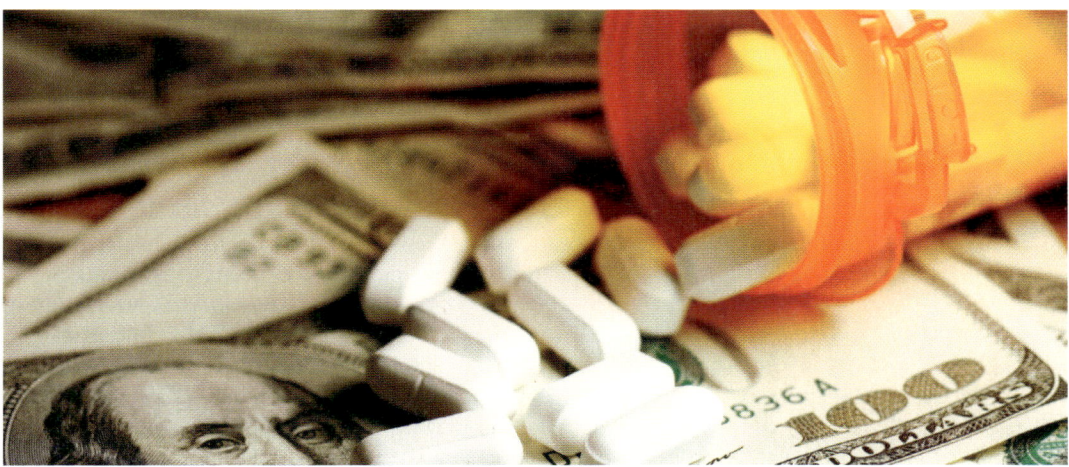

Die Analogie zwischen dem Bau der Atombombe und einer möglichen Entdeckung eines Wundermedikaments gegen Krebs wurden auch schon kurz nach dem zweiten Weltkrieg bemüht. Doch bereits damals warnte THOMAS PARRAN, ein leitender Funktionär der amerikanischen Gesundheitsbehörde, dass es nicht legitim sei, einen solchen direkten Vergleich herzustellen. Denn die Atombombe, so der Historiker JAMES PATTERSON, hätte man deshalb bauen können, weil die Geheimnisse des Atoms in zentralen Punkten gelüftet worden waren. Doch was das Verständnis über die Entstehung von Krebs angehe, so seien keine vergleichbaren Forschritte erzielt worden.[49]

Wie wir noch ausführlich darlegen werden, ist dies nicht ganz korrekt. Denn insbesondere in den vergangenen Jahrzehnten ist tatsächlich ein umfangreiches und faktisch abgesichertes Wissen darüber entstanden, was Krebs auslöst und wie man ihn vermeiden und auch behandeln kann. Das Problem dabei ist, das sich zentrale Instanzen in der etablierten Krebsforschung dagegen sperren, diese Ideen in die Forschungs- und Klinikpraxis zu integrieren.

Stattdessen setzt man seit NIXONS Schlachtruf gegen den Krebs vor allem auf eine sinnlose Jagd nach angeblichen Krebsgenen, die letztlich nur darauf hinausläuft, immer neue Medikamente zu entwickeln, deren Nutzen höchst fragwürdig erscheint.

Entsprechend sind seit 1971 die Krebsforschungsbudgets ins Unermessliche angewachsen – vor allem auch durch die Ver(sch)wendung von Steuergeldern. So ist allein das Jahresbudget des amerikanischen Nationalen Krebsinstituts zwischen 1970 und heute von 149 Mio. auf knapp 5 Mrd. $ angewachsen.[15] Insgesamt ist bereits die gigantische Summe von Hunderten Milliarden Dollar in die Erforschung des Krebsleidens und in die Entwicklung von extrem teuren Medikamenten geflossen.[36] Hier nicht eingerechnet sind die Behandlungskosten pro Jahr, die sich allein in den USA auf mehr als 60 Mrd. $ belaufen sollen.[30] „Wie die US-Krebsautoritäten 1987 zugaben – nachdem sie jahrelang viel zu niedrige Zahlen genannt hatten –, wurden jährlich insgesamt 71 Milliarden Dollar für den Kampf gegen den Krebs ausgegeben", so der Krebsexperte RALPH MOSS. „Und die Jahresausgaben dürften mittlerweile bei weit über 100 Milliarden Dollar liegen."[37] Damit hätte man allein in den Vereinigten Staaten seit Nixons Kriegserklärung gegen den Krebs 1971 mehr als unvorstellbare 3 Billionen $ in diese Krebsschlacht investiert. Dennoch sind die Fallzahlen immer noch extrem hoch.

Bemerkenswert in diesem Zusammenhang ist, dass sich in den USA die Zahl der Frauen, die an Krebs gestorben sind, zwischen 1950 und 1967 (also noch vor Ausruf des „War on Cancer" im Jahr 1971) verringert hat. Und zwar von 120 auf 109 pro 100.000 Einwohner (diese Zahlen sind bereits bereinigt um den gesellschaftlichen Alterungsfaktor). „Dies ergab eine Analyse der Amerikanischen Krebsgesellschaft, die gleich nach der Rede von US-Präsident im Januar 1971 durchgeführt worden war", so die *Newsweek*-Journalistin SHARON BEGLEY 2008 in einem der seltenen, wirklich kritischen Artikel über die etablierte Krebsmedizin. „Das bedeutet", so BEGLEY weiter, „dass die amerikanische Nation zwischen 1950 und 1967 – einer Zeit, in der die Krebsforschung kaum mehr war als eine kleine Heimindustrie und angetrieben wurde durch Ahnungen und praktisches Herumprobieren – mehr Frauen davor bewahrt hat, an Krebs zu sterben, als in den 30 Jahren nach 1975 – einer Ära mit phänomenalen Fortschritten in der Molekularbiologie und Genetik."

BEGLEYS Fazit: „Nach vierzig Jahren Krieg gegen den Krebs ist ein Sieg über die Krankheit nicht am Horizont zu erkennen."[4] Bereits fünf Jahre zuvor schlussfolgerte die britische Zeitung *The Independent* in einem anderen, ebenfalls kritischen Beitrag: „The war against cancer has been lost" („Der Krieg gegen den Krebs wurde verloren").[29]

TABELLE 1: Veränderung der Krebsneuerkrankungen, bereinigt um den Alterungsfaktor (1973 bis 1999; USA)[15]

Krebsart	Veränderung USA* (1973–1999)
Alle Krebsarten aller Alters- und Bevölkerungsgruppen**	+ 23 %
Alle Krebsarten bei Kindern (0 bis 14 Jahre)	+ 26 %
Malignes Melanom (schwarzer Hautkrebs)	+ 156 %
Lunge (Frauen)	+ 142 %
Prostata	+ 105 %
Leber	+ 104 %
Non-Hodgkin Lymphom (Krebs der Lymphgefäße)	+ 87 %
Schilddrüse	+ 71 %
Hoden	+ 67 %
Niere	+ 41 %
Brust	+ 41 %
Gehirn	+ 28 %
Blase	+ 17 %
akute myeloische Leukämie (Blutkrebs)	+ 16 %
Gebärmutterhalskrebs	– 53 %
Leukämie (Non-Hodgkin-Lymphom) bei Kindern (0 bis 14 Jahre)	– 22 %
Lunge (Männer)	– 6 %

* Bereinigt um den gesellschaftlichen Alterungsfaktor
** exklusive Lungenkrebs

Sicher, nicht alle Bemühungen waren vergebens. Die Zahl an Gebärmutterhalskrebsfällen zum Beispiel ist, wie auch aus Tabelle 1 hervorgeht, in Industrieländern wie den USA deutlich gesunken. Dies ist im Wesentlichen auf verstärkte Maßnahmen der Früherkennung zurückzuführen. Dadurch können schon kleinste Wucherungen ausfindig gemacht und gegebenenfalls entfernt werden, sodass bösartige Tumoren gar nicht erst entstehen können. Doch auch hier ist bei genauer Betrachtung Kritik angebracht: Zum einen ist die Gebärmutterhalskrebsimpfung auf höchst fragwürdige Weise eingeführt worden, worauf in Kapitel 3 genauer eingegangen wird. Zum anderen wird nicht nur bei Gebärmutterhalskrebs, sondern – wie eingangs beschrieben – besonders auch bei anderen Krebsarten wie Brustkrebs mitunter zu viel und einschneidend operiert.

> ▼ Problematisch ist, dass ausgerechnet jene Maßnahmen wie Chemotherapie oder Bestrahlung, die den Krebs stoppen sollen, in ihrer Folge selbst zu Auslösern von Krebserkrankungen werden können.

Auch sind bestimmte Typen von Leukämie (Blutkrebs) bei Kindern zurückgegangen. „Und sie sprechen auf Chemotherapie und Bestrahlung recht gut an", so der Krebsexperte RALPH MOSS. „Doch diesen Erfolgen steht gegenüber, dass sich durch die toxische Wirkung der Chemotherapie und Bestrahlung später oft Krebs ausbildet."[37] Dies bestätigt selbst der Krebsinformationsdienst des Deutschen Krebsforschungszentrums DKFZ, einer Instanz der offiziellen Krebsmedizin: „Ausgerechnet die wichtigsten Medikamente, mit denen Krebs geheilt werden soll, können als Langzeitfolge eine Zweiterkrankung nach sich ziehen", heißt es auf dessen Website. „Fast alle Mittel, mit denen Krebszellen am Wachstum und an der Teilung gehindert werden sollen, greifen an der Erbsubstanz an". Und so könnten „Krebsmedikamente Jahre später eine zweite Krebserkrankung auslösen".[45]

Hinzu kommt, dass die Ursache leicht rückläufiger Krebszahlen mitunter nicht auf therapeutische Maßnahmen zurückzuführen ist. So zeigt eine Studie, die 2009 im *New England Journal of Medicine* veröffentlicht wurde, dass der Rückgang an Brustkrebsfällen daher rührt, dass weniger Frauen Hormone zur Behandlung ihrer Beschwerden in den Wechseljahren genommen haben. „Unsere Untersuchungen bestätigen, dass es Krebs entgegenwirkt, wenn man aufhört, Hormone zu nehmen", so MARCIA STEFANICK von der Stanford University.[9, 19]

Im Großen und Ganzen bleibt festzuhalten, dass in der Krebsforschung schon seit längerem etwas gewaltig falsch läuft. Nicht anders kann es interpretiert werden, wenn immer mehr oder zumindest immer noch eine ungeheure Zahl an Menschen auch in den sogenannten hochentwickelten Ländern an Krebs erkranken und sterben, obwohl unendlich viel Geld zur Verfügung stand und steht, um diese Krankheit zu erforschen. Wenn man dabei bedenkt, dass viele Menschen gar nicht durch die Krankheit selbst den Tod finden, sondern erst durch die intensive Behandlung mit Chemotherapie oder Bestrahlung, die sich unweigerlich an die Diagnosestellung anschließen, dann muss man sich fragen, warum dieser Umstand in der öffentlichen Diskussion völlig verdrängt wird.

„Einfache Verhaltensänderungen wie die Aufgabe des Rauchens haben zwar geholfen, die Zahl der tödlicher Lungenkrebse zu verringern", so CLIFTON LEAF 2004 im US-Magazin *Fortune*. „Und auch machen einzelne Erfolge wie die von dem mehrfachen Tour-de-France-Sieger LANCE ARMSTRONG, der seinen Hodenkrebs überwunden hat, die Leute Glauben, die

Entwicklung eines Heilmittels gegen Krebs stünde kurz bevor." Doch davon dürfe man sich nicht blenden lassen, meint LEAF. „In Wahrheit sieht es so aus, als hätten wir den Krieg gegen den Krebs verloren. So haben sich die Überlebenszeiten, wie RUTH ETZIONI vom Fred Hutchinson Krebsforschungszentrum in Seattle aufzeigt, bei den vier bedeutendsten Krebsarten – Lunge, Dickdarm, Brust, Prostata – seit den 1970er Jahren praktisch nicht verändert. 1,4 Millionen Amerikaner werden in diesem Jahr von ihrem Arzt mit der beängstigenden Diagnose Krebs konfrontiert. Es ist so, als wenn an jedem einzelnen Tag ein Turm des World Trade Centers einstürzen würde."[30]

Heilsversprechen sichern Forschungsgelder und zerstreuen Zweifel an der Wirksamkeit des Krebsbetriebs

Besonders prekär ist vor diesem Hintergrund, dass der Welt seit Jahrzehnten immer und immer wieder ein Heilmittel – eine „Magic Bullet" – gegen Krebs versprochen wird, ohne dass eine solche „Wunderwaffe" in Sicht ist. Die Idee der „Magic Bullet" wurde bereits vor rund 100 Jahren von dem deutschen Medizinnobelpreisträger PAUL EHRLICH (1854–1915) entscheidend vorangetrieben.[53] Dahinter steckt die Vorstellung, dass es möglich sei, ganz bestimmte Leiden wie zum Beispiel Brustkrebs mit ganz bestimmten chemisch-pharmazeutischen Präparaten erfolgreich bekämpfen zu können.[18]

Das Problem daran: „Die Heilsversprechen, die mit den Magic Bullets gegeben wurden, sind nie erfüllt worden", so ALLAN BRANDT, Medizin-Historiker von der Harvard Medical School in seinem Buch „No Magic Bullet".[5] Dennoch wurde dieses Konzept einer Wundermedizin konsequent vorangetrieben – und es konnte sich bis in die heutige Zeit halten. Denn es sichert nicht nur Forschungsgelder, sondern hält in der breiten Bevölkerung eine ständige Hoffnung aufrecht, mit der man Kritik an den ständigen Misserfolgen von Krebstherapien stets ausgezeichnet begegnen konnte. Allgemein herrscht also der Glaube vor, die offizielle Krebsforschung tue ihr Allerbestes, um den Krebs zu besiegen, und dafür müsse sie auch alle Geldmittel der Welt zur Verfügung haben – dann werde sie uns schon irgendwann das Heilmittel liefern können.

> „Eine Krankheit, eine Ursache, ein Heilmittel – so lautet die Grundformel der modernen Biomedizin mit ihrem monokausalen Ansatz und ihrer Suche nach den Wunderpillen, den ‚Magic Bullets'", wie es der US-Soziologe STEVEN EPSTEIN auf den Punkt bringt.[16] Eine Doktrin, die für die Pharmaindustrie mit ihrer Wunderpillen-Produktion zu einem wahren Goldrausch wurde.[18]

Einer, der die Hoffnung auf eine Wundermedizin in den 1940er und 1950er Jahren wie kein anderer schürte und symbolisierte, war CORNELIUS P. „DUSTY" RHOADS (1898–1959).[49] RHOADS war Leiter der Abteilung für chemische Waffen der US-Armee und wurde nach dem Zweiten

Weltkrieg Leiter des neuen Sloan Kettering Institute für Krebsforschung und damit zu einem der einflussreichsten Krebsforscher seiner Zeit. Er stellte 1953 – also rund zwei Jahrzehnte vor der Nixon-Regierung – eine Krebskur in Aussicht. Seiner Meinung nach war „es vorprogrammiert, dass wir uns auf ein Heilmittel wie ein Penicillin für Krebs freuen können, hoffentlich bis Mitte der 60er Jahre."[49] Dazu der Historiker JAMES PATTERSON: „Die Wissenschaftler wussten sehr wohl, dass es falsch und auf gefährliche Weise irreführend war, den Sieg über den Krebs mit Wundermedikamenten in Verbindung zu bringen." Unter anderem, weil „Präparate wie Penicillin Bakterien attackieren und nicht Zellen von Säugetieren."[49]

Seinem Namenszusatz „Dusty" – der Dreckige – machte RHOADS im Übrigen alle Ehre. Er behauptete noch bis ins Jahr 1956 – also elf Jahre nach dem ersten Atombombenabwurf auf die japanische Stadt Hiroshima –, dass Atombombentests im Freien harmlos seien.[49] Er führte zudem 1931 vom Rockefeller Institute finanzierte Menschenversuche durch, bei denen er Puerto Ricanern Krebszellen injizierte. 13 von ihnen starben daraufhin. Als er später nach den Gründen dieser brutalen Vorgehensweise gefragt wurde, antwortete er: „Die Puerto Ricaner sind ohne Zweifel die dreckigste, faulste, degenerierteste und diebischste Rasse, die je unter dem Himmelsgewölbe gelebt hat. Was Puerto Rico braucht, ist keine Gesundheitsarbeit, sondern so etwas wie eine Flutwelle, die die Bevölkerung vollständig ausmerzt. Alle Mediziner finden Freude am Missbrauch und an der Folterung dieser unglückseligen Subjekte."[46]

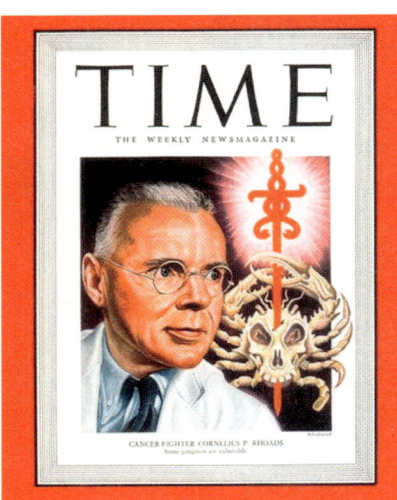

CORNELIUS P. „DUSTY" RHOADS auf dem Cover des *TIME MAGAZINE*, 27. Juni 1949

Ungeachtet solcher Ansichten schaffte es „DUSTY" RHOADS 1949 sogar auf den Titel des Magazins *Time* (siehe Bild). Auch dessen Aufmachung ist bemerkenswert: RHOADS trägt darauf einen weißen Arztkittel und eine Krawatte. Sein Blick ist nach vorne gerichtet, und seine wachen Augen leuchten hinter seiner Brille. Das strahlt Vertrauen und Zuversicht aus. Rechts von ihm, etwas im Hintergrund, sehen wir, wie sich ein glühendes Schwert, das Symbol der Amerikanischen Krebsgesellschaft, durch einen Krebs bohrt, der wie ein Totenkopf aufgemacht ist. Die Geschichte versah man mit der Schlagzeile „Frontal Attack – a tower of hope" („Frontalangriff – eine Stütze der Hoffnung") und fokussierte sich auf RHOADS Arbeit am Sloan Kettering Institute für Krebsforschung.[49]

Unterdessen wurde man nicht müde, große Versprechungen abzugeben. 1957 versteigt sich die Zeitschrift *Reader's Digest* sogar zu folgender Bemerkung über Medikamente, die für Zellen giftig und vor allem auch in der Krebstherapie von zentraler Bedeutung sind: „Es liegt zum ersten Mal der Hauch eines Endsieges in der Luft."[38]

„Ende der 60er Jahre schien die ganze Welt von einem ‚hoffnungsvollen Eifer' über das bevorstehende Heilmittel gegen Krebs ergriffen", so Ralph Moss, Medizinjournalist und Ex-Sprecher des Krebszentrums am Sloan Kettering Institut, in seinem Buch „Fragwürdige Chemotherapie". „Dr. R. Lee Clark, der Direktor des M. D.-Anderson-Krankenhauses und Tumorinstituts in Houston, Texas, sagte vor einem Komitee des US-Kongresses, dass ‚wir mit einer Summe von einer Milliarde Dollar pro Jahr für einen Zeitraum von zehn Jahren den Krebs besiegen könnten'. Es war eine großartige Illusion, wie viele Insider wussten, jedoch führte sie bald zu einer der größten Geldausgaben für biomedizinische Forschung in der Weltgeschichte." [38]

Forscher, Ärzte, Pharmamanager, Patienten, Medien – der Illusion vom Heilmittel erlegen

Der bereits erwähnte „Krieg gegen den Krebs", der am 23. Dezember 1971 begonnen wurde, war das „Weihnachtsgeschenk für das Volk" [38] von US-Präsident Nixon, das zudem noch mit dem Versprechen verbunden war, dass man bis 1976, also innerhalb weniger Jahre, ein Heilmittel gegen diese Krankheit parat haben würde. [27] Daraus ist bis heute nichts geworden. Dennoch gelang es mit dem „War on Cancer" einen, wie Moss es formuliert, „kreuzzugähnlichen Optimismus" zu etablieren, der seinesgleichen sucht und ungebrochen anhält. 2005 etwa berichtet das Wissenschaftsmagazin *Science* von der Prophezeiung Andrew von Eschenbachs, zu jener Zeit Direktor des Nationalen Krebsinstituts der USA, dass bis 2015 Tod und Leiden durch Krebs eliminiert sein würden. [27] Mit anderen Worten: Von heute an gerechnet soll in nur fünf Jahren eine Art „Magic Bullet" gegen Krebs vorhanden sein.

Auch die Massenmedien sind nach wie vor voll von solchen Verheißungen. 2006 berichtete die britische Zeitung *Daily Mail* von einer „Magic Bullet gegen Krebs", [17] 2007 kommt die *TIMES* mit der Schlagzeile ‚,Magic Bullet' entwickelt, um Krebs zu besiegen", [21] 2008 tönt *Die Welt*, Forscher stünden vor einem „Durchbruch bei der Krebsbekämpfung", [32] und 2009 gab der *Daily Telegraph* die Hoffung von Krebsforschern an seien Leser weiter, man würde innerhalb von zwei Jahren ein Heilmittel gegen Krebs verfügbar haben. [44]

Einer der entscheidenden Gründe, dass sich diese Illusion von einem Allheilmittel gegen Krebs seit Jahrzehnten so hartnäckig halten kann, liegt darin, dass die Massenmedien meist nur als Sprachrohr für die Botschaften der offiziellen Krebsforschung dienen. „Wir wissenschaftlichen Berichterstatter dienen zu oft als lebhafte Beifallklatscher für unser Thema", wie einmal die *New-York-Times*-Reporterin Natalie Angier ihren eigenen Berufsstand kritisierte. „Und manchmal", so Angier weiter, „schreiben wir ein Manuskript, das sich wie eine unbearbeitete Pressemitteilung anhört." [38]

Hinzu kommt, dass sich auch die anderen Kämpfer in der „Krebs-Arena" für die Vorstellung einer Wundermedizin äußerst empfänglich zeigen. „Die Patienten verlangen nach solchen Magic Bullets", so GEORGE GABOR MIKLOS, australischer Genomforscher, der dabei half, das menschliche Genom zu entschlüsseln,˙ und renommierter Kritiker der etablierten Krebsmedizin. „Die Wissenschaftler wiederum wollen Forschungsgelder – und an die kommt man besonders gut heran, wenn man angibt, möglichen Heilmitteln gegen Krebs auf der Spur zu sein. Die Ärzte und insbesondere die Pharmafirmen verdienen am Verkauf von Medikamenten – und nicht etwa am wohlfeilen Rat an die Patienten, die Ernährungsweise zu ändern oder Gifte wie Zigarettenqualm, Pestizide oder gar Medikamente selber zu meiden."

Das bedeutet wohlgemerkt nicht, dass es die Patienten, Forscher, Ärzte, Pharmavertreter und Journalisten eigentlich alle besser wissen müssten. Es ist vielmehr davon auszugehen, dass die allermeisten von ihnen in gutem Glauben handeln.

Wie die Idee von der Magic Bullet entstand – und warum sie zu einfach ist, um wahr zu sein

Der Grund für die Pillen-Manie, von der die moderne Gesellschaft und auch die Krebsmedizin erfasst ist, hat ihre Ursache in einem verzerrten Verständnis davon, was Krankheiten verursacht – ein Verständnis, das sich über einen Zeitraum von mehr als 100 Jahren fest in unseren Denkstrukturen verankern konnte.[16] Um dies zu verstehen, muss man in die Mitte des 19. Jahrhunderts zurückschauen. Damals ereignete sich ein wahrer Paradigmenwechsel in Bezug darauf, wie wir Krankheit sehen: weg von einer komplexen, ganzheitlichen Sicht hin zu einer monokausalen und eindimensionalen Denkweise. Dadurch ist ein falsches Bewusstsein entstanden, das gegen seine Falschheit praktisch immun ist,[33] weil die Dimensionen der Selbstkritik ebenso fehlt wie die Fähigkeit, den Blick frei in verschiedene Richtungen schwenken zu können und so ganz nüchtern nach den Fakten zu suchen.

Dass es so weit kommen konnte, hat einen historischen Hintergrund. So entwickelten sich die Wissenschaften im Zuge der Aufklärung seit dem 16. Jahrhundert rasant. Und mit ihren Beschreibungen spezieller, das heißt ganz konkreter Phänomene zogen die Forscher die Bevölkerung in ihren Bann, was absolut verständlich ist. Man denke nur an die ungeheure Leistung des englischen Physikers ISAAC NEWTON, der die Schwerkraft (Gravitation) beschrieb, oder die Erfindungen der Dampflokomotive und des Buchdrucks. Auf die damals lebenden Menschen müssen solche Entdeckungen wie wahre Wunder gewirkt haben.

Doch im Überschwang der Fortschrittseuphorie wurde insbesondere ab Mitte des 19. Jahrhunderts dieses Denkmodell, wonach bestimmte chemische oder physikalische Phänomene auch ebensolche Ursachen haben, einfach auf die Medizinwissenschaft und damit auf lebende Wesen übertragen. Das zentrale Problem dabei ist, dass insbesondere machthungrige Forscher- und Interessengruppen es sträflich vernachlässigt haben, ganz genau darüber nachzudenken, ob diese Übertragung auch einen Sinn ergibt.

Dieser Paradigmenwechsel hatte zur Folge, dass die „modernen" Menschen Krankheit nicht mehr – wie es mehr oder weniger seit den Griechen üblich war – als ganzheitliches, komplexes Geschehen sahen, sondern in ihrer „Aufgeklärtheit" zunehmend daran glaubten, dass die verschiedensten Leiden durch eindeutig zuzuordnende Faktoren bedingt sind – und dass sie daher mit entsprechenden Heilmitteln oder Pillen erfolgreich bekämpft werden können. Damit war der Grundstein gelegt für eine Pillen-Medizin (eine Krankheit, eine Ursache, ein Heilmittel), welche für die in der zweiten Hälfte des 19. Jahrhunderts aufstrebenden Pharmafirmen finanziell äußerst lukrativ werden sollte.[18]

> So faszinierend einfach die monokausale Vorstellung ist, so wenig hat sie mit den komplexen Geschehnissen im menschlichen Körper zu tun. „Die Doktrin, nach der Krankheiten eine einzige Ursache haben, ist [seit der zweiten Hälfte des 19. Jahrhunderts] die bestimmende Größe in der Medizinwissenschaft", so RENÉ DUBOS, berühmter Mikrobiologe und Pulitzer-Preisträger. „Doch die Suche nach eben der einen Ursache dürfte ein hoffnungsloses Unterfangen bleiben, da die meisten Krankheitszustände das Ergebnis sind von einer Vielzahl von Ursachen."[12] Dies gilt in besonderem Maße auch für die Krebsmedizin.

Entscheidend geformt wurde dieses monokausale und eindimensionale Denkmodell – eine Krankheit, eine Ursache, ein Heilmittel – durch die Mikrobiologie, deren Aufstieg im späten 19. Jahrhundert begann und die spezifische Mikroorganismen (Viren, Bakterien, Pilze) zur Ursache ganz bestimmter Krankheiten erklärte, darunter Massenleiden wie Cholera oder Tuberkulose.[18] Man setzte alles daran, diesen Ansatz auf alle möglichen Krankheiten, so auch auf Krebs, zu übertragen.

Ein aktuelles Beispiel hierfür ist der Versuch, Gebärmutterhalskrebs auf ein Virus zurückzuführen, was dem deutschen Mediziner HARALD ZUR HAUSEN 2008 sogar den Nobelpreises einbrachte (zumindest wissenschaftlich eine nicht gerechtfertigte Auszeichnung). Es besteht der Verdacht, dass mit der Preisverleihung, wie schon in anderen Fällen geschehen, aus unbelegten Hypothesen ein Dogma gezimmert werden soll, von dem am Ende nur die Pharmafirmen, insbesondere die Impfstoffhersteller, profitieren. Am Ende des dritten Kapitels gehen wir detailliert darauf ein.

Argumente und Fakten gegen eine bisher falsche Forschungsrichtung in der westlichen Krebsmedizin

Neben dem grundsätzlichen Umstand, dass die Idee von einem Heilmittel gegen Krebs zu simpel ist, um dem komplexen Phänomen dieser Krankheit gerecht zu werden, sind es vor allem folgende Punkte, die begründen, warum die etablierte Krebsmedizin die falsche Stoßrichtung hat:

▸ **Sinnlose Jagd nach „Krebsgenen":** Die Jagd nach sogenannten „Krebsgenen", welche die Forschung seit Beginn des „War on Cancer" beherrscht, ergibt letztlich keinen Sinn. Denn das bestimmende Merkmal von Krebszellen ist nicht, dass in ihnen einzelne Gene defekt sind,[36] sondern dass ihre Chromosomen beschädigt sind. Chromosomenschäden sind viel gravierender als Schäden an einzelnen Genen (was einleuchtet, wenn man bedenkt, dass es 23 Chromosomen gibt, auf denen schätzungsweise 20.000 bis 24.000 Gene lagern – Chromosomen bilden also die viel größeren Einheiten).

▸ **Krebstherapie = Mitochondrientherapie:** Neben dem Chromosomenschaden ist das zweite bestimmende Merkmal von Krebszellen, dass ihre Mitochondrien geschädigt und in ihrer Zahl reduziert sind. Mitochondrien dienen nicht nur als „Fabriken" in den Zellen, in denen die Energie für die Lebensprozesse erzeugt wird, sondern sie sind auch bestimmend für das Zellwachstum und andere zentrale Funktionen.[52] Doch auch diese Tatsache lässt die offizielle Krebsmedizin nach wie vor weitgehend unbeachtet. Ein tragischer Umstand, denn Studien haben gezeigt, dass sich eine Krebszelle wieder in eine normale Zelle zurückverwandeln kann, wenn man die in ihr geschädigten Mitochondrien mithilfe einer aufbauenden Therapie (Entgiftung, gesunde Ernährung mit reichlich Frischkost, hochdosierte Zufuhr von Aminosäuremischungen, Spurenelementen, Vitaminen etc.) regeneriert.[40]

▸ **Vergebliche Jagd nach dem Wundermittel:** Krebszellen unterscheiden sich nicht nur von Person zu Person, sondern sind auch innerhalb eines Tumors extrem verschieden. Das macht es unwahrscheinlich, ein spezielles Medikament zu entwickeln, das auf eine bestimmte Krebsart oder gar auf einen einzelnen Krebspatienten zugeschnitten ist.[14, 20]

▸ **Krebs ist menschengemacht:** Wie Studien zeigen, ist Krebs mindestens zum Großteil – wenn nicht gar in Gänze – menschengemacht,[31, 56] also durch falsche Ernährung, Gifte wie Schwermetalle oder Pestizide, Medikamentenkonsum, Drogen, zu wenig Bewegung, zu wenig Vitamin D (Sonnenlicht) oder auch Stress verursacht. Wenn diese Faktoren über Jahrzehnte auf einen Menschen einwirken und dann Krebs erzeugen, so scheint es wenig plausibel, dass man die Krebserkrankung mit einem einzigen Mittel so einfach wegzaubern kann. Dennoch gibt es viele Möglichkeiten, dieser Krankheit effektiv zu begegnen, auch wenn diese Möglichkeiten nicht hinreichend wahrgenommen werden. Einen wesentlichen Grund dafür zeigt der folgende Punkt.

- **Die Forschung ist pharmadominiert:** Es gib wohl kaum noch ein bedeutendes Krebsforschungsinstitut, das letztlich unabhängig von der Pharmaindustrie agiert. Diese fehlende Unabhängigkeit führt dazu, dass zum Beispiel negative Studien über Krebsmedikamente unter den Tisch fallen oder auch unrealistisch positive Ergebnisse in den einschlägigen Fachmagazinen (und damit auch in den Massenmedien) veröffentlicht werden. Und so gilt wohl leider auch in der Krebsforschung, dem finanziell bedeutendsten Zweig in der Biomedizin, was der renommierte Wissenschaftshistoriker HORACE JUDSON in seinem Buch „Der große Verrat – Betrug in der Wissenschaft" schreibt: „Genau wie in der Politik und Wirtschaft, so werden wir auch in der Forschung mit Betrug bombardiert, getränkt und gepeinigt."[26] JUDSONS Analysen sind durch etliche einschlägige Untersuchungen untermauert [1, 7, 13, 25, 28, 35, 39, 51, 54, 55] und machen deutlich, mit wie viel Argwohn man die auf die gewinnträchtige Medikamentenproduktion ausgerichteten Forschungsanstrengungen und die damit einhergehenden Heilsversprechen der Krebsmedizin betrachten muss.

- **Der Militärton ist deplaziert:** Der militärische Ton, von dem die Krebsmedizin beherrscht ist, verdeutlicht, worum es den Forschern in erster Linie geht: um das Abtöten von Zellen. Die gewaltigste Metapher ist hierbei sicher die des „Kriegs" gegen Krebs, des „War on Cancer". Und so empfinden es viele als normal, im Zusammenhang mit Krebsmedikamenten von „Waffen" oder gar ganzen „Arsenalen" zu reden. „Es gibt jedoch beträchtliches Beweismaterial dafür, dass das Paradigma, wonach man Heilung durch Abtöten zu erreichen sucht, bei Krebs an seine Grenzen gestoßen ist und uns blind macht für andere Maßnahmen gegen diese Krankheit", wie es der Krebsmediziner HARVEY SCHIPPER bereits 1994 formulierte [28] – eine Formulierung, die aktueller ist denn je!

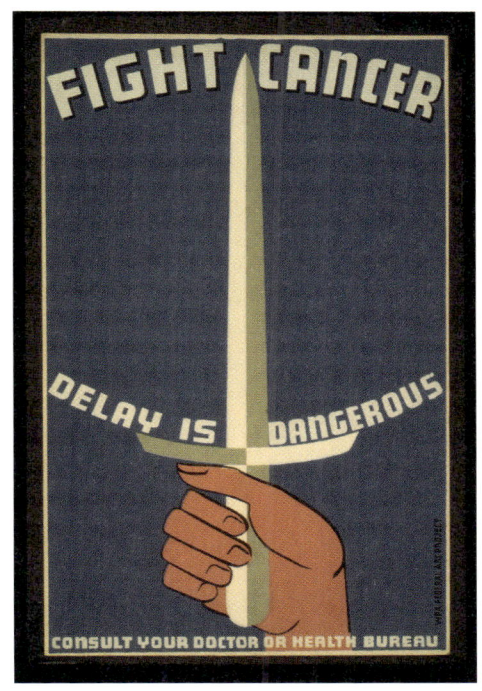

Dieses Plakat wurde von den US-Gesundheitsautoritäten in den 1930er Jahren entworfen. Es trägt die Aufschrift „Bekämpfe den Krebs – Aufschub ist gefährlich". Das militaristische Symbol des Schwertes wird auch heute noch bemüht. So hieß es in den Tagesthemen der ARD am 1. November 2009, mit der Ionenstrahl-Therapie „gibt es nun ein neues Schwert im Kampf gegen die heimtückische Krankheit" Krebs (mehr zur Ionenstrahl-Therapie in Kapitel 4).

Die Zukunft der Krebsmedizin: präventiv, ganzheitlich, immunstärkend

„Es gibt kein Heilmittel gegen Krebs. Wenn wir Krebs in den Griff bekommen wollen, müssen wir einen gesunden Lebensstil mit gesunder Ernährung und Bewegung fördern", konstatiert RICHARD DAVIDSON von der britischen Stiftung Cancer Research UK.[41] Doch dies bedeutet nicht, dass man gegen Krebs nichts machen kann. Das Entscheidende ist, dass man seinen Denkansatz justiert, und zwar weg von einem monokausalen Modell hin zu einem ganzheitlichen und auf Prävention ausgerichteten Ansatz. Etablierte Verfahren wie Operationen oder Früherkennung können darin ihren Platz haben, doch es muss noch genauer abgewogen werden, wie man sie einsetzt. Wichtig ist zu erkennen, was Studien unmissverständlich zeigen: dass Krebs in entscheidendem Maße kein Schicksal ist.

Im Idealfall ist alles daran zu setzen, Krebs zu verhindern. Und dies gelingt am besten, wenn die Dinge, die im Verdacht stehen, Krebs zu verursachen, so weit es geht vermieden werden. Auf infrage kommende Ursachen wie Fast-Food- oder tiereiweißreiche Ernährung, Vitamin-D-Mangel oder auch industrielle Gifte wird in diesem Buch genau eingegangen. Wer zu solchen Präventivmaßnahmen bereit ist, muss womöglich einige Dinge in seinem Leben ändern, doch zugleich wird er bzw. sie auch reichlich belohnt. Denn eine Lebensweise, die auf Krebsprävention ausgerichtet ist, kann nicht nur Spaß machen und Genuss bedeuten, sondern erspart auch das Leid, das früher oder später auf Krebspatienten zukommen kann – dies zu verinnerlichen ist wichtig.

> ⚠ Krebs ist nicht schicksalsgegeben oder in den Genen einprogrammiert, sondern menschengemacht. Dieser Gedanke legt jedem einzelnen eine ungeheure Verantwortung auf, die jedoch deutlicher geringer wiegt, wenn sogleich die Chance vergegenwärtigt wird, die in diesem Gedanken steckt: dass dies nämlich auch bedeutet, dass der Krebsprozess umkehrbar ist.

Wenn ein Tumor bereits festgestellt wurde, so gestaltet sich die Sache möglicherweise schwieriger, vor allem wenn der Krebs schon weit fortgeschritten ist oder sogar schon gestreut bzw. Metastasen gesetzt hat. Doch auch hier gibt es wertvolle Therapieansätze, die in Kapitel 4 vorgestellt werden und die zeigen, dass fast keine Situation aussichtslos ist.

Die Selbstheilungskräfte des menschlichen Körpers sind enorm. Und Krebs ist letztlich nichts anderes als ein Zeichen dafür, dass ein Körper schwer geschädigt ist. Die Zukunft der Krebsmedizin besteht also darin zu begreifen, dass es vor allem darum gehen muss, diese Selbstheilungskräfte zu mobilisieren und mit allen erdenklichen Mitteln zu stärken.

KAPITEL 1

Wie die Medizin im „Krieg gegen den Krebs" an den Fakten vorbeiforscht – und dennoch gut verdient

> *Die Unterdrückung von Zweifeln wird durch die autoritäre Tradition in der Medizin begünstigt. Betrug und Fälschungen kommen in der medizinischen Forschung häufiger vor, als man sich dies gemeinhin vorstellt. Die spektakulären Betrugsfälle bei der Bewertung der Hochdosis-Chemotherapie bei Brustkrebs sind möglicherweise nur die Spitze des Eisbergs."* [59]
>
> ULRICH ABEL, **Krebsexperte am Deutschen Krebsforschungszentrum DKFZ**

> *„Krebs wird nicht durch Genmutationen in Gang gesetzt."* [136]
>
> HENRY HARRIS, **Pionier der Krebs- und Genomforschung**

Die sinnlose Jagd nach angeblichen „Krebsgenen"

Wenn Sie einen etablierten Krebsmediziner (Onkologen) fragen, was Krebs ist, so wird er Ihnen sagen, dass Krebs ein Sammelbegriff ist für Körperzellen, die unkontrolliert wachsen, sich teilen und gesundes Gewebe verdrängen und zerstören können. Der Fachbegriff, den die Medizin für Krebs verwendet, ist bösartiger (maligner) Tumor. Dabei werden grob zwei Kategorien unterschieden: einmal die soliden Tumoren (solid cancers), bei denen das abnorme Zellwachstum in „soliden" Organen wie der Brust, der Prostata oder dem Darm stattfindet, und auf der anderen Seite Tumorerkrankungen des blutbildenden Systems (Leukämie).

Schon dieses Denkmodell kann man hinterfragen. Denn es ist offenbar sinnvoller, „Krebs nicht primär als unkontrolliertes Zellwachstum zu begreifen, sondern vielmehr als Verschiedenheit von Zellen", wie HENRY HARRIS, Pionier der Krebs- und Genomforschung von der University of Oxford, 2004 im Fachmagazin *Nature* schreibt.[137] So sind Krebszellen, wie bereits im Einführungskapitel kurz geschildert, vor allem dadurch gekennzeichnet, dass sie sehr verschieden sind, was ihre Erbstruktur angeht. Diesbezüglich unterscheiden sie sich nicht nur deutlich von Patient zu Patient. Auch sind sie innerhalb eines Tumors extrem verschieden.[106, 136, 257] Weiter hinten in diesem Kapitel gehen wir noch näher darauf ein.

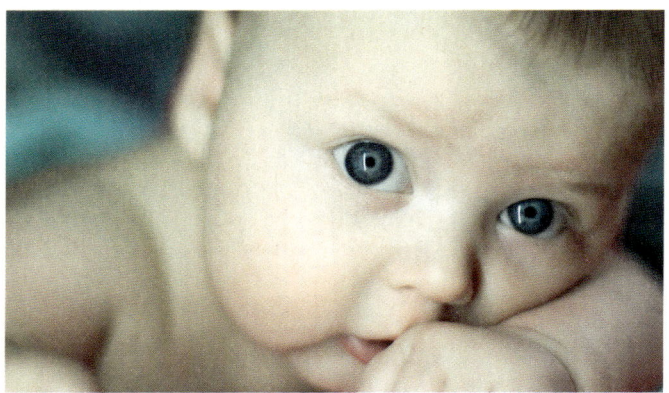

Die Gene bestimmen, ob wir blaue Augen haben

An dieser Stelle steht die Frage, was der entscheidende Treiber bzw. die Ursache für Krebs ist. Und wenn Sie nun einen etablierten Onkologen danach fragen, so ist es ratsam, dass Sie das, was er Ihnen mitteilt, als Theorie, jedoch nicht als Tatsache begreifen. Denn er wird Ihnen erzählen, dass es bestimmte Gene sind, die Krebs verursachen. Gene befinden sich im Innern unserer Zellen und sie sind die Träger von Erbinformationen. Heutzutage werden Gene gerne für alles Mögliche verantwortlich gemacht. Tatsächlich bestimmen sie zum Beispiel die Augen- oder Haarfarbe eines Menschen. „Wobei hier auch nicht ein einzelnes Gen für das Merkmal verantwortlich ist, sondern mehrere gleichzeitig", so der Naturwissenschaftler FELIX SCHOLKMANN, der sich eingehend mit der Genthematik beschäftig hat. „Zudem scheinen Umwelteinflüsse die Genregulation zu steuern." [263, 264] Ob Gene aber auch der entscheidende Krebsauslöser sind, darf bezweifelt werden, auch wenn die offizielle Krebsmedizin nicht müde wird, diese Ansicht kund zu tun.

Grundlagen dieser Theorie sind folgende Ansätze: Gene können Schäden erleiden (mutieren), etwa durch Röntgenstrahlen. Und nach Meinung der Theorie der gegenwärtigen Krebsforschung sollen nun bestimmte beschädigte (mutierte) Gene der Entstehung von Krebs Vorschub leisten, indem sie die in gesunden Zellen exakt regulierten Prozesse plötzlich außer Kontrolle bringen. Diese defekten Gene, die dazu in der Lage sein sollen, werden „Krebsgene" genannt, im Fachjargon Onkogene.

Auf der anderen Seite behauptet man, es gebe sogenannte Tumorunterdrücker-Gene (in der Fachsprache Tumorsuppressor-Gene). Über diese Tumorunterdrücker-Gene wird nun gesagt, sie würden den Prozess hemmen, durch den sich eine Zelle zu einer Krebszelle entwickelt. Sie sollen Onkogenen also praktisch entgegenwirken. Wird ein solches Tumorunterdrücker-Gen jedoch beschädigt (mutiert es also), so soll es auch die Tumorbildung begünstigen können. Das BRCA1-Gen zum Beispiel soll ein Tumorsuppressor-Gen sein und wird in mutierter Form für Brustkrebs verantwortlich gemacht.

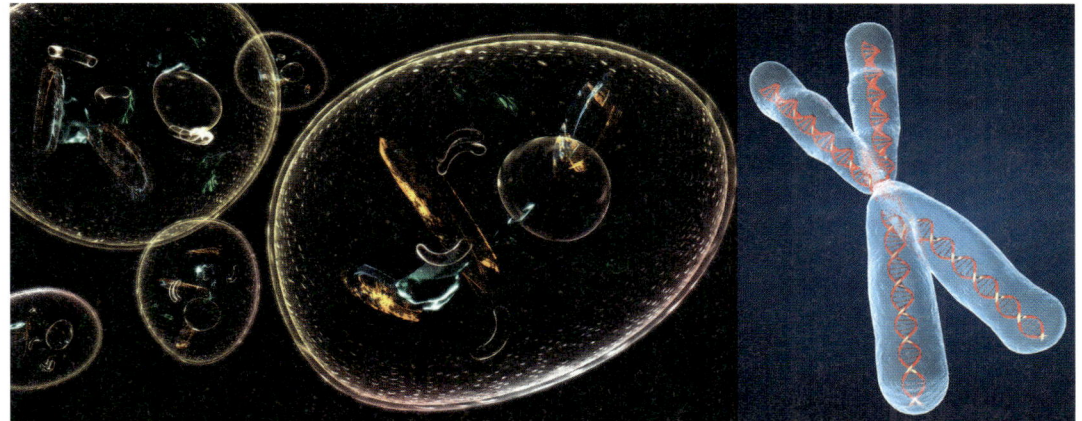

LINKS: Modelle menschlicher Zellen mit ihren einzelnen Zellbestandteilen wie Zellkern, Mitochondrien u. a. RECHTS: 3D-Abbildung eines Chromosoms, im Inneren sichtbar die DNA-Stränge. Diese X-Form nimmt das Chromosom nur in einer bestimmten Phase des Zellzyklus ein.

Es ist unbestritten, dass Gene beschädigt werden können; doch ob sie in dieser Form auch in der Lage sind, Krebs „anzuheizen", ist weder bewiesen,[123] noch ergibt es einen Sinn.

Auf welch tönernen Füßen die These steht, wonach defekte (mutierte) Gene Krebs verursachen sollen, zeigt sich außerdem daran, dass die Protagonisten dieser Theorie sagen, krebserregende Stoffe (Karzinogene) würden die Gene in den Zellen schädigen (mutieren). Stoffe, die Defekte an Genen erzeugen, nennt man „mutagen". Doch rund die Hälfte der Karzinogene sind gar nicht mutagen, schädigen also die Gene überhaupt nicht, darunter extrem giftige Substanzen wie Asbest, Blei, Nickel, Teer und Dioxin. Diese Gifte lassen die Gene also unberührt. Im Gegensatz dazu deformieren die krebserregenden Stoffe allesamt die Chromosomen merklich (alle Karzinogene erzeugen also eine Aneuploidie*).[96] „Dies legt den Schluss nahe, dass die Karzinogene weniger ‚mutagen' wirken, als vielmehr ‚aneuploidogen', also Chromosomen-schädigend", so der Molekularbiologe PETER DUESBERG.[95]

> So unglaublich es klingen mag, so konnte noch keine Studien zeigen, dass die sogenannten Krebsgene (Onkogene) für sich genommen alleine dafür verantwortlich sind, eine gesunde Zelle in eine Krebszelle zu verwandeln.

DUESBERG hat 1970 zusammen mit dem Mikrobiologen PETER VOGT das erste mutierte Gen isoliert, das als Onkogen eingestuft wurde (es bekam den Namen src, ausgesprochen „sark").[95, 97, 98] Doch seit geraumer Zeit hegt er fundamentale Zweifel an der Richtigkeit der Genmutations-Hypothese zu Krebs – und er steht damit nicht alleine.[71] Auch der bereits

---

* Als Aneuploidie wird eine Beschädigung des Chromosomensatzes bezeichnet, bei der einzelne Chromosomen zusätzlich zum üblichen Chromosomensatz vorhanden sind oder fehlen.

erwähnte renommierte Krebsforscher HENRY HARRIS stellt fest: „Krebs wird nicht durch das direkte Wirken von Onkogenen verursacht und auch nicht vollständig durch die Beschädigung von Tumorsuppressor-Genen erklärt – und auch nicht durch Genmutationen in Gang gesetzt."[136]

Diese Aussage wird auch durch die Beobachtung untermauert, dass das Verhalten von Krebszellen in entscheidendem Maße davon abhängen kann, wie sich die umliegenden Zellen verhalten. Diese umliegenden Zellen können zum Beispiel heilsam auf Krebszellen wirken oder auch gesunde Zellen dazu bringen, ebenfalls zu entarten. Das entscheidende Element sind hier also die umliegenden Zellen – und nicht die mutierten (geschädigten) Gene in der Krebszelle selber.[260]

Chromosomenschäden als bestimmendes Merkmal von Krebszellen

Die Genmutations-Theorie zu Krebs erhielt ihren entscheidenden Schub in den 1970er Jahren durch ein Laborexperiment, bei dem drei defekte (mutierte) Gene im Reagenzglas in gesunde menschliche Zellen eingesetzt wurden. Anschließend wurden diese Zellen in Labormäuse transplantiert und erzeugten dort Tumoren, so jedenfalls behaupten es die Urheber der Studie.[103, 133] Das Problem dabei: Andere Forscher konnten die Ergebnisse dieses Laborexperiments nicht bestätigen, obwohl sie genau dieselben Gene benutzten.[61, 136, 172, 313]

Wenn ein Gendefekt Krebs auslösen können soll, so müsste eine Krebszelle im Reagenzglas wieder zu ihrem gesunden Zustand zurückkehren, sobald man in ihr das mutierte Gen, das als Krebsauslöser vermutet wird, durch eine heile Kopie des Gens austauscht. Doch als man diesen simplen Versuch an Krebszellen vornahm (ein defektes Gen durch eine fehlerfreie Kopie austauschte), nahmen die Zellen nicht wieder ihren gesunden Zustand an.[136] Kurzum: Die Grundthese – defekte (mutierte) Gene verursachen Krebs – bestand nicht einmal ihren Elementartest.

Doch weder die Mitglieder der herrschenden Krebsgemeinde noch die Massenmedien, die mit wenigen Ausnahmen an den Lippen der etablierten Forschung hängen, wollten davon Notiz nehmen. „Das Problem ist", sagt WALLACE MCKEEHAN vom Houston Medical Center, „dass sich die Wissenschaftler, welche die Kontrolle über die Forschungsgelder haben, einfach nicht loseisen wollen von der Idee, dass Genmutationen das Krebsgeschehen diktieren."[71] Nach wie vor fließt das Gros der Forschungsgelder in Studien über mutierte Gene (Onkogene und Tumorunterdrücker-Gene), worüber die Krebswissenschaft bereits weit mehr als 1,5 Millionen Arbeiten produziert hat.[118, 167]

Und so ignorierten die Chefetagen der Krebsindustrie auch, dass die Zellen, die in besagtem Experiment in die Labormäuse eingesetzt worden waren und dort Tumoren erzeugten, in Wahrheit nicht nur defekte Gene aufwiesen, sondern Schäden an den Chromosomen hatten.

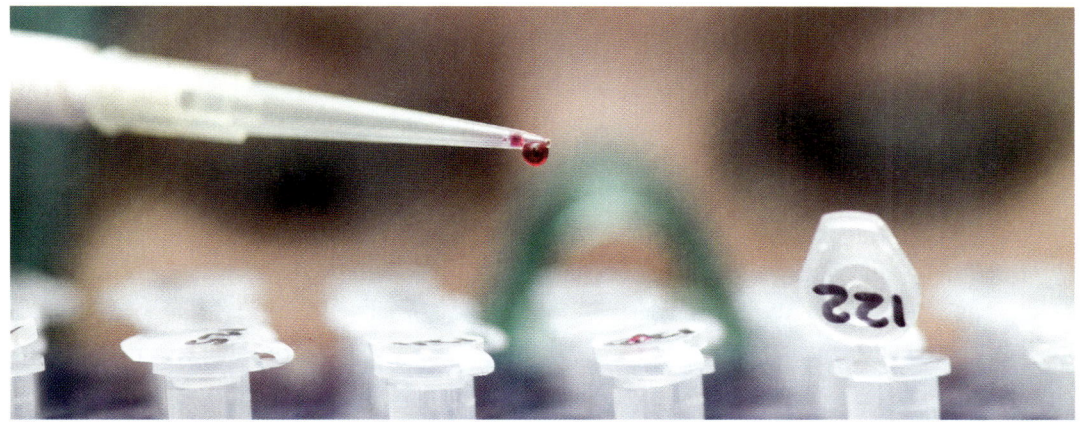

DNA-Analyse im Labor

Diese Beobachtung ist von zentraler Bedeutung. So hat ein gesunder Mensch 46 Chromosomen (23 Chromosomenpaare), auf denen nach heutigem Kenntnisstand 20.000 bis 25.000 Gene liegen. Wenn dieser Chromosomensatz nun beschädigt ist – in der Fachsprache nennt man dieses Phänomen Aneuploidie –, so führt dies unweigerlich zu schwerwiegenden Fehlern innerhalb der Zelle. Ein bekanntes Beispiel aus der Medizin für eine Aneuploidie ist das Down-Syndrom, bei der die Körperzellen das Chromosom 21 in dreifacher statt in der normalen zweifachen Ausführung enthalten (daher wird die Krankheit auch als Trisomie 21 bezeichnet).

Tatsächlich ist das bestimmende Merkmal von Krebszellen in Organen wie Brust, Lunge und Prostata nicht die Gen-Mutation, sondern der Chromosomenschaden. Dies schrieb 2005 schließlich auch die weltweit bedeutendste Wissenschaftspublikation *Nature*, nachdem die These von diesem Magazin zunächst – ebenso wie von fast allen etablierten Krebsforschern – jahrzehntelang abgelehnt wurde bzw. ihre Vertreter diffamiert wurden.[203, 239] Dabei hatte bereits 1914 der deutsche Biologe THEODOR BOVERI darauf aufmerksam gemacht, dass Krebszellen auf Chromosomenebene geschädigt sind.[76] Auch neuere Studien legen immer mehr den Schluss nahe, dass diese Chromosomenschäden nicht nur ein „Nebeneffekt" des Krebsprozesses sind, sondern dessen eigentlicher Ursprung.[95]

So finden sich im typischen menschlichen Brust- oder Darmkrebs 30 bis 40 Chromosomenpaare statt der normalen 23 – ein Umstand, der bis dato in der Forschung viel zu wenig Beachtung findet. Bei derart schwerwiegenden Zellschäden ist der Vergleich angebracht, dass Krebs wie eine neue Spezies ist, die von den Erbanlagen her viel weiter weg von uns Menschen ist als ein Gorilla. Sie ist keine „schlichte" Genmutation, durch die eine Spezies wie der Mensch so fundamental verändert werden kann. Das zeigt sich auch in folgender Parallele: Je bösartiger der Krebs, desto schwerer ist der Chromosomenschaden in den Krebszellen.

Hinzu kommt: Wenn diese massiven Chromosomenschäden nicht die treibende Kraft, sondern nur ein Nebeneffekt von Krebs wären, so müssten die chromosomalen Veränderungen in verschiedenen Patienten in völlig willkürlicher Weise auftreten. Doch mit Hilfe von Chromosomen-Färbetechniken – der sogenannten vergleichenden genomischen Hybridisierung (Fluoreszenz-in-situ-Hybridisierung) – ist es bereits gelungen, bestimmte wiederkehrende Muster in Chromosomenchaos von Krebszellen aufzuzeigen. So ermöglichen es diese Technologien, Bruchstücke und Teilchen von Chromosomen einzufärben und nachzuverfolgen. Dadurch erhält man ein Bild davon, welche Chromosomen-Abschnitte in einer Krebszelle verloren gegangen, welche hinzugekommen und welche umorganisiert worden sind. In der Tat wurden Belege gefunden für Chromsomenentartungen, die in den meisten Krebszellen eines bestimmten Krebstyps vorhanden sind (also Belege für sogenannte „nichtzufällige" Aneuploidien).

> **!** Wie schon 1914 der deutsche Biologe THEODOR BOVERI feststellte, sind es nicht die mutierten Gene, die für Krebs verantwortlich gemacht werden können, sondern die Schäden in den Chromosomen bieten Tumoren erst die Basis. Eine Tatsache, die an den Festen der offiziellen Krebsmeinung gewaltig rüttelt, aber von ihr leider ignoriert wird.

Forscher am Karolinska Universitätskrankenhaus in Schweden zum Beispiel untersuchten 2006 die Zellen von zehn Patienten, die unter einem bösartigen Lymphdrüsenkrebs – dem Burkitt-Lymphom – litten. Ergebnis: In diesen Zellen waren an den Chromosomen 3, 13 und 17 gewisse Fragmente häufig verlagert, während an den Chrommosomen 7 und 20 ganz bestimmte Segmente verloren gegangen bzw. hinzugekommen waren. Darüber hinaus merkten die Forscher an, dass Verlagerungen in einem Segment von Chromosom 17 sowie der Zugewinn von Teilen der Chromosomen 7 und 20 in Verbindung standen mit der Resistenz gegenüber Krebsmedikamenten.[147]

Welche Folgen hätte es also, wenn sich diese Sichtweise, wonach Chromosomenschäden bei Krebs von zentraler Bedeutung sind, in Theorie und Praxis durchsetzen würde? Zunächst würde die alles beherrschende Entwicklung von Medikamenten, die auf Genmutationen abzielen, verworfen. Zugleich würde man den Fokus viel stärker auf die Vermeidung von krebserregenden Substanzen wie Asbest oder Pestizide, die eben diese Chromosomenschäden verursachen können, richten. Bisher ist allerdings nur ein Bruchteil der Substanzen mit chromosomenschädigendem Potenzial bekannt. Wenn man also konsequent versuchen würde herauszufinden, welche Dinge – von Nahrungsmitteln über Medikamente bis hin zu Strahlung und allen möglichen chemischen Giften – Chromosomenschäden verursachen können, so könnte dies die Krebsprävention und -therapie entscheidend voranbringen.

Darüber hinaus könnte die Diagnostik stark verbessert werden, indem man krebsverdächtige Tumoren oder auch Gebärmuttergewebe (mittels Papsmear-Test) im Frühstadium auf Chromosomenschäden (Aneuploidie) anstatt auf Genmutationen analysiert. Dies wird in

Schweden bereits gemacht. Dadurch könnte etwa verhindert werden, dass eine vergrößerte Prostata sofort operiert wird, solange sie noch nicht auf Chromosomenebene geschädigt (aneuploid) ist. Zugleich würde man sie unter Beobachtung halten und zum Beispiel auf eine Ernährung umstellen, die Krebs nicht begünstigt. Auch könnte man anhand einer Chromosomen-Analyse bestimmen, gegen welche Chemotherapie der vorliegende Krebs bereits resistent ist.[108]

Doch so weit sind wir leider noch nicht. Zwar haben auch einige Verfechter der Genmutations-Theorie wie CHRISTOPH LENGAUER von der amerikanischen Johns Hopkins University bereits erkannt, dass Krebszellen durch Chromosomenschäden gekennzeichnet sind. Doch sie versuchen, ihre Genmutationsthese dadurch zu retten, indem sie behaupten, Genmutationen würden den Chromosomenschäden vorangehen. So sollen gemäß LENGAUER einige Mutationen im Gen CDC4 die Hauptursache sein für jene Chromosomenschäden, die für Krebszellen so charakteristisch sind.[169] Doch wie Studien zeigen, finden sich eben diese defekten CDC4-Gene in fast 170 von 190 Darmtumor-Proben überhaupt nicht.[185] Und wenn sie in einem Tumor gar nicht zu finden sind, dann können sie logischerweise auch nicht die Ursache sein für die Chromosomenschäden in den Krebszellen.

Tatsächlich werden nur im Einzelfall zufällig Genmutationen den Chromosomenschäden vorangehen. Denn wenn zum Beispiel auf eine gesunde Zelle krebserregende Röntgenstrahlen einwirken, so ist es extrem unwahrscheinlich, dass zuerst ein Gen getroffen wird und mutiert und dadurch Schäden am Chromosom verursacht werden. Selbst wenn nämlich durch diesen Röntgenstrahl ein Gen getroffen wird und mutiert, so läuft die Zellmaschinerie in der Regel weiter, da das zweite Gen des jeweiligen Genpaares unverändert arbeitet. Es ist hingegen sehr viel wahrscheinlicher, dass durch den Röntgenstrahl zuerst ein Chromosom beschädigt wird, denn das Chromosom ist zigtausend Mal größer als eines der vielen Gene, die auf ihm liegen. Um in der Bildsprache der Krebsmedizin zu bleiben, so ist der Chromosomensatz wie ein Schlachtschiff, auf dem sich zahlreiche Marinesoldaten befinden, die den Genen entsprechen. Die Wahrscheinlichkeit, dass man mit einem Raketenangriff (= Röntgenstrahl) das Schlachtschiff (= Chromosomensatz) trifft und außer Gefecht setzt, ist tausendfach höher als die Wahrscheinlichkeit, damit einen Soldaten (= Gen) zu erwischen.

BERT VOGELSTEIN, ebenfalls von der Johns Hopkins University, wurde 1989 mit der Klassifizierung des Gens p53 als Tumorunterdrücker-Gen bekannt, die angeblich die Tumorentstehung hemmen sollen.[299] So ist es doch sehr merkwürdig, dass „das Gen p53 in der Dekade davor als das genaue Gegenteil, nämlich als sogenanntes Onkogen" galt, so HARVEY BIALY, Gründer von *Nature Biotechnology*. Nachdem man also zu der Überzeugung gekommen war, bei p53 handle es sich doch um ein Tumorunterdrücker-Gen, wurde es in gut 20.000 Veröffentlichungen regelrecht beworben. In seiner Weihnachtsausgabe 1993 kürte das Fachmagazin *Science* das Gen p53 gar zum „Molekül des Jahres".[157] Das Problem: Wenn ein solches Tumorunterdrücker-Gen beschädigt wird bzw. mutiert, so soll es der offiziellen Forschungsmeinung zufolge die Tumorbildung begünstigen können. Studien haben aber – entgegen diesem Dogma – festgestellt, dass ein beschädigtes (mutiertes) p53-Gen nicht etwa im Frühstadium eines Mammakarzinoms in den Krebsellen zu finden ist, sondern erst im späteren Stadium der Metastasenbildung. Zu diesem Zeitpunkt sind aber die Krebszellen bereits auf Chromosomenebene geschädigt (aneuploid). Damit ist es schlicht unmöglich, dass ein defektes p53-Gen, wie von Krebsforschern wie LENGAUER gemutmaßt, einer Schädigung der Chromosomen (Aneuploidie) in den Krebszellen vorangeht oder diese gar verursacht.[151, 262] Somit fällt p53 auch als der große Krebsverursacher weg. Doch wer kann das noch zugeben in Anbetracht des Medienhypes, der um p53 als wesentlichem Krebstreiber gemacht wurde?

„Die simple Wahrheit ist, dass die vielen Milliarden, die seit vielen Jahren in die Gen-Mutations-Forschung fließen, viel sinnvoller ausgegeben würden, wenn die Forschungsschwerpunkte neu gesetzt würden", so GEORGE GABOR MIKLOS in der Zeitschrift *Nature Biotechnology*. „Am Beginn dessen müsste stehen, sich von der trügerischen Vorstellung zu verabschieden, dass eine einzelne Genmutation in einem Tumor der optimale Ansatz ist, um nach neuen, effektiveren Krebsmitteln zu forschen. Denn die klinische Realität ist, dass nicht einzelne Genveränderungen, sondern Chromosomenschäden dazu führen, dass die für 90 Prozent der Krebstodesfälle verantwortliche Metastasenbildung neue Nischen findet und schnell resistent wird gegen Medikamenten-basierte Therapien."[185]

Eine erfolgreiche Krebstherapie muss die Mitochondrien schützen und aufbauen

Die derzeitige Lehrmeinung zu Krebs verschließt die Augen davor, dass eine erfolgreiche Krebsmedizin die Mitochondrien schützen und aufbauen muss. Sie übersieht zudem nach wie vor die Tatsache, dass in Krebszellen die Mitochondrien geschädigt sind. Diese Schädigung hat fatale Folgen, was nicht verwundert, wenn man bedenkt, dass ohne funktionsfähige Mitochondrien in einer Zelle schlicht und ergreifend gar nichts geht.

Zum Leben benötigt der Mensch Energie, diese kommt aus der Nahrung. Sie landet zunächst im Mund und dann im Magen und Dünndarm, wo sie stückweise in ihre Bestandteile zerlegt wird. Anschließend beginnt die große Verteilungsmaschinerie, denn alle Körperorgane – ob nun Gehirn, Herz oder Muskeln – sind ständig am Arbeiten und müssen daher permanent versorgt werden. Dies geschieht über den Blutstrom, der die Nährstoffe zu den jeweiligen Zellen eines Organs transportiert. Wie aber gewinnen die rund 12 Billionen Zellen des menschlichen Körpers daraus nun Energie? Dies geschieht über die Mitochondrien, von denen jede Zelle rund 1.500 enthält und die man daher auch Zellkraftwerke nennt.

Dabei wird in den Mitochondrien Traubenzucker (Glukose) unter Zuhilfenahme von Sauerstoff „verbrannt" (oxidiert), um Speicherenergie zu produzieren. Die Oxidation des Traubenzuckers (Glukose), der in den meisten kohlenhydrathaltigen Speisen enthalten ist, wird als Zellatmung bezeichnet (die Oxidation von Fettsäuren aus den Fetten heißt β-Oxidation). Diese Zellatmung, also die „Verbrennung" von Glukose, besteht aus einer Reihe aufeinander folgender biochemischer Vorgänge – auch Atmungskette oder Elektronentransportkette genannt. Von diesen Atmungsketten gibt es in jedem Mitochondrium Tausende, und sie liegen auf der inneren Membran eines Mitochondriums (siehe Abbildung). Ziel des Ganzen ist, Energie für die lebenswichtigen Funktionen in den Zellen und im ganzen Organismus zu gewinnen. Gespeichert bzw. bereitgestellt wird diese Lebensenergie in einem Molekül namens Adenosintriphosphat (ATP).

Bei Krebszellen ist diese Form der Energiegewinnung gestört, weil in ihnen die Mitochondrien geschädigt bzw. dezimiert sind. Tumorzellen verbrennen daher den für die Energiegewinnung zur Verfügung stehenden Zucker unter Verbrauch von Sauerstoff zu Milchsäure – und nicht wie gesunde Zellen zu Kohlendioxid. Dieses Phänomen wird auch „Warburg-Effekt" genannt (nach dem deutschen Medizinnobelpreisträger OTTO WARBURG, 1883–1970) und konnte bereits 1924 beobachtet werden.[300] „Sauerstoffgas – Energiespender in Pflanzen und Tieren – ist entthront in den Krebszellen", so WARBURG, „und durch eine Form der Energiegewin-

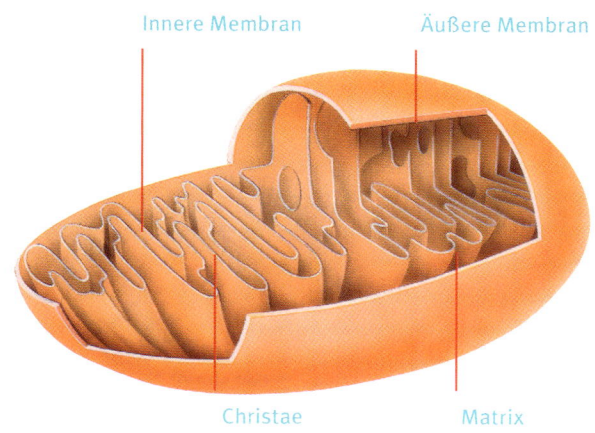

Vereinfachter Aufbau eines menschlichen Mitochondriums

nung, nämlich die Fermentation der Glukose [= Vergärung], ersetzt. Aber niemand kann heute behaupten, dass man nicht sagen kann, was Krebs ist und was seine primäre Ursache ist. Im Gegenteil, es gibt keine Krankheit, deren Ursache besser bekannt ist, sodass Unwissenheit heute nicht länger als Entschuldigung dienen kann, dass man nicht mehr für die Prävention tun kann."[165]

Leider hat die etablierte Krebsforschung WARBURGS Beobachtungen jahrzehntelang ignoriert und ihn als Wissenschaftler sogar diffamiert. Erst neuerdings wird sich die Krebsmedizin langsam der großen Bedeutung von Warburgs Thesen richtig gewahr. Im Februar 2009 brachte die Fachzeitschrift *Seminars in Cancer Biology* ein rund 60-seitiges Spezialheft heraus, in dem die enorme Wichtigkeit des Warburg-Effektes im Zusammenhang mit Krebszellen explizit gewürdigt wurde. Das Editorial stammt von BORIS ZHIVOTOVSKY, Leiter der Toxikologie am umweltmedizinischen Institut des schwedischen Karolinska-Instituts, und trägt den Titel „The Warburg Effect returns to the cancer stage" („Der Warburg-Effekt kehrt auf die Krebsbühne zurück").[311]

Drei Jahre zuvor hatten deutsche Wissenschaftler für sich in Anspruch genommen, die Warburg-Hypothese – wonach Krebszellen von Oxidation (Verbrennung von Glukose und Sauerstoff zu Kohlendioxid) auf Vergärung von Glukose und Sauerstoff zu Milchsäure umschalten – bewiesen zu haben. Eine Arbeitsgruppe von den Universitäten Jena und Potsdam sowie vom Deutschen Institut für Ernährungsforschung Potsdam-Rehbrücke zeigte am Beispiel von Dickdarmkrebs das Oxidationsproblem von Tumorzellen.

Die Forscher zwangen die Krebszellen, mehr zu „atmen", also den „gesunden" oder normalen oxidativen Stoffwechsel zu betreiben (anstatt – wie es Krebszellen eigen ist – Glukose und Sauerstoff zu Milchsäure zu vergären). Sie nutzten dazu das Protein Frataxin, das sie mittels molekularbiologischer Techniken in die Mitochondrien einsetzten. Mithilfe des Proteins konnten sie die Stoffwechselaktivitäten in den Krebszellen erhöhen. Im Ergebnis verloren die Zellen die Fähigkeit, bösartige Geschwulste in Versuchstieren zu bilden.[255] „Der Tumor hört im Prinzip auf zu wachsen, weil er gegen seinen Willen vermehrt Sauerstoff verbraucht", erklärte Projektleiter MICHAEL RISTOW von der Universität Jena gegenüber dem *Deutschen Ärzteblatt*.[225] Damit zeigten die Forscher, dass die Geschwindigkeit des Tumorwachstums von den Stoffwechselprozessen abhängt und dass sich diese beeinflussen lassen.

> Aktuelle Studien zeigen, dass eine fundierte Zellatmung das Tumorwachstum hemmt und dass ein grundlegendes Problem in Krebszellen die aufgrund von geschädigten Mitochondrien reduzierte Oxidation ist.

In einer weiteren Studie schalteten die Wissenschaftler im Tierversuch den oxidativen Stoffwechsel in Leberzellen aus. Im Ergebnis breiteten sich nicht nur Tumorzellen schneller aus. „Selbst anfänglich gesunde Zellen begannen, wie Tumoren zu wachsen", so RISTOW. Die Untersuchungsergebnisse erschienen Ende 2005 in der Zeitschrift *Human Molecular Genetics*.[256] Die Arbeitsgruppe ist sicher, einen wichtigen Mechanismus der Tumorausbreitung entschlüsselt und experimentell belegt zu haben.

Richtet man also den Blick darauf, dass Krebszellen Zucker zu Milchsäure vergären, so ergeben sich aufschlussreiche Erkenntnisse. So ist aufgrund der sehr geringen Energieausbeute von Krebszellen ein im Vergleich zu gesunden Zellen gut 20-fach erhöhter Durchfluss von Glukose notwendig, um genügend Energie in Form des Energieträgers ATP bereitzustellen und Zellteilung/Wachstum zu ermöglichen. „Damit verbunden ist nun zwangsläufig, dass große Mengen an Milchsäure aus der Zelle ausgeschieden werden", so der Krebsforscher JOHANNES F. COY. „Und diese hohen Mengen an ausgeschiedene Milchsäure sind dafür verantwortlich, dass es gefährlich wird, wenn Krebszellen vergären. Kommt es nämlich zu einer lokalen Anhäufung der produzierten Milchsäure, sind fatale Folgen vorprogrammiert. Es entsteht quasi für die Krebszellen ein Säureschutzmantel."[86] Dieser Säureschutzmantel ist zum Beispiel dafür verantwortlich, dass einige Akteure des menschlichen Immunsystems wie T-Lymphozyten oder natürliche Killerzellen ihre Aufgaben am Tumorherd weniger gut erledigen können und damit unsere beste körpereigene Waffe gegen Krebszellen außer Kraft gesetzt wird.[113]

Durch den massiven Ausstrom von Milchsäure kann es nun dazu kommen, dass sich das Gewebe um die Krebszelle teilweise auflöst – was wiederum dazu führen kann, dass die Krebszellen weiter ins Gewebe vordringen und sich leichter ausbreiten.[277] Darüber hinaus hat die Milchsäure weitere Effekte: Sie stimuliert über das Protein HIF-1α die Blutgefäßneubildung[176] und hilft damit dem Gewebe, Anschluss an das Gefäßsystem zu bekommen. „Dadurch wächst zum einen das Krebsgeschwür schneller und zum anderen finden die ins Gewebe drängenden Krebszellen Zugang zum Blutgefäßsystem und können somit Fernmetastasen bilden", so Coy.[186]

Erschwerend kommt hinzu, dass Krebszellen dadurch, dass sie keinen Sauerstoff nutzen und in ihnen die Mitochondrien inaktiv sind, den natürlichen Mechanismus des Zelltods (Apoptose) umgehen sowie eine Chemo- und Strahlenresistenz entwickeln können.[258, 309, 310] Die Vergärung von Glukose zu Milchsäure versetzt Krebszellen also zusammengefasst in die Lage,

- … sich vor dem Angriff des Immunsystems zu schützen.
- … auch ohne Sauerstoff wachsen zu können.
- … das umgebende Gewebe aufzulösen, weiter ins Gewebe vordringen zu können und zu metastasieren.
- … resistent zu werden gegen Strahlentherapie, die schädliche Radikale bilden.
- … resistent zu werden gegen Chemotherapie, deren eigentliches Ziel der Zelltod der Krebszelle ist.[86]

Wie Erfahrungen aus Praxis und Studien zeigen, ist dieser Prozess aber umkehrbar, indem man die Mitochondrien sozusagen wieder zu neuem Leben erweckt. „So haben die naturheilkundlich ausgerichteten Ärzte Josef Issels, Waltraud Fryda und Max Gerson bereits vor langer Zeit eine aufbauende Krebstherapie propagiert", so Martin Landenberger, Facharzt für Allgemeinmedizin und Vorsitzender der Gesellschaft für Bioimmuntherapie, in seinem Buch „Bioimmuntherapie – Modell zur Krebsbehandlung: Eine stressbedingte chronische entzündliche Mitochondriopathie". „Gerson zum Beispiel behandelte sehr erfolgreiche seit den 1920er Jahren Krebspatienten mit Mitochondrien-aktivierenden Obst- und Gemüsesäften, roher Zickenleber als Glutathionquelle, Kalium- und Schilddrüsenpräparaten sowie Kaffeeeinläufen. Der renommierte Krebsforscher Heinrich Kremer lehrt ebenfalls, mit allerlei Nährstoffgaben die Atmungskette der Mitochondrien zu stützen."[165]

Was Warburg forderte und Gerson empirisch-therapeutisch herausfand, konnte der finnische Immunologe Thomas Tallberg in jahrzehntelangen Forschungen, die in den 1970er Jahren ihren Anfang nahmen, belegen. Er zeigte, dass das wesentliche therapeutische Moment bei Krebspatienten in der Wiederherstellung der mitochondrialen Aktivität liegen muss. Tallberg stieß zunächst auf Berichte von Howard Beard vom biochemischen Institut der Universität in New Orleans aus den 1940er Jahren, der bei Laborratten erzeugte Tumoren mit der Gabe der Aminosäuren Arginin, Histidin und Lysin heilte.[287] In langjährigen experimentellen Studien mit Tausenden von Ratten, bei denen im Labor Leukämie erzeugt worden war, fand TALLBERG anschließend selbst heraus, wie sich Leukämiezellen in natürliche weiße Blutzellen zurücktransformieren lassen. TALLBERG nennt Komplexe aus Aminosäuren mit Spurenelementsalzen als die maßgebliche Basis dieser Erfolge.

In weiteren Studien schaffte es TALLBERG auch bei Menschen, Krebszellen dazu zu bewegen, sich wieder in normales Gewebe zurückzuverwandeln oder den Zelltod zu sterben. Dies gelang ihm durch eine hochdosierten Zufuhr von Aminosäuremischungen, Ultraspurenelementen, Neurolipiden aus Hirn (zum Beispiel Cerebrolysin), Vitalstoffen und Autovakzinen (= Eigenimpfstoffe, die aus Tumorkomponenten gewonnen werden).[286] Die Erfolgsraten waren höher bei den Patienten, die vorher weder bestrahlt noch mit Chemotherapie behandelt worden waren (was auch plausibel scheint, da die empfindlichen Mitochondrien durch Bestrahlung und Chemotherapie schnell in Mitleidenschaft gezogen werden können).

„Wichtig für den Schutz der Mitochondrien – ob nun im Zuge einer Krebstherapie oder der Prävention – ist unterdessen eine vitalstoffreiche Ernährung", so der Umweltmediziner JOACHIM MUTTER. „Mitochondrien werden nämlich durch die herkömmliche westliche Ernährungsweise mit fabrikmäßig verarbeiteten Nahrungsmitteln geschädigt. Auch bei Unterversorgung mit Vitalstoffen und hochwertigen Eiweißen werden die Mitochondrien in Mitleidenschaft gezogen."[195] Besonders wichtig für eine gesunde mitochondriale Energiegewinnung sind die Vitamine B_2, B_3, B_5 und B_6, die vitaminähnliche Substanz Carnitin, das Antioxidans Glutathion, das Coenzym Q_{10}, Phospholipide oder auch Eisen, Kupfer, Zink, Selen und Magnesium.

Darüber hinaus sollten alle erdenklichen Einflüsse, die den Mitochondrien zusetzen könnten, vermieden werden. Dazu zählen giftige Schwermetalle wie Quecksilber, Blei und Arsen ebenso wie andere toxische Substanzen, etwa Pestizide oder polychlorierte Biphenyle (PCB), die sich hartnäckig in der Umwelt halten. Auch durch Chemotherapeutika und Bestrahlung können die Mitochondrien empfindlich gestört werden, denn beides verstärkt unter anderem die Belastung mit freien Radikalen. Des Weiteren sind radioaktive und elektromagnetische Strahlungen (Mobilfunk zum Beispiel), Nanopartikel, Acrylamid in stark erhitzten kohlenhydratreichen Lebensmitteln wie Pommes Frites oder Kartoffelchips, Transfettsäuren aus erhitzten ungesättigten Fettsäuren (vor allem von pflanzlichen Ölen), Entzündungsprozesse, Lösungsmittel und manche Antibiotika (zum Beispiel Tetrazykline, Metronidazol, Chloramphenicol, Trimethoprim) als schädigend für die Mitochondrien bekannt.[195]

Doch damit nicht genug: Der menschliche Körper wird auch dadurch belastet, dass die industrialisierte Landwirtschaft massiv Dünger einsetzt – mit der Folge, dass Luft, Wasser und Nahrung zunehmend voller Stickstoffverbindungen sind. Diese Stickstoffverbindungen können in unserem Körper den gefährlichen nitrosativen Stress hervorrufen. Dabei handelt es sich – in Analogie zum bekannten oxidativen Stress, bei dem freie Sauerstoffradikale das Gleichgewicht im Körper zugunsten schädlicher oxidationsfördernder Prozesse verschieben

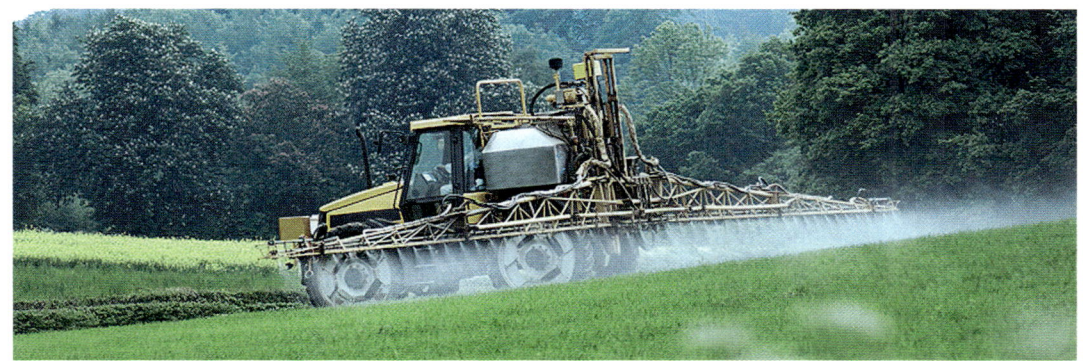

Auch die intensive Landwirtschaft leistet mit ihrem massiven Einsatz von Pestiziden und Düngemitteln dem Krebs Vorschub.

– um eine überschießende Bildung des Radikals Stickstoffmonoxid (NO) und seiner Folgeprodukte Peroxinitrit, Nitrotyrosin und Nitrophenylessigsäure. Diese als sehr schädlich geltenden Substanzen können unsere Zellen oder das Erbmaterial noch stärker schädigen als Sauerstoffradikale.

Im Übrigen hat es sich gezeigt, dass die Nebenwirkungen einer Chemotherapie durch eine komplementärmedizinische Behandlung, die eine zellaufbauende Wirkung im Sinn hat, abgemildert werden können. Zum Beispiel hat es sich als hilfreich erwiesen, parallel zum Chemotherapeutikum Cisplatin die Spurenelemente Selen und Magnesium oder auch Vitamin E in höherer Dosierung zu verabreichen, um das Nieren-, Leber- und Augengewebe vor oxidativem Stress zu schützen[229] oder auch dem starken Abfall der Magnesiumspiegel – hervorgerufen durch die toxische Wirkung von Cisplatin auf die Nieren – entgegenzuwirken.[164]

Die Verbindung zwischen Chromosomen- und Mitochondrienschäden in Krebszellen

Chromosomen- und Mitochondrienschäden sind also die beiden bestimmenden Merkmale von Krebszellen. Doch gibt es möglicherweise eine Verbindung zwischen diesen beiden Phänomenen? Diese Frage wurde bis heute noch kaum wissenschaftlich untersucht, was erneut zeigt, wie weit entfernt die etablierte Krebsforschung vom Weg der Wahrheitsfindung ist. Immerhin dürfte es feststehen, dass der Zellkern, in dem sich die Chromosomen befinden, und die Mitochondrien, die sich außerhalb des Zellkerns befinden (siehe Abbildung auf der folgenden Seite), in Wechselbeziehung stehen. Das bedeutet, wenn Chromosomen durch welche negativen Einflüsse auch immer (Stress, Schwermetalle, Pestizide, Medikamente etc.) geschädigt werden, so besteht die Gefahr, dass dies auch an den Mitochondrien nicht spurlos vorübergeht – und umgekehrt.

Der mit einem hauchdünnen Häutchen (Membran) umhüllte Zellkern enthält die Chromosomen, in denen die gesamte Erbsubstanz des menschlichen Körpers in Genen verschlüsselt ist. „Und es bedarf gerne 2.000 von diesen Genen, die im Zellkern verschlüsselt vorliegen, um ein Mitochondrium zu konstruieren und funktionstüchtig zu halten", sagt etwa der australische Genomforsche GEORGE GABOR MIKLOS. „Das heißt, wenn die Chromosomen im Zellkern Schaden nehmen, so kann es sehr gut sein, dass dadurch auch die Mitochondrien in ihrer Struktur und Funktionsfähigkeit beeinträchtigt werden. Die Mitochondrien selber haben ein Genom, doch es hat nur wenige Dutzend Gene. Es ist also sehr wahrscheinlich, dass in Krebszellen der Zellkern sozusagen ‚die treibende Kraft' ist und die Mitochondrien in den meisten Fällen dem Zellkern wie eine Art ‚Sklave" dienen."

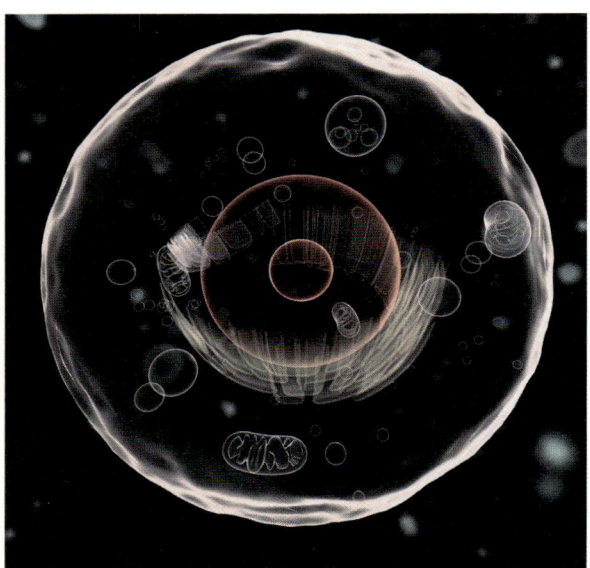

Aufbau einer menschlichen Zelle mit dem Zellkern in der Mitte und umliegenden Mitochondrien

Demgegenüber misst der finnische Immunologe TALLBERG den Mitochondrien sehr viel mehr Bedeutung bei. Er sieht die Aufgabe der Mitochondrien nicht nur darin, dass sie ATP als Hauptenergielieferant herstellen. TALLBERG sieht die Mitochondrien als eine Art „Aufsichtsrat" in der Zelle, die den Zellkern als operative Ebene kontrollieren und mit „Botschaften" versorgen bzw. beauftragen. Bei der Anwendung seiner aufbauenden Bioimmuntherapie bei Krebspatienten konnte er Hinweise darauf gewinnen, dass die Mitochondrien eine entscheidende Rolle dabei spielten, wenn sich selbst große Tumoren in normales gesundes Körpergewebe zurückbildeten.[285, 290]

Wer auch immer die Wechselbeziehung zwischen Zellkern und Chromosomen auf der einen und Mitochondrien auf der anderen Seite letztlich dominiert – beide zeigen unmissverständlich für Krebszellen charakteristische Phänomene, also sowohl Chromosomen- als auch Mitochondrienschäden. Die bisherige Aussage, dass Krebs in unseren Genen „einprogrammiert" sei und durch defekte Gene verursacht werde, lässt sich somit kaum länger halten. Vielmehr ist Krebs durch eine gesunde Lebensweise vermeidbar und grundsätzlich auch durch eine aufbauende Therapie reversibel.

Der „Atlas der Krebsgene" – ein weiterer kostspieliger Fehltritt im „Krieg gegen den Krebs"

Wie sehr die etablierte Krebsforschung mit ihrer Fokussierung auf defekte Gene am Ziel vorbeischießt, offenbart auch eine Analyse von etwas mehr als 13.000 Genen von Brust- und Darmkrebsen. Diese ergab, dass nur wenige (und vermutlich sogar keines) dieser Gene von wirklicher Bedeutung für den Prozess der Krebsentstehung sind.[272]

Die Statistik, auf die sich die Vertreter der Genmutations-These zu Krebs berufen, ist bei genauer Betrachtung haarsträubend. Zwar trägt die offizielle Krebsforschung das große Versprechen vor sich her, dass man nur alle „Krebs-Gene" fein säuberlich katalogisieren müsse, und schon würde man wissen, welche Medikamente man jeweils zu entwickeln habe. Das Absurde dabei aber ist: Selbst ein Gen, das in mutierter Form in nur einem von 61 Lungenkrebs-Tumoren gefunden wurde, wird merkwürdigerweise immer noch als „Krebs-Gen" bezeichnet. Dasselbe gilt für ein mutiertes Gen, das in keinem von zwölf Gehirntumoren gefunden wurde.[185]

„Die Vertreter der Genmutations-Hypothese können offenbar nicht erfassen, dass mit derart schwachen Korrelationen nicht einmal der minimale wissenschaftliche Standard für Kausalität gegeben ist", so GEORGE GABOR MIKLOS. „Wenn Genmutationen auf diese Weise zum entscheidenden Krebsauslöser gemacht werden, dann befinden wir uns mittlerweile im Reich von Voodoo-Forschung und wissenschaftlicher Manipulation."

> 2007 veröffentlichte die Fachzeitschrift *Nature* eine Studie, in der mehr als 200 verschiedene Tumoren auf die Anwesenheit von rund 500 angeblich krebserregenden Genmutationen untersucht wurden. Das Ergebnis: In fast 40 Prozent der Tumorproben fanden sich überhaupt keine dieser 500 Genmutationen, von denen behauptet wird, sie seien die großen Krebsverursacher.[131]

Dass die Genmutations-Theorie zu Krebs trotz der Beweisnot so vehement verteidigt wird, hängt besonders damit zusammen, dass auf ihrer Basis profitträchtige Medikamente wie das Brustkrebsmittel Herceptin (knapp 2,5 Mrd. $ Umsatz in den ersten neun Monaten 2008 [218]) oder das Lungenkrebspräparat Avastin (Umsatz 2008: fast 3,5 Mrd. € [219]) entwickelt werden, mit denen man eben diese Genmutationen attackieren will. Doch selbst die *New York Times*[156], die nicht gerade für ihre fundamentale Kritik an der etablierten Krebsmedizin bekannt ist, berichtete im Sommer 2008 – was auch erstklassige Daten belegen –, dass Medikamente wie Avastin für die große Mehrzahl der Patienten de facto wirkungslos sind. Tatsächlich verlängern sie das Leben der Patienten doch allenfalls um wenige Wochen oder Monate – wenn überhaupt, wie wir noch später in diesem Buch erläutern werden. Das kann im Übrigen auch nicht verwundern, wenn man bedenkt, dass eben nicht Genmutationen (auf welche die Medikamente abzielen), sondern Chromosomen- und Mitochondrienschäden Krebszellen kennzeichnen.

Zugleich sind die Präparate mit schweren bis hin zu tödlichen Nebenwirkungen verbunden. So waren zehn Prozent der Brustkrebspatienten, die Herceptin bekamen, von Schäden am Herzen betroffen, weitere 30 Prozent von ihnen entwickelten Metastasen im Gehirn.[193] Ungeachtet dessen schafft die Genmutations-Theorie die Grundvoraussetzungen, um Milliarden an Forschungsgeldern einsammeln zu können (ein erheblicher Teil davon wird aus Steuergeldern bereitgestellt). Ein aktuelles Beispiel hierfür ist das sogenannte Human Cancer Genome Project, das man auf Deutsch mit „Atlas der Krebsgene" bezeichnen könnte. Dieses Milliarden Dollar schwere Krebs-Genom-Projekt in seiner nie da gewesenen Größe wird propagiert mit der Vision, dass man mit seiner Hilfe alle genetischen Veränderungen von Krebszellen erfassen könne. Das Bestreben ist, die genetischen Defekte in Tumorzellen aufzulisten und auf der Basis zielgerichtete Medikamente zu entwickeln.[213] Die offizielle Krebsforschung geht davon aus, dies würde die Krebstherapie „revolutionieren".[270]

Doch was ist unter „zielgerichtet" verstehen? VICTOR VELCULESCU vom Kimmel Cancer Center an der Johns Hopkins University in Baltimore erklärt: „Ein Krebspatient kommt in eine Klinik, um seinen Tumor auf Genmutationen hin analysieren zu lassen. Auf Basis dieses Spektrums an Genmutationen erhält der Patient einen Medikamenten-Cocktail. Das heißt nicht, dass jeder Patient ein neues [extra für ihn entwickeltes] Medikament enthält, sondern lediglich, dass jeder Patient eine andere Kombination [einer bestimmten Anzahl bestehender] Präparate verabreicht bekommt."[69]

Die Entwicklung echter Patienten-individueller Medikamente wäre für Pharmafirmen ohnehin viel zu aufwändig und kostspielig. Bis zu zwölf Jahren benötigt die Entwicklung eines Krebsmedikaments. Davon dauert die eigentliche Zulassung etwa anderthalb Jahre. Gerade bei Krebsmedikamenten müssen Ärzte die Testpersonen sehr lange beobachten, um herauszufinden, ob der Krebs auch wirklich nicht wieder auftritt.[77, 226] Selbst STEVEN HIRSCHFELD von der US-Medikamentenzulassungsbehörde FDA, einer Einrichtung, der oft eine große Nähe zur Pharmaindustrie attestiert wird, meint, dass „Krebsmedikamente von einer Reihe von Mythen umgeben sind: zum Beispiel dass sie sehr zielgerichtet wirken – tatsächlich aber tun sie es allesamt nicht."[120]

Zumal die Basis der Medikamentenentwicklung – die These, wonach Genmutationen die wesentlichen Krebstreiber sein sollen – wie bereits ausgeführt nicht haltbar ist. Das Geschehen in der Krebszelle geht weit über einzelne Mutationen hinaus und wird vor allem durch die viel einschneidenderen Chromosomenschäden gekennzeichnet.[95] Der Genomforscher und Krebsexperte GEORGE GABOR MIKLOS bezeichnet dieses Human Cancer Genome Project im Fachjournal *Nature Biotechnology* daher als „weiteren Fehltritt im Krieg gegen den Krebs".[185]

Das US-Nachrichtenmagazin *Newsweek* urteilt: „Dieses Mega-Projekt ist kein Weg, um Krebs zu heilen."[70] Nicht zuletzt auch deshalb, weil sich das Human Cancer Genome Project auf Gendefekte (Mutationen) im Primärtumor – also der ursprünglichen Krebsgeschwulst

– fokussiert. Doch an diesem Primärtumor sterben die Patienten nur selten. Vielmehr ist es in 90 Prozent der Fälle die Streuung der Krebszellen (Metastasierung), welche die Betroffenen umbringt. Und zu dem Zeitpunkt, zu dem in der Regel die Proben von den Primärtumoren für die Untersuchungen (auch bei diesem Riesenprojekt) genommen werden, haben die metastasierenden Zellen den Primärtumor bereits verlassen. Das heißt: Die Zellen, die für die Analysen aus dem Primärtumor entnommen und auf Genmutationen untersucht werden, haben letztlich keine Bedeutung für die praktische Behandlung, weil sie das Leben des Patienten nicht elementar bedrohen.

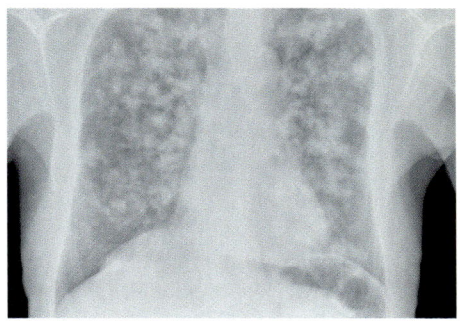

Röntgenbild eines metastatisierten Lungenkrebses

Es ist daher nur schwer zu erkennen, was dieses Human Cancer Genome Project mit dem zu tun haben soll, was im Klinikalltag – also bei den an Krebs erkrankten Patienten – wirklich stattfindet. Wie groß mittlerweile die Kluft zwischen Krebsforschung und Klinikrealität ist, darauf gehen wir in Kapitel 2 noch näher ein.

Verursacht ein beschädigtes BRCA1-Gen wirklich Brustkrebs?

Brustkrebs ist in Deutschland das häufigste Krebsleiden bei Frauen. Jede zehnte Frau erkrankt am Mammakarzinom, 19.000 sterben jährlich daran. Dabei wird zunehmend die These verbreitet, Brustkrebs sei durch das defekte (mutierte) Gen BRCA1 (BReast CAncer 1) verursacht. Mit anderen Worten: Man meint, dass eine Frau, die einen Defekt im Gen BRCA1 von ihren Eltern erbt, mit hoher Wahrscheinlichkeit in ihrem Leben Brustkrebs bekommt.

Und so war das allgemeine Interesse riesig, als britische Ärzte Anfang 2009 vollmundig verkündeten, sie hätten mit Hilfe der künstlichen Befruchtung das erste Baby „ohne krankmachendes Brustkrebsgen" geschaffen.[190] Dabei hatten die Mediziner per künstlicher Befruchtung elf Embryonen erzeugt und dann überprüft, welches davon eine BRCA1-Gen-Mutation aufweist und welches nicht. Anschließend wurden zwei der Embryonen ohne BRCA1-Mutation in die Gebärmutter einer Londonerin eingesetzt.

Für nicht weniger Aufsehen sorgte kurz darauf in Deutschland die Mittdreißigerin EVELYN HEEG, die sich beide Brüste amputieren ließ, weil bei ihr eine BRCA1-Genmutation festgestellt worden war, die sie von Ihren Eltern geerbt hatte. Von Krebs war sie zu diesem Zeitpunkt nicht betroffen. HEEG hat Anfang 2009 über diese, wie es im Fachjargon heißt, prophylaktische Mastektomie ein Buch verfasst[138] und wurde damit in allen Medien bekannt.

Dieses Vorgehen von HEEG ist offenbar wieder „in Mode" gekommen, wie etwa eine Ende 2007 im *Journal of Clinical Oncology* abgedruckte Studie offenbart. So ließen sich 2003 mehr als doppelt so viele Amerikanerinnen ihr Brüste „präventiv" amputieren als noch 1998.[297] Auch Prominente wie CHRISTINA APPLEGATE folgen diesem Trend – und forcieren ihn dadurch. Bei der Schauspielerin, die bekannt wurde durch ihre Rolle der Kelly Bundy in der Fernsehserie „Eine schrecklich nette Familie" (1987–1997), wurde im Sommer 2008 in einer der beiden Brüste Brustkrebs diagnostiziert. Anschließend ließ sich APPLEGATE gleich beide Brüste – also auch die gesunde – wegoperieren. Zu diesem Zeitpunkt war sie 36 Jahren jung. Als Grund gab sie an, dass bei ihr eine vererbte BRCA1-Genmutation festgestellt worden war und daher die doppelte Mastektomie „die absolut logische Konsequenz" gewesen sei.[271]

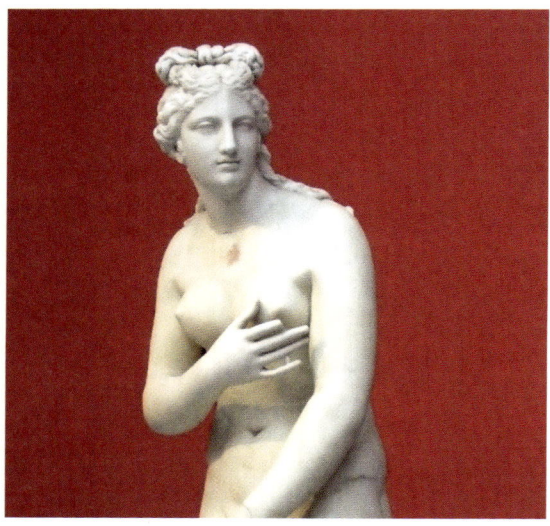

Der Busen ist für Frauen nicht erst seit der Antike ein Körperteil, der das individuelle Selbstverständnis in großem Maße definiert. Einer Frau im Sinne der Krebsvorsorge dazu zu raten, sich eine oder gar beide gesunde Brüste amputieren zu lassen, ist abzulehnen – zumal dieses Vorgehen wissenschaftlich nicht haltbar ist.

Doch angesichts der Faktenlage sind beide Vorgehensweisen – die Untersuchung von Embryos auf BRCA1-Mutationen sowie die „vorsorgliche" Amputation gesunder Brüste (prophylaktische Mastektomie) – mit großer Skepsis zu betrachten. Was die prophylaktische Mastektomie angeht, so wäre sie allenfalls legitim, wenn die Krebsmedizin genau wüsste, was den Krebs verursacht. Doch die derzeit verbreitete Theorie der Krebsentstehung (die Genmutations-Hypothese) steht, wie bereits dargelegt, auf derart wackligen Füßen, dass sie mit Sicherheit nicht die Entfernung einer gesunden Brust zu rechtfertigen kann – einem Organ, das für eine Frau in jeder Hinsicht von elementarer Bedeutung ist. Es ist geradezu katastrophal, dass ein Organ auf Grund einer angeblichen Gewissheit entfernt wird, die sich wissenschaftlich nicht halten lässt.

Nach dieser „Logik" müsste sich auch jeder, dessen Vater oder Mutter zum Beispiel schwer an Diabetes erkrankt ist, vorsorglich seine Beine amputieren lassen. Selbst Experten aus der etablierten Krebsmedizin mahnen zur Vorsicht. So gibt es nach den Studien KELLY HUNTS von der University of Texas keine Belege dafür, dass Frauen, bei denen in einer Brust Krebs diagnostiziert wurde, ihr Leben dadurch verlängern könnten, wenn sie sich auch noch die zweite gesunde Brust amputieren lassen. HUNT rät allen Betroffenen, Risikofaktoren individuell abzuwägen und keine voreiligen Entscheidungen zu treffen. Schließlich könne die operative Entfernung der gesunden Brust auch selber Komplikationen verursachen.[145, 227]

Natürlich wird eine Frau, die keine Brüste mehr hat, keinen Brustkrebs mehr bekommen können – ganz einfach, weil die Brüste weg sind. Doch ist sie deshalb davor gefeit, irgendwann in einem anderen Organ Krebs zu bekommen? Wohl kaum, jedenfalls nicht, wenn sie ihren Lebensgewohnheiten keine Aufmerksamkeit schenkt. Denn Rauchen oder das Essverhalten (bis hin zu synthetischen Zusätzen wie dem Süßstoff Aspartam, auch E 951 genannt, der weit verbreitet und etwa in Softdrinks und Kaugummis enthalten ist[88]; weiteres zu Aspartam im Kapitel 4) genau wie die Belastung mit Giften wie Schwermetallen oder Pestiziden spielen bei der Entstehung von Krebs die entscheidende Rolle, wie einschlägige Untersuchungen zeigen.

Nicht zuletzt deshalb ist zu bezweifeln, dass das oben erwähnte „Designer-Baby", das aus einem Embryo ohne BRCA1-Mutation hervorging, wirklich von einem entscheidenden Risiko, irgendwann einmal Brustkrebs zu bekommen, befreit wurde.

Zwar seien wir mit der Erschaffung des ersten „Babys ohne krankmachendes Brustkrebsgen in eine neue viel versprechende Ära eingetreten, indem wir Menschen helfen können, gesunde Babys zu kriegen", so die Botschaft von PAUL SERHAL, einem der beteiligten britischen Reproduktionsmediziner – einer Botschaft, die das Zeitalter neuartiger vorgeburtlicher genetischer Tests einläutet und verheißungsvoll von vielen Medien bis hin zum *Independent* und dem *Spiegel* weiter getragen wurde. Doch in Wahrheit ist diese Aussage tragisch, denn sie verspricht etwas, das sie letztlich wohl nicht wird halten können, und weckt dadurch falsche Hoffnungen.

Ausgangspunkt der Geschichte um das Designer-Baby war ein Brite, der von seiner Mutter einen bestimmten Gendefekt geerbt hatte, und zwar eine Mutation im BRCA1-Gen. Auch seine Großmutter sowie seine Urgroßmutter waren bereits Trägerinnen dieser Genmutation, alle drei waren an Brustkrebs erkrankt. Der junge Londoner wünschte sich nun ein Kind, und er ging davon aus, dass auch er diesen Defekt im BRCA1-Gen mit einer 50-prozentigen Wahrscheinlichkeit an seine Nachkommen weitergeben würde. Das wollte er aber nicht, da er davon ausging, dass sein Kind, sofern es denn ein Mädchen wird und es diesen Gendefekt auch erben und damit in ihren Zellen tragen würde, in seinem Leben sehr wahrscheinlich Brustkrebs ausbilden wird – so jedenfalls ist es die offizielle Lesart, der er vertraute.

> ▽ In Deutschland ist die Präimplantationsdiagnostik wie bei dem britischen Designer-Baby verboten. Die Kritik an dieser Art der Embryonen-Selektion fokussiert sich jedoch weitgehend auf ethische Fragen wie: Was soll mit den Embryonen geschehen, die aussortiert werden? Vergessen wurde bei dieser zum Teil hitzig geführten Ethik-Debatte allerdings, die rein wissenschaftlichen Fragen zu diskutieren: Wie sinnvoll ist die vorgeburtliche Krebsdiagnostik, bei der Embryonen auf Mutationen in dem BRCA1-Gen untersucht (gescannt) werden, um das Baby vor Brustkrebs zu schützen? Welche neuen gesundheitlichen Risiken könnten einem Menschen daraus erwachsen, wenn er mittels künstlicher Befruchtung außerhalb des Mutterleibes erzeugt wurde? Und stehen hier womöglich nicht wissenschaftliche, sondern vor allem wirtschaftliche Interessen im Vordergrund?

Zusammen mit seiner Frau entschied er sich daher für eine sogenannte Präimplantationsdiagnostik. Dabei wird das Kind nicht auf natürlich Weise erzeugt, sondern mittels künstlicher Befruchtung. Dabei wurden die Embryonen auf den Defekt im Gen BRCA1 untersucht. Die Ärzte am University College Hospital in London stellten also im Reagenzglas (in vitro) aus Ei- und Samenzellen des Londoner Elternpaares elf Embryonen her. Anschließend nahmen sie an den Embryonen eine Genanalyse vor, die ergab, dass im Frühzellstadium sechs dieser elf Embryonen den besagten Defekt im Gen BRCA1 aufwiesen. Zwei der fünf Embryonen, bei denen keine solche BRCA1-Genmutation nachweisbar war, wurden daraufhin der 27-jährigen Frau in die Gebärmutter eingepflanzt. Und nachdem sich einer der beiden Embryonen erfolgreich im Uterus eingenistet hatte, entwickelte er sich dort zu einem Fötus.

Wie stark die Biomedizin und insbesondere die Krebsforschung von ökonomischen Interessen bestimmt wird, schildert auch ein in der Fachzeitschrift *BioEssays* erschienener Artikel mit dem Titel „The brave new era of human genetic testing" („Die schöne neue Ära der Gentests bei Menschen").[66] Darin wird aufgezeigt, wie „die Kommerzialisierung der Großforschung in vollem Gange ist und zu der Situation führt, dass die ethischen Prinzipien der akademischen Welt kompromittiert werden." Dies zeige sich insbesondere im profitablen Geschäft mit Gentests. Dabei würden auf Basis zweifelhaften Wissens Tests auf den Markt gebracht, die zwar den Anschein erweckten, man könne mit ihrer Hilfe die Risiken bestimmter Krankheiten benennen – doch hier ist große Vorsicht geboten, denn die Aussagekraft dieser Gentests lässt oft genug zu wünschen übrig.

Der zitierte Beitrag geht zwar nicht explizit auf Gentests bei Krebs bzw. Brustkrebs ein. Doch gerade auch bei Krebs geht es um sehr viel Geld – um so viel wie in keinem anderen Zweig der Medizin. „Tatsache ist: Die Krebsmedizin ist ein Geschäft", so die Krebsmedizinerin DEVRA DAVIS in ihrem Buch „Die Geheime Geschichte des Kriegs gegen den Krebs". „Und manchmal steht das Geschäft edleren Zielen im Wege."[88] Die Hypothese, nach der Gene bzw. Genmutationen das Krebsgeschehen bestimmen, ist ja die Basis dieses Multimilliarden-Dollar schweren Business. Das heißt: Das Potenzial, die Medizin mit Gentests für alle möglichen Krebsformen zu überschwemmen, ist entsprechend gewaltig. Der BRCA1-Gentest wäre nur der Anfang dieser Art von vorgeburtlichem Krebs-Screening. So behaupteten Forscher im Sommer 2009 in der Fachzeitschrift *Nature Genetics*, sie hätten die Gene entdeckt, die für Hodenkrebs mitverantwortlich seien.[249]

„Wenn uns die britischen Ärzte und mit ihnen das Gros der Medien weismachen wollen, das von den Londoner Ärzten geschaffene sogenannte ‚Brustkrebsgen freie Baby' würde im Grunde in seinem späteren Leben vor Brustkrebs gefeit sein, dann ist das nicht korrekt", so GEORGE L. GABOR MIKLOS. „Wer dies behauptet, kennt sich offenbar nicht wirklich mit Genetik aus – und in der Tat ist dies nur bei wenigen Ärzten der Fall. Tatsächlich kann auch dieses Baby in seinem Leben Brustkrebs bekommen." So dauert es in der Regel sehr lange – oft Jahrzehnte – bis sich Brustkrebs (oder überhaupt Krebs) entwickelt. Dieses Phänomen steht in totalem Widerspruch zur Genetik. Denn wenn ein Gen mutiert, dann sieht man das neue

Erscheinungsbild – den Phänotyp – sofort, sprich in der nächsten Zellgeneration. Krebs hingegen ist ein langwieriger Prozess. Wie also soll vor diesem Hintergrund eine BRCA1-Genmutation der große Auslöser von Brustkrebs sein? Zumal 2007 im Fachmagazin *New England Journal of Medicine* eine Arbeit erschien, die auf klinischen Daten fußt und zu dem bemerkenswerten Ergebnis kam, dass die Todesraten von Frauen, die von Brustkrebs betroffen waren und bei denen eine BRCA1-Mutation festgestellt worden war, nicht höher war als die Sterberate von Frauen, die Brustkrebs hatten, aber keine BRCA1-Mutation aufwiesen.[252]

Grundlage dieser Studie war zwar eine BRCA1-Genmutation, die in einem Brusttumor gefunden wurde. Das heißt, diese Mutation ist erst im Laufe des Lebens in der betroffenen Frau entstanden und auf den Ort des Krebsgeschehens beschränkt. Im Gegensatz dazu ist eine Genmutation, die ein Mensch von seinen Eltern erbt, in jeder Zelle des Körpers enthalten. Der Unterschied scheint aber in Bezug auf die Krebsentstehung letztlich nicht von Bedeutung. Denn wenn eine Frau, die in all ihren Zellen eine BRCA1-Genmutation aufweist, jahrzehntelang krebsfrei lebt, dann scheint es unbegründet anzunehmen, dass diese Genmutation dafür verantwortlich zeichnet, wenn diese Frau irgendwann später Brustkrebs bekommen sollte.

Dies wird auch durch eine Studie, die 1999 im Fachmagazin des amerikanischen Nationalen Krebsinstituts publiziert wurde, bestätigt. Danach erhöht eine vererbte Mutation im BRCA1-Gen nur zu einem geringen Teil das Risiko, an Brustkrebs zu erkranken.[278] Und eine 2008 im Magazin *Clinical Cancer Research* veröffentlichte Studie schlussfolgert, dass „die meisten familiären Brustkrebse nicht auf BRCA-Genmutationen, sondern auf Defekte bei anderen Genen zurückzuführen sind".[57]

Wenn, wie geschildert, die Mutter und die Großmutter Brustkrebs hatten und sie auch eine BRCA1-Mutation in sich trugen, so mag das auffällig sein. Und es kann davon ausgegangen werden, dass es besser wäre, einen solchen Defekt im BRCA1-Gen (genau wie in jedem anderen Gen) nicht zu erben und ihn mit durchs Leben zu schleppen. Doch ein direkter Kausalzusammenhang – Genmutation verursacht Krebs – erscheint aus besagten Gründen nicht herstellbar. Wahrscheinlicher ist, dass dieser Defekt eine punktuelle Schwächung bedeutet, mit der man aber Krebs vermeiden kann, sofern man konsequent gesund lebt und alle erdenklichen krebsauslösenden Faktoren zu meiden versucht.

> Bereits im März 1937 liefert das *Time*-Magazin eine hochaktuelle Beschreibung der Krebsentstehung: „Einige Menschen erben eine gewisse Empfänglichkeit für diese Krankheit. Doch sie entwickeln kein Krebs, sofern der empfängliche Teil des Körpers nicht gereizt wird durch (1) krebserregende Chemikalien, (2) physikalische Einwirkungen (Röntgenstrahlen, starkes Sonnenlicht) oder (3) womöglich auch durch biologische Stoffe, die durch Parasiten erzeugt werden."[88]

„Wenn wir Krebs in den Griff bekommen wollen, müssen die Menschen, die Wirtschaft und die Regierung zusammenarbeiten, um einen gesunden Lebensstil mit gesunder

Ernährung und Bewegung zu fördern", so RICHARD DAVIDSON von der Stiftung Cancer Research UK.[198] Die Versorgung mit Vitamin D (am besten natürlich über sanft genossenes Sonnenlicht) hat ebenfalls eine Antikrebswirkung, unter anderem auch beim Mammakarzinom.[122] Im Gegensatz dazu sollen schon kleine Mengen Alkohol gerade das Brustkrebsrisiko erhöhen, wie im März 2009 im Fachmagazin des Nationalen Krebsinstitut der USA nochmals zu lesen war.[62] Kurz davor berichtete das *New England Journal of Medicine*, dass eine Kombinationstherapie mit Hormonen das Brustkrebs-Risiko nun doch erhöht.[84]

Darüber hinaus sind Früherkennung und die Entfernung auch der allerkleinsten Geschwülste sicher wichtig, um die so gefährliche Metastasierung gerade auch bei Brustkrebs zu vermeiden. Allerdings ist hier ein sehr sorgsamer Umgang mit medizinischen Geräten wie Computertomographen, die mittels einer Vielzahl von Röntgenstrahlen dreidimensionale Aufnahmen ermöglichen, ratsam. So hat die Strahlenbelastung durch diese Art der bildgebenden Diagnoseverfahren stark zugenommen – in den USA etwa seit Anfang der 1980er Jahre um das Sechsfache.[129]

Zugleich wird etwa der Kopf eines Kindes durch einen einzigen Computertomographie-Scan einer Strahlenbelastung ausgesetzt, die einige tausendmal so hoch ist wie die Belastung durch eine herkömmliche Röntgenaufnahme.[88] Nicht nur die Patienten, auch die meisten Ärzte sind sich dessen nicht bewusst. Dabei wird diese Art der Strahlenbelastung von Experten als ernsthafter Krebsrisikofaktor diskutiert.[187] Die Krebsmedizinerin DEVRA DAVIS warnt gar: „Es ist klar, dass diese Strahlenbelastungen in Zukunft in erheblichem Maße für Krebs verantwortlich zeichnen könnten."[88]

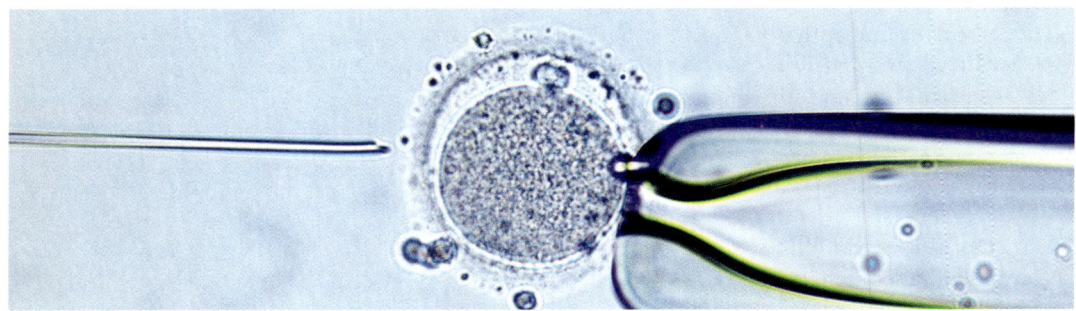

Künstliche Befruchtung mit Hilfe der Intrazytoplasmatischen Spermieninjektion (ICSI), bei der die männliche Samenzelle mit einer haarfeinen Nadel in die Eizelle gespritzt wird.

Den Weg der künstlichen Befruchtung zu beschreiten und dabei die Embryonen auf eine BRCA1-Mutation screenen zu lassen, sollte auf jeden Fall sehr wohl überlegt sein. Denn einem vagen Nutzen stehen nicht unerhebliche Risiken gegenüber – und zwischen beiden gilt es genau abzuwägen. Zunächst kann man ein Baby selbstverständlich auch auf natürliche Weise zeugen und anschließend während der Schwangerschaft den Fötus auf eine

BRCA1-Mutationen untersuchen lassen. Allerdings sollte dabei nicht vergessen werden, dass dafür eine Biopsie oder Fruchtwasseruntersuchung notwendig ist – Verfahren, die durchaus mit Risiken verbunden sind. Bei der Frau zum Beispiel können Blutungen hervorgerufen und beim Kind die Nabelschnurgefäße verletzt werden. Wenn die Fruchtwasserpunktion vor der 14. Schwangerschaftswoche erfolgt, steigt das Risiko für Fehlbildungen oder für eine Fehlgeburt.

Es ist die Frage zu stellen, wo das alles hinführen soll. Die Idee, dass Genmutationen für chronische Krankheiten verantwortlich seien, beherrscht ja nicht nur das Themenfeld Brustkrebs, sondern die gesamte Krebsforschung – und längst auch andere Gebiete in der Medizin wie Diabetes, Allergien oder gar Herzkrankheiten.[217] Wollen wir uns in Zukunft also nur noch für ein Baby entscheiden, wenn unsere Embryonen gleich auf eine ganze Reihe von Genmutationen getestet worden sind? Und liefe das dann darauf hinaus, dass wir unsere Babys gar nicht mehr natürlich, sondern nur noch im Reagenzglas zeugen, weil man die Embryonen so einfach untersuchen lassen kann? Eine Vorstellung, die bedenklich erscheint, vor allem für Frauen, die keine Probleme haben, auf natürliche Weise ein Kind zu bekommen und daher auf die künstliche Befruchtung – im Fachjargon assistierte Reproduktion bzw. Assisted Reproduction Technology, kurz ART genannt – nicht angewiesen sind. Denn die ART ist nicht nur teuer, sie kann auch ganz neue Gen- oder gar Chromosomenschäden verursachen. Auch hier gilt: Nicht alles, was medizintechnisch möglich ist, ist auch sinnvoll.

Die ART beinhaltet eine Reihe von Verfahren. Die bekanntesten sind die In-vitro-Fertilistion (IVF) und die Intrazytoplasmatische Spermieninjektion (ICSI, siehe nebenstehende Abbildung). Bei der IVF wird die Reagenzglasbefruchtung in flachen Kulturschälchen, die eine spezielle Nährlösung enthalten, über einen Zeitraum von drei bis fünf Tagen durchgeführt. Zu jeder Eizelle werden Tausende aufgearbeitete und gut bewegliche Spermien in die Nährlösung gegeben. Das Spermium dringt dabei aus eigener Kraft in die Eizelle ein und sorgt für die Befruchtung. Sind die Spermien des Mannes schwach – was immer öfter der Fall ist –, geht man zur ICSI über, bei der die Samenzelle mit einer haarfeinen Glasnadel in die Eizelle hineingespritzt wird.

Doch ist es alles wirklich so problemlos, wie es den Anschein hat? Wie Psychologen herausgefunden haben, schätzt die Bevölkerung die Erfolgsquote der künstlichen Befruchtung doppelt so hoch ein, wie sie im Endeffekt ist. „Wenn Frauen von ihren Gynäkologen an reproduktionsmedizinische Zentren überwiesen werden, erwarten sie, dass die künstliche Befruchtung klappt", so TEWES WISCHMANN, Psychotherapeut am Uniklinikum Heidelberg. „So wird den Frauen in den Beratungen in der Regel gesagt, dass die Chance, schwanger zu werden, pro Zyklus bei 20 bis 25 Prozent liegt. Wer die Statistiken genauer unter die Lupe nimmt und Fehl- und Totgeburten abzieht, kommt allerdings auf ungefähr 15 Prozent Erfolgsquote pro Behandlungszyklus."[308] Mit anderen Worten: Im Durchschnitt sind sieben künstliche Befruchtungen notwendig, um ein Baby zu zeugen – und wenn man den Einzelfall betrachtet, so klappt es bei vielen Paaren überhaupt nicht.

Diese Erfolgsquote mag bei Paaren, die keine Schwierigkeiten hätten, auf natürlichem Weg ein Kind zu zeugen, etwas höher liegen. Doch in jedem Fall müssen Frauen mit mehreren Behandlungszyklen rechnen. Jeder Versuch, ob nun IVF oder ICSI, bedeutet zunächst, dass sich die Frau einer Hormontherapie unterziehen muss. Die Hormongaben sind notwendig, um die 10 bis 20 Eizellen in der Frau heranreifen zu lassen – in einem Zeitraum, in dem normalerweise eine Eizelle gedeiht. Die Hormontherapie dauert rund zwei Wochen und ist oft mit erheblichen körperlichen Strapazen verbunden.

Einen möglichen Ausweg stellt die In-vitro-Maturation dar, bei der auf eine langfristige Hormongabe verzichtet wird. Dabei werden die Eizellen unreif entnommen, reifen ein bis zwei Tage lang im Reagenzglas nach und werden anschließend befruchtet. Doch bedeutet die In-vitro-Maturation wiederum, dass die Zeit der Heranreifung des Embryos noch um rund zwei Tage verlängert wird. „Die Zeit im Reagenzglas stellt allerdings eine kritische Phase dar, in der sich die Erbsubstanz enorm verändern kann", so der Genomforscher MIKLOS. „Wenn die Reagenzglasreifung so fantastisch wäre, müssten alle IVF-Embryos überleben und die Basis für gesunde Babys sein. Doch die meisten künstlich erzeugten Embryos sterben, weshalb üblicherweise auch mehr als ein Embryo in die Gebärmutter eingesetzt wird."

Bis vor Kurzem ging man noch davon aus, dass IVF und ICSI nur mit einem leicht erhöhten Risiko verbunden sind, bei den Kindern gesundheitliche Schäden zu verursachen. Doch neuere Forschungen deuten darauf hin, dass das Risiko für diese Kinder, die oft untergewichtig zur Welt kommen, doch deutlicher erhöht sein könnte, wie auch die *New York Times* Anfang 2009 ausführte.[154] Anlass zu diesen Überlegungen gibt zum Beispiel eine Studie der US-Gesundheitsbehörde, die Ende 2008 erschien[250] und zeigt, dass Kinder, die künstlich gezeugt wurden, etwa ein mehr als doppelt so hohes Risiko haben, mit einem Loch im Herzen geboren zu werden oder auch ein rund viermal so hohes Risiko, mit einer Fehlbildung zu Welt zu kommen, bei der die Speiseröhre keine Verbindung zum Magen hat und in die Luftröhre mündet (Oesophagusatresie) oder der Darmausgang nicht durchgängig ist (Analatresie).

> ! „Welche Risiken die künstliche Befruchtung tatsächlich birgt, kann noch nicht abschließend gesagt werden", so Kinderarzt und ART-Experte ALASTAIR SUTCLIFFE, vom University College London. „Doch es besteht Grund zu der Annahme, dass die Risiken höher sein könnten als bisher gedacht. Was wir offensichtlich benötigen, sind noch bessere Studien, die eine wirklich umfassende Zahl von Kindern einschließt."

Einige Arbeiten zeigen, dass sogenannte Imprinting-Krankheiten wie das Beckwith-Wiedemann- und das Angelman-Syndrom bei Kindern, die durch IVF oder ICSI gezeugt wurden, häufiger vorkommen. Bei diesen Kindern ist die Steuerung beziehungsweise Prägung (Imprinting) der Gene im Reagenzglas falsch gelaufen. Das Beckwith-Wiedemann-Syndrom etwa geht mit Fehlbildungen wie einer vergrößerten Zunge oder hervortretenden Augen einher und bedeutet für die Kinder auch, dass sie ein erhöhtes Krebsrisiko haben.

Auch wenn viele mittels ART gezeugte Kinder gesund sind, so gibt es auf jeden Fall Grund zur Vorsicht. „Um vor allem die Langzeitwirkungen der künstlichen Befruchtung genau einschätzen zu können, brauchen wir noch mehr Wissen", so MICHELE HANSEN vom Telethon Institute for Child Health Research in Australien. Idealerweise sollten diese Kinder bis ins Erwachsenenalter beobachtet werden. Immerhin kann nicht ausgeschlossen werden, dass Imprinting-Fehler im weiteren Leben zu Stoffwechselstörungen führen.[245]

Kann Krebs wirklich vererbt werden?

Dass Krebs gerne als vererbbare Krankheit präsentiert wird, hat nicht nur zur Folge, dass sich Frauen ihre gesunden Brüste amputieren lassen. Es geht auch so weit, gesunden Babys „prophylaktisch" die elementar wichtigen Schilddrüsen zu entfernen, nur weil etwa Vater oder Großvater unter Schilddrüsenkrebs litten.[93] Diese Menschen müssen bis ans Lebensende künstliche Hormone einnehmen. Selbst zu einer Magenentfernung lassen sich gesunde Menschen von der gängigen Krebsmedizin verleiten – wie der bereits erwähnte BRIAN CHELCUN.[83]

Doch all jene, die sich zu solchen Amputationen hinreißen lassen oder diese anordnen, sollten sich vergegenwärtigen, dass Krebs ganz offenbar nicht unabänderlich in unseren Genen festgelegt ist. So ist das bestimmende Merkmal von Krebszellen wie schon ausgeführt eben nicht, dass ihre Gene geschädigt, sondern dass ihre Mitochondrien beschädigt und ihre Chromosomen entartet sind. Doch Zellen, die auf Chromosomenebene beschädigt (aneuploid) sind, sind äußerst instabil. „Dadurch ließe sich auch erklären, was der Forscher THEODOR BOVERI bereits vor 100 Jahren beobachtete, nämlich dass die meisten aneuploiden Embryos nicht überlebensfähig sind", wie PETER DUESBERG 2007 im Magazin *Scientific American* schreibt. „Daher sind Neugeborene frei von Krebs, und daher ist Krebs nicht vererbbar."[95]

Krebs wird auch durch falsche Ernährung, Toxine, Stress, Bewegungsmangel etc. verursacht. Selbst die etablierte Krebsforschung bis hin zur Weltgesundheitsorganisation WHO[180] (die mit der Pharmaindustrie eng verwoben ist)[268] sagen, dass Krebs zum überwiegenden Teil durch Lifestyle-Faktoren wie Rauchen, schlechte Ernährung, Alkoholkonsum und Bewegungsmangel bedingt sei. Das zentrale Problem dabei ist allerdings, dass diese Auffassung in Forschung und Therapie derzeit unberücksichtigt sind, da diese klar dominiert werden von der emsigen Suche nach Genmutationen und profitträchtigen Medikamenten.

Dass Krebs nicht in unseren Erbanlagen angelegt ist, wird auch durch einschlägige medizinische Studien untermauert. So ergab eine Untersuchung an eineiigen und zweieiigen Zwillingen, die im Jahr 2000 im *New England Journal of Medicine* erschien, dass vererbte genetische Faktoren nur geringfügig dazu beitragen, dass wir Menschen anfällig sind für die Ausbildung von Tumoren bzw. Krebs.[173] Eine andere Arbeit, abgedruckt im Fachmagazin des amerikanischen Nationalen Krebsinstituts, beschreibt, wie sich das Brustkrebsrisiko bei

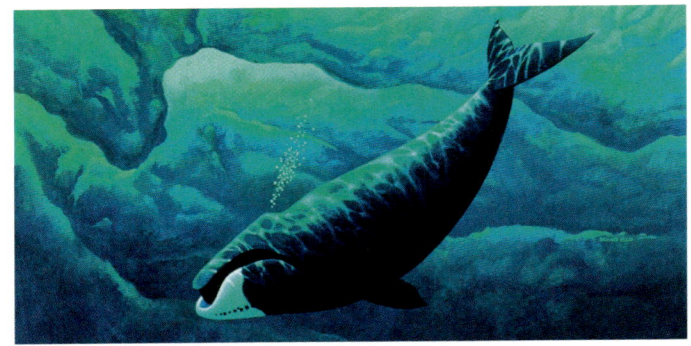

Die bis zu 18 Meter langen Grönlandwale können weit älter als 100 Jahre werden, ohne Krebs zu bekommen. Mittels molekularbiologischer Untersuchungen wurde das Alter eines Tieres sogar auf 211 Jahre bestimmt. Damit sind diese Wale die langlebigsten Säugetiere.

Asiatinnen veränderte, nachdem sie in die Vereinigten Staaten ausgewandert waren. Dabei zeigte sich, dass bei Chinesinnen oder Philippininnen traditionell viele Krebsarten nur sehr selten vorkamen – doch wenn sie in die USA emigrierten und dort den „westlichen" Lebensstil und vor allem die dort vorherrschende Fast-Food-Ernährungsweise übernahmen, so schoss bei ihnen die Krebsrate auf das Niveau ihrer amerikanischen Mitbürgerinnen.[312]

Es wird zudem gerne übersehen, dass bei wilden Tieren, die sehr alt werden, Krebs praktisch unbekannt ist, worauf etwa der Medizinnobelpreisträger und Krebsforscher SIR FRANK MACFARLANE BURNET aufmerksam machte.[78] Dies gilt selbst für Elefanten, die ungefähr dieselbe Lebenserwartung haben wie der Mensch, und für Wale, die sogar älter werden als 200 Jahre.[139] Dass diese Tiere auch künftig ohne Krebs bleiben, ist in Anbetracht der allgegenwärtigen Giftstoffbelastung allerdings immer unwahrscheinlicher. Und so werden zunehmend auch bei wilden Tieren Tumoren festgestellt – und es ist naheliegend, dass das Phänomen der Verschmutzung des Planeten durch den Menschen geschuldet ist.

So wird etwa bei Belugawalen, die im riesigen St.-Lorenz-Strom an der Ostküste Kanadas leben, eine hohe Todesrate verzeichnet. Die Meeressäuger sterben oft an Adenokarzinomen des Dünndarms, also bösartigen Wucherungen des Drüsengewebes. Die weißen Meeressäuger wühlen bei der Nahrungssuche ausgiebig im Bodenschlamm, und der ist im St.-Lorenz-Strom übermäßig stark mit krebsauslösendem Benzopyren, das etwa in Auto- und Industrieabgasen sowie im Zigarettenrauch enthalten ist, und anderen Schadstoffen belastet. Die Folge: 27 Prozent der bei einer Studie untersuchten, tot angespülten Belugas waren krebskrank.[179] Neben den häufig auftretenden Geschwüren im Dünndarm fanden die Forscher bei Weibchen auch auffallend viele Gebärmuttertumore. Und nicht nur die Wale leiden unter der Verschmutzung mit Karzinogenen: Auch die Menschen erkranken in dieser Region Kanadas überdurchschnittlich oft an Krebs.

Gegen die Annahme, dass Krebs vererbt werden kann, spricht auch das Phänomen der Spontanheilungen, im Fachjargon Spontanremissionen genannt. Dieses beschreibt die mehr oder weniger plötzliche Besserung eines Patienten, bei dem Krebs diagnostiziert wurde.

Dabei kommt es sogar vor, dass Metastasen von selbst verschwinden. „Damit kann man keinen Lorbeer gewinnen und gefährdet schnell seine wissenschaftliche Karriere", meint der Krebsmediziner WALTER WEBER. Der Onkologe HERBERT KNAPPAUF ist da schon pragmatischer: „Dabei könnten wir aus Spontanremissionen viel über die Heilungsprozesse im Körper lernen." [161]

Einen Meilenstein setzte hier der finnische Immunologe THOMAS TALLBERG, dem bewusst war, dass Immunreaktionen allein selten ausreichen, um größere Tumormassen zu beseitigen, sondern Ernährungsfaktoren – namentlich bestimmte Aminosäuren und Mineralien – bei den Spontanheilungen beteiligt sein müssen. Zu Beginn seiner Versuche konnte er das Verschwinden massiver Tumoren während seiner Bioimmuntherapie, bei der kein Krebsgewebe zurückblieb, nicht erklären. Dann fand er in seinen langjährigen Studien genau die Aminosäuren und Spurenelementsalze, die etwa Leukämiezellen in natürliche weiße Blutzellen „verwandeln" konnten. [290]

> Das Phänomen von Spontanheilungen bei Krebs wurde in Studien untersucht und ist mindestens seit Beginn des 20. Jahrhunderts dokumentiert. [80, 235] Dennoch ist die Erforschung von Spontanremissionen bis heute für die offizielle Medizin eine Art Tabuthema, denn das führt die immer wieder zitierte These des vererbbaren Krebses ad absurdum.

Auch der Chemie- und Friedensnobelpreisträger LINUS PAULING hat sich dem Phänomen Spontanheilungen bei Krebs gewidmet. „Es ist natürlich wahrscheinlich, dass dieses Verschwinden des Krebses nicht wirklich spontan geschieht, sondern eine bestimmte Ursache hat. Eine davon kann eine Stimulation des Immunsystems sein, zum Beispiel bedingt durch eine veränderte Ernährung. So ergeben Pap-Tests bei Frauen, dass rund 15 Prozent von ihnen einen positiven Gebärmutterhalsabstrich haben – doch nur ein Bruchteil dieser Frauen bekommt tatsächlich auch Gebärmutterhalskrebs. Das heißt, in den allermeisten Fällen gelingt es dem Körper von selber, die Veränderungen am Gebärmutterhals zu kontrollieren oder gar zum Verschwinden zu bringen." [238]

Zu bedenken ist auch, dass das auf Gene fixierte Weltbild und die damit einhergehende Vorstellung vom genetisch bedingten Determinismus*, von dem die Biowissenschaft in beträchtlichem Maße beherrscht wird, vor einigen Jahren praktisch zusammengebrochen ist. Internationale Forschungsgruppen hatten gemeinsam seit Ende der 1980er Jahre sämtliche Gene des Erbguts im menschlichen Zellkern, das mehr als 3 Milliarden Einzelbausteine umfasst, katalogisiert. Man erwartete, im menschlichen Genom mindestens 120.000 Gene zu finden, doch man fand nur rund 25.000 Gene – und damit gerade einmal 1.000 mehr als eine Maus hat. Inzwischen sprechen einige Genforscher sogar von nur 21.000 humanen Genen. Das wären kaum mehr Zellkerngene als in dem Haustierchen der Genforschung: einem winzigen Fadenwurm von wenigen Millimetern Länge und exakt 969 Zellen (im Vergleich dazu besitzt der Mensch geschätzte 50 Billionen Zellen). Und ein Gemüsekohl, also eine verhältnismäßig „einfache" Pflanzen, weist sogar 100.000 Gene auf.

---

* Vorbestimmtheit, hier des Krebsgeschehens, aufgrund von Genmutationen bzw. Genen

> **GENE *UND* UMWELT BEEINFLUSSEN DIE ENTWICKLUNG VON LEBEWESEN:**
> Die Frage, ob die Eigenschaften eines Organismus durch seine Gene oder durch äußere Einflüsse gesteuert werden, ist falsch gestellt. „Genauso gut könnte man fragen, ob die Länge oder die Breite eines Rechtecks wichtiger für seine Fläche ist", so der US-Evolutionsbiologe PETER RICHERSON. Zieht man etwa eine Chinesische Primel bei über 30 °C auf, erblüht sie weiß, bei einer niedrigeren Temperatur rot. Welches Gen für die Blütenfarbe exprimiert (aktiviert) wird, entscheidet die Umgebungstemperatur. Polygonum cespitosum (siehe Fotos) reagiert ebenfalls sensibel auf Umweltreize. Wie SONIA SULTAN (Wesleyan University, USA) aufzeigt, entwickeln zwei genetisch identische Pflanzen dieses heute in Nordamerika heimischen Knöterichgewächses ein völlig verschiedenes Aussehen, wenn man sie zwei unterschiedlichen Gewächshausbedingungen aussetzt. Die Polygonum cespitosum auf dem oberen Foto wurde in trockener Erde mit reichlich Sonnenlicht gezogen; sie bildet dadurch zahlreiche Zweige und schmale Blätter aus. Im Gegensatz dazu entstehen bei der Polygonum cespitosum, die in feuchter Erde relativ schattig gezüchtet wird (Foto unten), weniger Zweige und lange breite Blätter.[281]

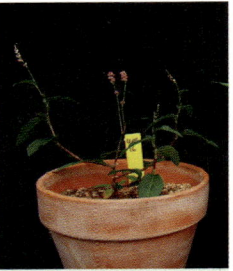

Polygonum cespitosum

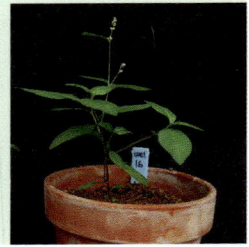

Der Nobelpreisträger DAVID BALTIMORE, einer der Meinungsführer des genetischen Determinismus der menschlichen Existenz, hatte in einem verzweifelten Kommentar zu den 2001 publizierten vorläufigen Ergebnissen des Humanen Genomprojektes festgestellt: „Falls im menschlichen Genom nicht noch viele Gene vorhanden sind, die unsere Computer nicht erkennen können, müssen wir zugeben, dass wir unsere im Vergleich zu Würmern und Pflanzen zweifellos größere Komplexität nicht durch ein Mehr an Genen gewonnen haben. Die Erkenntnis dessen, was uns unsere Komplexität verleiht – unser enormes Verhaltensrepertoire, unser Vermögen zu bewusstem Handeln, unsere bemerkenswerte physische Koordinationsfähigkeit (die wir mit anderen Wirbeltieren teilen), unsere Lernbegabung, unser Gedächtnis … muss ich noch mehr sagen? – bleibt eine große Herausforderung für die künftige Forschung."[65]

„Was BALTIMORE und die große Mehrheit seiner Kollegenschaft nach dem Zusammenbruch des genetischen Weltbildes jedoch nicht sagen", so Krebsforscher HEINRICH KREMER, „ist die fundamentale Tatsache, dass alle grundlegenden Theorien der auf Gene und Gentechnik fixierten modernen Medizin zur Zellenergie, Zellinformation und Zell-Zellkommunikation einer umfassenden Revision bedürfen." Diese würde auch mit dem wissenschaftlichen Vorurteil aufräumen, Alterungsprozesse und damit verbundene typische Krankheiten (Krebs, Diabetes, Herzkreislauferkrankungen, Nervenleiden) seien unvermeidbarer natürlicher Verschleiß.[158]

Das populäre Dogma, wonach in den Genen gespeichert sei, dass jemand irgendwann in seinem Leben an Krebs erkrankt, ist ein biologischer Mythos, wie auch der Wissenschaftsjournalist PETER SPORK in seinem 2009 erschienenen Buch „Der zweite Code"[276] darlegt. Er erläutert darin, dass der Mensch keineswegs nur die ausführende Marionette seines Erbguts ist. Im Gegenteil, jede einzelne Zelle entscheidet, was sie aus ihren Genen macht, und sie hat dafür eine Vielzahl von Schaltern und ausgeklügelten Mechanismen. Welche davon betätigt werden, hängt unter anderem davon ab, wie viel und was der Mensch zu essen hat, ob er raucht, welche anderen Giftstoffe auf ihn einwirken oder wie viel er sich bewegt. Manchmal scheinen die Schalterstellungen, die sich aus Umwelteinflüssen und Lebenserfahrung ergeben haben, sogar vererbt zu werden. Das Fach, das sich dieser Thematik widmet, heißt Epigenetik.

In der Tat gibt es bereits Forscher wie MOSHE SZYF aus Montreal, die meinen, die Epigenetik spiele die entscheidende Rolle bei der Entstehung von Krebs. Und auch Pharmafirmen sind, wie SPORK in einem Beitrag für die *Stuttgarter Zeitung*[275] euphorisch berichtet, bereits dabei, sogenannte „epigenetische Medikamente" zu entwickeln und dabei die Hoffnung zu schüren, mit ihnen könnte man eines Tages Krebszellen zum Absterben bringen oder sie weniger bösartig machen. Genauer: Medikamentös sollen bestimmte epigenetische Schalter in den Krebszellen verändert werden, um so „gute" (angeblich Krebs unterdrückende) Gene, die in Krebszellen ausgeschaltet sind, wieder anzuschalten, und „böse" (angeblich für das Krebswachstum verantwortliche) Gene, die in Krebszellen aktiv sind, lahmzulegen.

Als eines dieser „epigenetischen Medikamente" wird Azaciditin gehandelt. So ergab eine 2009 veröffentlichte Studie an Patienten, die unter einem aggressivem Blutkrebs (MDS) litten, dass die Hälfte derjenigen, die mit Azaciditin behandelt worden waren, im Schnitt mindestens zwei Jahre und damit einige Monate länger überlebten als diejenigen aus der Vergleichsgruppe, die Chemotherapie erhalten hatten. Selbst wenn diese Resultate in SPORKS Artikel als „eindrucksvoll" bezeichnet werden, so sind zwei Jahre Überlebenszeit tatsächlich immer noch ernüchternd. Zudem ist es nicht automatisch ein Ausweis von hoher medikamentöser Effizienz, wenn ein Präparat bessere Resultate erzielt als die sehr toxische Chemotherapie (siehe dazu auch den Abschnitt „Heilige Kuh Chemotherapie – Giftkur ohne Nutzen?", Seite 71).

„Epigenetische Phänomene sind ohne Frage bei Krebs, das ein extrem heterogenes Phänomen darstellt, zu beobachten", so der Genomforscher GEORGE L. GABOR MIKLOS. „Doch das meiste an der Entwicklung epigenetischer Medikamente ist purer Hype. Nicht nur können Azaciditin und seine Abkömmlinge Enzyme blockieren und so den Stoffwechsel hemmen. Vor allem auch sind sie nicht sonderlich spezifisch. So kann man mit ihnen keine bestimmten Regionen des Erbguts anvisieren und damit auch keine speziellen Genschalter anpeilen bzw. ein- und ausschalten. Zudem ist es so: Wenn man einige Gene abschaltet, gehen andere an, was gefährlich sein kann. Und ohnehin hat es sich in der Krebsmedizin als nicht sonderlich erfolgversprechend herausgestellt, spezielle Gene anzuvisieren."

Um ein Umdenken zu erreichen, lohnt – wie so oft – der Blick in die Geschichte. Die der Gentherapie nahm in den 1980er Jahren ihren Anfang. Diese Gentherapie ist von der Idee geleitet, dass man nur schadhafte Gene durch intakte Gene ersetzen müsse – und schon könne man selbst schwere Krankheiten wie Krebs heilen. Doch so groß die Euphorie der Vertreter dieser scheinbar simpel-faszinierenden Idee war, so schwer waren die Rückschläge, in denen auch unschuldige, gutgläubige Patienten ihr Leben lassen mussten.

So wie der Teenager JESSE GELSINGER aus Tucson in Arizona, bei dem ein seltener Gendefekt diagnostiziert worden war: Seine Leber konnte schädliches Ammoniak nicht ausreichend entsorgen, weil ihm ein bestimmtes Enzym fehlte. Daraufhin wurde GELSINGER in hohen Mengen das Gen gespritzt, in dem das für ihn lebenswichtige Enzym enthalten war. Doch GELSINGERS Immunsystem kollabierte; ein Organ nach dem anderen versagte – bis er schließlich starb. Damit ist er der erste Todesfall, bei dem der Zusammenhang mit der Gentherapie eindeutig festgestellt wird – der erste Todesfall im Zuge einer Gentherapie ist er dagegen keinesfalls. Vor diesem waren schon sechs Todesfälle gemeldet worden.[116]

GELSINGER ist ein Paradebeispiel, wie übersteigerte Forschereuphorie, Interessenkonflikte und Kommerz medizinischen Irrsinn erzeugen können[130] – und wie kritische Stimmen fatalerweise ignoriert werden. Schon in den Anfängen der Gentherapie gab es warnende Stimmen. Eine davon hatte großes Gewicht: JAMES WATSON, der 1953 die Molekularstruktur der DNA (Trägerin der Erbinformation) mitentdeckte und dafür den Nobelpreis erhielt. „Wenn wir auf einen Erfolg der Gentherapie warten, werden wir so lange warten, bis die Sonne erloschen ist", grollte der Amerikaner gegen seine von der Gentheorie berauschten Kollegen.[294]

Wie die Prävention vernachlässigt wird

„Der Arzt der Zukunft wird keine Medizin geben, sondern bei seinen Patienten das Interesse dafür wecken, dass sie sich um ihren Körper und ihre Ernährungsweise sorgfältig kümmern und über die Ursache und die Prävention von Krankheiten Gedanken machen", sagte einst THOMAS EDISON (1847–1931), einer der größten Erfinder der Weltgeschichte, dem wir neben der Glühlampe zum Beispiel auch die Einführung des Kleinbildfilms verdanken.[134] Doch bewahrheitet hat sich EDISONS Vorstellung noch nicht.

Um keine Missverständnisse aufkommen zu lassen: Die Medizin hat ohne Frage großartige Leistungen vollbracht. Doch trifft dies in erster Linie auf die Reparaturmedizin zu, die Hervorragendes in der Unfallchirurgie leistet und auch Organe verpflanzen oder Kurzsichtigkeit mit Lasern korrigieren kann. Sehr viel schlechter sieht es hingegen aus, wenn man bei der Präventiv- und Pillenmedizin Bilanz zieht, also bei jener Medizin, die von sich behauptet, heilen zu können, oder zumindest meint, das Bestmögliche gegen Krankheiten zu leisten.[78]

Aber haben nicht zum Beispiel Antibiotika vielen Menschen geholfen oder gar das Leben gerettet? Durchaus. Die Krebsmedizin hat die Erfolgsstory der Antibiotika bemüht, um den Glaubensfunken an ein Wundermedikament gegen Krebs zu entzünden. Doch dieser Ver-

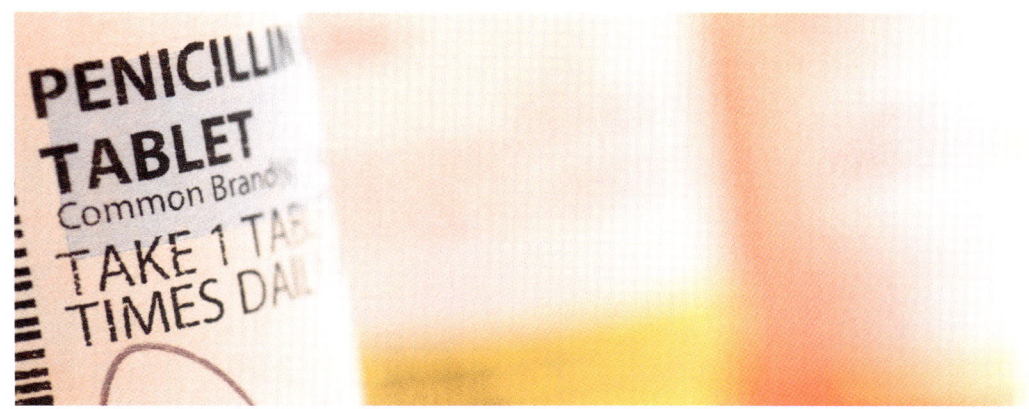

Die verstärkte, in vielen Fällen unüberlegte Gabe von Antibiotika hat einige unerwünschte Folgen: Die Resistenzen der Bakterien nehmen zu und so bleiben bei lebensgefährlichen Erkrankungen häufig kaum mehr Alternativen für eine erfolgreiche Behandlung.

gleich ist illegitim, weil das Krebsgeschehen sich auf Ebene der menschlichen Zellen abspielt, daher viel komplexer ist als eine Bakterieninfektion, die mit Antibiotika behandelt werden kann (was Bakterien mit Krebs zu tun haben können, darauf gehen wir später ein).[237] Auch bleibt festzuhalten, dass erst am 12. Februar 1941 der erste Patient mit einem Antibiotikum, nämlich Penicillin, behandelt wurde. Das heißt, Antibiotika können mit dem drastischen Anstieg der Lebenserwartung in den Industrienationen, der Mitte des 19. Jahrhunderts und damit fast ein Jahrhundert zuvor eingesetzt hatte, nichts zu tun haben, worauf auch der berühmte Mikrobiologe und Pulitzer-Preisträger RENÉ DUBOS (1901–1982) aufmerksam machte, der mit seiner Forschung entscheidend zur Entwicklung von Antibiotika beigetragen hat.[94] Verantwortlich für die steigende Lebenserwartung waren in erster Linie die verbesserten Lebensbedingungen (Ernährung, ökonomische Situation, Hygiene). „Die Zerstörung von Mikroben ist zweifelsohne nicht der einzige und nicht notwendigerweise der beste Weg, um Infektionskrankheiten zu begegnen", so DUBOS.

Der Begriff Antibiotika stammt aus dem Altgriechischen und bedeutet übersetzt „gegen das Leben". Und tatsächlich wird mit der Verabreichung von Antibiotika Leben abgetötet, darunter auch die unzähligen lebensnotwendigen Bakterien vor allem in unserem Darm, unserem wichtigsten Immunorgan.[94] Allein in den USA werden jährlich mittlerweile mehrere zehn Millionen Antibiotika unnötigerweise verabreicht.[72, 107, 232] Dies hat schwerwiegende Konsequenzen, denn auch Antibiotika können mit heftigen Nebenwirkungen etwa für die Nieren und die Leber verbunden sein (siehe Tabelle 2, Seite 47). So werden Antibiotika für knapp ein Fünftel der mehr als 100.000 Todesfälle pro Jahr verantwortlich gemacht, die allein in den Vereinigten Staaten auf Nebenwirkungen von Medikamenten zurückgeführt werden.[166, 280] Das wahre Ausmaß dürfte erfahrungsgemäß weitaus höher liegen.

TABELLE 2: Leberschädigendes Potenzial ausgewählter Antibiotika [127]

Substanzgruppen	Substanzen	Wirkungen
Penicilline	Amoxicillin/Clavulansäure	Cholestase – Hepatitis, selten VBDS; Assoziation mit HLA-Klasse-II-Antigenen › immunologische Idiosynkrasie; Hypersensitivität in 30–40%
	Isoxazolyl-Penicilline (Flucloxacillin, Oxacillin)	Cholestatische Hepatitis; VBDS 10–30% › biliäre Zirrhose
Sulfonamide		Cholestase (bland, inflammatorisch) oder hepatozelluläre Nekrose; chronische Hepatitis; Polymorphismen der N-Acetyltransferase (toxischer Intermediärmetabolit › direkte Toxizität/immunoallergische Mechanismen)
Makrolide	Erythromycin, Clarithromycin, selten: Azithromycin, Roxithromycin	Cholestatische Hepatitis, VBDS; Hypersensitivität; intrinsische Hepatoxizität
Tetrazykline		Hemmung der mitochondrialen Fettsäureoxidation; mikorvesikuläre Steatose
	Minocyclin	Hypersensitivität; Autoimmunhepatitis Typ 1 (ANA positiv)
	Nitrofurantoin	Hepatozelluläre Nekrose; akute Cholestase; Granulome; Fibrose, Zirrhose; Autoimmunhepatitis Typ 1 (ANA, SMA positiv)
Chinolone		Hepatozelluläre Nekrosen, cholestatische Hepatitis, immunoallergische Reaktionen

Darüber hinaus zeigen Antibiotika verstärkt alarmierende Schwächen, denn immer mehr Bakterien werden gegen Antibiotika resistent. Heute reagiert ein Großteil der für Lungenerkrankungen verantwortlich gemachten Mikroben unempfindlich auf die Präparate.[224] Als Antwort darauf werden mehr und auch stärkere Präparate eingesetzt, was aber in vielen Fällen nur dazu führt, dass die Bakterien noch resistenter werden.

Nicht besser sieht es zum Beispiel bei Kopfschmerztabletten aus, die ohne Frage Abermillionen Menschen durch den Tag helfen – doch auch sie lindern letztlich nur Symptome, ohne die eigentliche Ursache beheben zu können. Und trotz exorbitanter Forschungsetats ist die Entwicklung eines Heilmittels bei Massenleiden wie Rheuma oder Allergien nicht absehbar. Kortison mag zwar helfen, bei Rheumatikern oder Allergikern akute Beschwerden zu mildern. Doch wenn die Kortikoide abgesetzt werden, ist das Leiden über kurz oder lang wieder da, nicht selten sogar noch schlimmer als zuvor.

Auch bei Krebs ist das Gesamtbild ernüchternd. Nicht nur die Krebsraten sind, wie im Einführungsteil dargelegt, immer noch unfassbar hoch und ein Heilmittel ist selbst nach 100 Jahren Suche nicht in Sicht – trotz gigantischer Forschungsaufwendungen. Gleichzeitig bleiben jedoch plausible Alternativtheorien wie die Chromosomentheorie zu Krebs oder die auf eine Regeneration der Mitochondrien gerichtete Bioimmuntherapie weitgehend unbeachtet.[108, 185] Dasselbe gilt für Studien über die Metastasierung. Obwohl sie für rund 90 Prozent der Todesfälle bei Krebs verantwortlich zeichnet, hat die Forschung das Phänomen seit Anfang der 1970er Jahre, also seit Beginn des „Krieges gegen den Krebs", nahezu ausgeblendet.[167] Der Verdacht liegt nahe, dass dies deshalb so ist, weil für die Pharmakonzerne die Ansätze weniger profitträchtig sind, auch den Lebensstil sowie die Umweltfaktoren und nicht nur das Schicksal durch Gene und Viren als Ursachen einzubeziehen.

Obwohl selbst nach offizieller Meinung ein Drittel der Krebserkrankungen durch eine veränderte Ernährungsweise (vor allem mehr Obst und Gemüse, weniger Fleisch) und mehr Bewegung verhindert werden könnte,[60, 199] so gibt zum Beispiel das amerikanische Nationale Krebsinstitut – das mächtigste der Welt – „gerade einmal eine Million Dollar oder umgerechnet nur 0,02 Prozent seines knapp 5 Milliarden Dollar schweren Jahresbudgets für Erziehung, Medien- und Öffentlichkeitsarbeit aus, um den Konsum von Früchten und Gemüse zur Krebsprävention zu fördern", wie Krebsexperte SAMUEL EPSTEIN kritisiert.[109]

> **Das ganze System ist offenbar nicht primär auf Prävention, sondern auf Pillenproduktion ausgerichtet – und die großen Profiteure sind die Pharmakonzerne. Auch aus dem Staatssäckel werden sie reichlich mit Forschungsgeldern bedacht, um damit neue Medikamente entwickeln zu können.**

In anderen Industrieländern sieht die Situation vergleichbar enttäuschend aus. 2007 wurde zum Beispiel in Hamburg ein Dienstleistungszentrum für die Suche nach neuen Medikamentenwirkstoffen eröffnet, das vom deutschen Bundesministerium für Bildung und Forschung mit 800 Mio. € unterstützt wurde.[266] Insgesamt fließen Jahr für Jahr Abermilliarden an Steuergeldern direkt und indirekt in Richtung Pharmabranche, sodass man geneigt ist, von einem Selbstbedienungsladen zu sprechen. Die engen Verbindungen zwischen Politik und Pharmariesen sind hinlänglich bekannt.[111] Der Druck auf die Politik kommt zudem nicht nur von deren Seite, denn so manche präventive Maßnahme – wie etwa die Verringerung der Feinstaubpartikel – hat bei den Verursachern Kosten zur Folge, die deren wirtschaftlichem Interesse entgegenstehen. Die Drohkulisse beispielsweise mit dem Abbau von Arbeitsplätzen hat schon so manchen Politiker mürbe gemacht.

„Die wahre Herausforderung von heute ist, Mittel zu finden, um diese Zivilisationskrankheiten zurückzudrängen", sagte der Medizinnobelpreisträger SIR FRANK MACFARLANE BURNET bereits 1971, der auch in der Tumorforschung aktiv war – und seine Worte scheinen noch aktuell zu sein. „Doch nichts, was aus den Labors kommt, scheint in diesem Zusammenhang von Bedeutung zu sein; der Beitrag der Laborforschung ist praktisch am Ende. Die moderne Grundlagenforschung in der Medizin hat kaum eine direkte Bedeutung für die Prävention von Krankheit oder die Verbesserung der medizinischen Versorgung."[78]

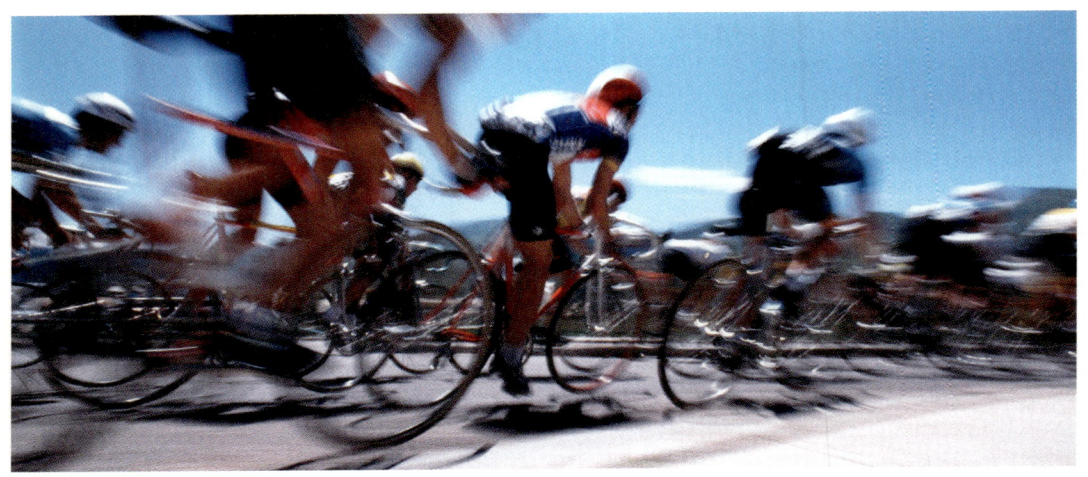

Die Lance Armstrongs überleben – die Farrah Fawcetts aber nicht: Warum die Entwicklung patientenindividueller Medikamente an der Verschiedenheit und Flexibilität von Krebszellen scheitert

Tumorwachstum und Metastasenbildung sind nicht – wie noch weithin angenommen – primär dadurch gekennzeichnet, dass Körperzellen unkontrolliert wachsen, sich teilen und gesundes Gewebe verdrängen und zerstören können. Vielmehr ist hierfür die Verschiedenheit (Heterogenität) von Krebszellen der bestimmende Faktor. Die Beweise für diese These sind frappierend und basieren auf Patientendaten und nicht nur auf Studien mit Labormäusen. Dabei zeigt sich, dass die einzelnen Krebszellen, die den primären Tumor verlassen haben, auf sehr unterschiedliche Weise aneuploid sind (das bedeutet, dass die Chromosomen einer Zelle entartet sind, und mitunter sind auch einige der etwa 21.000 Gene, die auf diesen Chromosomen liegen, entartet).

Dabei sind die Krebszellen nicht nur von Person zu Person unterschiedlich stark entartet, sondern auch innerhalb ein und desselben Tumors. „Diese extreme Verschiedenheit der Krebszellen macht es unwahrscheinlich, dass ein spezifisches Medikament gegen Krebs entwickelt werden kann", so der Genomforscher GEORGE GABOR MIKLOS.[106] Zu versuchen, mit einem Medikament Krebs beherrschen zu wollen, ist so, als ob man gegen einen ganzen Zoo wilder Tiere – von Krokodilen und Leoparden über Elefanten bis zu Eisbären – mit einer Krokodilfalle angehen wollte.[95]

Um dies zu verstehen, muss man sich zunächst vergegenwärtigen, dass es Hunderte von verschiedenen Krebstypen gibt, die von Pathologen sorgfältig in Klassen eingeteilt worden sind. Alle Krebse unterscheiden sich in Bezug darauf, wie aggressiv sie streuen (Metastasen setzen) und wie resistent sie gegenüber Medikamenten sein können. Eine häufige Fehlannahme ist daher, dass, wenn ein Krebstyp geheilt worden ist, alle Arten von Krebs bei allen Patienten geheilt werden können.

Viele glauben zum Beispiel, dass man den Fall des Radprofis LANCE ARMSTRONG verallgemeinern und somit auf alle Krebsarten übertragen könne. Von ihm wird berichtet, er sei von seinem Hodenkrebs unter anderem mithilfe der Chemotherapie kuriert worden. Dabei wird allzu gerne übersehen, dass einer Chemotherapie oft Operationen vorangehen, die den gröbsten oder gar ganzen Schaden beseitigen (bei LANCE ARMSTRONG waren zwei OPs vorangegangen, wobei ein Hoden entfernt werden musste). Außerdem ist Krebs bei weitem nicht gleich Krebs, selbst Hodenkrebs ist nicht gleich Hodenkrebs. Vielmehr umfasst Hodenkrebs Seminome, embryonale Hodenkarzinome, Teratome und Chorionkarzinome. Seminome wachsen in der Regel eher langsam, während die anderen Hodenkrebstypen dazu tendieren, schneller zu streuen.

Seminome der Stufe 1 sprechen sowohl auf Chemotherapie als auch auf Bestrahlung oft gut an – und wenn sie früh genug entdeckt und behandelt werden, so leben mehr als 90 Prozent der Patienten auch nach fünf Jahren [234] (diese 5-Jahres-Überlebensrate ist eine bedeutende Messgröße in der etablierten Krebsmedizin und gibt an, ob ein Patient auch fünf Jahre nach der Diagnosestellung noch am Leben ist). Im fortgeschrittenen Stadium schwinden aber auch bei Seminomen die Heilungschancen. Auch andere Krebstypen, etwa des Darms, der Haut oder der Bauchspeicheldrüse, zeigen sich ziemlich resistent gegen Bestrahlung und Therapie. Weniger als fünf Prozent der Patienten, die unter Bauchspeicheldrüsenkrebs leiden, sind auch fünf Jahre nach Beginn der Behandlung noch am Leben.

Machen wir uns hierfür noch einmal kurz klar, was Krebszellen von gesunden Zellen unterscheidet. Normale oder gesunde (nicht kanzerogene) Zellen verfügen über zwei Kopien ihrer Erbsubstanz DNA (Englisch: Deoxyribonucleic acid, auf Deutsch Desoxyribonukleinsäure): eine stammt von der Mutter und eine vom Vater. Das bedeutet, dass es in jeder normalen Zelle zwei identische „Codebücher" gibt, in denen die Instruktionen für das Überleben der Zellen enthalten sind. Und wenn eines dieser Bücher beschädigt wird, so gibt es immer eine unversehrte Kopie davon, mit der die Reparaturen durchgeführt werden können. Gesunde Zellen folgen gewissenhaft den Instruktionen, die in ihren beiden Codebüchern, sprich ihrem Erbgut (DNA) einkodiert sind, und führen diese auch sorgsam aus. Kurzum: Normale Zellen sind in ihren „Handlungen" eng an ihr DNA-Handbuch gekoppelt. Gesunde Zellen wandern auch nicht im Körper umher, sondern bleiben in ihrer lokalen Gewebeumgebung.

Bei malignen Zellen (Krebszellen) ist dies komplett anders. Sie können ihre lokale Umgebung – den Primärtumor bzw. das ursprüngliche Geschwulst – verlassen und sich in einer neuen Nische woanders im Körper festsetzen. Ihre Erbstruktur (DNA) ist außerdem stark geschädigt, was durch krebserregende Substanzen wie Kadmium oder Dioxin verursacht worden sein kann.[102] Diese Krebszellen verfügen also über mehr als zwei Codebücher, in denen die Instruktionen für ihr Überleben enthalten sind. Und diese beiden Codebücher einer Krebszelle sind nicht wie bei gesunden Zellen identisch, sondern sehr verschieden. Mit anderen Worten: Die Codebücher (das Erbgut) ist entartet. Diese Entartung ist bei der Zellteilung entstanden. Im Gegensatz zu gesunden Zellen folgen Krebszellen während ihrer Teilung keinen Instruktionen mehr.

Das bedeutet, dass praktisch mit jedem neuen Teilungsvorgang eine neue Generation an Krebszellen entstehen kann, deren Erbsubstanz (DNA) wieder anders bzw. stärker entartet ist als die ihrer Vorgänger. Im Ergebnis entsteht eine Population an Krebszellen mit sehr unterschiedlich deformierten Erbsubstanzen.

Um im Bild zu bleiben, haben die Codebücher (= Erbgut) einer Krebszelle einige zusätzliche Kapitel und Sätze, während andere Kapitel und Absätze nunmehr fehlen. Und damit nicht genug: Sogar ganze Textpassagen sind in diesen Codebüchern von einer Stelle zu einer anderen verschoben worden, und manchmal haben sich sogar einzelne Buchstaben verändert.

> ❗ Die Krebszellen sind nicht nur innerhalb eines Tumors unterschiedlich stark auf Erbgutebene entartet. Auch haben Krebszellen, die den Primärtumor – die ursprüngliche Geschwulst – verlassen haben, eine andere Erbgutstruktur (DNA) als jene Krebszellen, die im Tumor verbleiben. Studien legen den Schluss nahe, dass es genau diese stark veränderten DNA-Strukturen sind, die Krebszellen das Vermögen verleihen zu metastasieren, also aus der Ursprungsgeschwulst auszutreten und andere Körperteile zu infiltrieren und zu zerstören.[102, 150, 151, 152, 291]

Diese Buchstaben-Änderungen entsprechen den bereits erwähnten Genmutationen,[131, 272] welche die etablierte Krebswissenschaft zu Unrecht als die großen Krebsverursacher postuliert. Denn das Ausmaß der massiven Verschiebungen am Erbgut einer Krebszelle geht weit über Veränderungen an einzelnen Genen (Buchstaben) hinaus und betreffen vor allem die Chromosomen, die praktisch den Kapiteln des Codebuches entsprechen. „Wenn man einen fortgeschrittenen Tumor entdeckt, so ist bei den meisten von ihnen das Erbgut bereits regelrecht zur Hölle gefahren", wie GARTH ANDERSON vom Roswell Park Krebszentrum in Buffalo im Bundesstaat New York das typische Erscheinungsbild einer Krebszelle treffend beschreibt. „Und wohlgemerkt nicht in jeder Krebszelle findet sich eine Genmutation."[74]

Durch die so unterschiedliche Weise ihrer Entartung auf Erbgutebene können Krebszellen auch auf sehr verschiedenartige Weise mit Notfallsituationen fertig werden. Eine solche Notfallsituation stellt zum Beispiel die Verabreichung von chemotherapeutischen Medikamenten dar. Auch normale (gesunde) Zellen haben bis zu einem gewissen Grad die Fähigkeit, Medikamentengifte abzuwehren. Dabei inaktivieren sie die Gifte oder stoßen diese mit verschiedenen Pumpen, die sich auf ihrer Zelloberfläche befinden, ab.[170,175] Einige gesunde Zellen können dies besser als andere, weil sie über bessere derartige Abwehrsysteme verfügen. Nimmt der Patient nun mehr Medikamente, so kann es durchaus passieren, dass die Abwehrsysteme der Zelle überfordert werden und die Zelle an den Giften zugrunde geht.

Anders bei den Krebszellen, die jeweils auf ihre ganz spezielle Weise auf einen Medikamentenangriff reagieren können. Und innerhalb der riesigen Population an Krebszellen wird es der Wahrscheinlichkeit nach immer einige geben, welche die entsprechende Erbgutstruktur und damit die Kapazität besitzen, um mit diesen Medikamentenangriff fertig zu werden. „Dies konnte klar gezeigt werden in Studien, in denen den Zellen ihre wichtigsten Oberflächenpumpen entfernt wurden", so Genomforscher GEORGE GABOR MIKLOS. „Und obwohl die Krebszellen dadurch ihrer zentralen Abwehrwaffen beraubt wurden, konnten sie resistent werden gegen die Medikamentengifte – und dies hatten sie ihrer massiv veränderten Erbgutstruktur zu verdanken." [99, 100, 101, 171]

Dies wäre eine weitere Erklärung dafür, warum Krebszellen gegenüber Krebsmedikamenten resistent werden können. Zuvor hatten wir bereits geschildert, dass davon auszugehen ist, dass die in Krebszellen geschädigten Mitochondrien für diese Resistenzbildung verantwortlich zeichnen (vgl. Seite 32). So konnte eine Forschergruppe in den USA zeigen, dass die Abschaltung der Mitochondrien in Krebszellen und die parallel einsetzende Vergärung von Zucker zu Milchsäure (gesunde Zellen vergären ja nicht, sondern „verbrennen" den Zucker zu Kohlendioxid) zur Resistenzbildung gegenüber vielen Chemotherapeutika führen konnte.[309]

Welche Verbindung zwischen diesen beiden Phänomenen besteht – den massiv veränderten Erbgutstrukturen und den Mitochondrienschäden –, muss wissenschaftlich noch genau geklärt werden. Fest steht, dass einige der Krebszellen, die den primären Tumor verlassen (metastasieren), freilich vom Immunsystem abgefangen und zerstört werden. Andere Krebszellen erreichen zum Beispiel die fünf bis zehn Zentimeter großen Lymphknoten. Diese Lymphknoten bilden eine Art Filterstation für das Gewebewasser (Lymphe) und gehören zum Lymphsystem (siehe Abbildung). Dieses Lymphsystem ist Teil des Abwehrsystems unseres Körpers. Es ist nicht nur wichtig für den Flüssigkeitstransport, sondern steht auch in enger Beziehung zum Blutkreislauf. Wieder andere Krebszellen umgehen diese Lymphknoten und gelangen zur Niere oder einem anderen Organ, werden jedoch von der dortigen lokalen Zellpopulation in Schach gehalten, sodass sie nicht wuchern können. Einige Krebszellen überleben all diese Gefahren und beginnen, an ihrem neuen Ort zu wachsen und das ehemals vitale Organ zu zerstören. Exakt dies wird als metastatischer Krebs bezeichnet.

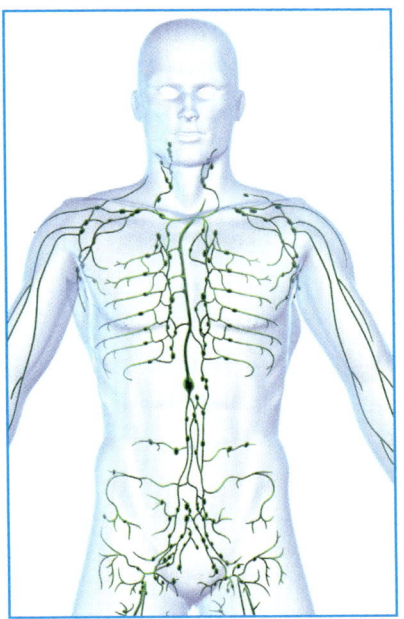

Das Lymphsystem unseres Körpers mit den verschiedenen Lymphknoten.

Nur die wenigsten Krebszellen sind im Übrigen auf Erbgutebene so stark geschädigt, dass sie in der Lage sind, den primären Tumor zu verlassen, sprich zu metastasieren.[233, 253, 291] Das ist auch plausibel, denn wenn alle Zellen die Fähigkeit besäßen, das ursprüngliche Geschwulst zu verlassen, so wäre irgendwann kein Primätumor mehr vorhanden.[291] Tatsächlich zeigen Studien, dass letztlich nur etwa eine von 50.000 Tumorzellen über eine hinreichend deformierte Erbsubstanz verfügt, die ihr das Vermögen verleiht, aus ihrem „Zuhause", dem Primärtumor, auszubrechen.[87, 89, 90, 92, 233, 253, 282, 295]

„Die meisten etablierten Krebsmediziner müssen dies freilich erst noch erkennen", so der Genomforscher MIKLOS. „Nicht zuletzt, weil sie generell nicht wirklich darüber Bescheid wissen, was es bedeutet, wenn große Teile des Erbguts einer Zelle, allen voran die Chromosomen, massiven Änderungen unterworfen sind und dadurch resistent werden können gegen hohen Medikamentendosen." [174]

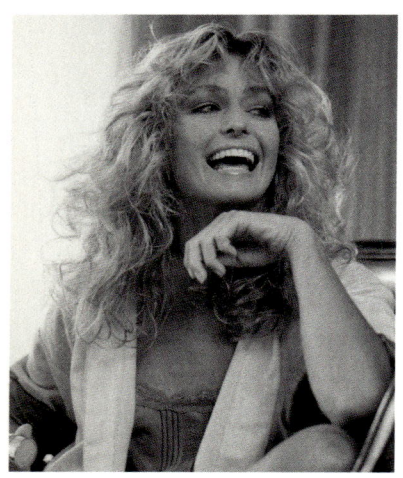

Farrah Fawcett mit 32. Sie starb 2009 im Alter von 62.

Wie fatal es sein kann, dass die etablierte Krebsmedizin dies noch nicht erkannt hat, zeigt sich an unzähligen Schicksalen wie dem der US-Schauspielerin FARRAH FAWCETT, die Ende Juni 2009 im Alter von 62 Jahren verstarb. Weltberühmt wurde FAWCETT als „Jill Munroe" in der TV-Krimiserie „Drei Engel für Charlie". Mit ihrer blonden Löwenmähne und dem strahlenden Lächeln wurde sie zum Idol der 1970er Jahre. „Statt schweren Parfüms verströmte sie Fitness, statt Geheimnissen versprach sie sportliche Gesundheit bis in die Haarspitzen", kommentierte ein Kritiker damals die hohen Einschaltquoten.[204] Doch diese Schönheit und Fitness bewahrte sie nicht vor dem Schicksalsschlag, der sie 2006 ereilen sollte, als Ärzte bei ihr eine seltene Form des Darmkrebses feststellten. Zunächst ging es gut. Nach einer aggressiven Strahlen- und Chemotherapie erklärten die Ärzte sie zu ihrem 60. Geburtstag am 2. Februar 2007 für geheilt. Doch schon drei Monate später kam die Krankheit zurück, heimtückischer denn je – neue Schmerzen, neues Leid.

Enttäuscht von den Behandlungsergebnissen in den USA suchte sie sogar in Deutschland Hilfe. Zumal nach der Chemotherapie nun auch die Leber voller Metastasen war. Zeitweise ließ sie sich an der Frankfurter Universitätsklinik mit einer Chemotherapie und in der Klinik am Alpenpark am Tegernsee alternativmedizinisch behandeln (Infusionen, Vitamin-Präparate, naturheilkundliche Medikamente).[214] Natürlich kann man hier nur darüber spekulieren, was den „Engel" letztlich hat sterben lassen. Doch es besteht Grund zu der Annahme, dass es die giftige Krebsbehandlung war, der das Immunsystem der Schauspielerin am Ende nicht gewachsen war. Gerade Metastasen in der Leber, die bei FAWCETT nach der Behandlung diagnostiziert wurden, sind eine typische Nebenwirkung der Chemotherapie.

Wie Patienten unterschiedliche Resistenzen gegenüber Medikamenten ausbilden

Bei der *Guardian*-Kolumnistin DINA RABINOVITCH wurde 2004 Brustkrebs diagnostiziert. Sie starb im Herbst 2007 im Alter von 44 Jahren.[210] Kurz vor ihrem Tod hatte sie ihre Erfahrungen mit der Krankheit in einem Buch niedergeschrieben: „Take off your party dress; when life's too busy for breast cancer" („Leg deinen Partydress ab, wenn dein Leben mit dem Kampf gegen Brustkrebs ausgefüllt ist").[246]

Darin beschreibt sie eindrücklich das Trauma, das eine Patientin Tag für Tag durchleben muss, die unter fortgeschrittenem Brustkrebs leidet. Bei RABINOVITCH hatte sich der Krebs schon auf andere Organe ausgebreitet. Bereits das dritte Medikamentenregime war im Gange. Den Anfang machte die Chemotherapie. Zusätzlich wurde ihr intravenös und in hohen Dosen das Medikament Herceptin gespritzt, ein Verkaufsschlager der Firma Roche.[144] Als der Krebs wieder aufflammte, wurde ihr das Präparat Omnitarg verabreicht. Später erhielt sie jeden Tag fünf Pillen des neuesten „Wundermittels" Tykerb gegen metastasischen Brustkrebs, acht Tabletten des chemotherapeutischen Wirkstoffs Xeloda (mit einer Therapiepause in jeder dritten Woche) sowie jeden Morgen und Abend Schmerzmittel (Morphin und Diclofenac).

Je länger die Therapie dauerte, umso verzweifelter wurde RABINOVITCH. „Mein Krebs kommt immer wieder", so RABINOVITCH, „und niemand kann mir sagen, warum dies so ist. Man hat mich auf Genmutationen untersucht, doch offensichtlich bin ich gar keine Trägerin dieser defekten Gene. Ich bin so wütend auf die Ärzte, auf die ich voll vertraut habe, und hege ihnen gegenüber zunehmend auch sehr zynische Gefühle."

Dass niemand DINA RABINOVITCH wirklich sagen konnte, warum ihr Krebs immer wieder aufflammt, ist damit zu erklären, dass offenkundig auch die Ärzte, die sie behandelten, dem Glauben nachhingen, es seien einfache Genmutationen, die das Krebsgeschehen diktieren. Tatsächlich geschieht dies aber, wie bereits beschrieben, durch die massiven Erbgutschäden an den Chromosomen (die weit über einfache Genmutationen hinausgehen), welche die kanzerogenen Zellen kennzeichnen und die sie in die Lage versetzen zu metastasieren. Zugleich sind die Krebszellen dadurch so flexibel, dass einige von ihnen auch heftigen Medikamentenangriffen widerstehen können.

In jedem Menschen ist diese Situation natürlich anders. Jeder von uns hat ein einzigartiges Erbgut (bis auf eineiige Zwillinge). Das heißt auch, dass jede Population an Krebszellen ihre ganz eigene Art hat zu agieren. Jede Frau, die von Brustkrebs betroffen ist, verfügt somit über ganz individuelle Fähigkeiten, das Wachstum ihres Brustkrebses zu kontrollieren, und keine Frau bildet dieselben Resistenzen gegenüber Krebsmedikamenten aus.

So manifestiert sich Brustkrebs bei Afroamerikanern aggressiver und reagiert nicht so gut auf Behandlungen wie bei kaukasischen Frauen.[85] Die Gesundheitsbehörde von North Carolina berichtete, dass zwischen 1994 und 1998 deutlich mehr schwarze als weiße Amerikanerinnen an Gebärmutterhalskrebs erkrankt sind, und sogar mehr als doppelt so viele Afroamerikanerinnen sind in diesem Zeitraum an der Krankheit gestorben.[244] Doch es wäre voreilig den Schluss zu ziehen, dass hier rassisch-biologische Unterschiede den Ausschlag geben. Vielmehr dürfte der entscheidende Faktor in den sozialen Lebensumständen liegen. „Bei Afroamerikanerinnen wird Brust- und Gebärmutterhalskrebs tendenziell später diagnostiziert", so die Krebsforscherin DEVRA DAVIS. „Zudem werden sie im Schnitt häufiger bestrahlt und seltener operiert. Kürzungen bei den Gesundheitsbudgets haben sogar dazu geführt, dass schwarze Frauen nicht so oft in den Genuss eines Pap-Tests kommen." [88]

Es empfiehlt sich also, auf den einzelnen Menschen und dessen soziales Umfeld zu schauen. Dabei zeigt sich, dass bei einigen Frauen der Krebs schneller wieder aufflammen wird, bei anderen hingegen langsamer. Die Mehrzahl der Frauen, die zum Beispiel auf das Krebsmedikament Herceptin ansprechen, entwickeln innerhalb eines Jahres eine Resistenz gegen dieses Präparat,[228] während in einigen Frauen der Krebs über Jahre hinweg vor sich hin schlummert.

Avastin, Herceptin und andere angebliche „Wunderpillen"

Die Wirksamkeit von Antikrebsmedikamenten wird in der Regel auf zwei Arten überprüft. Zum einen kann man die mittlere Überlebenszeit (median overall survival time) messen. Dabei wird beobachtet, wie lange es dauert, bis die Hälfte der Patienten an einer bestimmten Krankheit wie Brustkrebs gestorben ist. Dies ist sicherlich der akkurateste Weg der Wirksamkeitsprüfung.

Der andere Weg besteht darin zu überprüfen, wie viel Zeit verstreicht, bis der Krebs nach Beginn der Medikamententherapie wieder anfängt zu wachsen (im Fachjargon spricht man hier von der „progression free survival time"). Diese Messmethode beinhaltet einige Unwägbarkeiten. So kann die Tumorgröße anhand von Aufnahmen nicht mit hundertprozentiger Sicherheit gemessen, sondern muss letztlich abgeschätzt werden. Zudem bedeutet eine Verkleinerung des Tumors nicht automatisch, dass dadurch das Leben der Patienten verlängert und ihre Lebensqualität verbessert wird. Selbst bekannte etablierte Krebswissenschaftler wie MAX WICHA, Direktor am Krebszentrum der University of Michigan, räumen daher mittlerweile ein: „Das Model, das wir für die Zulassung von Krebsmedikamenten verwenden, ist schlecht. Antikrebsmedikamente werden genehmigt, sobald mit ihnen der Tumor verkleinert werden konnte – auch wenn das Leben des Patienten gar nicht verlängert wurde." [155]

Wenn wir also nun diese beiden Messmethoden zugrunde legen, wie schneiden dann die bedeutendsten Krebsmedikamente – die sogenannten Blockbuster Drugs – ab? Das Jahrestreffen der Amerikanischen Gesellschaft für Klinische Onkologie (American Society for Clinical Oncology) ist das weltweit bedeutendste Forum, auf dem die neuesten Krebstherapien vorgestellt werden. Es ist das Pendant zur großen Autoshow in Detroit. Pharmafirmen stellen dort ihre Produkthighlights vor, Journalisten und Aktienmarktanalysten berichten ausführlich darüber. Im Jahr 2007 nahmen nicht weniger als 35.000 Krebsforscher (Onkologen) und Vertreter von Pharma- und Biotechfirmen an diesem Forum teil. Welche Fortschritte konnten sie der Welt präsentieren?

Nexavar

Onyx Pharmaceuticals und Bayer HealthCare Pharmaceuticals berichteten von einer neuen Anwendung im Zusammenhang mit ihrem Leber- und Nierenkrebspräparat Nexavar. In Kombination mit Chemotherapie würde Nexavar die mittlere Überlebenszeit der Patienten um knapp drei Monate verlängern, hieß es. Dies wurde vom Magazin *Forbes* als „Durchbruch bei der Behandlung von Leberkrebs" bejubelt,[140] während JOSEPH LLOVET, Direktor der Leberkrebsforschung am Mount Sinai School of Medicine in New York City und Leiter der Studien zu dem Präparat, frohlockte: „Dies ist die erste systemische Therapie, die das Leben von [Leberkrebs-] Patienten verlängert. Und es ist der neue Standard für die Behandlung von [Leberkrebs-] Patienten nach 30 Jahren Forschung und mehr als 100 randomisierten kontrollierten Studien."[121]

Sicher zählt im Leben eines Menschen jede Minute. Doch es erscheint zynisch, wenn nach 30 Jahren Forschung, unzähligen klinischen Studien und Abermilliarden Dollar an Forschungsgeldern von einem „Durchbruch" oder auch „bahnbrechenden Erfolg" die Rede ist, wenn die durchschnittliche Überlebenszeit gerade einmal um knapp drei Monaten verlängert wurde. Wobei man zudem berücksichtigen muss, dass diese Zahlen von den Pharmakonzernen selbst stammen und daher mit Vorsicht zu betrachten sind. Es ist nicht unwahrscheinlich, dass die Ergebnisse geschönt sind. Wie Untersuchungen belegen, werfen die Studien, die von der Pharmaindustrie finanziert sind, mit einer viermal so hohen Wahrscheinlichkeit positive Ergebnisse aus wie die Arbeiten, die nicht von der Industrie bezahlt werden.[273]

Axitinib

Nicht besser ist es um die Wirksamkeit anderer Blockbuster-Medikamente bestellt. So verkündete Pfizer von seinem Präparat Axitinib, dass Patienten, die unter fortgeschrittenem Bauchspeicheldrüsenkrebs litten und Axitinib in Kombination mit Chemotherapie erhielten, 1,3 Monate länger lebten als diejenigen, denen nur Chemotherapie verabreicht worden war. Patienten, die von metastatischem Brustkrebs betroffen waren, lebten laut Pfizer gerade einmal 1,2 Monate länger mit Axitinib plus Chemo als diejenigen, die nur Chemotherapie bekamen.

In diesen wenigen zusätzlichen Wochen leiden die Patienten in der Regel unter heftigen Nebenwirkungen wie Übelkeit, Müdigkeit, Bluthochdruck, Entzündungen der Mund- und Darmschleimhäute, Durchfällen oder auch einer drastischen Abnahme der weißen Blutkörperchen (der Leukozyten, die eine Rolle im Abwehrsystem des Körpers spielen).

Avastin

Mit derartigen Nebenwirkungen müssen auch Patienten rechnen, die unter Brust-, Darm-, Lungen- und Nierenkrebs leiden und das Präparat Avastin des Pharmariesen Roche verabreicht bekommen (in den USA wird Avastin von dem Biotechkonzern Genentech vertrieben). Von Avastin haben nicht nur *Die Zeit*[64] und die *Financial Times Deutschland*[160] ganz im Sinne des Herstellers werbewirksam behauptet, es würde „den Krebs aushungern" bzw. „den Hungertod für Tumorzellen" bedeuten. Und so konnte Roche auch im Frühjahr 2009 stolz verkünden, dass es den Umsatz abermals kräftig gesteigert hat – vor allem „dank der anhaltend guten Nachfrage nach Krebsmedikamenten wie Mabthera und Avastin", wie das *Manager Magazin* berichtete.[220]

> Avastin und die anderen Präparate in Kombination mit Chemotherapie verlängern – sofern man den Zahlen der Pharmakonzerne wirklich Glauben schenken will – das Leben der Patienten gerade einmal um wenige Wochen oder Monate. Man darf dabei aber nicht vergessen, dass dies Durchschnittswerte sind; sprich ein Patient wird nur einige Tage länger überleben, ein anderer mehrere Jahre. Der britischen Journalistin DINA RABINOVITCH, bei der 2004 Brustkrebs diagnostiziert worden war, hat tragischerweise am Ende keines der Medikamente und auch keine Chemotherapie geholfen. Sie starb nach langen Qualen – verursacht auch durch die verabreichten Wirkstoffe – am 30. Oktober 2007 im Alter von 44 Jahren. Derzeit gibt es also keine akkurate Möglichkeit für die Krebsmedizin, für einen einzelnen Patienten genau vorherzusagen, wie er von den klassischen Verfahren profitieren wird.

Bei genauer Betrachtung scheinen derlei Werbebotschaften unverantwortlich, weil sie fern der Realität sind. So wurde Avastin 2006 von der US-amerikanischen Behörde FDA für die Behandlung von Lungenkrebspatienten auf Basis von Studien zugelassen, die zeigten, dass das Präparat das Leben der Patienten um gerade einmal zwei Monate verlängerte, wenn sie Avastin plus Chemotherapie anstatt nur Chemotherapie bekamen. Und 2007 sollte sich durch neuere Studien sogar herausstellen, dass die Kombination Avastin plus Chemo für Lungenkrebspatienten überhaupt keinen Vorteil bringt gegenüber der alleinigen Verabreichung von Chemotherapie. Das heißt: Das Leben der Patienten wurde weder durch die Zugabe von Avastin zur Chemotherapie verlängert, noch wurde dadurch bei ihnen das Wiederaufflammen des Lungenkrebses zeitlich nach hinten verschoben.

Für die Patienten ist dies eine traurige Nachricht, dem Avastin-Hersteller Roche hingegen schadete dies nicht. Denn Avastin war ja schon zugelassen und sorgte im Jahr 2007 für einen Umsatz in Höhe von 3,5 Mrd. $.[156]

Und wie Analysen offenbaren, hat die FDA das Präparat Avastin nicht nur zur Behandlung von Lungenkarzinomen auf Basis von zu optimistischen Studien freigegeben, sondern auch für die Anwendung bei Darm- und Brustkrebs. Und für die Therapie von fortgeschrittenem Brustkrebs hat die FDA Avastin sogar zugelassen, obwohl sich FDA-Experten dagegen ausgesprochen hatten.[156, 241] Die Vermutung drängt sich auf, dass hier der Hersteller möglicherweise nachgeholfen hat.

Auch die *New-York-Times*-Journalistin GINA KOLATA kommt 2008 in ihrem Artikel zu einem ernüchternden Ergebnis: „Studien zeigen, dass Avastin das Leben der Patienten nur um wenige Monate verlängert, wenn überhaupt … Auch hat Avastin, wenn auch nur gelegentlich, starke Nebenwirkungen, die auch tödlicher Art sein können. Zudem wird Avastin fast immer zusammen mit der Standardchemotherapie angewendet, sodass die Patienten den drastischen Nebenwirkungen der Chemotherapie nicht entfliehen können. ‚Ich wende Avastin noch routinemäßig an', so LEONARD SALTZ, Darmkrebsspezialist am Memorial Sloan-Kettering Krebszentrum in New York. ‚Doch es ist ernüchternd. Es ist kein Wundermittel, und tatsächlich dürfte der Nutzen des Präparats geringer sein, als wir zugeben wollen.'" [186, 188, 241]

Der US-Senator und Republikaner CHARLES E. GRASSLEY rief sogar das amerikanische Government Accountability Office, das als überparteiliches Untersuchungsorgan staatliche Vorhaben im Hinblick auf Korruption, Effizienz und Missmanagement überprüft, wegen der FDA-Genehmigung von Avastin und anderer Medikamente an. GRASSLEY meinte, dass diese Präparate „wenig bis keinen Nutzen haben, um das Leben der Patienten zu schützen oder deren Gesundheit zu verbessern."[156]

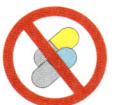

Herceptin

Das Brustkrebsmedikament Herceptin wird gerne als Vorbild für eine künftige Medizin bezeichnet, die bestrebt ist, auf den einzelnen Patienten zugeschnittene Therapien zu entwickeln. Das Präparat bekommen nur 20 Prozent von Brustkrebspatientinnen, in deren Tumor zuviel Protein HER2 vorhanden ist. Nach Auffassung der etablierten Krebsforschung soll dies für die betroffenen Patientinnen eine schlechte Überlebensprognose bedeuten. Und so versucht man, dieses Protein durch Medikamente wie Herceptin auszuschalten. Doch unabhängig davon, ob man wirklich glauben will, dass dies sinnvoll ist, scheinen die HER2-Tests nicht sonderlich genau zu sein.[242]

Bei einem Test kann es passieren, dass beim Patienten ein erhöhtes HER2-Protein-Niveau festgestellt wird, obwohl dies in Wahrheit nicht der Fall ist. Das kann schwerwiegende Konsequenzen für den Patienten nach sich ziehen. Denn in diesem Fall würde Herceptin demjenigen verabreicht werden, für den das Präparat selbst nach Auffassung der offiziellen Meinung gar nicht angezeigt ist – ein Medikament, welches das Risiko von Herzversagen in sich birgt. Rund zehn Prozent der Brustkrebspatienten, die Herceptin bekommen, sind von Schäden am Herz betroffen. Und bei weiteren 30 Prozent von ihnen entwickeln sich Metastasen im Gehirn.[193] Es wird zudem berichtet, dass Patienten bereits nach Erhalt der ersten Herceptin-Infusion ihre Wesensart zu ändern begannen, sich nichts mehr merken konnten, starke körperlich Beschwerden hatten und zunehmend depressiv wurden.[208]

Krebs- und andere Medikamente können sogar selbst Krebs erzeugen

Das New Yorker Nutrition Institute of America kam vor wenigen Jahren in einer umfassenden Studie mit dem süffisanten Titel „Death by Medicine" („Tod durch die Medizin") zu dem wenig erquicklichen Ergebnis, dass das US-Gesundheitssystem jährlich knapp 800.000 iatrogene, also durch ärztliches Handeln verursachte Todesfälle (siehe Tabelle 3) zu verantworten hat. „Auf zehn Jahre hochgerechnet", so GARY NULL, Präsident des New Yorker gemeinnützigen Instituts und Leiter der Studie, „hat die Medizin in den USA also acht Millionen Todesopfer gefordert – und damit mehr als dieses Land in all seinen Kriegen an Menschenleben verloren hat." Die Zahlen sind alles andere als ausgedacht, vielmehr werteten NULL und seine Kollegen insgesamt rund 150 von Fachleuten überprüfte („peer reviewed") Magazine wie *The Lancet* oder das *Journal of the American Medical Association* sowie staatliche Gesundheitsstatistiken aus.[232]

TABELLE 3: Geschätzte jährliche, durch ärztliches Handeln verursachte Todesfälle und Kosten (USA)[232]

medizinische Maßnahme	Todesfälle	Kosten
Nebenwirkungen von Medikamenten	106.000	12 Mrd. $
Behandlungsfehler	98.000	2 Mrd. $
Wundliegen	115.000	55 Mrd. $
Infektionen	88.000	5 Mrd. $
schlechte Ernährung	108.800	–
ambulante Betreuung	199.000	77 Mrd. $
unnötige Verfahren	37.136	122 Mrd. $
chirurgische Maßnahmen	32.000	9 Mrd. $
Gesamt	783.936	282 Mrd. $

Dabei haben die Autoren der Studie „Death by Medicine" sogar vorsichtig kalkuliert: „Die meisten iatrogenen Statistiken basieren auf Krankenhaus-Daten", so NULL. „Das heißt, sie beinhalten nicht die Daten von ambulanten Kliniken, Reha-Zentren, häuslichen Versorgungen und Privatpraxen, die einen immanenten Teil des Gesundheitssystems darstellen." Hinzu kommt, dass die Dunkelziffer nicht allzu klein ausfallen dürfte, denn wer gibt schon gerne zu, dass Behandlungsfehler begangen wurden, die vielleicht schwerwiegende Konsequenzen gehabt haben könnten? Zudem offenbaren Untersuchungen, dass nur fünf bis maximal 20 Prozent der Kliniken das eingerichtete Fehlermelde-System anwenden.[67,68,91,168,298] „Wenn man sich das vergegenwärtigt, so verheißt das nichts Gutes für die Zukunft", so die Yale-Wissenschaftlerin DOROTHEA WILD.[232, 306]

Wie es bei uns aussieht, ist schwer abzuschätzen, da über die Folgen des ärztlichen Handelns noch weniger valide Daten vorliegen als in den USA. Wenn man aber bedenkt, dass gerade auch die medizinische Versorgung eine Menge „Kollateralschäden" verursacht, dann dürften hierzulande nicht weniger Patienten durch ärztliches Handeln Schaden nehmen. Zumal in Deutschland deutlich mehr Menschen in den „Genuss" der medizinischen Versorgung kommen als in den USA, wo Abermillionen keine Krankenversicherung haben und wo noch viel mehr Leistungen aus eigener Tasche bezahlt werden müssen. Dies gilt auch für die Krebsbehandlung, für welche die Menschen mitunter sogar Haus und Hof verkaufen müssen. So kann der Behandlungszyklus mit nur einem Medikament wie Avastin schnell 100.000 $ kosten.[156]

„Unser Glaube an die Medizin und deren Fähigkeit zu heilen ist die neue säkulare Theologie geworden", wie es der US-Medienwissenschaftler MICHAEL TRACEY formuliert. „Ein Glaube, der so tief in uns drin steckt, dass wir uns jedes Problem, jeden Missstand, jeden Schmerz oder jede Furcht so hinkonstruieren, dass wir nicht nur Heilung suchen, sondern gar nach ihr verlangen."[293] Herzstück dieses Gespinsts aus Gefühlen und Wünschen sind Allmachtsphantasien der Menschen in Bezug auf den immer mächtiger werdenden Teil der globalen Wirtschaft haben: den „medizinisch-industriellen Komplex",[159] bestehend aus Multimilliarden Dollar schweren Pharmakonzernen und einem Millionenheer hochbezahlter Forscher und Ärzte.

> ⚠ **Unbedingtes Vertrauen in die Medizinautoritäten** kann gerade auch bei Krebs fatale Folgen haben, im wahrsten Sinne des Wortes. Wie die Studie „Death by Medicine" zeigt, sind mehr als 100.000 Todesfälle in den USA allein auf die Nebenwirkungen von Medikamenten wie Antibiotika zurückzuführen. Wobei die Folgen, die Krebsmedikamente wie Chemotherapeutika haben können, hier noch nicht einmal eingerechnet sind. Doch die Krebspräparate wirken besonders toxisch, was vielen nicht bewusst zu sein scheint.

„Die meisten Menschen kennen die üblichen Nebenwirkungen einer Chemotherapie wie Haarausfall, wunde Stellen im Mundbereich, Übelkeit und Erbrechen", schreibt Krebsexperte RALPH MOSS in seinem Buch „Fragwürdige Chemotherapie". „Der unerfahrene Leser mag sich vielleicht fragen, was daran so schlimm sei, einige wunde Stellen am Gaumen zu haben oder sich ein- oder zweimal übergeben zu müssen. Die Sprache spielt uns hier jedoch einen Streich. Diese Symptome, die einem im täglichen Leben begegnen, können bei Patienten, die eine Chemotherapie erhalten, ganz andere Dimensionen annehmen."[192] In der Tat berichten viele Patienten, die Chemotherapie oder andere Krebsmittel bekommen, dass sie dabei „durch die Hölle" gehen. Das mag nicht verwundern, handelt es sich bei den meisten Medikamenten doch um Zytostatika (vom griechischen cyto = Zelle und statik = anhaltend). Sie wirken giftig auf Zellen – und zwar nicht nur auf Krebszellen, sondern auch auf die gesunden Zellen. Es handelt sich so ziemlich um die gefährlichsten Substanzen, die in der Medizin eingesetzt werden.

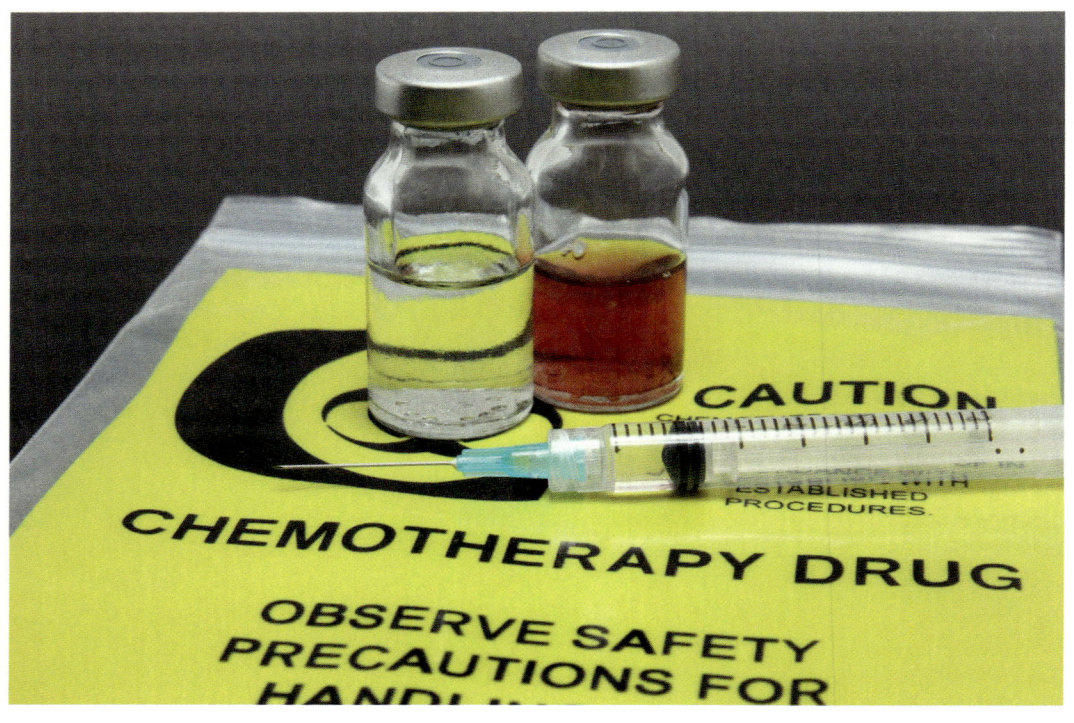

Der Umgang mit stark toxischen Medikamenten wie Chemotherapeutika bedarf besonderer Sicherheitsvorkehrungen, denn der Kontakt mit ihnen ist für das Krankenhauspersonal äußerst gefährlich.

Nicht von ungefähr werden Krankenschwestern angewiesen, sich mit einem langärmeligen Kittel, einer Schutzmaske oder -brille und chirurgischen Handschuhen aus Latex, die jede halbe Stunde gewechselt werden sollen, zu schützen. Im Vorbereitungsraum der Medikamente ist es zudem untersagt zu essen, zu trinken oder sich zu schminken. Unbenutzte Medikamente müssen in einem undurchsichtigen Behälter aufbewahrt werden, der mit dem Schriftzug „Vorsicht: biologische Gefahr" versehen ist. Ein Handbuch für Krankenschwestern in der Onkologie warnt: Zytotoxische Wirkstoffe bergen ein „großes Risiko", Hautschäden, Geburtsmissbildungen, Blutbildungsprobleme sowie Leber- und Chromosomenschäden zu verursachen.[192] Tatsächlich stützen Studien den Verdacht, dass der Kontakt mit den Medikamentengiften die Ausbildung von Krebs bei vielen Medizinern und Krankenpfleger/innen zumindest begünstigt.[132]

„Eine Kollegin von mir, die meinte, sie würde mich umbringen, wenn ich ihren Namen erwähnen würde, sagte mir, dass sie meint zu wissen, warum sie Krebs bekommen hat", erzählt die Krebsexpertin DEVRA DAVIS. „Nachdem ein multiples Myelom, ein tückischer Blutkrebs, ihr Knochenmark zersetzt hatte, überlebte sie eine lebensbedrohliche Knochenmarkstransplantation. Daraufhin kehre sie an ihre Arbeit zurück und kam mit neuen Medikamenten für Krebspatienten in Kontakt. Und sie ist überzeugt zu wissen, was sich abspielte. ‚Vor zwei Jahrzehnten war es üblich, dass ich eigenständig die Chemotherapie-Cocktails für die Patienten zusammenmixte. Du weißt, dass das Zeug ziemlich widerlich ist. Ich tat dies ohne Abzugshaube, ohne Schutzmaske – einfach ohne alles. All die netten, scheußlichen Killermischungen, die wir zubereiteten, um sie den Patienten zu injizieren, schwappten nur so vor mir umher. Weiß ich, was meinen Krebs letztlich verursacht hat? Sicher, ich kann nicht sagen, welche Substanz es ist. Doch all die toxischen Stoffe, mit denen ich über all die Jahre herumgespielt habe, haben meinem Knochenmark sicher nicht gut getan.' " [88]

In der Tat gibt es zahlreiche Studien, die belegen, dass Chemotherapie und andere Krebsmedikamente sehr krank machen. Ein Phänomen, das zum Beispiel eine Untersuchung des New Yorker Memorial Sloan-Kettering Krebszentrums aus dem Jahr 2007 beschreibt, ist das „Chemo-Gehirn" („chemobrain").[230] Damit ist gemeint, dass die Chemotherapie das Gehirn der Patienten dermaßen schädigen kann, dass sie ihre Seh-, Erinnerungs- und psychomotorischen Fähigkeiten einbüßen. Dasselbe zeigte ein Jahr später ein Team um den Biomediziner MARK NOBLE von der University of Rochester. Danach kann das weithin eingesetzte chemotherapeutische Präparat Fluoruracil (5-FU), das bereits 1962 von der Pharmafirma Hoffmann-La Roche auf den Markt gebracht wurde, das zentrale Nervensystem nachhaltig schädigen.[231]

Darüber hinaus kann die Chemotherapie auch selber kanzerogen wirken, also Krebs erzeugen bzw. das Krebsgeschehen anheizen oder wieder aufflammen lassen. Auch wenn manche Leser dies erstaunen mag und viele Onkologen dies sogar verneinen oder dem zumindest keine sonderliche Aufmerksamkeit schenken, so ist dies seit langem eine unbestrittene Tatsache.[153, 251] In einer Analyse wurden fünf verschiedene Studien ausgewertet und überprüft, wie es Patientinnen ging, die an Eierstockkrebs erkrankt und nach einem Jahr noch am Leben waren. Das Ergebnis zeigt, dass Frauen, die mit dem Präparat Melphalan behandelt worden waren, Hundert Mal öfter an einer Vorstufe der Leukämie litten als diejenigen, die keine Chemotherapie erhielten.[192]

1987 zeigte außerdem eine Studie der Londoner Imperial Cancer Research Fund Laboratories, dass Chemotherapie die Metastasenbildung begünstigen kann.[183] Dasselbe wird auch von einer neuen Generation von Antikrebsmedikamenten vermutet, wie das Fachmagazin *Nature Cell Biology* 2008 berichtete.[247] Anfang 2009 präsentierte die britische Organisation National Confidential Enquiry into Patient Outcome and Deaths, die sich für bessere medizinische Standards einsetzt, eine unter anderem von Onkologen durchgeführte Studie. Deren Ergebnis bewies, dass die Chemotherapie bei Krebspatienten in fortgeschrittenem Stadium in vielen Fällen den Tod beschleunigt oder gar verursacht. Zudem ergab sich, dass zwei von fünf Patienten durch die Chemotherapie schwer vergiftet wurden.[191]

Durch die Kombination von Medikamenten wird das Risiko für den Patienten, gesundheitlich Schaden zu nehmen, deutlich erhöht (insbesondere dann, wenn mit Bestrahlungen ergänzt wird). Sogar das orthodoxe Lehrbuch „Cancer: Principles & Practice of Oncology" zieht den Schluss, dass „die kombinierte Chemotherapie das Risiko von sekundären Tumoren erheblich erhöhen kann".[192] Erschwerend kommt hinzu, dass die Auswirkungen der chemotherapeutischen Behandlung auf die Gesundheit der Patienten noch heftiger ausfallen dürften, als Studien dies nahe legen. So sind die Medikamentenhersteller selbst so stark in die Entwicklung der Präparate involviert, dass immer die Gefahr besteht, unliebsame Studienergebnisse zu unterdrücken. Dies wird auch durch eine Untersuchung, die 2006 im amerikanischen *Journal of the National Cancer Institute* publiziert wurde, bestätigt. „Dass in klinischen Studien nur sehr unzureichend über die gesundheitlichen Schäden, die durch Therapien verursacht werden, berichtet wird, ist ein weit verbreitetes Phänomen in vielen Medizinbereichen, die Krebsmedizin eingeschlossen", so JOSEPH LAU, Mediziner am Tufts-New England Medical Center in Boston, im Vorwort der Ausgabe des Fachmagazins.[110, 296]

> ❗ Das Insulinpräparat Lantus ist bei Weitem nicht das einzige Nicht-Krebsmedikament, das kanzerogen wirken kann. So wurde im Mai 2009 auf einer Krebskonferenz in Florida eine große unabhängige Studie vorgestellt, die besagt, dass Frauen, die das Krebsmedikament Tamoxifen nehmen, um einem Wiederaufflammen ihres Brustkrebses vorzubeugen, ihr Krebsrisiko deutlich erhöhen, wenn sie parallel zu Tamoxifen Antidepressiva schlucken, insbesondere Paxil und Prozac.[315] Viele Brustkrebspatientinnen nehmen solche Antidepressiva anstelle von Hormonpillen, um unangenehmen Hitzewallungen entgegenzuwirken, denn Hormonpräparate wie Livial erhöhen Studien zufolge das Wiederaufflammen des Brustkrebses bei Frauen, die bereits an Brustkrebs erkrankt waren oder unter Brustkrebsverdacht stehen.[316]

„Wenn nichts schief läuft, ist dann wirklich alles in Ordnung?", so LAUS provokante Frage, die 1983 Titel einer einschlägigen Studie der kanadischen Epidemiologen ABBY LIPPMAN-HAND und JAMES HANLEYS war.[135] Und LAUS Antwort ist: „Wenn nichts schief läuft, ist definitiv nicht alles in Ordnung – insbesondere wenn toxische Krebspräparate eingesetzt wurden. Klinische Studien sind einfach nicht darauf ausgelegt, Schäden aufzudecken, die entstehen, nachdem die Studie beendet wurde."[110]

Zwischenzeitlich stehen auch andere Präparate in Verdacht, Krebs Vorschub zu leisten. So ergab eine Studie des Kölner Instituts für Qualität und Wirtschaftlichkeit im Gesundheitswesen (IQWiG), die Mitte 2009 in der Fachzeitschrift *Diabetologia* veröffentlicht wurde und für die erstmals die Krankendaten von mehr als 18 Millionen AOK-Versicherten in Deutschland ausgewertet wurden, dass das Insulinpräparat Lantus des Pharmakonzerns Sanofi-Aventis womöglich Krebs fördere. Lantus spritzen sich in Deutschland schätzungsweise 500.000 Diabetiker.[259] Lantus-Hersteller Sanofi-Aventis hat die Ergebnisse der Untersuchungen empört zurückgewiesen[215] – was nicht weiter verwundert, wenn man bedenkt, dass Lantus eines der umsatzstärksten Präparate des in Paris ansässigen Arzneimittelherstellers ist und allein 2008 rund 2,5 Mrd. € in die Kassen spülte – Tendenz stark steigend.[292]

Unterdessen verweisen die Experten des IQWiG darauf, dass der gefundene Zusammenhang zwischen der Verordnung von Lantus und einem höheren Krebsrisiko eine sogenannte statistische Assoziation sei. Es könnte also sein, dass nicht Lantus, sondern andere, noch unbekannte Faktoren die Ursache des höheren Krebsrisikos seien. Beunruhigend sei jedoch, so das IQWiG, dass von drei weiteren Studien, die in derselben Ausgabe von *Diabetologia* veröffentlicht wurden, zwei ebenfalls ein mit Lantus einhergehendes erhöhtes Krebsrisiko beschreiben.[211]

Vorsicht ist also auf jeden Fall angebracht, zumal praktisch jedes Medikament seine mehr oder weniger starken Nebenwirkungen hat und dadurch das Immunsystem der Patienten tendenziell immer belastet. Genau dieses Immunsystem ist aber von entscheidender Bedeutung, wenn es darum geht, Krebs vorzubeugen – und erst recht, wenn es darum geht, diese Krankheit zu überwinden.

Die „Heilige Kuh" Chemotherapie – Giftkur ohne Nutzen?

Die Massenmedien scheinen fest im Griff der etablierten Krebsmedizin zu sein – für beide ist die Chemotherapie eine Art heilige Kuh. So gut wie nirgends ist zu lesen oder zu hören, dass die Chemotherapie Gehirn oder Leber „zerschießen" oder (mit)schuld am Tod eines Krebspatienten sein kann.

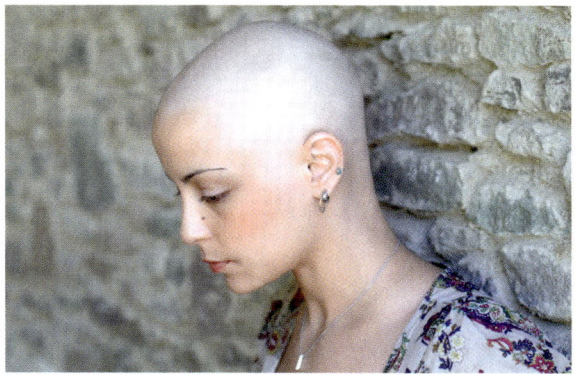

Der für Krebspatienten so typische kahle Kopf vermittelt auch nach außen eindrucksvoll, wie sehr die Patienten leiden. Die körperlichen Auswirkungen der Chemotherapie werden allerdings eher als notwendiges Übel denn als Verursacher für mögliche weitere gesundheitliche Probleme angesehen – die tödlich enden können.

Sobald Prominente wie der US-Schauspieler Patrick Swayze, bei dem im Januar 2008 Bauchspeicheldrüsenkrebs im Endstadium diagnostiziert worden war, Chemotherapie durchmachen, liest man durchaus, dass dies eine große Belastung bedeutet. Doch letztlich wird sie als das einzige Mittel dargestellt, das Patienten zu retten überhaupt in der Lage sei. Und wenn die Patienten schließlich doch sterben, was bei Swayze am 14. September 2009 der Fall war, so huldigen die Medien meist dem Mythos, wonach der Krebs und nicht etwa die Chemotherapie die Menschen dahingerafft hat.

Nehmen wir zum Beispiel den Fall des SS-Mediziners Aribert Heim, dem der *Focus* Anfang 2009 die Schlagzeile widmete: „Berüchtigter Nazi-Arzt ‚Dr. Tod' starb an

Krebs." In dem Artikel heißt es zwar, dass der „Schlächter von Mauthausen" eine Chemotherapie und eine Strahlentherapie durchmachen musste. Doch dass sie den Sterbeprozess in irgendeiner Weise beschleunigt haben könnten, wird mit keinem Wort erwähnt.[196]

Dasselbe Berichterstattungsmuster findet sich bei der Britin JADE GOODY, die auf der Insel in der TV-Reality-Show „Big Brother" zum Star wurde. Die ehemalige Zahnarzthelferin GOODY erfuhr im August 2008 vor laufenden Kameras, dass sie an Gebärmutterhalskrebs erkrankt sei. Im Februar 2009 wurde bekannt, dass der Krebs Metastasen gebildet habe. JADE GOODY hätte nur noch wenige Wochen zu leben, hieß es zu diesem Zeitpunkt. Und tatsächlich starb sie kurz darauf am 22. März. An diesem Tag brachte zum Beispiel die *Bild*-Zeitung auf ihrer Website einen längeren Artikel mit der Schlagzeile: „TV-Star Jade Goody († 27) erliegt dem Krebs."[177] Und auch hier wird die Chemotherapiebehandlung in keinerlei Verbindung gebracht mit der vermehrten Bildung von Metastasen und damit mit ihrem Tod. Dabei besteht Grund zu der Annahme, dass die Chemotherapie GOODYS Krebs erst richtig „angeheizt" hat.

So wurde GOODY Mitte September 2008, also kurz nach der Diagnosestellung, in einer achtstündigen Operation die Gebärmutter entfernt. Die OP „verlief gut", berichtete anschließend die britische *BBC*. Zugleich hieß es, dass sich der Krebs nicht weiter im Körper ausgebreitet hätte. Dennoch entschloss sich GOODY auf Anraten der behandelnden Ärzte, eine neunwöchige Chemotherapie plus Bestrahlungen über sich ergehen zu lassen.[222] Und kurz nachdem diese Prozedur beendet war, hieß es im Februar 2009, GOODYS Körper sei voller Metastasen.[209] Dass Chemotherapie Metastasen setzen bzw. Krebs verursachen kann, ist unbestritten.

> ❗ In seinem Artikel „Giftkur ohne Nutzen"[73] beruft sich *Spiegel*-Autor JÖRG BLECH auf eine umfassende Analyse von DIETER HÖLZEL. Der Epidemiologe arbeitet am Klinikum Großhadern der Universität München und wertet seit Jahrzehnten die Krebsdaten von 70 Krankenhäusern aus. „Was das Überleben bei metastasierten Karzinomen in Darm, Brust, Lunge und Prostata angeht, hat es seit Ende der 1970er Jahre keinen Fortschritt gegeben", so HÖLZEL.

Ist die etablierte Krebstherapie also eine „Giftkur ohne Nutzen", wie der *Spiegel*-Journalist JÖRG BLECH 2004 pointiert fragte? Immerhin kommt der Artikel zu dem bemerkenswerten Ergebnis, dass schwer kranken Patienten mit Darm-, Brust-, Lungen- oder Prostatakrebs zwar immer ausgefeiltere und teurere chemotherapeutische Zellgifte verabreicht werden. „Doch allen angeblichen Fortschritten zum Trotz leben die Kranken keinen Tag länger", so BLECH (siehe Infokasten).

Gerade für Menschen mit Metastasen gilt die Chemotherapie aber als Behandlung der letzten Wahl, wenn sich die verstreuten Tochtergeschwülste mit Strahlentherapie und Skalpellen nicht mehr erreichen lassen. Seit Jahrzehnten werden immer neue Zellgifte eingesetzt, für welche die Pharmakonzerne in der Regel astronomische Preise verlangen. Als Gegenleistung versprechen sie den Patienten ein längeres Leben. So versah der britische Arzneimittelhersteller Bristol-Myers Squibb, um nur ein Beispiel zu nennen, sein Chemopräparat Taxol mit dem Werbeslogan „dem Leben eine Zukunft geben". Doch so wunderbar dies klingt, so ernüchternd ist die Realität, wenn man einen genauen Blick auf sie wirft. So zeigen Bestandsaufnahmen seit Jahrzehnten, dass es sich bei der Chemotherapie wahrlich um keine, wie man meint, „heroische Medizin"[192] handelt.

Die Anwendung von chemischen Mitteln gegen Krebs geht mindestens bis in die Zeit von Paracelsus (1493–1541) zurück.[192] Zu seinen Lebzeiten im 16. Jahrhundert, aber auch noch im 17. Jahrhundert waren Chemie und Physik die Domäne der Mediziner. Er fasste die Alchemie, die eine der vier Grundsäulen der Medizin war, als Wissenschaft der biologischen Vorgänge und der Herstellung von Heilmitteln auf chemischem Wege auf. Paracelsus wird daher gelegentlich auch als „Vater der Chemotherapie" bezeichnet.[205]

Allerdings muss man Paracelsus zugute halten, dass er sich auch sehr kritisch über den sorglosen Umgang mit damaligen Arzneien geäußert hat. So schreibt er in seiner 1589 erschienenen Schrift „Septem Defensiones: Die Selbstverteidigung eines Aussenseiters" zum Thema Gift über die fragwürdige Quecksilber-Zinnober-Behandlung, über Arsen usw. und wie die Ärzte ihre Rezepturen zusammenmischen und damit schaden. Er lässt sich zudem über die Macht des Geldes in der Medizin und den Eigennutz aus – alles sehr spannend zu lesen und hoch aktuell.[236]

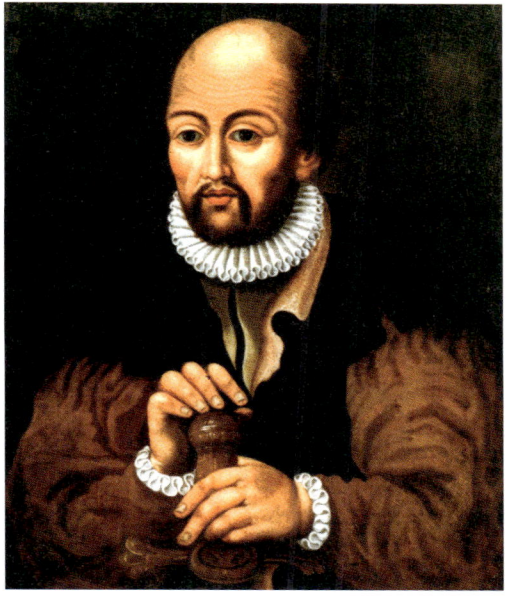

Paracelsus, der als Theophrastus Bombastus von Hohenheim getauft wurde, war ein Schweizer Arzt und gilt als berühmtester Vertreter der Alchemie.

Im frühen 19. und 20. Jahrhundert wurde Patienten Arsen als „Fowlersche Lösung" verabreicht.[115] Ätzende Chemikalien wie Zinkchlorid wurden auf äußerlich sichtbare Tumoren gerieben. Frauen, die unter fortgeschrittenem Brustkrebs litten, wurde das krebserregende Schwermetall Blei injiziert. Benzol wurde gegen Leukämie eingesetzt – dabei weiß man heute, dass Benzol Leukämie verursacht.[254]

Der Begriff „Chemotherapie" bedeutet im Wesentlichen die Benutzung von künstlichen chemischen Verbindungen zur Behandlung von Krankheiten. Er wurde zum ersten Mal 1907 vom Medizinnobelpreisträger Paul Ehrlich (1854–1915) verwendet. 1909 entwickelte Ehrlich sein berühmtes Mittel Salvarsan 606, ein Medikament zur intravenösen Injektion bei der Behandlung der Syphilis. Das Präparat wurde seinerzeit als „neue Wissenschaftlichkeit" im Medikamenteneinsatz begrüßt. Doch es war nicht gerade ermutigend, dass bis 1914 eine Zahl von 109 Todesfällen diesem arsenhaltigen Medikament zuzuschreiben war.[301] Ein amerikanischer Arzt bemerkte damals: „Selbst von den Armen kann man kaum erwarten, dass sie bereit sind, sich den wiederholten Grausamkeiten im Namen der Medizin zu unterziehen."

Davon unbeirrt, richtete EHRLICH seine Aufmerksamkeit auf den Krebs. „Auch war es EHRLICH, der den Begriff ‚Wunderwaffe' geprägt hat", erzählt der Krebsexperte RALPH MOSS.[192] Von Anfang an jedoch erwies sich die Chemotherapie als „zutiefst enttäuschend", wie auch der Historiker JAMES PATTERSON berichtet. Die neuen Medikamente hatten „geringe Wirkung" und waren obendrein hochgiftig. Sie töteten „Versuchsmäuse und -ratten genau so schnell oder noch schneller als die Krebstumoren".[237] Die Chemotherapeuten der 1920er Jahre sollen kein besseres Ansehen genossen haben als die Quacksalber.[192]

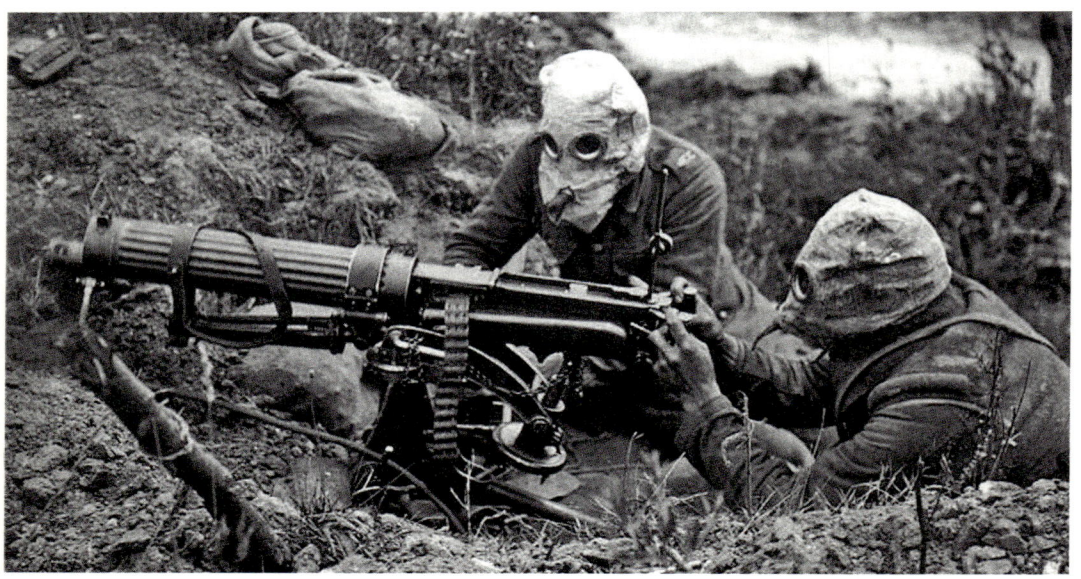

Englische Maschinengewehrmannschaft, ausgerüstet mit frühen Gasmasken, bei der Schlacht am französischen Fluss Somme im Jahr 1916. Mit mehr als einer Million getöteter, verwundeter und vermisster Soldaten handelt es sich um die verlustreichste Schlacht des Ersten Weltkriegs.

Dennoch gingen die Anhänger der Chemotherapie unbeirrt ihren Weg. Das Präparat, das wie kaum ein anderes den der Krebsmedizin innewohnenden Kriegsgedanken widerspiegelt und das den Grundstein legen sollte für den Durchbruch bzw. das „goldene Zeitalter" der Chemotherapie, war Senfgas.[88, 237] Dieser chemische Kampfstoff, auch Lost oder Yperit genannt, erlangte im Ersten Weltkrieg (1914–1918) unrühmliche Bekanntheit. Am 12. Juli

1917 setzten deutsche Truppen erstmalig Senfgas ein, um die Ausgangslage für den erwarteten britischen Angriff bei der stark umkämpften westbelgischen Stadt Ypern zu verbessern (daher auch Yperit). Senfgas wurde wegen der entstellenden Verletzungen, die es verursacht, im letzten Jahr des Ersten Weltkrieges zu einer der gefürchtetsten Waffen, auch wenn dadurch weniger Soldaten getötet wurden als durch Phosgen, das für den Großteil der etwa 90.000 Gastoten [200] des Ersten Weltkriegs verantwortlich zeichnete.

Senfgas ist geruchlos, viele Soldaten atmeten es tief ein. Zwar erhielten einige Truppen – auch Pferde – Gasmasken, die im Zuge der Entwicklung und des Einsatzes von chemischen Kampfstoffen zur Bekämpfung von Bodentruppen von allen kriegführenden Parteien eingeführt worden waren. Besonders Atemwege und Augen sollten dadurch geschützt werden. Doch oft hatten die Masken keinen Filter oder waren lediglich mit einem Baumwollfilter bestückt. Im Kriegsverlauf wurden vermehrt chemikalienabsorbierende Materialien eingesetzt. Die Masken waren oft undicht, sperrig und erzeugten mitunter eine unangenehme Hitze.

Von den Soldaten, die dem Senfgas ausgesetzt waren, starben Teile der Lunge ab. Ihre Kehlen zogen sich zusammen und ihre Lungen verkrampften, Lungenentzündungen waren die Folge. Am Ende erstickten die Betroffenen. Und diejenigen, die den Horror überlebten, waren gezeichnet von Blasen, Narben und anderen verbrennungsartigen Erscheinungen auf der Haut, in den Augen und auf den anderen Körperoberflächen, die mit dem Gas in Kontakt gekommen waren. Die Überlebenden hatten ein erhöhtes Krebsrisiko, da der Stoff das Erbgut schädigt und tatsächlich bei vielen Überlebenden zu Krebs führte. [88, 265]

Nichtsdestotrotz machten sich die Chemotherapiejünger daran, Lymphome – also Lymphknotenvergrößerungen bzw. krebsartige Wucherungen von weißen Blutzellen – mit Senfgas unter Kontrolle zu kriegen. Denn Senfgas wirkt zerstörerisch auf die Fähigkeit des Körpers (speziell des Knochenmarks), weiße Blutkörperchen herzustellen, die zentraler Teil des Immunsystems sind und als eine Art Blutpolizei fungieren. Nach dem Zweiten Weltkrieg setzte die klassische Medizin verstärkt auf diese Vorgehensweise. „Zwischen 1946 und 1950 testeten die Forscher rund 1500 Formen von Senfgas-ähnlichen Chemotherapeutika und anderen ‚Wirkstoffen', so der Historiker JAMES PATTERSON. [237] Das Problem dabei war, dass viele Krebspatienten, deren Immunsystem ohnehin angeschlagen war, nur kurze Zeit nach der Giftzufuhr starben. Und wie die Toxikologen MICHAEL PERRY und JOHN YARBRO 1984 in ihrem Lehrbuch „Die Toxizität der Chemotherapie" festhalten, „hat jedes Medikament, das in den vier Jahrzehnten nach dem zweiten Weltkrieg gegen Krebs entwickelt wurde, Nebenwirkungen verursacht, die an die Auswüchse der Forschung an chemischen Waffen erinnern". [241]

> „Es gibt keinen Beweis dafür, dass Chemotherapie das Leben von Patienten, die unter fortgeschrittenem Krebs leiden, verlängert – von Lungenkrebs mal abgesehen", so das Fazit von ULRICH ABEL, Krebsexperte am Deutschen Krebsforschungszentrum DKFZ. ABEL hatte Tausende von Studien, die in angesehen Fachmagazinen publiziert worden waren, penibel analysiert. Seine Ergebnisse wurden 1992 veröffentlicht. [58]

So schuf Senfgas die Basis für die vielen Krebsmedikamente, die mittlerweile von den Behörden eine Zulassung erhalten haben und intensiv eingesetzt werden. 1950 gab es gerade einmal vier Chemotherapeutika, 2005 bereits 25. Und stets wurde man angetrieben von der Vorstellung, dass die Behandlung von Krebs in einer Art Kriegsmanier durchgeführt werden müsse: mit dem Doktor als Feldmarschall, der Krebszelle als zu vernichtendem Todfeind und dem Patienten als Schlachtfeld.

Doch so massiv die Kriegsrhetorik bemüht wird, so dürftig sind die Siege. Zwar kann in einigen Studien gezeigt werden, dass zum Beispiel die Prognose für Brustkrebspatientinnen heute besser ist als früher. Doch ist dies nicht etwa darauf zurückzuführen, dass die Chemotherapie bzw. Behandlung selber mittlerweile so gut anschlägt. Vielmehr ist es dem Umstand zu verdanken, dass man die Tumoren und Metastasen zunehmend früher entdeckt. Die betroffenen Patienten leben heute absolut betrachtet nicht länger, ihre Krebserkrankung wird lediglich früher erkannt bzw. diagnostiziert.[142]

2004 publizierte das Fachjournal *Clinical Oncology* eine Studie von australischen Forschern, die Krebsdaten aus ihrem Land sowie aus den USA ausgewertet hatten.[189] Deren Ergebnis ist niederschmetternd: Die Chemotherapie trägt so gut wie nichts dazu bei, das Leben der Patienten zu verlängern. Dabei räumen die Autoren auch noch ein, dass ihre Auswertung auf einer ganzen Reihe von Annahmen beruht, die vermuten lassen, dass der Nutzen der Chemotherapie „überschätzt wurde". Auch diese Übersichtsarbeit wurde von den Massenmedien weitgehend ignoriert.

Wie die Behandlung von Krebspatienten trotz gewaltiger Forschungsbudgets und trotz enormer Fortschritte in der Genomforschung auf der Stelle tritt, hat auch der renommierte Medizinprofessor GUY FAGUET genauestens erforscht. Seine Analysen hat er in dem Buch „The War on Cancer: An Anatomy of Failure, a Blueprint for the Future" („Der Krieg gegen den Krebs: Eine Anatomie der Fehlschläge, ein Entwurf für die Zukunft") eindrucksvoll dargelegt.[112] Zwar posaunt das Krebsestablishment im Kanon mit den Medien immer wieder hinaus, der „Durchbruch" bei Krebs stehe bevor. Doch wenn man die nackten Tatsachen betrachtet, erscheinen derartige Heilsprophezeiungen als reine Werbeversprechen, die dazu dienen, den Profit der Pharmaindustrie und der mit ihnen verflochtenen wissenschaftlichen Forschung zu mehren.

Mit Versprechungen ist es ohnehin so eine Sache: „Je mehr das Volk willig ist, um so mehr Versprechungen müssen gemacht werden", so ERWIN CHARGAFF (1905–2002), Mitbegründer der biochemischen Forschung und Gentechnologie und mehrfach ausgezeichneter Professor am Biochemischen Institut der Columbia University in New York. „Eine Schnellmethode zur Langlebigkeit, Freiheit von allen Krankheiten, eine Krebskur – bald vielleicht die Abschaffung des Todes – und was noch? Während keine Sängerin mir jemals versprechen musste, aus mir einen besseren Menschen zu machen, wenn ich nur ihrem Trillern lauschte."[81]

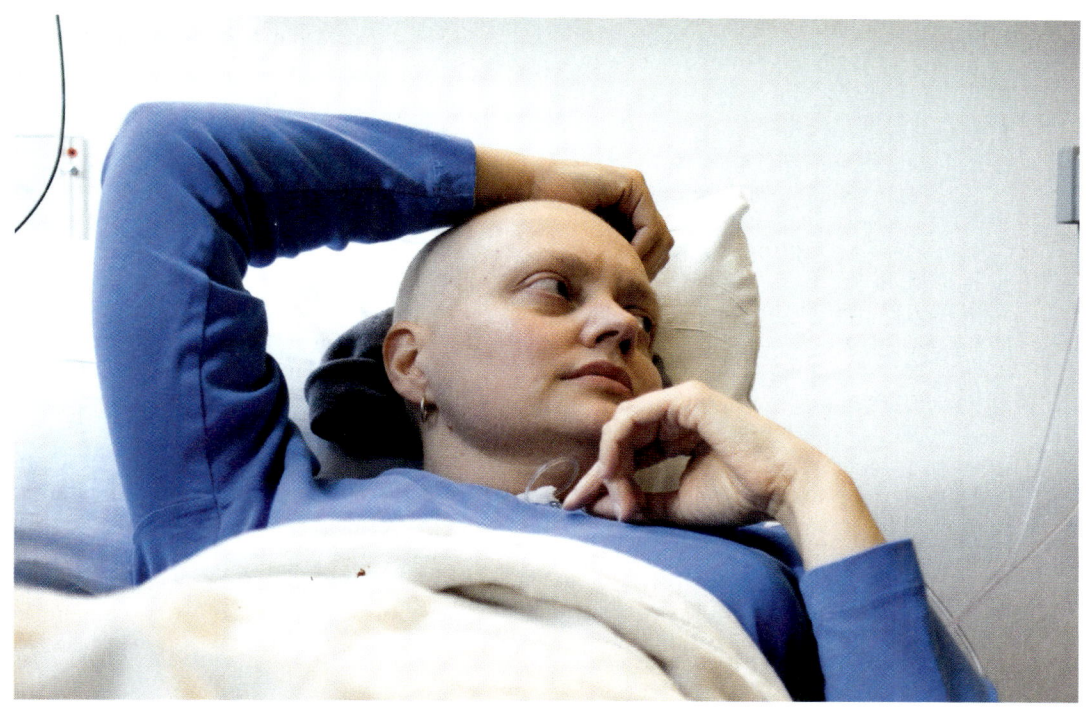

Nicht jeder Patient hat ein solch starkes Immunsystem, dass er eine Chemotherapie verkraften kann.

Einige Patienten wie der Radprofi LANCE ARMSTRONG, deren Immunsystem noch einigermaßen intakt ist, mögen der Chemotherapie standhalten können und von ihr sogar profitieren. Doch die Chemotherapie könnte auch Schäden gesetzt haben, deren Langzeitfolgen noch gar nicht absehbar sind und durch eine biologisch-ganzheitliche Therapie auf jeden Fall hätten vermieden werden können. Außerdem stehen den Armstrongs dieser Welt die unzähligen Patienten gegenüber, die von der Chemotherapie keinen Nutzen haben und oft schwer geschädigt werden oder gar an ihre sterben.

Mit wie viel Vorsicht Chemotherapie zu betrachten ist, zeigt auch der Fall der Engländerin ANNA MCKENNA. Die fünffache Mutter litt unter einer Krebserkrankung des Knochenmarks und starb 2006 im Alter von 56 Jahren an einer Überdosis Chemotherapie. Dies wurde sogar in einem Urteil festgehalten und als Totschlag eingestuft, wie die britische BBC 2009 berichtete. Dennoch wurde der verantwortliche Pharmakologe, der für die Überprüfung der Dosierungen verantwortlich zeichnete, nie identifiziert; die dazugehörigen medizinischen Unterlagen verschwanden. Das Einzige, was die erzürnte Familie letztlich bekam, war eine mündliches „Sorry" der zuständigen Ärztin.[202]

Fehlende Vergleiche mit Placebo- und Lifestyle-Studien behindern den Therapiefortschritt

Patienten, die vor der Situation stehen, Chemotherapeutika verabreicht zu bekommen, sollten sich also gründlich überlegen, ob sie diese Therapie wirklich über sich ergehen lassen wollen. Zu bedenken ist in diesem Zusammenhang auch, dass es die derzeitige Krebsmedizin ablehnt, Krebsmedikamente mit einem wirkungslosen Scheinmedikament wie Kochsalzlösung oder einer Zuckertablette (Placebo, „Nichtstun") zu vergleichen – ein Vorgang der bei Medikamentenstudien durchaus üblich ist und der die Wissenschaftlichkeit solcher Untersuchungen unterstreicht. Gegen Vergleiche von Chemotherapeutika mit „alternativen" Therapien wie Diät und/oder Sport sperrt man sich sogar seit jeher.

„Ein Vergleich von Chemotherapie mit Placebo wäre unethisch", sagt SIBYLLE KOHLSTÄDT vom Deutsche Krebsforschungszentrum (DKFZ), einem der Pfeiler der etablierten Krebsmedizin – und sie steht mit ihrer Meinung nicht alleine da. Man dürfe, so die Begründung, den Patienten, die unter Krebs leiden, keine wirkungslosen Scheinpräparate geben, da man diesen schwerkranken Menschen ansonsten „wirksame Therapien", sprich Chemotherapie und Bestrahlung, vorenthalten würde.

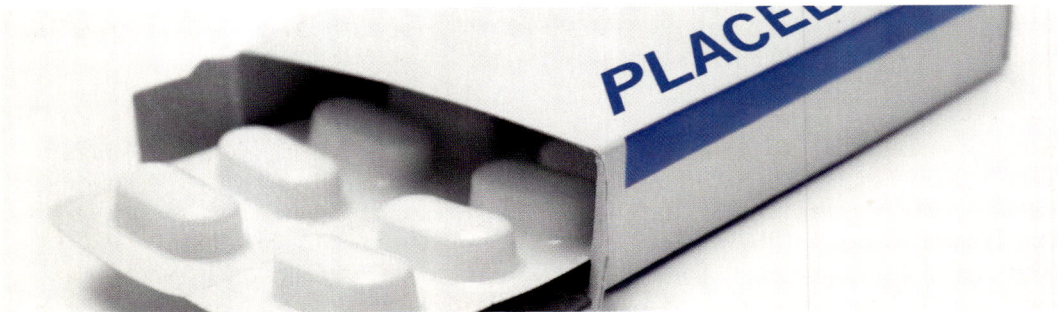

Üblicherweise in Medikamentenstudien gang und gäbe: Die Verabreichung von Placebos an eine Gruppe und von dem zu testenden Mittel an eine andere. Eine Ausnahme bilden Chemotherapeutika, die seit geraumer Zeit nur noch mit anderen Antikrebsmitteln in ihrer „Wirkung" verglichen werden.

Doch steckt da wirklich ein Sinn dahinter? Sind Chemotherapie und Bestrahlung nachweislich „wirksam"? Und was genau ist überhaupt unter einer „wirksamen Therapie" zu verstehen? Vom DKFZ war dazu leider nichts in Erfahrung zu bringen. Dabei ist es ja zweifelsfrei so, dass die Chemotherapie oder sonst eine Krebstherapie ja nur „wirksam" sein kann, wenn sie hilft, das Leben der Betroffenen in zumindest erträglicher Weise zu verlängern (am besten um mehr als nur ein paar Tage oder Wochen). Ob dem tatsächlich so ist, kann logischerweise nur durch einen Vergleich festgestellt werden, der deutlich macht, mithilfe welcher Maßnahme die betroffenen Patienten nachweislich länger leben: durch die Gabe des Chemopräparats oder durch Nichtstun (Verabreichung eines Placebos). Einen solchen Vergleich von

Chemotherapie (plus andere Medikamente und/oder Bestrahlung) mit der Verabreichung eines wirkungslosen Scheinmedikaments nennt man eine placebokontrollierte Studie. Natürlich wäre es auch möglich, Chemotherapie mit einer „Alternativtherapie" (Diätumstellung, Sport, hochdosierte Vitamingaben, Antioxidanzien, Enzympräparate, Psychotherapie etc. – alleine oder in Kombination) zu vergleichen.

Chemotherapie oder sonst eine medikamentöse Krebstherapie wird aber seit Jahren erstaunlicherweise nur noch mit anderen konservativen Therapieprogrammen verglichen – also mit anderen chemotherapeutischen oder sonstigen Krebsmedikamenten wie Avastin oder Herceptin. „Dies hat zur Folge, dass die Ärzte es kaum noch wahrnehmen, ob die Medikamente ein besseres Ergebnis erzielen als eine einfache gute Krankenpflege", wie Krebsexperte RALPH MOSS in seinem Buch „Fragwürdige Chemotherapie" anmerkt. Es habe sich, so MOSS, einfach die Annahme in den Köpfen festgesetzt, dass die Chemotherapie wirkungsvoll sei. „Dies wurde so oft und auf so unterschiedliche Art und Weise wiederholt behauptet, dass es nunmehr als ‚unethisch' angesehen wird, einem Patienten die Chemotherapie vorzuenthalten."[192]

Doch eine solche Annahme erscheint nicht nur deshalb unbegründet, weil die Chemotherapie und die anderen Krebspräparate sehr giftig (toxisch) sind, somit die Patienten schwer schädigen und sogar umbringen können. Auch gab es vor Jahren Studien, in denen Chemotherapie mit „Nichtstun" (Placebos) verglichen wurde – und sich das Placebo als die sinnvollere Alternative oder zumindest als nicht nachteilig herausgestellt hat.

1975 publizierte das Fachmagazin *Lancet* eine Studie, an der 188 Patienten, die unter inoperablem Karzinom der Luftröhre litten, teilnahmen. Einige der Patienten erhielten eine Chemotherapie, während bei anderen nichts unternommen wurde. Ergebnis: Die Patienten, die keiner Therapie unterzogen wurden, lebten nicht nur bedeutend länger als jene, die unter Chemotherapeutika standen. Sie hatten in der ihnen noch verbliebenen Zeit eine merklich höhere Lebensqualität.[163] Nicht anders fiel das Resultat eines solchen Vergleichs aus, über den das Fachmagazin *Cancer* 1981 berichtete. Danach „gab es keinen Beweis" dafür, dass die Patienten, denen die beiden Chemotherapeutika 5-Fluoruracil (5-FU) und Lomustin verabreicht worden waren, länger lebten als diejenigen, die unbehandelt blieben.[119]

Eine Studie mit Darmkrebspatienten, die Mitte der 1980er Jahre im *New England Journal of Medicine* abgedruckt wurde, konnte ebenfalls keine Überlegenheit der Chemotherapie gegenüber „Nichtstun" feststellen. Einige der behandelten Patienten entwickelten sogar eine Leukämie – und alle, die von dem Blutkrebs betroffen waren, hatten eine chemotherapeutische Behandlung mit Fluoruracil (5-FU) und Semustine hinter sich. „Diese Studie stützt nicht den Ansatz, Patienten, die von wiederkehrendem Darmkrebs betroffen sind, mit Chemotherapeutika wie 5-FU oder Semustine zu behandeln", so DOUGLAS HOLYOKE, einer der Autoren.[141] HOLYOKE und seine Kollegen plädierten in diesem Zusammenhang nochmals ausdrücklich für placebokontrollierte Studien, also für Vergleiche von Chemotherapie mit wirkstofffreien Placebos.

In einer Arbeit zu Krebs, die 1992 das *Journal of the American Medical Association* veröffentlichte, sprach man sich ebenfalls für eine Einführung placebokontrollierter Studien aus. Die Forscher hatten über einen Zeitraum von zehn Jahren verfolgt, wie sich Patienten entwickelten, bei denen Prostatakrebs in frühem Stadium diagnostiziert wurde und die man nicht medikamentös behandelte. Mehr als 85 Prozent der insgesamt 223 Patienten waren nach dieser Dekade noch am Leben – und bei rund 50 Prozent hatte sich nicht einmal der Tumor vergrößert. Probanden, bei denen der Tumor zu wachsen begann und die über Symptome klagten, wurden – so die Autoren – generell „erfolgreich" mit Hormonen behandelt (oder sie wurden operiert).

Es ist demnach in keiner Weise nachvollziehbar, dass es „unethisch" sein soll, Krebspatienten in Versuchen Placebos zu verabreichen oder gar eine positive Lebensstiländerung zu verordnen, um herauszufinden, ob es den Betroffenen damit besser oder schlechter geht als denjenigen, die einer Chemo- oder einer anderen klassischen Krebstherapie unterzogen wurden. Zumal auch zwei Studien der US-amerikanischen Medikamentenzulassungsbehörde FDA, veröffentlicht im Jahr 2000 in dem Wissenschaftsmagazin *Annuals of Internal Medicine*, eine generelle Einführung von Placebo-Studien fordern.[104] Für eine solche allgemeine Einführung spricht auch, dass es durchaus sein kann, dass der Test-Wirkstoff (die Chemotherapie oder ein anderes Krebsmittel) gar nicht wirkt. Oder der Wirkstoff ist sogar schädlich, was vor allem bei der toxischen Chemotherapie durchaus sein kann bzw. häufig vorkommt. Viele Menschen sterben letztlich an den Präparaten und gar nicht primär an der Krebskrankheit.

> ⚠ Vergleiche von Chemotherapie mit Placebos oder positiven bzw. immunstimulierenden Lebensstiländerungen wären im Übrigen auch deshalb sinnvoll, weil die Art der Messung zur Medikamentenwirksamkeit – insbesondere der Chemotherapie – nicht zielführend ist. So definiert die US-Behörde FDA, die weltweit tonangebend ist, eine Behandlung als „wirksam" oder als „Erfolg", wenn mit ihr die Tumorgröße für 28 Tage oder länger um mindestens 50 Prozent reduziert werden kann.[192] Dann, so sagt man, habe der Tumor auf das Präparat „angesprochen". Doch es gibt keinen Beleg dafür, dass eine Reduzierung der Tumorgröße (also ein „Ansprechen" des Tumors) automatisch bedeutet, dass das Leben der Patienten verlängert und ihre Lebensqualität verbessert wird. Häufig ist dem nicht so. Der Glaube, dass ein solches „Ansprechen" mit einer erhöhten Überlebenswahrscheinlichkeit in Zusammenhang steht, ist also oft genug ein Irrglaube – und weil dieser Irrglaube immer noch in zu vielen Köpfen herumspukt, „festigt er eine der Hauptillusionen der Krebsmedizin", so Ralph Moss.[192]

Hinzu kommt, dass zum Beispiel der finnische Immunologe Thomas Tallberg in den frühen 1970er Jahren damit begann, Studien durchzuführen, in denen er untersuchte, welche Krebspatienten länger lebten: diejenigen, die sich einer konventionellen Krebstherapie unterziehen, oder diejenigen, die eine das Immunsystem stimulierende Behandlung (Bioimmuntherapie) absolvieren und im Zuge dessen zum Beispiel als zellregulierende Komponenten die L-Aminosäuren Alanin, Arginin, Asparagin, Lysin und evtl. Serin oder auch essenzielle Spurenelemente wie Chrom, Molybdän, Selen, Zinn, Vanadium und Mangan erhalten. Dabei stellte sich heraus, dass die Bioimmuntherapien den konventionellen Therapien (Chemo) deutlich überlegen waren.

Einen solchen Vergleich führte TALLBERG etwa bei Patienten durch, die unter metastasierendem Nierenzellkarzinom (Hypernephrom) oder schwarzem Hautkrebs (malignes Melanom) litten. Die solcherart Betroffenen sprechen auf Chemotherapie und Bestrahlung oft nicht mehr an und haben nur sehr geringe Überlebenschance. Nach zehn Jahren Therapie war das Ergebnis für die 71 Patienten, die einer Bioimmuntherapie unterzogen wurden, erheblich besser als für die 56 Krebskranken der Kontrollgruppe, welche die bestmögliche konventionelle Behandlung bekamen. So betrug im zehnten Jahr die durchschnittliche Überlebensrate der Bioimmuntherapierten knapp 50 Monate, während die Überlebensrate in der Kontrollgruppe im Schnitt bei nur etwas mehr als 18 Monaten lag. Einige der Bioimmuntherapie-Patienten überlebten sogar länger als 300 Monate (25 Jahre).[283, 284, 289] Derartige Vergleiche führte TALLBERG auch für andere Krebsarten durch – etwa bei Patienten, die von Augenkrebs (uveales Melanom) betroffen waren. Und die Ergebnisse waren für die Bioimmuntherapie genau so überzeugend.[288]

Wie die Forschung mit dem Peer-Review-System Kritik unterdrückt

Dass sich solche und andere Illusionen über Jahrzehnte halten und das Geschehen in der Krebsmedizin diktieren können, hat besonders damit zu tun, dass das Forschungssystem so konzipiert ist, dass Kritik bzw. wirklich Neues unterdrückt wird, sobald es im Widerspruch zu etablierten Theorien steht.[146]

Tatsächlich hat es die offizielle Forschung geschafft, ihr Wissenschaftsgebäude weitgehend abzuriegeln. „In der Gemeinde der Wissenschaft ist man vom Glauben beseelt, man hätte ein Recht auf üppige staatliche Forschungsförderung – und zugleich darauf, von öffentlicher Kontrolle befreit zu sein", so Wissenschaftshistoriker HORACE JUDSON in seinem Buch „Der große Verrat: Betrug in der Wissenschaft".[146]

Das Ganze fängt damit an, dass letztlich niemand in der Lage ist, Forschern bei ihrer Arbeit direkt über die Schultern zu schauen und zu prüfen, ob sie ihre Daten korrekt aufzeichnen. Wir alle müssen einfach darauf vertrauen, dass die Wissenschaftler wahrheitsgetreu vorgehen.[105] Doch können wir das? In einer 2005 in der Fachzeitschrift *Nature* veröffentlichte Umfrage unter Wissenschaftlern räumte ein Drittel ein, sie würden Daten, die ihnen nicht ins Konzept passten, einfach beiseite schieben.[181]

> ⚠ Anstatt Qualitätschecks konsequent durchzuführen, ist die Forschergemeinde vielmehr damit beschäftigt, dem Neuen und damit dem, was hohe Profite verheißt, nachzujagen – vor allem Medikamenten oder auch Impfstoffen –, als auf tatsächliche Qualität zu achten.

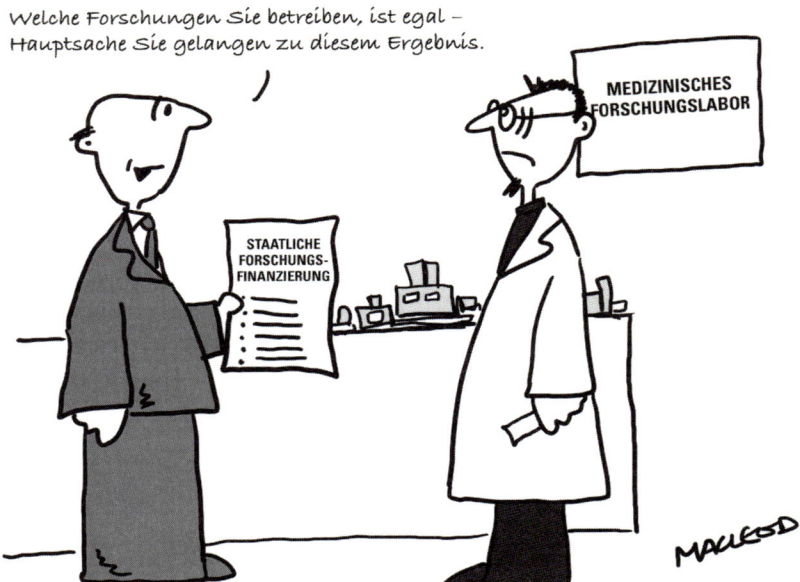

> „Die oft phantastisch kühnen Antizipationen der Wissenschaft werden klar und nüchtern kontrolliert durch methodische Nachprüfungen. Einmal aufgestellt, wird keine Antizipation dogmatisch festgehalten; die Forschung sucht nicht, sie zu verteidigen, sie will nicht Recht behalten."[243] So beschrieb der Philosoph SIR KARL RAIMUND POPPER (1902–1994) das Idealbild der Forschung, von dem wir aber heute weit entfernt sind.

Zugleich ist ein wichtiges Element von Wissenschaft verloren gegangen. So macht sich praktisch kaum noch jemand die Mühe, die von den Forscherkollegen präsentierten Daten und Ergebnisse auf ihren Wahrheitsgehalt zu überprüfen. Solche Qualitätschecks werden mit Zeit- und Geldverschwendung gleichgesetzt und daher auch nicht finanziert. Zudem sind gerade in der heutigen Zeit viele Experimente oft so kompliziert aufgebaut, dass sie gar nicht ohne immensen Aufwand nachgebaut und damit exakt überprüft werden können.[146] Doch wie soll Qualität entstehen, wenn sie keiner Überprüfung unterzogen werden kann? In der Tat öffnet die Situation den Forschern Tor und Tür, die es darauf anlegen zu betrügen, ohne mit Konsequenzen rechnen zu müssen.

Zwar könnte man meinen, dass das sogenannte Peer-Review-System den Betrug weitgehend ausmerzt und Kritik konsequent ermöglicht und so dafür sorgt, dass die besten Therapien den Markt erreichen. Dieses Peer-Review-System wird gemeinhin als eine Art heilige Säule des Wissenschaftstempels betrachtet, das die Einhaltung von Qualitätsstandards verspricht.[182] Alle bekannten Magazine wie *Nature*, *Science*, *New England Journal of Medicine*, *British Medical Journal*, *Lancet* usw. sind „peer reviewed", und mittlerweile soll es rund 50.000 solcher „peer reviewed" Fachmagazine geben.[146] Doch so, wie das Peer Reviewing seit Jahrzehnten praktiziert wird, steckt der Wurm drin. Auch dieses System ist kein Garant für Qualität und Betrugsfreiheit.[105, 146]

In dem Peer-Review-System begutachten („review") Experten („Peers"), die anonym bleiben, die von ihrer Wissenschaftskonkurrenz eingereichten Anträge auf Forschungsprojekte sowie deren Fachartikel. Anschließend entscheiden die Peers darüber, ob die Anträge gewährt bzw. die Artikel in einem Fachmagazin abgedruckt werden oder nicht. Dadurch ergibt sich ein fundamentales Problem, denn Peer Reviewing in dieser Ausgestaltung heißt nichts anderes, als würden zum Beispiel Daimler und Toyota in einem anonym ablaufenden Verfahren darüber entscheiden können, ob ihr Konkurrent BMW ein neues Automodell entwickeln und auf den Markt bringen darf oder nicht. Es bedarf keiner allzu großen Fantasie, um zu erkennen, dass ein solches Prozedere für den Münchener Autobauer BMW irgendwann das Aus bedeuten würde. Denn die konkurrierenden Unternehmen würden alles daran setzen, Innovationen bei BMW zu verhindern, um ihre eigenen Karossen noch besser zu verkaufen.

RICHARD SMITH, von 1991 bis 2004 Chef des bekannten *British Medical Journal*: „Peer Reviewing ist leicht zu missbrauchen, ineffektiv beim Aufdecken grober Mängel und fast nutzlos beim Aufdecken von Betrug."[274] Auch BRUCE CHARLTON, Chefredakteur des Fachmagazins *Medical Hypotheses*, meint, dass „der Peer-Review-Prozess nicht in der Lage ist, Interessenkonflikte in der Medizinwissenschaft adäquat herauszufiltern". CHARLTON hat daher schon 2004 vorgeschlagen, sogenannte „Conflict of Interest (CoI) Consultancy-Services" einzurichten. Die Experten dieser unabhängigen „CoI-Consultancies" – gestellt von einer Vielzahl von Organisationen – würden die Interessenkonflikte sowie weitere Verzerrungen bewerten, noch bevor die Ergebnisse der publizierten Arbeiten zur Anwendung gelangen.[82] Doch von der Umsetzung solcher Vorschläge ist man noch meilenweit entfernt.

> Das Peer-Review-System in seiner jetzigen Fassung könnte kaum innovationsfeindlicher sein. Kritik wird dadurch konsequent draußen gehalten, während Interessenkonflikte und Betrugsmomente heraufbeschworen werden. Welcher Peer-Reviewer würde schon innovative Ansätze von Forscherkollegen unterstützen, die seine eigenen Arbeiten – von denen seine Karriere oder sein Ruhm abhängen – widerlegen könnten?

Stattdessen kommt es zu solch bizarren Situationen, dass etwa der Pharmakonzern Merck den Fachverlag Elsevier – einen der größten Verlage für Medizinfachzeitschriften – dafür bezahlte, ein gefälschtes „peer reviewed" Journal auf den Markt zu bringen. Diesem Magazin gab man den Namen *The Australasian Journal of Bone and Joint Medicine*, ohne zu erwähnen, dass Merck als Finanzier dahinter steckte. Damit konnte der Pharmariese in einem seriös anmutenden Magazin praktisch nach Belieben Daten veröffentlichen, welche die Medikamente in einem guten Licht erscheinen ließen. Dabei gelang es Merck auch problemlos, Wissenschaftler aufzutreiben, die bereit waren, für dieses Schummelblatt in der „ehrenamtlichen Redaktionsleitung" („Honorary Editorial Board") tätig zu werden. Einer davon war PETER BROOKS, wie das Magazin *The Scientist* Ende April 2009 berichtete (nachdem die Zeitung *The Australian*[201] den Skandal aufgedeckt hatte). Der australische Rheumatologe Brooks konnte sich nach eigenen Aussagen zwar nicht mehr daran erinnern, wer ihn darum gebeten hatte, bei dem Fachmagazin-Imitat mitzumachen. Doch wie BROOKS meinte, hätte er von Mitte der 1990er Jahre bis 2004 für Merck und auch andere Pharmagiganten wie Pfizer und Amgen als Berater gearbeitet. „Wenn man sich beruflich auf einem so hohen Level bewegt, lässt man sich auf einen Haufen Dinge ein", so BROOKS. Dabei hätte er, wie *The Scientist* weiter berichtet, schon vor rund zehn Jahren seinen Namen für sogenannte Advertorials* hergegeben – also redaktionelle Beiträge, die den Anschein von Unabhängigkeit erwecken, in Wahrheit aber von Pharmafirmen gekauft sind.[128]

Betrug und Fehlverhalten in der Krebswissenschaft

Kritische Ansätze haben so gesehen in der Krebsmedizin keine reelle Chance, erforscht und in den bedeutenden Fachmagazinen diskutiert zu werden, Manipulation wird erleichtert. Welche Dimension die Täuschungsaktivitäten haben, schildert der Wissenschaftshistoriker HORACE JUDSON eindrucksvoll in seinem Werk „Der große Verrat: Betrug in der Wissenschaft".[146] Darin tauchen allerlei illustre Namen auf – von LOUIS PASTEUR über SIGMUND FREUD bis hin zu DAVID BALTIMORE, einem der bekanntesten Medizin-Nobelpreisträger des 20. Jahrhunderts. All diese Betrugsfälle wurden nicht etwa durch das Peer-Review-System aufgedeckt, sondern durch puren Zufall.[182]

> ▼ Wir haben es im Wissenschaftsbetrieb nicht nur mit Einzeltätern zu tun, wie gerne behauptet wird. Vielmehr ist der Betrug offenkundig systemimmanent. „Interessenkonflikte im gewaltigen medizinisch-industriellen Komplex, bestehend aus Ärzten, Krankenhäusern und Forschungseinrichtungen sowie Pharma- und Biotechkonzernen, sind nicht die Ausnahme – sie sind die Regel", konstatiert PAUL KRUGMAN, der 2008 den Wirtschaftsnobelpreis erhielt.[159]

„Global gesehen gibt es Korruption auf allen Ebenen des Gesundheitswesens vom Gesundheitsministerium bis zum Patienten – und der kriminellen Fantasie sind kaum Grenzen gesetzt", hält die Korruptionsschutz-Organisation Transparency International in ihrem Jahresbericht „Global Corruption Report 2006" mit dem Schwerpunkt Gesundheitswesen fest.[206]

Die Kontrollen im Medizinbetrieb müssten also erheblich verstärkt und die allseits vorhandenen Interessenkonflikte drastisch abgebaut werden. Denn Untersuchungen, die keine unabhängige Basis haben, führen erwiesenermaßen zu geschönten Ergebnissen – was keinem Patienten hilft. Doch Bestrebungen dieser Art sind nirgends zu erkennen. Und die Krebsmedizin scheint da keine Ausnahme zu bilden. „Die spektakulären Betrugsfälle bei der Bewertung der Hochdosis-Chemotherapie bei Brustkrebs, die um die Jahrtausendwende aufgedeckt wurden, sind möglicherweise nur die Spitze des Eisberges", so die betrübliche Einschätzung von ULRICH ABEL, Krebsexperte am Deutschen Krebsforschungszentrum DKFZ.[59, 303, 304]

---

* Ein Kunstwort, das aus den Begriffen advertisement = Anzeigenwerbung und editorial = Redaktion zusammengesetzt ist.

Dem Glauben an die orthodoxen Krebsbehandlungen wie Chemotherapie fehlt damit jegliche Grundlage, beruht er doch auf der Integrität einer Forschung, die offenbar nicht gegeben ist. Dass auch in der Krebswissenschaft heftig betrogen wird, zeigen große Skandale wie der des norwegischen Krebsmediziners JON SUDBØ, dem es gelang, Ende 2005 eine Studie im angesehenen Magazin *Lancet* unterzubringen. Dabei hatte sich SUDBØ seine Daten, wie sich kurz darauf herausstellte, komplett ausgedacht und am Computer zusammengebastelt.[197, 279]

Einige Jahre zuvor hatte eine Arbeitsgruppe („Task Force") der Universität Würzburg den bis dahin größten Fälschungsskandal in der Geschichte der deutschen Wissenschaft aufgedeckt. Im Zentrum stand FRIEDHELM HERRMANN, ein renommierter deutscher Krebsforscher. In ihrem Abschlussbericht stellte die Task Force 2000 fest, dass HERRMANN zusammen mit seinen Mitarbeitern ROLAND MERTELSMANN, ALBRECHT LINDEMANN, MARION BRACH und WOLFGANG OSTER zwischen 1994 und 1996 systematisch Labordaten gefälscht und so insgesamt 94 manipulierte Arbeiten auf dem Gebiet der Hämatologie und der Onkologie veröffentlicht hatten. Dabei sollen HERRMANN und seine ehemalige Lebensgefährtin und Laborleiterin BRACH, die für ihre Experimente sowohl von der Deutschen Krebshilfe als auch von der Deutschen Forschungsgemeinschaft reichlich Forschungsgelder erhalten hatten, auch Ideen und Ergebnisse anderer Forscher in großem Umfang gestohlen haben.

Obwohl die Fälschung von wissenschaftlichen Daten an sich nicht strafbar ist (was merkwürdig anmutet, bedenkt man die Folgen), standen beide Krebsforscher vor Gericht: Im Jahr 2000 erhob die Staatsanwaltschaft sowohl gegen MARION BRACH als auch gegenüber FRIEDHELM HERRMANN Anklage wegen Anstellungsbetrug. Beide sollen bei ihrer Bewerbung an der Universität Ulm gefälschte Arbeiten vorgelegt und so die Berufungskommission getäuscht haben.[212]

Dass das ganze System anfällig für Betrug ist, liegt vor allem in der Aussicht auf hohe Profite. „Das Motiv des Betrugs hat eindeutig einen finanziellen Aspekt", so RALPH MOSS. „Führende Personen in der Krebsmedizin sind oft selbst Aufsichtsratsmitglieder, Leiter, Investoren oder Nutznießer der Behandlungsmethoden, die sie objektiv untersuchen sollen. In manchen Fällen haben ganze Institute ihre intellektuelle Arbeit gegen gewaltige Geldsummen an Pharmakonzerne verkauft; noch vor einigen Jahrzehnten war das undenkbar."[192]

So ist es üblich, dass die Forscher für jeden Patienten, den sie zur Teilnahme an einer Studie bewegen, von den Pharmafirmen eine Bezahlung erhalten.[248] Dies mag mindestens zum Teil erklären, warum etwa der kanadische Mediziner ROGER POISSON die Daten von mindestens 99 der insgesamt etwa 1500 Frauen, die an einer Brustkrebsstudie teilnehmen sollten, gefälscht hatte.[302] Diese Studie wurde 1985 im *New England Journal of Medicine* publiziert.[114] Und obwohl POISSONS Datenfälschung den Überwachern dieser Studie bereits 1990 zu Ohren gekommen war, wurde über die Angelegenheit Stillschweigen bewahrt. Erst als die *Chicago Tribune* den Skandal im März 1994 an die Öffentlichkeit brachte, kam Bewegung in die Sache.[223] Und schließlich hieß es, dass POISSON nicht nur in dieser Studie, sondern in insgesamt 14 verschiedenen klinischen Arbeiten Daten gefälscht hat.[126]

Beispiele für die Manipulation klinischer Studien durch Pharmafirmen, um gewünschte Ergebnisse zu erzielen, sind:[273]

- **Die Medikamentenstudie** wird gegen ein Präparat (eine Behandlungsmethode) getestet, von dem man weiß, dass es bezüglich der Wirksamkeit unterlegen ist.
- **Das Medikament** wird gegen ein Konkurrenzpräparat getestet, das in niedrigerer Dosis verabreicht wird.
- **Das Medikament** wird gegen ein Konkurrenzpräparat getestet, das in höherer Dosis verabreicht wird (mit dem Ziel, das eigene Medikament weniger toxisch aussehen zu lassen).
- **Die Fragestellung** wird von Beginn an so ausgerichtet, dass positive Ergebnisse praktisch vorprogrammiert sind.
- **Es werden verschiedene klinische Endpunkte** getestet (etwas: Überlebenszeit, Blutdrucksenkung, Schmerzlinderung), bekannt gemacht werden und publiziert werden aber nur die positiven Ergebnisse.

Die Formen der Betrügereien sind vielfältig und reichen von der massiven Datenfälschung bis hin zu einer Reihe von subtileren Varianten. Um die Ergebnisse zu schönen oder in die erwünschte Richtung zu drücken, gibt es zahlreiche „Tricks" (siehe oben). So kann man Patienten, die eine Hochdosis-Chemotherapie nicht vertragen und daher ausscheiden, noch bevor die Studie abgeschlossen ist, bei der Schlussanalyse einfach weglassen. Dadurch können die Leistungen eines Präparats deutlich besser oder wirkungsvoller aussehen, als sie in Wahrheit sind.[192]

Oft werden auch verschiedene Studien miteinander verglichen, ohne dass ein solcher Vergleich zulässig wäre. Wenn sich zum Beispiel herausstellt, dass Patienten, die in einer Studie hochdosiert mit Chemotherapie behandelt wurden, länger leben als Patienten, die in einer anderen Untersuchung niedrige chemotherapeutische Dosierungen erhalten haben, so könnte man auf den ersten Blick annehmen, dass die Hochdosis-Chemotherapie die bessere Lösung sei. Und tatsächlich kam schon vor längerer Zeit in Bezug auf die Chemotherapie der Glaubenssatz auf: „More is better" („mehr ist besser").[143] Doch die Patienten, die sich für eine Hochdosis-Studie anmelden wollen, müssen in der Regel einen besseren Gesundheitszustand vorweisen, um der strapaziöseren Behandlung standhalten zu können. Das bedeutet aber, dass die Patientengruppen aus den beiden Studien nicht mehr vergleichbar sind, da sie stark unterschiedliche Gesundheitszustände haben.[192] Solide Studien haben zudem gezeigt, dass die Hochdosis-Chemotherapie im Vergleich zur maßvolleren chemotherapeutischen Behandlung keinen lebensverlängernden Effekt hat.[59]

Wie die Pharmakonzerne Forschung und Absatz diktieren

Im Pharmabusiness ist reichlich „Musik" drin – am meisten wird bei Krebsmedikamenten „gerockt". „Die Onkologie hat sich zu einer Mulitmilliarden-Dollar-Industrie aufgeschwungen", beschreibt BRUCE CHABNER vom Krebszentrum der Harvard University im Fachmagazin *Nature Reviews Cancer* die Situation.[79] Schätzungen zufolge beliefen sich die weltweiten Kosten für Krebsmedikamente im Jahr 2007 auf 31 Mrd. $ (wobei etwas mehr als die Hälfte davon allein in den USA, wo nur knapp 5 Prozent der Weltbevölkerung leben, ausgegeben wurden). 2027 könnte der globale Markt für Krebspräparate auf gigantische 300 Mrd. $ und damit auf das Zehnfache des 2007er Niveaus anwachsen, so eine Prognose der Weltgesundheitsorganisation WHO.[270]

Wesentliche Triebfedern dieses Wachstums sind:
- Die zunehmende Bereitschaft von Onkologen, auch ältere Menschen zu behandeln.
- Die regelrechte „Explosion" an neuen Präparaten.[270]
- Die extreme Verteuerung der medikamentösen Therapien.

So war bis 1996 das Chemopräparat Fluoruracil (5-FU) das Mittel der Wahl, um Patienten mit fortgeschrittenem Darmkrebs zu behandeln. Kostenpunkt für eine achtwöchige Therapie mit 5-FU (in den USA): weniger als 100 $. In den darauf folgenden acht Jahren – also bis 2004 – hat die US-Behörde FDA fünf weitere Präparate zur Behandlung von Darmkrebs zugelassen. „Diese neuen Präparate haben aber 5-FU nicht unbedingt ersetzt, sondern wurden eher zusätzlich gegeben", so CHABNER. „Dadurch verteuerte sich eine achtwöchige Therapie locker auf 30.000 $."[79] „Jeder Darmkrebspatient, der jede einzelne der High-Tech-Medikamente nimmt, muss im Schnitt 250.000 $ zahlen und hat mit schweren Nebenwirkungen zu kämpfen", wie die *New York Times* 2005 schreibt.[120]

Kein Wunder also, dass immer mehr Unternehmen bestrebt sind, immer mehr Medikamente auf den Markt zu bringen und diese als die großen Heilsbringer zu verkaufen. Zumal viele Patente für die Wirkstoffe hochpreisiger Chemotherapeutika auslaufen. „Ohne neue teure innovative Medikamente werden die normalen Treiber, die das Business der Pharmaindustrie am Laufen halten, schlicht verschwinden", so KAROL SIKORA, Krebsmediziner am Imperial College School of Medicine in London.[270] Da die Erfolge, die mit Krebsmedikamenten erzielt werden, im Großen und

Ganzen aber – gelinde formuliert – bescheiden ausfallen, kann es letztlich nur einen Weg geben, den äußerst lukrativen Absatz der Krebstherapien zu sichern: Man muss die Märkte kontrollieren.

Dies wird nicht zuletzt durch massive Werbekampagnen erreicht. So investieren die Pharmakonzerne etwa ein Drittel und damit den größten Teil ihrer Gesamtausgaben ins Marketing, während nur 14 Prozent in die Forschung und Entwicklung von Medikamenten fließen. Es wird also mehr als doppelt so viel Geld dafür ausgegeben, ein Medikament den Patienten und Ärzten anzudienen, als es zu entwickeln.[63] „Die Pharmakonzerne sind primär eine Marketingmaschine", so MARCIA ANGELL, Harvard-Medizinerin und ehemalige Chefin des bekannten Fachblatts *New England Journal of Medicine (NEJM)* in ihrem Buch „Die Wahrheit über die Pharmafirmen: Wie sie uns betrügen und was dagegen zu tun ist".[63]

Zu Recht fragt ANGELL: „Wenn verschreibungspflichtige Medikamente wirklich so toll wären wie behauptet, wieso müssen sie dann so heftig vermarktet werden? […] Wirklich wirksame Medikamente müssten ja gar nicht sonderlich gepusht werden."[63] Gedanken, die so einfach wie einleuchtend sind. Und dennoch sind sie offenbar nicht Teil des Bewusstseins eines modernen wissenschaftsgläubigen Menschen, der sich – nicht zuletzt beeinflusst durch die allseits präsente Reklame der Pharmaindustrie – immer noch die große Rettung von der Wunderpille gegen Krebs (und viele andere chronische Krankheiten wie Diabetes, Multiple Sklerose, Allergien usw.) erhofft.

„Das Geld und die Werbung der Pharmaindustrie beeinflusst nicht nur die Art, wie wir Krankheit wahrnehmen, sowie die Nachfrage nach Medikamenten und die medizinische Praxis, auch sind die staatlichen Gesundheitsstellen in die totale Abhängigkeit der Big-Pharma-Mittel geraten", so VERA SHARAV, von der New Yorker Patientenschutzorganisation Alliance for Human Research Protection AHRP. „Wie einschlägige Untersuchen belegen, sind hier fundamentale Interessenkonflikte entstanden, die leider noch nie öffentlich angemessen diskutiert worden sind. Gesundheitspolitiker sind nicht nur durch die Pharmariesen beeinflusst, sondern sie sind so geformt, dass sie die Profite der Konzerne maximieren helfen."

Ein entscheidendes Ereignis war in diesem Kontext, dass 1992 der Kongress in den USA für den weltweit tonangebenden Pharmamarkt die „Prescription Drug User Fee Act", kurz PDUFA, durchgewunken hat. Damit wurde ein extrem schneller Prozess der Medikamentenzulassung (der „fast track drug approval process") etabliert, durch den es möglich wurde, immer schneller immer mehr Medikamente auf den Markt zu bringen. RICHARD PAZDUR, der „Krebszar" bei der FDA,[125] brachte es vor wenigen Jahren auf den Punkt: „Nicht die Genehmigung von Medikamenten steht im Vordergrund, sondern die Entwicklung neuer Präparate."[75]

Allein die US-amerikanische Medikamentenzulassungsbehörde FDA hat in den zehn Jahren nach Verabschiedung dieses PDUFA von der Pharmaindustrie mehr als 800 Mrd. $ zugeschanzt bekommen (Stand: 2006). „Und nicht nur die FDA, auch andere Regierungsstellen befinden sich inzwischen in finanzieller Abhängigkeit von den Arzneimittelkonzernen", so VERA SHARAV.[267] So ist es in den USA mittlerweile außerordentlich schwierig geworden, einen leitenden Medizinforscher zu finden, der in keiner finanziellen Abhängigkeit zur Pharmaindustrie steht. „Der medizinische Berufsstand ist von der Pharmaindustrie gekauft – in Bezug auf Praxis, Lehre und Forschung", beklagt ARNOLD RELMAN, Harvard-Professor und ehemaliger Chefredakteur des *New England Journal of Medicine*.[194]

Das Ganze hat derartige Ausmaße angenommen, dass auch das britische Parlament vor einigen Jahren eine umfassende Untersuchung einleitete. Sie stellte fest, dass die korrumpierenden Praktiken der Pharmaindustrie und ihr massiver Einfluss auf Parlamente, Behörden, Mediziner, Medien und Universitäten und damit die Forschung extrem und sehr besorgniserregend sind.[207] Die Situation in Deutschland ist da keine Ausnahme. „Pharmaunternehmen können in Deutschland nach Einschätzung verschiedener Experten fast ungestört ihre Profitinteressen verfolgen", so die ZDF-Journalisten CHRISTIAN ESSER und ASTRID RANDERATH in ihrer Dokumentation „Das Pharmakartell", die Ende 2008 im Rahmen der Sendung *Frontal 21* ausgestrahlt wurde. „Das geht zu Lasten der Patienten, wenn dabei Nebenwirkungen verschwiegen, Selbsthilfegruppen instrumentalisiert oder Politiker, Ärzte und Heilberufe mit Gefälligkeiten umworben werden."

Doch selbst Schulungen der Ärzte in Bezug auf neue Medikamente finden unter Federführung der Pharmakonzerne statt.[221] Dabei werden den Medizinern immer neue Präparate vorgestellt, die aber in Wahrheit meist keine Verbesserung gegenüber bisher existierenden Präparaten darstellen, sondern vor allem teurer sind. Man spricht hier von „Me-too"-Produkten, auf Deutsch „Ich-auch-Produkte". Auch Krebsmedikamente wie Avastin stehen in diesem Zusammenhang in der Kritik.[216] Unzählige Milliarden Dollar sind so bereits in eine völlig einseitige und auf die Wundermittel-Produktion ausgerichtete Krebsforschung geflossen, die vor allem den Pharmafirmen, Forschern und so manchem Arzt gigantische Gewinne beschert.

> ▼ Mittlerweile soll praktisch jedes neue Medikament bis zu seiner Markteinführung im Auftrag oder unter Federführung derjenigen getestet worden sein, die es verkaufen wollen. Die Pharmakonzerne bezahlen die klinischen Studien selbst. Das heißt, dass erst nach Markteinführung der „objektive" Test stattfindet: der Test an den lebenden Patienten, welche die Medikamente von ihrem Arzt verschrieben oder verordnet bekommen.

Krebsstammzellen-Gläubigkeit und die Folgen

Vor diesem Hintergrund verwundert es nicht, dass die Branche unermüdlich Optimismus verbreitet. Neueste Hoffnungen ruhen unter anderem auf dem Konzept der sogenannten Krebsstammzellen, auf Englisch Cancer Stem Cells (kurz CSCs). Dabei soll es sich um eine kleine Gruppe von Krebszellen handeln, die im Tumorgewebe schlummern und den Krebs irgendwann aufflammen lassen.[305] Gängige Antitumor-Substanzen, so die Hypothese, könnten diesen Krebsstammzellen nichts anhaben, da sie nur auf die große Masse der Tumorzellen abzielen. Die CSCs sollen folglich medikamentöse Attacken überleben können, weshalb sie auch für die so gefürchteten Rückfälle verantwortlich gemacht werden. Gemäß ROBERT WEINBERG, Krebsforscher am Whitehead Institute for Biomedical Research, wäre der Krebs besiegt, wenn es gelänge, die Krebsstammzellen zu eliminieren – die „Magic Bullet" wäre endlich gefunden. Die Euphorie hierüber ist bisweilen so groß, dass auch hier alle Kritik unterzugehen droht.

„Das Konzept haut einen um", frohlockt WEINBERG. „Die Leute müssen Ihre Gedanken neu ausrichten, und zwar auf diese Krebsstammzellen."[184] Pharmafirmen haben ihr Augenmerk bereits auf die CSCs gelenkt. Laut der Fachzeitschrift *Nature Biotechnology* ist die Zahl der Unternehmungen, die sich diesem Forschungsfeld widmen, allein zwischen April 2007 und April 2008 von 17 auf 40 gestiegen. Der Pharmagigant GlaxoSmithKline investierte gar 1,4 Mrd. $, um Wirkstoffe (Antikörper) zu entwickeln, mit denen Proteine auf der Oberfläche von Krebszellen unschädlich gemacht werden sollen – und zwar diejenigen, von denen man annimmt, dass sie nur auf den Krebsstammzellen vorkommen. Anhand dieser „spezifischen" Proteine meint man, Krebsstammzellen identifizieren zu können.[261]

Doch genau hier liegt der Knackpunkt. Dass es Proteine auf Krebszellen gibt, ist unbestritten. Und es ist auch unzweifelhaft, dass es Krebszellen gibt, die den Medikamentengiften standhalten können. Doch weder gibt es Beweise dafür, dass es sich bei diesen medikamentenresistenten Krebszellen um Krebsstammzellen handelt, noch dafür, dass die benannten Zelloberflächenproteine nur auf den Zellen vorkommen, von denen behauptet wird, es seien Krebsstammzellen. Zwar wird die Begeisterung für CSCs auch von der Forschung genährt. Doch viel mehr als „heiße Luft" wird dort – trotz aller Verheißungen – bislang nicht produziert.

Als entscheidender Schritt von der Theorie hin zu einer möglichen Krebstherapie wurde zum Beispiel eine Studie gefeiert, die 2008 in *Nature* erschien.[117] Dabei untersuchte das Forscherteam um MARKUS FRANK von der Harvard Medical School Zellen von Hautkrebspatienten. Um diese im Krebsgewebe ausfindig zu machen, visierten sie ein ganz bestimmtes Protein an, das sich auf der Oberfläche von Zellen befindet und den etwas kryptischen Namen ABCB5 trägt. Dieses Zelloberflächenprotein ABCB5, so die These, sei für Krebsstammzellen charakteristisch (spezifisch). Und angeblich soll man Krebsstammzellen an ABCB5 erkennen können. Die Grundannahme dahinter lautet, dass dieses Oberflächenprotein nur auf der Oberfläche von Krebsstammzellen vorkommt.

So verwendeten die Forscher spezielle Antikörper gegen das Zelloberflächenprotein ABCB5 – und es gelang ihnen, ABCB5 auszuschalten. In einem weiteren Schritt nahmen Frank und seine Kollegen eine sogenannte Xenotransplantation vor, das heißt sie verpflanzten menschliche Hautkrebszellen in Mäuse und traktierten die Tiere anschließend mit dem Antikörper gegen das Zelloberflächenprotein ABCB5. Das Tumorwachstum wurde, wie es hieß, „signifikant gebremst". Das klingt auf den ersten Blick bestechend. Doch Frank selbst räumt ein, dass es noch mindestens zwei bis drei Jahre dauern würde, bis die Krebsstammzellen-Strategie an Menschen mit Melanomen getestet werden könne.[124] Tatsächlich wurde noch nie gezeigt, dass menschliche Patienten, die Wirkstoffe gegen Krebsstammzellen erhalten haben, länger überlebten und eine höhere Lebensqualität hatten. Zu diesem entscheidenden Gesichtspunkt kommt hinzu, dass es etwas komplett Anderes ist, einen menschlichen Tumor in einer Labormaus, die kein funktionierendes Immunsystem hat, zum Wachsen zu bringen und ihr dann einen Antikörper zu geben, als wenn man diesen Antikörper einem menschlichen Krebspatienten mit normalem Immunsystem verabreicht.

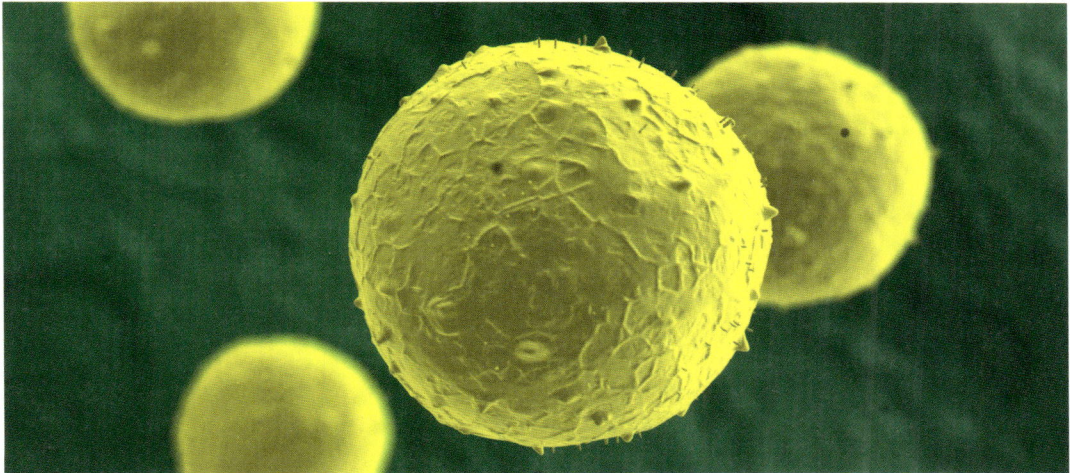

Das Bild zeigt das Modell menschlicher Stammzellen. Als Stammzellen werden allgemein Körperzellen bezeichnet, die sich zu verschiedenen Zelltypen oder Geweben entwickeln können. Viele Mediziner gehen davon aus, dass sich mithilfe dieser Stammzellen alle erdenklichen, auch chronischen Krankheiten heilen ließen. Selbst für Krebs soll somit ein „Heilmittel" gefunden sein. Doch im Gegensatz zu normalen Stammzellen wurden Krebsstammzellen als solche noch nie nachgewiesen – und es darf bezweifelt werden, dass dieser Forschungsansatz etwas Sinnvolles zur Behandlung von Krebspatienten beisteuern kann.

Wie wenig aussagekräftig Versuche an Mäusen für die Therapie bei Menschen besonders in der Krebsmedizin sind, darauf gehen wir im nächsten Kapitel noch detaillierter ein. An dieser Stelle sei nur kurz der Genomforscher GEORGE GABOR MIKLOS zitiert, der darauf hinweist, dass „der Tumor in der Labormaus mit menschlichen Krebszellen zum Wachsen gebracht wird. Anschließend wird dieser Tumor in der Maus mit menschlichen Antikörpern attackiert – mit der Folge, dass dieser Antikörper zwar die menschlichen Krebszellen in der Maus findet, voraussichtlich aber kein anderes gesundes Mausgewebe. Im Menschen hingegen wird der menschliche Antikörper nicht nur die Krebszellen attackieren, sondern wahrscheinlich auch jedes normale Gewebe, das das Protein ABCB5 trägt – was zum Tode führen kann."

Damit spricht MIKLOS auch einen weiteren entscheidenden Gesichtspunkt an: Dass auch die Grundannahme, ABCB5 und andere bestimmte Zelloberflächenproteine kämen nur auf den sogenannten Krebsstammzellen vor und seien somit für sie charakteristisch (spezifisch), offenbar falsch ist. Das bekannteste dieser Zelloberflächenproteine, das für CSCs typisch sein soll, trägt ebenfalls einen ominösen Namen: CD133. Lange Zeit galt, dass man Krebsstammzellen anhand des Zelloberflächenproteins CD133 ausfindig machen könne. Doch zwei Arbeiten, veröffentlicht im Juni 2008 im *Journal of Clinical Investigation*, zeigten, dass dieses Dogma nicht zu halten ist.[162, 269] So stellte sich heraus, dass das Protein CD133 auf der Oberfläche von den meisten gesunden Darmzellen zu finden ist – und damit nicht nur auf Krebszellen. Damit können sie auch nicht charakteristisch für sogenannte Krebsstammzellen sein.

Auch DAVID TARIN ist „sehr skeptisch", dass man Krebszellen anhand bestimmter Oberflächenproteine so definieren kann, um sie als Krebsstammzellen akzeptieren zu können. Wie der ehemalige Direktor des Krebszentrums der University of California San Diego meint, gebe es schlicht zu wenig Beweise, um solche Schlüsse zu ziehen. „Der Begriff ‚Stammzelle' ist leider in der Biomedizinforschung derart in Mode gekommen, dass wahllos von ihm Gebrauch gemacht wird", kritisiert TARIN. „Dabei ist aber die exakte Bedeutung des Terminus ‚Stammzelle' verdeckt worden." Deshalb ähnle nach Auffassung von SCOTT KERN, Onkologieprofessor an der Johns Hopkins University, die Theorie von den Krebsstammzellen eher einer Religion als einer soliden Wissenschaft.[149, 174] „Die wichtigste Methode", so KERN, „die benutzt wird, um die Anwesenheit von ‚Krebsstammzellen' zu bestimmen – die Xenotransplantation, also die Transplantation menschlichen Krebsgewebes auf Mäuse – ist von etlichen Faktoren beeinträchtigt. Durch diese Xenotransplantation kann es zu Resultaten kommen, die überhaupt nichts mit Stammzelleneigenschaften zu tun haben." So sollen sich Krebsstammzellen Schädigungen (etwa durch Medikamente) entziehen können – doch eine solche Eigenschaft ist bei gesunden Stammzellen unbekannt. Und grundsätzlich, so Kern weiter, würden in den Forschungsarbeiten kritische Stellungnahmen zur Krebsstammzelltheorie nicht ernsthaft diskutiert, noch würde versucht, diese zu widerlegen.

Nicht die bisher unbewiesenen Krebsstammzellen, sondern die Verschiedenheit von Krebszellen ist der Grund für entwickelte Resistenzen. Wie bereits weiter vorne ausgeführt, wird zu Beginn der Krebsbildung eine Zelle auf Chromosomenebene geschädigt (sie wird aneuploid). Die Abkömmlinge dieser Zelle, die aus der Zellteilung entstehen, werden immer instabiler (aneuploider). So entsteht eine große Vielfalt an auf Chromosomenebene stark deformierten Krebszellen, von denen wiederum eine kleine Zahl die richtigen Eigenschaften besitzt, um in andere Körperregionen auszustreuen. Wiederum nur wenige von diesen kanzerösen Zellen werden die Erbguteigenschaften aufweisen, um sich dort auch festsetzen und somit Metastasen bilden zu können.[100, 151, 171] Damit lässt sich erklären, wieso die Chemotherapie versagt: Die enorme Vielfalt an Krebszellen, die auf verschiedene Weise deformierte Chromosomen und mitunter auch einige defekte Gene aufweisen, führt dazu, dass immer einige von diesen Zellen aufgrund ihrer ganz speziellen genetischen Konstitution in der Lage sind, selbst extreme Notsituationen wie die Chemotherapie zu überstehen.

Einige mögen sich nun fragen: Wenn auch die Krebsstammzellen-Theorie so offensichtlich keine wissenschaftlich beweisbare Grundlage hat und somit auch nicht die gewünschte Wunderpille gegen Krebs bringen wird, was treibt dann etwa GlaxoSmithKline dazu, stolze 1,4 Mrd. US-Dollar in die Entwicklung von Wirkstoffen gegen angebliche Krebsstammzellen zu investieren? Die Antwort ist einfach: es ist die verzweifelte Suche nach Profitquellen. Marktanalysten prophezeien dem Pharmariesen einen merklichen Umsatzrückgang und in der Krebsmedizin droht das Unternehmen gar völlig abzufallen – weshalb der Konzern offenbar nach allem greift, was Einnahmen verheißt.[106]

> Um die Existenz von echten Krebsstammzellen zu beweisen, müsste ohnehin zuallererst gezeigt werden, dass solche CSCs aus einer gesunden Stammzelle hervorgegangen sind, dann kanzerös wurden und anschließend einen Tumor zum Wachsen gebracht haben. Doch dieser Beweis steht nach wie vor aus. Davon abgesehen kann die Entstehung von Krebs genau wie die Resistenz von Krebszellen gegen Medikamente auch ohne die Krebsstammzelltheorie fundiert erklärt werden. Dazu reicht die Verschiedenheit der Krebszellen aus, die in der Fachliteratur hinreichend belegt ist.

Womöglich hat sich GlaxoSmithKline auch vom Jubel mitreißen lassen, der schon bei normalen Stammzellen so groß ist, dass allerorten behauptet wird, mit ihrer Hilfe ließen sich irgendwann in der Zukunft alle erdenklichen chronischen Krankheiten, von denen der „moderne" Mensch heimgesucht wird, heilen. Da ist es dann nur noch ein kleiner Schritt, „Krebs" vor den Begriff „Stammzelle" zu setzen und „Heilung" zu rufen. Doch wie so oft in der Medizin, mobilisiert solch ein Hype Unsummen an Geld, ohne dass sich Erfolge einstellen wollen. Ein beredtes Zeugnis hierfür ist die Geschichte der Gentherapie, in der es vor schweren Rückschlägen nur so wimmelt (siehe Seite 47 ff. „Kann Krebs wirklich vererbt werden?"). Im Mai 2009 veröffentlichte zum Beispiel JAMES WILSON, geläuterter Gentherapie-Enthusiast, im Fachblatt *Science* eine deutliche Warnung, und zwar nicht nur an die Gentherapeuten, sondern an jene neue Generation von Forschern, die an menschlichen Stammzellen forschen: „Das heutige Toben des Stammzell-Enthusiasmus", schreibt WILSON, „lässt das eindringliche Echo der frühen, sorgenreichen Tage der Gentherapie erkennen."[307]

KAPITEL 2

Patienten im Spannungsfeld von Medienhype und Klinikrealität

> „Es besteht eine Kluft zwischen dem, was die Krebsforscher studieren, und dem, was die Patienten benötigen. Wenn man sich die hohe Krebsrate anschaut, ist die Zeit reif, dass die Öffentlichkeit mehr mitbestimmt, wofür die Gelder in der Krebsforschung ausgegeben werden."[325]
> BENJAMIN DJULBEGOVIC, **Krebsmediziner an der University of South Florida**

> „Krebsmedikamente sind von einer Reihe von Mythen umgeben: zum Beispiel dass sie sehr zielgerichtet wirken – tatsächlich aber tun sie es allesamt nicht; oder dass sie nicht giftig sind – tatsächlich aber haben auch die neuesten Präparate ihre ganz eigenen Nebenwirkungen; oder dass sie Krebs heilen – tatsächlich aber heilen sie Krebs nicht."[326]
> STEVEN HIRSCHFELD, **US-Medikamentenzulassungsbehörde FDA**

> „Für die Medien ist die Chemotherapie eine heilige Kuh. Selbst wenn sie nur leicht kritisiert wird, sagen oder tun ihre Befürworter fast alles, um die Öffentlichkeit erneut von ihrem Wert zu überzeugen."[334]
> RALPH MOSS, **Journalist und Krebsexperte**

Immer neue Wundertherapien: Die Massenmedien als Sprachrohr von „Big Pharma"

Der Journalismus befindet sich einer umfassenden Studie der Technischen Universität Dresden zufolge in der Vertrauenskrise. Gerade einmal 35 Prozent der deutschen Bürger sagen, dass sie Journalisten vertrauen.[319] „Unsere Untersuchung zeigt, dass wir es heute nicht nur mit einer zunehmenden Politikverdrossenheit zu tun haben, sondern auch mit einer Journalismusverdrossenheit", erklärt WOLFGANG DONSBACH, Studienleiter und Professor am Institut für Kommunikationswissenschaft der TU Dresden. „Die Bürger fordern zentrale Leistungen des Journalismus ein und zeigen sich in vielerlei Hinsicht von dem enttäuscht, was ihnen geboten wird."

Dabei hält die deutliche Mehrheit der Deutschen Journalisten für käuflich. „Rund zwei Drittel glauben, dass bezahlte Recherchen häufig vorkommen oder dass die Interessen von Anzeigenkunden auch in der redaktionellen Berichterstattung berücksichtigt werden", so DONSBACH. Zudem wünscht sich laut DONSBACH die übergroße Mehrheit eine sachlichere Berichterstattung, die sich stärker an Fakten orientiert und distanzierter und feinfühliger argumentiert.[342]

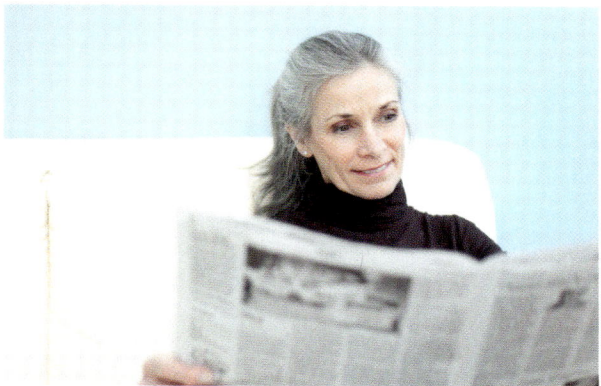

Die Massenmedien sind für viele Menschen eine wichtige Informationsquelle. Unabhängige Berichterstattung – gerade auch beim Thema Medizin – ist leider nicht immer der Fall; die Faktenlage scheint häufig außer Acht gelassen.

Besonders groß sind die Defizite im Journalismus, wenn es um Medizinthemen geht. So spielt investigativer Wissenschaftsjournalismus als Kontrollinstanz des Forschungsbetriebs – als „Wachhund im Elfenbeinturm" oder vierte Macht im Staat (wie die Presse sich gerne selbst tituliert) – in den Massenmedien nach wie vor nur eine geringe Rolle.[340] Die Massenmedien dienen viel zu oft nur als Sprachrohr für die Botschaften der etablierten Krebsmediziner oder für die Meldungen der Wissenschaftsmagazine wie *Nature* oder *Science*. Eine kritische Überprüfung der Aussagen von den Medizinautoritäten durch die Journalisten findet in der Regel nicht statt.

Wie heikel es jedoch ist, die Botschaften aus der Medizin- und Pharmabranche ungeprüft an die Öffentlichkeit weiterzugeben, zeigte der Fall des Arthritis-Medikaments Vioxx. Ende 1999 – ein halbes Jahr nach der Marktzulassung von Vioxx – berichteten Zeitungen wie die *Frankfurter Rundschau* und das *Hamburger Abendblatt* euphorisch unter Berufung auf Studien, die in den Fachzeitschriften *Lancet* und in *Gastroenterology* publiziert worden waren, vom „Erfolg der neuen Substanz", die „Millionen von Menschen Linderung ihrer Gelenkschmerzen verspricht." Doch 2004 kam die große Ernüchterung: Vioxx musste vom Markt, weil es für Tausende Herzattacken und Schlaganfälle mit teilweise tödlichem Ausgang verantwortlich gemacht wurde.

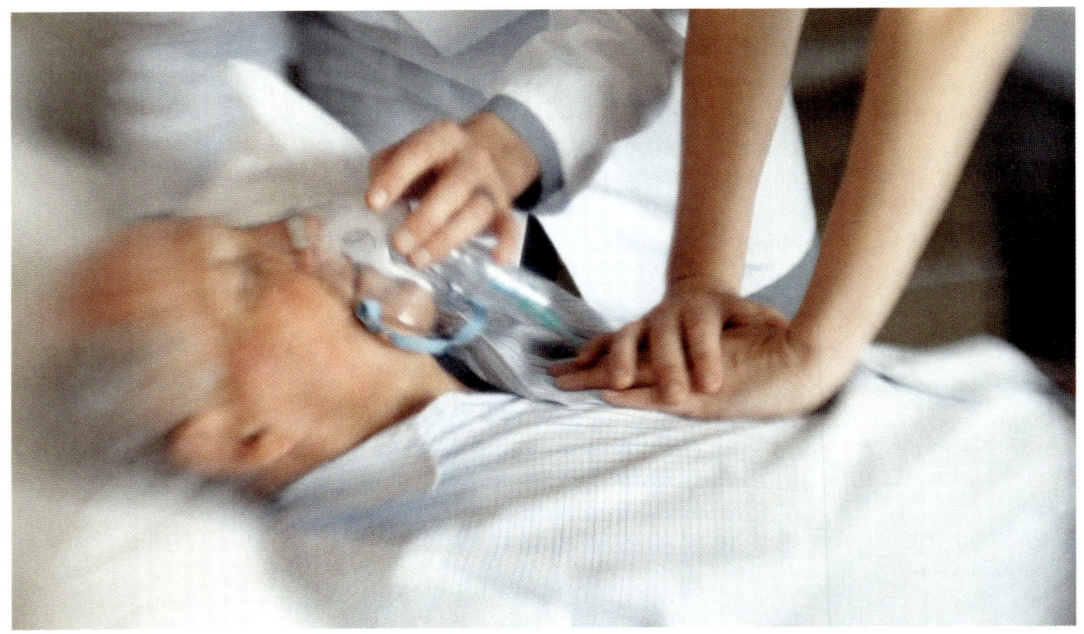

Das Arthritis-Präparat Vioxx musste 2004 vom Markt, weil es für tausend Herzattacken mit teilweise tödlichem Ausgang verantwortlich gemacht wurde. Bis dahin hatten die Massenmedien noch blind auf die Versprechungen des Herstellers Merck vertraut und Vioxx als eine Art Wundermittel gepriesen.

Wer nun annimmt, dass durch solche Skandale das tiefe Vertrauen der Journalisten in die wissenschaftlichen Fachzeitschriften und Universitätsprofessoren nachhaltig erschüttert werde, hat sich getäuscht. Vielmehr wird den Protagonisten des Medikamenteninformationszirkus' weiterhin vertraut. Experten wie der Wissenschaftshistoriker Horace Judson erklären dieses Phänomen damit, dass die Medizinautoritäten grundsätzlich als altruistische Wahrheitssucher wahrgenommen würden.[329] Betrugsfälle interpretiere man tendenziell als seltenen, versehentlichen „Unfall". Zumal die Journalisten überzeugt sind, die Fachblätter verfügten mit ihren Peer-Reviewern – anonyme Experten, die entscheiden, ob eingereichte Beiträge seriös und solide sind und abgedruckt werden – über geeignete Wächter, die sicher stellen, dass nur fachlich hochwertige Beiträge ins Reich von „Nature & Co" Eingang finden.

Doch wie im vorangegangenen Kapitel aufgezeigt, ist es nicht nur in den USA mittlerweile außerordentlich schwierig geworden, einen leitenden Medizinforscher zu finden, der in keiner finanziellen Abhängigkeit zur Pharmaindustrie steht. Leider muss davon ausgegangen werden, dass Betrug und Interessenkonflikte in der Forschung die Regel und nicht etwa die Ausnahme sind – und dass dies vor allem daran liegt, dass das Peer-Review-System wirkungslos ist, um Betrug und Fehlverhalten in der Forschung entgegenzuwirken.

Wie aber konnte es zu einer solch prekären Situation kommen – insbesondere bei einer so bedeutenden Krankheit wie Krebs? „Seit 1940 beeinflusst ein Zusammenschluss von führenden Krankenhäusern, Forschungszentren, staatlichen und privaten Einrichtungen sowie Ordnungsämtern das Bild der Öffentlichkeit über Krebs", so der Wissenschaftsjournalist Ralph Moss, der sich eingehend mit der Geschichte der Krebsmedizin und vor allem auch der Chemotherapie auseinandergesetzt hat. „Die wenige Kritik, die es gab, drang letztlich nicht an die Öffentlichkeit, sondern blieb in den Seiten medizinischer Zeitschriften verborgen. Dabei war es nicht einfach, die Idee der Chemotherapie zu verkaufen – und ohne die wohltuende Mitwirkung der Medien hätte dies nicht gelingen können."

So bildete sich zu Beginn der 30er Jahre des 20. Jahrhunderts eine neue Art von Journalisten heraus: die wissenschaftlichen Berichterstatter. „Diese Spezialisten bahnten kollegiale Beziehungen zu ihren Quellen an", so Moss. Tatsächlich berichtete 1936 zum Beispiel David Dietz, damaliger Vorsitzender des Nationalen Vereins wissenschaftlicher Berichterstatter in den USA (NASW), auf einem großen Forscherkongress von den „guten und freundlichen Beziehungen, die nunmehr zwischen den Wissenschaftlern und der Presse herrschen".

Es sollte bis 1975 – also rund 40 Jahre – dauern, bis der Journalist Daniel S. Greenberg die ungeschriebenen Mediengesetze mit einem berühmten Artikel in der US-Medienfachzeitschrift *Columbia Journalism Review* brach.[327] Es war das erste Mal, dass ein angesehener Journalist es wagte, die Schulmedizin in Sachen Krebs offen und fundamental zu kritisieren. „Mir und vielen meiner Kollegen öffnete Greenbergs Artikel die Augen", erinnert sich Moss. „Er bestätigte unseren eigenen latenten Verdacht, dass der ‚Krieg gegen den Krebs' ein grundlegender Fehler war."[334] Dennoch blieb auch Greenbergs Veröffentlichung ein Intermezzo, ein Tropfen auf den heißen Stein. Fast ist man geneigt zu sagen, dass die Massenmedien seither noch unkritischer geworden sind.

> ! Es gibt genügend Gründe, große Skepsis walten zu lassen gegenüber den Medizinressorts der Massenmedien, gegenüber den Fachjournalen, die den Massenmedien allzu oft als Blaupausen dienen, sowie gegenüber den forschenden und praktizierenden Medizinautoritäten.

Dies könnte damit zusammenhängen, dass die Beeinflussung der Medien durch die Medizinautoritäten und Konzerne noch zugenommen haben dürfte. Die Pharmabranche gilt als besonders innovativ, wenn es darum geht, ihre Sicht der Dinge über die Medien an ein Millionenpublikum weiterzutragen. Zuweilen erfolgt die Einflussnahme auf sehr subtile bzw. indirekte Weise. „Nehmen wir als Beispiel die US-Pharmaorganisation Pharmaceutical Research and Manufacturers of America, kurz PhRMA", so die Harvard-Medizinerin und Pharmakritikerin Marcia Angell. „PhRMA investiert eine Million Dollar pro Jahr in eine sogenannte ‚Intellectual Echo Chamber of Economists'. Hinter diesem Namen verbirgt sich ein Netzwerk von Ökonomen und Führungskräften, die gegen die staatliche Preisregulierung für Medikamente wettern – sei es in ganzen Artikeln für die Medien oder mit Statements, die von den Journalisten dann in ihre Texte eingebaut werden."

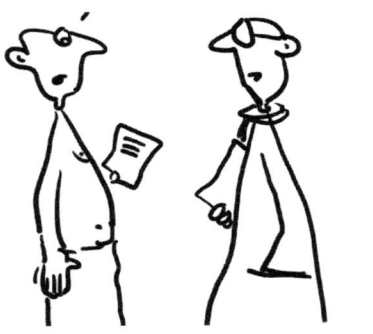
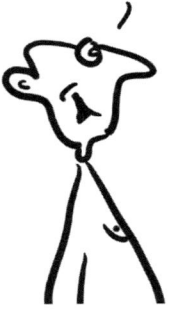
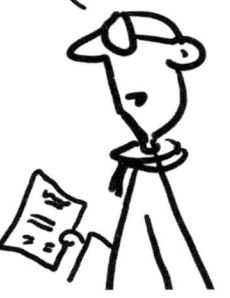
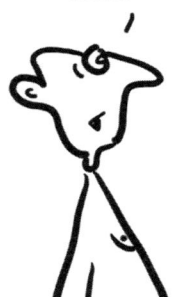
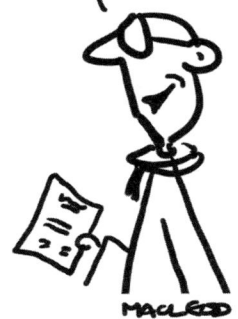

Zusätzlich stünden bei PhRMA 550.000 $ bereit für die Platzierung von sogenannten Op-Eds (Gegen-Editorials) und Artikeln von Drittpersonen in den Medien. Damit gelingt es, ein Gegengewicht zu schaffen für den Fall, dass sich die Medien kritischer zu bestimmten Medizinthemen äußern sollten. Und mindestens weitere 2 Mio. $ würden in Forscher- und Politikergruppen investiert. „Dadurch will man intellektuelles Kapital aufbauen, das die Positionen der Pharmabranche bei wichtigen Debatten glaubwürdig vertritt", so ANGELL.

Zudem ist die Pharmabranche nicht nur ein bedeutender Werbekunde für die Medien, die in den allermeisten Fällen ohne den Verkauf von Anzeigen gar nicht überleben könnten. „Auch üben die Pharmaunternehmen massiven Druck auf die Fachmagazine aus, um eine ihnen passende Studie abgedruckt zu bekommen", so ANGELL. Das heißt im Klartext, dass Pharmafirmen regelmäßig bei den Fachmagazinen anrufen und folgendes Angebot machen: „Wenn Ihr diese oder jene Untersuchung veröffentlicht, in dem unser Produkt im günstigen Licht erscheint, so werden wir Tausende oder gar Zehntausende Exemplare dieses Artikels – sogenannte Reprints – kaufen." RICHARD HORTON, Chefredakteur des Fachmagazins *Lancet*, hat im Zusammenhang mit dieser Praxis vor einer Untersuchungskommission des britischen Unterhauses gesagt, dass „das Verhältnis der Medizinjournale zur Pharmabranche inzwischen parasitär" sei.[320] Mit anderen Worten: Hier wird eine Schmiergeldpraxis betrieben.

Hintergrund des Ganzen ist auch hier der immense ökonomische Druck. Denn Wissenschaftsmagazine gehören Unternehmen und müssen Profite abwerfen, ansonsten müssten die Blätter subventioniert werden. Viele sind darum vom Goodwill der Pharmaindustrie abhängig.

Der Verkauf von Artikeln (Reprints), die mit positiven Aussagen über Therapien oder Medikamente der Hersteller gespickt sind, stellt für die Journale eine wichtige Einnahmequelle dar. Die Kehrseite der Umsatzmedaille ist, dass viele Fachmagazine zu Transportvehikeln für die Werbebotschaften der Arzneimittelhersteller verkommen. Pharmafirmen wiederum setzen diese Artikel für ihr Marketing ein, da die Fachmagazine, in denen die Beiträge erschienen sind, meist einen guten Ruf haben. Sie verteilen die Reprints zum Beispiel an Ärzte, die eine enorm wichtige Zielgruppe für die Konzerne darstellen.[321]

Dass all dies nur spärlich an die Oberfläche dringt, hängt nicht zuletzt damit zusammen, dass die Medien und vermutlich auch ihre Nutzer gerade im Bereich der Krebsmedizin gute bzw. Erfolgsnachrichten lieben und nicht mit düsteren Schilderungen von Misserfolgen konfrontiert werden möchten. „Niemand mag offenbar schlechte Nachrichten", so VERA SHARAV von der Patientenschutzorganisation Alliance for Human Research Protection (AHRP).[341]

Dies offenbart auch eine Studie, die im *Journal of the American Medical Association (JAMA)*, dem Fachmagazin der US-Ärztevereinigung, publiziert wurde. Dabei hat man analysiert, wie Zeitungen über zwei Studien berichtet haben, in denen es um das krebserregende Potenzial von Strahlung ging. Beide Studien waren in derselben Ausgabe des *JAMA* erschienen, wobei die eine eher ein kanzerogenes Potenzial der Strahlung sah, die andere eher nicht. Zeitungen tendierten nicht nur dazu, ausführlicher über die Studie mit dem positiven Ergebnis zu berichten, auch schrieb rund die Hälfte der Zeitungen nur über die positiven Resultate. In keinem Blatt war ausschließlich etwas über mögliche Gefahren von Strahlung zu lesen.[331]

Wie sehr selbst angesehene Blätter dazu neigen, sich mit Kritik an der etablierten Forschung zurückzuhalten oder diese auszublenden, zeigt sich etwa am Nachruf der *New York Times* auf CLARENCE COOK LITTLE, der 1971 im Alter von 83 Jahren starb. LITTLE war ein US-amerikanischen Genetiker sowie Krebs- und Tabakforscher, der es 1937 sogar auf den Titel des *Time*-Magazins schaffte. 1929 nahm er noch

> ⚠️ Ein sogenannter „publication bias" findet also auf zwei Ebenen statt. Zum einen versuchen Pharmakonzerne in Studien negative Ergebnisse zu unterdrücken. „Schätzungen zufolge werfen 50 bis 70 Prozent der klinischen Studien negative Ergebnisse aus, ohne dass diese die Fachmagazine erreichen und die Öffentlichkeit je von ihnen erfährt", so SHARAV.[328, 341] Zum anderen haben auch die Massenmedien eine Vorliebe für gute Nachrichten.

die Leitung der American Society for Cancer Control an, die 1944 in die American Cancer Society (Amerikanische Krebsgesellschaft) umbenannt wurde. Mit dieser Umbenennung wollte man signalisieren, dass man nicht nur bestrebt war, Krebs zu kontrollieren, sondern die Krankheit sogar auszulöschen.[318] 1954, also zehn Jahre später, wechselte LITTLE jedoch radikal die Fronten. Er wurde Direktor des wissenschaftlichen Beratergremiums des Tobacco Industrial Research Committee (TIRC), dem machtvollen Marketingarm der Tabakindustrie. Das TIRC investierte viele Millionen Dollar in führende Universitätsforscher, die Amerikanische Krebsgesellschaft oder auch die Amerikanische Ärztevereinigung. Dadurch gelang es über Jahre, die Gefahren des Rauchens in der öffentlichen Diskussion herunterzuspielen.

In seiner Rolle als führender Wissenschaftler wurde LITTLE so zur mächtigen Stimme der Tabakindustrie. Seine Position beim TIRC (das 1964 in Council for Tobacco Research, kurz CTR, umbenannt wurde) sollte er bis 1969, also bis kurz vor seinem Tod, innehaben. Und so kam es, dass er 1959 Aussagen zurückzog, die er früher noch gemacht hatte. Plötzlich vertrat er zum Beispiel die Ansicht, dass das Inhalieren von feinen Rauchpartikeln nicht ungesund sei und dass das Rauchen keinen Lungenkrebs verursachen würde. Diese 180-Grad-Wendung in seiner Laufbahn ließ die New York Times in ihrem Nachruf auf LITTLE jedoch unerwähnt. Stattdessen setzte das Blatt dieser schillernden Persönlichkeit ein Denkmal, indem es ihn lediglich als großartigen Krebsforscher herausstellte, der unter anderem 1929 das Roscoe B. Jackson Memorial Labor gegründet und bis 1959 geleitet hatte.[336] Die Familienmitglieder, welche die Zusammenfassung des bemerkenswerten Lebens dieses Mannes geliefert hatten, ließen also die 15 Jahre, in denen der Pfeifenraucher LITTLE als maßgeblicher Drahtzieher der korrumpierenden Praktiken der Tabakindustrie agierte, einfach unter den Tisch fallen.[318]

Jeder kann selber den Versuch machen und einmal darauf achten, wie seine Lieblingsmedien die Krebsmedizin begleiten. Mit hoher Wahrscheinlichkeit wird er oder sie dann feststellen, dass es nur sehr wenige Berichte gibt, in denen die Verfahren und Theorien der etablierten Forscher kritisiert werden (etwa die Chemotherapie oder die Genmutations-Theorie zu Krebs). Hingegen wird die ungeteilte Zustimmung und Euphorie den Grundtenor bilden.

„Erhöhtes Krebsrisiko bei Linkshänderinnen" – und andere abstruse Medienschlagzeilen

Medien sind sich für keine noch so abstruse Schlagzeile zu schade. So lesen wir im Februar 2009 auf *Spiegel Online*: „Arktische Arten sollen beim Kampf gegen Krebs helfen." In diesem Beitrag erfährt der Leser, dass Wissenschaftler mit Unterstützung des norwegischen Forschungsrates und mehreren Pharmafirmen in den Tiefen des Eismeeres nach Lebewesen fahnden, in denen sie Wirkstoffe gegen Krankheiten wie Krebs vermuten. Das Ganze ist noch völlig unausgegoren. Ob aus den Meeresbewohnern wirklich Heilmittel gegen Krebs entwickelt werden können, steht in den Sternen. Aber anscheinend kann es ja nicht schaden, schon einmal darüber zu berichten …

Nicht weniger bedenklich ist die Meldung, die das Webportal des Hamburger Nachrichtenmagazins im Herbst 2005 bringt: „Erhöhtes Brustkrebsrisiko bei Linkshänderinnen."[335] Problematisch ist diese Aussage deshalb, weil sie etwas als Tatsache hinstellt, was letztlich Kaffeesatzleserei ist – wie der kritische Leser auch schnell feststellt.

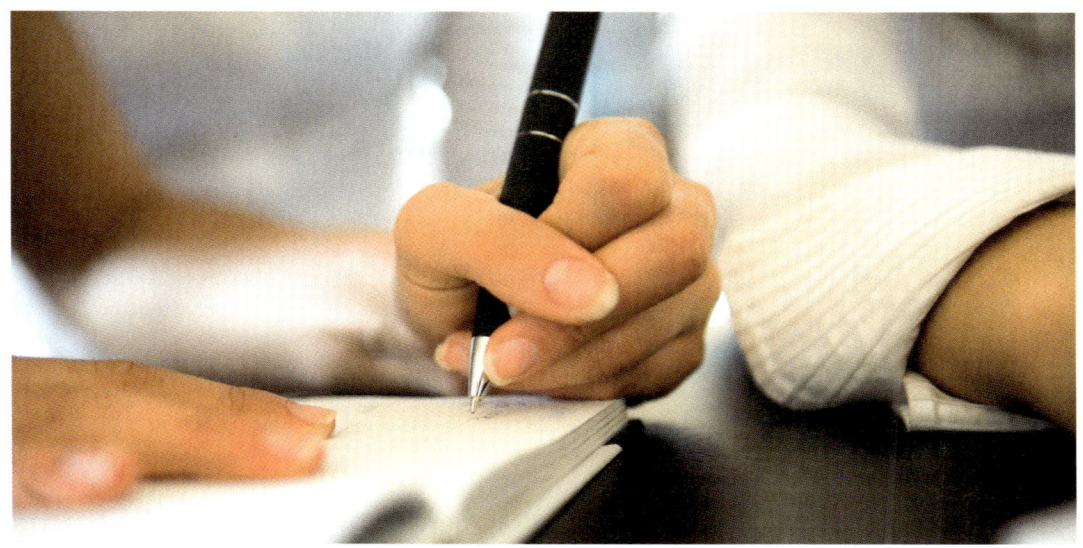

Im September 2005 bringt *Spiegel Online* die Schlagzeile: „Erhöhtes Brustkrebsrisiko bei Linkshänderinnen." Doch so reißerisch die Überschrift ist, so wenig basiert die Aussage auf Fakten.

Doch nicht jedem dürfte dies aufgefallen sein, wird doch allein mit der klaren Aussage in der Überschrift eine Wissenschaftlichkeit suggeriert. Dadurch werden viele Leser verunsichert, obwohl die Botschaft haltlos ist. Erschwerend kommt hinzu, dass als Grund für das angeblich erhöhte Krebsrisiko von Linkshänderinnen angeführt wird, sie würden „vor der Geburt in der Gebärmutter stärker mit dem weiblichen Geschlechtshormon Östrogen in Berührung kommen". Doch dass dies das Krebsrisiko erhöht, ist eine reine Vermutung. Zudem werden hier natürliche Prozesse für die Krebsentstehung verantwortlich gemacht, obwohl – wie in Kapitel 1 dargelegt – nicht davon auszugehen ist, dass uns Krebs in die Wiege gelegt ist. Vielmehr diktieren Lebensstil und Lebensumstände die Krebsentstehung.

Auch der Bericht „Sperma kann Tumoren wachsen lassen"[337], den *Spiegel Online* kurz zuvor veröffentlicht hatte, ist höchst bedenklich. Denn in diesem Beitrag wird die Natur – und zwar ihr intimster Teil: die Sexualität – als der böse Krebsmacher hingestellt. Dabei wirft die Redaktion ihren Lesern wiederum eine Tatsachenbehauptung als Überschrift hin, die faktisch nicht haltbar ist. Anstatt die Studien, auf die sich der Artikel beruft, für die Leser kritisch einzuordnen, begnügt man sich damit, eins zu eins wiederzugeben, was die „Experten" zum Besten geben. Und am Ende des Beitrags erfährt man dann, worum es eigentlich geht: „Nach Angaben der Forscher bieten die Ergebnisse auch eine Grundlage für die Entwicklung von Medikamenten."

Mit anderen Worten: Was der Medizinindustrie zupass kommt und sich darüber hinaus noch in reißerische Headlines verwandeln lässt, wird bereitwillig und unkritisch abgedruckt. Artikel über mögliche Krebsgefahren, die von den Pharma- und anderen Industrien oder ihren Produkten selber ausgehen, finden sich hingegen nur selten. Eine Schlagzeile wie „Erhöhtes Krebsrisiko bei Handynutzern" zum Beispiel sucht man beim *Spiegel* und auch auf dessen Webseite vergeblich. Im Gegenteil: jeder Hinweis von Mobilfunkkritikern auf mögliche Gesundheitsgefahren wird abqualifiziert und ins Lächerliche gezogen.[322]

Hier schimmert unverkennbar eine Industriefreundlichkeit bei der Berichterstattung durch. Die Medienfachzeitschrift *Message* schreibt 2007 in ihrem Beitrag „Funkstille über Strahlungsschäden" über die Macht der Anzeigenkunden auf die Medien: „Beeindruckend für alle Medien dürfte die Marktmacht der Mobilfunkindustrie sein. Und das Anzeigenvolumen, das sie zu verteilen hat. Zwischen 582 und 820 Millionen € gab die Telekommunikationsbranche laut Nielsen-Werbeforschung in jedem der letzten fünf Jahre aus. Die Netzbetreiber T-Online, Vodafone, O2 und E-Plus gehören alle zu den Top 50 der größten werbenden Firmen; die Telekom war im Jahr 2000 sogar die Firma mit dem größten Werbebudget im Land. Dass die ganze Branche wegen einer möglichen erneuten Grenzwertdebatte [über Mobilfunkstrahlung] in die Knie geht, können deshalb nicht nur die um Arbeitsplätze und Steuereinnahmen besorgten Regierenden, sondern auch die Medienkonzerne nicht wollen. Mit zusammengerechnet 26 Zeitungsseiten Anzeigen von Firmen wie Telekom, Nokia, Siemens und E-Plus war zum Beispiel die *Süddeutsche Zeitung* im März 2001 gesegnet, als dort ein Redakteur kündigte, weil ihm ein Artikel über Mobilfunkgeschädigte umgeschrieben worden war."[332]

Welche Rolle dieses Phänomen bei einem Nachrichtenmagazin wie dem *Spiegel* spielt, kann hier nicht abschließend geklärt werden. Fest steht, dass auch dort Großkonzerne jeglicher Couleur – ob nun Mobilfunkgiganten wie Vodafone oder Autobauer, Versicherungsunternehmen, Banken oder auch Firmen aus der Medizinbranche – den Großteil der Anzeigen schalten. Am Ende des *Message*-Artikels heißt es unter der Zwischenüberschrift „Spiegel ohne Neugier": „So bleibt unklar, mit welcher Selbstsicherheit auch der *Spiegel* Mobilfunkkritiker abqualifiziert."[332]

Das bedeutet nicht, dass die kanzerogene oder überhaupt gesundheitsschädliche Wirkung von Mobilfunkstrahlen endgültig erwiesen ist. Doch wie wir im folgenden Kapitel zeigen werden, besteht zumindest ein Verdacht, der weitaus begründeter ist als die Spekulation, dass Linkshänderinnen ein erhöhtes Krebsrisiko tragen.

Wie industriefreundlich die Berichterstattung (freilich nicht nur) beim *Spiegel* ist, zeigt auch dessen Artikel aus dem Jahr 2007 „Manipulierte Hühner: Schottische Hennen legen Anti-Krebs-Eier".[339] Hier wird abermals in einer Überschrift etwas als faktisch abgesichert hingestellt, was letztlich nicht mehr ist als eine bloße Vermutung. So wird behauptet, dass es schottischen Gentechnikern, die bereits 1996 das Klonschaf Dolly geschaffen hätten, gelungen sei, das Erbgut von Hennen zu verändern – und zwar so, dass die Tiere angeblich Eier mit Antikrebsproteinen legen würden. Das Fernziel sei eine billige Serienproduktion von Medikamenten aus diesen derart gewonnenen Hühner-Eiweißen.

Aus Industriesicht sind Artikel in so bedeutenden Medien wie dem *Spiegel* natürlich besser als jede Werbung. Zum einen kosten sie nichts (auch wenn viele Unternehmen Artikel in Print- und TV-Medien einfach kaufen, freilich ohne dass die Leser oder Zuschauer davon wissen).[324] Zum anderen ist eine Botschaft, die über von Journalisten erstellte Beiträge transportiert wird, viel glaubwürdiger, als Inhalte, die über eine Anzeige vermittelt werden. Und so wird in diesem *Spiegel-Online*-Text den Lesern die gentechnologische Manipulation von Lebewesen ebenso wie die tierquälerische Massentierhaltung, die beide höchst bedenklich sind, als wünschenswert verkauft, indem sie dem hehren Ziel der Krebsbekämpfung untergeordnet werden.

Auch hier geht es am Ende – wie könnte es anders sein – um die Entwicklung von Medikamenten. Zwar werde es, so der *Spiegel*, nach Aussagen der Forscher noch „mindestens zehn Jahre dauern, bis eine Arznei mit den Hühnerproteinen auf den Markt kommen könnte". Und ob es überhaupt etwas wird, weiß natürlich auch in diesem Fall niemand. Am Ende des Berichts verweist der *Spiegel* noch darauf, dass die Eiweiße, von denen man sich die große Krebsheilung erhofft, „auch in der Tumortherapie schon etabliert sind": Bekanntes Beispiel sei der Antikörper mit dem Handelsnamen Herceptin, der bei der Behandlung von bestimmten Brustkrebs-Formen zur Anwendung komme. Doch dass Krebsmedikamente wie Herceptin oder auch Avastin für die große Mehrzahl der Patienten de facto wirkungslos sind, wie erstklassige Daten belegen (siehe auch Kapitel 1), darauf macht der *Spiegel* seine Leser in keiner Weise aufmerksam.[323]

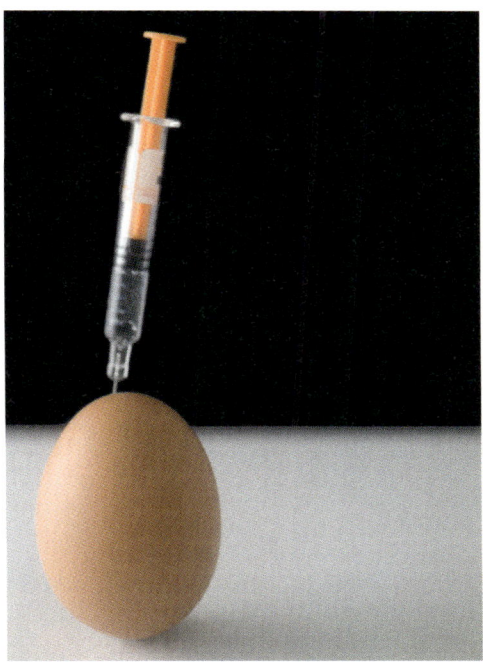

Antikrebsmittel aus Eiern von genetisch veränderten Hühnern?

> „Die Dominanz ökonomischer Orientierungen hat unsere Demokratie ausgehöhlt", so KARL RICHTER, Professor für Literaturwissenschaften und Vorsitzender der Kompetenzinitiative zum Schutz von Mensch, Umwelt und Demokratie. „Statt die Industrie zu kontrollieren, ist der Staat in ihre Geschäfte verstrickt. Und statt beide zu kontrollieren, erweisen sich die Medien immer häufiger als Dritte im Boot gemeinsamer geschäftlicher Interessen – zu Lasten von Mensch, Umwelt und Demokratie."[338]

Versuche an Labormäusen sind bei Krebs weit von der Klinikrealität entfernt

Was die Medien – genau wie Forschung und Industrie – bei der Promotion für Krebsmedikamente wie Herceptin ebenfalls gerne übersehen, ist der Umstand, dass „das Forschungsmodell von Krebs stinkt", wie es der Journalist Clifton Leaf in seinem Artikel „Warum wir den Krieg gegen den Krebs verlieren – und wie er zu gewinnen ist" formuliert.[333] Der Beitrag erschien 2004 im US-Magazin *Fortune* und ist eines der raren Stücke in den großen Massenmedien, in denen die etablierte Krebsmedizin fundamental kritisiert wird. Die recht herbe Formulierung Leafs – „das Forschungsmodell von Krebs stinkt" – ist umso bemerkenswerter, weil er sich dabei auf eine Aussage des in Kapitel 1 bereits erwähnten Robert Weinberg bezieht, der zu den führenden orthodoxen Krebswissenschaftlern zählt.

Gemeint sind die Versuche an Labormäusen, welche die Krebsforschung dominieren. Eines der am häufigsten durchgeführten Experimente bei menschlichem Krebs besteht darin, eine menschliche Krebszelle, die in einem Reagenzglas gewachsen ist, in eine immungeschwächte Labormaus einzusetzen und damit in dieser Maus einen Tumor zu erzeugen. Anschließend

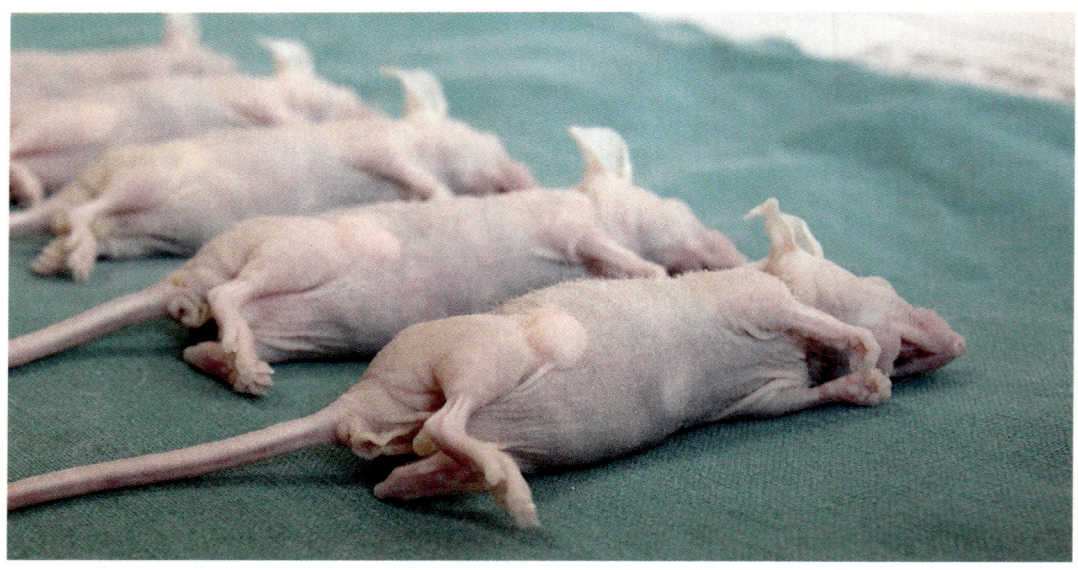

Viele Forscher meinen, mit Versuchen an Labormäusen den Schlüssel für die Entwicklung effektiver Krebsmedikamente in der Hand zu haben. Kritiker verweisen hingegen auf die fundamentalen Unterschiede zwischen Labormaus und Mensch in Bezug auf Physiologie, Gewebestruktur, Stoffwechsel, Immunsystemfunktionen sowie den Informationsaustausch auf Molekülebene.

werden verschiedene Medikamente auf diesen Tumor angesetzt, von denen man sich erhofft, dass sie später auch beim Menschen erfolgreich eingesetzt werden können. Diese Experimente werden im Fachjargon als vorklinische Studien bezeichnet.

Doch viele dieser vorklinischen Krebsstudien lassen gar keine Aussagen darüber zu, wie die Menschen bzw. die in den Krebspatienten befindlichen Tumoren auf die an der Labormaus erprobten Wirkstoffe reagieren werden. Zwar haben die nackte immungeschwächte Labormaus und der Patient in seinem Krankenhausbademantel Ähnlichkeiten, was ihre Gene und Organe angeht. Doch letztlich bestehen fundamentale Unterschiede in Bezug auf Physiologie, Gewebestruktur, Stoffwechsel, Immunsystemfunktionen sowie den Informationsaustausch auf Molekülebene. „Das bedeutet, dass die Tumoren, die in einer Labormaus und einem Menschen entstehen, enorm verschieden sind", so Leaf.

„Ein Tumor [bei einem Menschen] ist schlauer als 100 geniale Krebswissenschaftler", sagt der Arzt Otis Brawley von der Amerikanischen Cancer Society.[314] Und Bruce Chabner, der jahrelang die Abteilung für Krebstherapie bei der US-Gesundheitsbehörde NIH geleitet hat, meint: „Krebs beim Menschen sieht aus wie die komplizierteste Sache, die man je gesehen hat." Daher, so Chabner, sei es in der Regel zwar möglich, etwa einen Wirkstoff gegen Bluthochdruck, der bei einer Labormaus erfolgreich getestet wurde, auch beim Menschen erfolgreich anzuwenden. Bei Krebs hingegen scheitere man mit dieser Übertragung des Maus-Modells auf den Menschen, ganz einfach weil Krebs ein viel komplexeres Geschehen darstelle als etwa die Hypertonie.[314] So zielt die etablierte Krebsmedizin darauf ab, mit ihren Wirkstoffen einzelne Genmutationen in den Krebszellen oder Zelloberflächenproteine zu attackieren und dem Krebs den Garaus zu machen. Dies mag bei einem „simplen" Tumor einer Labormaus von Erfolg gekrönt sein – Krebszellen in einem menschlichen Tumor, die auf sehr unterschiedliche Weise auf Erbgutebene deformiert sind, kann man damit sehr oft nicht beikommen.

„Das Maus-Modell ist bedauerlicherweise untauglich, um herauszufinden, ob ein Krebsmedikament beim Menschen wirkt oder nicht", konstatiert auch Homer Pearce, der viele Jahre für den Pharmakonzern Eli Lilly tätig war und seit 2006 Chef von Sunesis Pharmaceuticals ist. „Wenn man sich die Millionen und Millionen und Millionen von Labormäusen anschaut, die geheilt wurden, und diese mit dem relativ bescheidenen bzw. nicht eingetretenen Erfolgen bei der Behandlung von Metastasen beim Menschen vergleicht, dann zeigt dies doch, dass irgendetwas an dem Maus-Modell faul sein muss."[314]

Wenn das Maus-Modell aber so offensichtlich „stinkt", wieso ist es dann nach wie vor zentraler Bedeutung für die Krebsforschung? Laut Weinberg gibt es vor allem kein adäquates Modell, das es ersetzen könnte. „Hinzu kommt", so Weinberg, dass die US-Medikamentenzulassungsbehörde das Maus-Modell einfach zum höchsten Standard für die Einschätzung der Wirksamkeit von Medikamenten erklärt hat." Dadurch hätte sich in der Forschergemeinde eine Trägheit entwickelt, die einen Wechsel hin zu einem anderen Modell erschwere.

Forscher sind offenbar wie alle Menschen Gewohnheitstiere. Und die von der Pharmaindustrie dominierte Forschung kann sehr gut mit dem faulen Maus-Modell leben. Denn ihre Profite sprudeln ungebrochen, trotz aller fehlenden Therapieerfolge – oder gerade wegen der ausbleibenden Therapieerfolge. Die Pharmariesen profitieren – so zynisch dies klingen mag – erheblich davon, dass die Krebsraten nicht zurückgehen. So können sie Jahr um Jahr ihre Medikamente massenweise verkaufen. Es lohnt also, sich zu vergegenwärtigen, was *Fortune*-Autor CLIFTON LEAF zu bedenken gibt: „Die Menschen, die zwanghaft nach Heilmitteln, Heilmitteln, Heilmitteln gegen Krebs verlangen, sind – ich hasse es, dieses Begriff zu verwenden – selbstsüchtig darin zu ignorieren, was sie alles präventiv gegen Krebs tun könnten."[333]

Im Übrigen besitzen nicht nur die vorklinischen Studien an Mäusen und anderen Versuchstieren insbesondere im Zusammenhang mit Krebs oft genug keine Aussagekraft. Auch später, wenn getestet wird, ob die Patienten auf die Wirkstoffe reagieren, sieht es nicht besser aus. Hier wird überprüft, ob der Tumor – die ursprüngliche Geschwulst – auf die Medikamente „anspricht", das heißt ob der Tumor durch die Gabe der Präparate kleiner wird. In der Tat ist es faszinierend zu sehen, wie ein Tumor zusammenschrumpft. Intuitiv würde wohl jeder sagen, dass dies eine gute Sache ist. Und so hat es sich etabliert, die Tumorschrumpfung als entscheidende Messgröße zu verwenden, wenn es darum geht, die Wirksamkeit eines Medikamentes zu testen. Wenn Sie in einem Artikel lesen, dass ein Tumor auf ein bestimmtes Arzneimittel oder auf Bestrahlung „angesprochen" hat, so ist damit in der Regel gemeint, dass der Tumor sich verkleinert hat.

> ⚠ Genau wie das Maus-Modell so ist auch die Tumorschrumpfung eine lausige Messgröße. Selbst bekannte Krebswissenschaftler wie MAX WICHA, Direktor am Krebszentrum der University of Michigan, müssen zugeben: „Das Modell, das wir für die Zulassung von Krebsmedikamenten verwenden, ist schlecht. Danach werden Antikrebsmedikamente genehmigt, sobald mit ihnen der Tumor verkleinert werden konnte – auch wenn dadurch das Leben des Patienten gar nicht verlängert wurde."[330]

Die traurige Wahrheit ist, dass die erreichte Tumorschrumpfung das Leben der Patienten meist gar nicht verlängert – doch eine merkliche Lebensverlängerung ist ja das, was die Patienten letztlich wollen. So haben die meisten bösartigen Tumoren zu dem Zeitpunkt, zu dem sie entdeckt werden, bereits das Ausmaß einer Weintraube erreicht. Sie zählen rund eine Milliarde Zellen. Und mit hoher Wahrscheinlichkeit sind aus einem Tumor von einer derartigen Größe schon einige Krebszellen ausgebrochen, haben sich in anderen wichtigen Körperregionen wie Knochen, Lunge, Leber oder Gehirn erfolgreich niedergelassen und dort ein Chaos angerichtet. Zu diesem Zeitpunkt sind Krebszellen also bereits metastasiert. Und genau dieser Prozess der Metastasierung ist es, der für fast alle Krebstodesfälle verantwortlich zeichnet. Es ist also logisch, dass jene Medikamente, die dafür konzipiert sind, die ursprüngliche Geschwulst (welche die Patienten in der Regel nicht umbringt) zum Schrumpfen zu bringen, gegen die Metastasierung (welche die Menschen tötet) nichts ausrichten können.[343]

Die tiefe Kluft zwischen Krebsforschung und Klinikrealität

Das ganze System der Medikamentenentwicklung hat wenig bis gar nichts damit zu tun, was in der Realität geschieht. Denn dabei wird nicht nur übersehen, was im ganzen Körper eines Krebspatienten geschieht, sondern auch, dass es einzig und allein darum gehen müsste, das Leben der Patienten entscheidend zu verlängern und ihnen dabei auch noch eine zumindest passable Lebensqualität zu bieten – ohne quälende Nebenwirkungen der Medikamente.

Bereits 1971 – also in dem Jahr, in dem US-Präsident Richard Nixon den „Krieg gegen den Krebs" lostrat – schrieb der australische Medizinnobelpreisträger Sir Frank Macfarlane Burnet folgende Gedanken nieder: „Ich bin sehr skeptisch, was die Nützlichkeit der Molekularbiologie anbetrifft. Und das zentrale Argument in diesem Kontext ist, dass eine lebende Struktur und insbesondere die informatorische Maschinerie der Zelle geradezu unendlich komplex ist… [Sicher sind die Molekularbiologen] reichlich stolz auf ihre Leistungen und meinen, sie hätten das Recht erworben, auf dem Weg, den sie eingeschlagen haben, weiter zu schreiten. Doch ihr Geld kommt von Politikern, Bankern und Stiftungen, die nicht fähig sind, die Natur der Einstellung eines Wissenschaftlers zur Wissenschaft zu erkennen – und zwar eines Wissenschaftlers, der noch fühlt, dass die Medizinforschung sich nur darum scheren sollte, menschliche Krankheiten zu verhüten oder zu heilen. Doch unsere Wissenschaftler sagen, was von ihnen erwartet wird. So werden ihre Stipendien erneuert – und beide Seiten sind sich in unbehaglicher Weise darüber bewusst, dass dies alles von Grund auf ein unehrliches Schauspielstück ist."[315] Die Gedanken scheinen an Aktualität kaum eingebüßt zu haben.

„Hinzu kommt", wie der Genomforscher und Kritiker der aktuellen Krebsforschung, George Gabor Miklos, sagt, „dass Krebsforscher auf hochgradig ineffizienten Gedankenstraßen fahren. Denn sie wurden nicht dafür trainiert, über ihren Tellerrand zu schauen – in Bereiche, welche die Bedeutung ihrer Resultate für die klinische Praxis, sprich für die Behandlung von Krebspatienten, infrage stellen. Dadurch hat sich eine Kluft aufgetan zwischen Biomedizinforschern und ausgelasteten Klinikärzten, die allzu oft einfach keine Zeit haben, die Arbeiten der Wissenschaftler kritisch zu überprüfen. Vieles, was die Forschung findet, hat schlicht keinerlei Relevanz für die Behandlungspraxis. Vor allem die Versuche an Labormäusen sind Lichtjahre von der Klinikrealität entfernt."[323]

Das Ganze ist so gravierend, dass selbst *Nature*, die weltweit führende wissenschaftliche Fachzeitschrift, 2008 die Thematik in einem Artikel aufgriff. „Wie wir das Tal des Todes, das sich zwischen den Forschungen der Biomediziner und den Bedürfnissen der Patienten aufgetan hat überwinden", so lautete der Titel des Beitrags.[316] „Die US-Gesundheitsbehörde NIH wurde vor mehr als einem halben Jahrhundert in den USA formell gegründet, um der öffentlichen Gesundheit der Nation zu dienen", so *Nature*-Autor Declan Butler. „Und heute ist es ihr Auftrag, fundamentales Wissen zusammenzutragen und dieses dafür zu verwenden, ‚um die Belastungen durch Krankheit und Invalidität zu verringern'." Doch es würden sich die

Klagen darüber mehren, dass zwar enorme Mittel in die biomedizinische Forschung, zu der vor allem die Krebswissenschaft zählt, fließen und man auch immer mehr wüsste über die Mechanismen von Krankheiten – entscheidend neue Behandlungs- und Diagnosemethoden sowie Präventionsmaßnahmen würden dabei aber nicht in angemessener Weise entdeckt.

„Wir sehen einfach nicht den Durchbruch bei den Therapien, den die Menschen aber mit gutem Recht erwarten können", zitiert BUTLER den Molekularbiologen ALAN SCHLECHTER, der selber bei der US-Gesundheitsbehörde NIH tätig ist. Und so tut sich seit nunmehr 30 Jahren ein immer größerer Abgrund auf zwischen Wissenschaft und Praxis, der gerne auch als „Tal des Todes" bezeichnet wird. Weder die Biomedizinforscher, die voll damit beschäftigt sind, neue Entdeckungen zu machen, noch die Ärzte, die mit ihren Patienten alle Hände voll zu tun haben, ändern daran etwas. Vor allem, „weil sie nicht wirklich miteinander kommunizieren", so BARBARA ALVING, die ebenfalls bei der NIH tätig ist. In anderen Ländern wie Deutschland sieht die Situation kaum besser aus.

Wie sehr die Kluft zwischen Forschung und ärztliche Praxis auseinander gedriftet ist, verdeutlicht auch folgendes Beispiel. So erschien im Jahre 2004 im *New England Journal of Medicine* eine Arbeit über das sogenannte follikuläre Lymphom.[317] Dabei handelt es sich um eine bösartige Erkrankungen des lymphatischen Systems, zu dem die Lymphknoten, die Rachenmandeln, die Milz und das Knochenmark zählen. Ein follikuläres Lymphom tritt vorwiegend im höheren Erwachsenenalter (im Schnitt bei 60-jährigen) auf. Die Überlebenszeiten nach Diagnosestellung schwanken stark und reichen von einem bis zu 20 Jahren. Die Autoren der Studie behaupten nun, dass man die verbliebene Überlebenszeit vorhersagen könne, indem man an den Zellen, die zur Zeit der Diagnosestellung im Tumor vorhanden sind, eine Genanalyse durchführt. Aufgrund deren Ergebnisses, so die frohe Botschaft, ließen sich die Patienten auch besser mit Medikamenten versorgen.

Nicht weniger als 40 Autoren waren an dieser ambitionierten Untersuchung beteiligt und nicht weniger als 31 davon waren Ärzte. Doch der renommierte Gesundheitsstatistiker ROBERT TIBSHIRANI hat die Arbeit etwas genauer unter die Lupe genommen. Dabei kommt der Forscher von der Stanford University zu dem niederschmetternden Schluss, dass mithilfe der Genanalyse, die von den 40 Autoren hochgehalten wird, überhaupt keine Voraussagen darüber gemacht werden könnten, wie lange die Patienten, die unter einem follikulären Lymphom leiden, noch leben.[344] „Mit anderen Worten: Die Daten, die auch von 31 Ärzten zusammengetragen wurden, sind klinisch und damit für die Behandlung der Patienten wertlos", so der Genomforscher GEORGE GABOR MIKLOS. „Die Quintessenz ist, dass wir nicht erwarten können, dass Ärzte in der Lage sind, die Feinheiten und Analysen der modernen Molekularmedizin, die in der Krebsforschung von großer Bedeutung sind, wirklich zu verstehen. Die Mediziner sind damit ausgelastet, Leben zu retten, während die Forscher zu sehr damit beschäftigt sind, Daten zusammenzutragen, die für die Praxis meist keine Relevanz haben."

KAPITEL 3

Gebärmutterhalskrebsimpfung: nutzlos, riskant, teuer

„Wenn das HP-Virus schuld sein sollte an Gebärmutterhalskrebs, müsste es ja über den/die Partner übertragen werden. Allerdings ist das Humane Papillomavirus, kurz HPV, das Gebärmutterhalskrebs verursachen können soll, bei Männern so gut wie gar nicht nachweisbar und macht dort auch keine gesundheitlichen Probleme. Dies spricht sehr stark gegen eine Infektionsursache. Ein Abstrich oder Pap-Test, bei dem auffällige Zellen des Uterus gefunden werden, führt meist zu einer sogenannten Konisation. Das heißt, aus dem Muttermund wird ein Stück Gewebe entfernt, und zwar dort, wo zwei Gewebetypen angrenzen und die Entartungen stattfinden. Nach dem Herausschneiden kommt es nur noch sehr selten zu weiteren Entartungen. Wäre das Ganze durch eine Infektion verursacht, könnte man dies jedoch nicht chirurgisch behandeln."[388]

CHRISTIAN FIALA, **Gynäkologe**

Wie die Idee von den krebsverursachenden Viren entstand

Neben der These, dass Genmutationen für die Krebsentstehung verantwortlich zu machen sind, ist die Behauptung, dass Viren Krebs erzeugen, das zweite große Dogma der derzeitigen Krebsmedizin. Insbesondere sollen sogenannte Humane Papillomaviren (HPV) Gebärmutterhalskrebs auslösen können. Doch genau wie das Dogma zur Genmutation, so darf auch die zweite These angezweifelt werden.

Geschichtlich betrachtet geht die Idee von den Viren als Krankheitsauslöser auf die Mikrobentheorie zurück, die sich in der Mitte des 19. Jahrhunderts herausbildete. Damals begann man, ganz bestimmte Mikroorganismen, vor allem Bakterien und Pilze, zur Ursache von ganz bestimmten Krankheiten zu erklären, darunter Massenleiden wie Cholera oder Tuberkulose. Später wurde diese Vorstellung auch auf Viren übertragen. Der Biologie-Professor

Edward Golub beschreibt die Entstehung dieser sogenannten Mikrobentheorie eindrucksvoll in seinem Buch „Die Grenzen der Medizin: Wie die Wissenschaft unsere Vorstellung von Heilung formt".[382] Die Begründer dieser Theorie, die Forscher Louis Pasteur (1822–1895) und Robert Koch (1843–1910), stiegen noch zu ihren Lebzeiten in den Medizinolymp auf.

Louis Pasteur revidierte die Theorie auf seinem Sterbebett. Er sagte: „Die Mikrobe ist nichts, der Nährboden ist alles."[434] Das heißt: Eine Bakterien- genau wie eine Pilzkultur besteht nicht einfach nur aus Bakterien oder Pilzen, zu ihr gehört immer ein Nährboden, ohne den die Mikroben nicht existieren können (genau so wenig wie wir Menschen ohne Nahrung überleben). Je nachdem wie ein Nährboden geartet ist, so gibt es auch verschiedene Keime, die darauf wachsen können oder auch nicht. Diese Keime können dann unterschiedlich giftige Ausscheidungen haben.

Fragt man Bakteriologen, was zuerst kommt: der Boden oder die Bakterie, so lautet die Antwort logischerweise immer, dass die Umwelt die Mikroben gedeihen lässt. Die Keime erzeugen also nicht direkt die Krankheit. Vielmehr ist es offenbar so, dass die körperlich erzeugte Krise die Bakterie zum Wachsen bringt, indem die entsprechenden Bedingungen geschaffen werden, in denen zunächst harmlose Bakterien sich zu giftigen und zum Beispiel Eiter erzeugenden Mikroorganismen entwickeln.

> Bakterien leben nicht isoliert in freier Atmosphäre, sondern sie benötigen stets einen Nährboden. Leider konzentriert sich die konventionelle Medizin lediglich auf die Abtötung von Mikroben, sie vergisst dabei aber völlig, was Bakterien und Pilze tatsächlich sprießen lässt.[367]

„Wenn wir Krankheitsstadien genauer betrachten, besonders entzündliche Prozesse, so steht am Beginn der Krankheit eine Schädigung des Organismus – und erst danach beginnt die bakterielle Aktivität", so der Allgemeinmediziner Johann Loibner. „Dies kann jeder Mensch an sich beobachten. Bringen wir Schmutz auf eine frische Wunde, dann treten auch noch andere Bakterien auf. Nach Eindringen eines Fremdkörpers erscheinen ganz bestimmte Keime, die nach Entfernung oder Auflösung wieder von selber verschwinden und uns nicht weiter besiedeln. Schädigen wir unsere Atemschleimhäute durch Unterkühlung, dann kommen gesetzmäßig jene Bakterien auf den Plan, die je nach Heftigkeit, Dauer der Unterkühlung und je nach Verfassung des betroffenen Individuums die angegriffenen Zellen abbauen und zur Ausscheidung, einem Katarrh, führen."

Dies würde auch erklären, was das herrschende medizinische Denkmodell mit seiner Tendenz zur Vereinfachung (ein Erreger ist die Ursache einer Krankheit) nicht erfassen kann: Dass stets viele verschiedene Mikroorganismen vorhanden sind (darunter so „gefährliche" wie der Tuberkelbazillus, Streptokokken oder Staphylokokken), ohne dass sie einen erkennbaren Schaden anrichten. Doch wenn die Mikroben genügend Nahrung bekommen, so können sie sehr schädlich werden. Dieses „Futter" können Giftstoffe, Stoffwechselendprodukte, nicht richtig verdaute Nahrung und viele Dinge mehr sein – eben alles, was Bakterien verstoffwechseln können (und das ist fast alles). Dies kann bis in Extremsituationen münden, etwa in eine Lungenentzündung. In diesem Fall kommt man meist nicht umhin, eine Notmaßnahme in Form einer Antibiotikagabe zu ergreifen.

Wie leicht dieses Bakteriengleichgewicht beeinträchtigt werden kann, zeigt sich bei Babys: Werden diese mit Muttermilch gestillt, so enthält die Darmflora, unser zentrales Immunsystem, fast ausschließlich ein bestimmtes Bakterium namens Lactobacillus bifidus. Dieses Bakterium unterscheidet sich stark von dem, das sich in der Darmflora breit macht, wenn die Kleinkinddiät Kuhmilch enthält. „Das Bakterium Lactobacillus bifidus verleiht dem mit Brustmilch genährten Kind eine sehr viel größere Widerstandskraft etwa gegen Darmentzündungen", so der Mikrobiologe und Pulitzer-Preisträger RENÉ DUBOS (1901–1982).[367] Dies ist nur eines von unzähligen Beispielen dafür, wie das Miteinander von Bakterien und Menschen beeinflusst werden und positiv gestaltet werden kann.

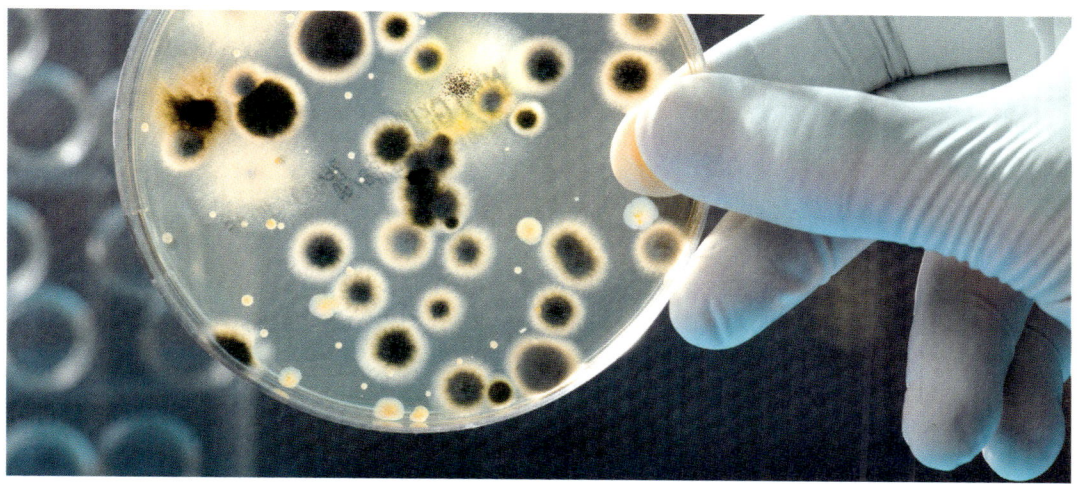

Petrischalen werden meist dazu eingesetzt, um Mikroorganismen wie Bakterien und Pilze zu kultivieren. Zu diesem Zweck wird in die Schale eine flache Schicht eines gelförmigen Nährmediums gefüllt, welche die wachsenden Mikroorganismen mit Wasser und Nährstoffen versorgt (im Unterschied zu Flüssigkulturen werden die Mikroben durch dieses Nährmedium fixiert). Die sichtbar größer werdenden „Punkte", die man an der Oberfläche sieht, sind die wachsenden Bakterien oder Pilze. Dieses Beispiel verdeutlicht: Ob ein Mikroorganismus sich ausbreiten kann, hängt vom richtigen Nährboden ab.

„Doch leider genoss das Wissen darum, dass Mikroorganismen auch für den Menschen sehr viel Gutes tun, nie sonderlich große Popularität", wie DUBOS beklagt. „Der Mensch hat es sich zur Regel gemacht, sich mehr um die Gefahren, die sein Leben bedrohen, zu sorgen, als sich für die biologischen Kräfte zu interessieren, von denen die Menschheit in ihrer Existenz so entscheidend abhängt. Die Geschichte des Krieges hat auf die Menschen immer mehr

Faszination ausgeübt als Beschreibungen der friedlichen Koexistenz. Und so kommt es, dass noch niemand eine Erfolgsstory daraus gemacht hat aus der nützlichen Rolle, welche die Bakterien im Darm und Magen spielen. Allein die Produktion eines Großteils unserer Nahrung, die auf unseren Esstellern landet, hängt von bakterieller Aktivität ab."[367] Selbst Chirurgen machen sich dieses Prinzip zunutze, indem sie Säckchen mit Maden verwenden, um mit ihnen besonders schlecht zu reinigende Wunden zu säubern. Die Maden fressen exakt und präzise nur das abgestorbene und „kaputte" Material. Das Gesunde, Lebende rühren sie nicht an. Kein Chirurg der Welt kann eine solche Wunde so exakt und sicher säubern wie diese Maden. Und wenn alles sauber ist, ist der „Madenspuk" vorbei.[4309]

Doch was selbst PASTEUR auf seinem Sterbebett sagte – „die Mikrobe ist nichts, der Nährboden ist alles" –, konnte sich in der vorherrschenden Medizin und erst recht in der Krebsforschung nicht durchsetzen. Dafür sorgte in besonderem Maße PAUL EHRLICH (1854–1915), der als Vater der Chemotherapie gilt und der Interpretation folgte, die ROBERT KOCH bis zu seinem Lebensende (genau wie PASTEUR zu seinen „besten Zeiten") predigte: dass Mikroben die eigentlichen Ursachen von Krankheit sind und sie daher bekämpft werden müssten. Deswegen träumte EHRLICH davon, auf die Bakterien „chemisch zu zielen". Damit trug der von seinen Gegenspielern „Dr. Fantasy" genannte[382] entscheidend dazu bei, dass sich die Doktrin durchsetzte, wonach ganz bestimmte Krankheiten ganz bestimmte Ursachen hätten – und diese Leiden daher mit ganz bestimmten chemisch-pharmazeutischen Präparaten erfolgreich bekämpft werden könnten.[382]

Von dieser verzerrten Vorstellung wurde auch die Idee von krankmachenden Viren getragen. Ende des 19. Jahrhunderts, als sich die Mikrobentheorie zur bestimmenden Medizinlehre aufschwang, besaß man wohlgemerkt noch gar nicht die Möglichkeiten, Viren nachzuweisen. Viren verfügen– im Gegensatz zu Bakterien und Pilzen – nicht einmal über einen eigenen Stoffwechsel. Per Definition haben Viren ihren Stoffwechsel vollständig an die Zelle abgegeben. Damit fehlen Viren, die nur aus einem Nukleinsäurefaden (DNS- oder RNS-Erbsubstanz) und einer Eiweißkapsel bestehen, die entscheidenden Merkmale eines Lebewesens. Sie zählen streng genommen gar nicht zu den Mikroben (aus dem Griechischen: „mikro" = klein, „bios" = Leben).

Dass die „Pasteurianer" den Ausdruck „Virus" schon damals verwendeten, war lediglich dem Umstand geschuldet, dass man sich des lateinischen Begriffes „virus" bediente (was so viel heißt wie Gift), um organische Strukturen zu beschreiben, die nicht als Bakterien ausgemacht werden konnten.[460] Ganz nach dem Feindbild-Denkmuster: Wenn schon keine sichtbare Bakterie ausfindig gemacht werden kann, dann muss eben irgendein anderer Erreger für die Krankheit verantwortlich zeichnen, und nicht etwa die Ernährung oder schwermetallhaltige Pestizide, die damals massiv in die Landwirtschaft Einzug hielten. Um mit JOHANN WOLFGANG GOETHES Mephisto zu sprechen: „Denn eben wo Begriffe fehlen, da stellt ein Wort zur rechten Zeit sich ein."[367]

So misst das, was als Viren bezeichnet wird, nur 20 bis 450 Nanometer (Milliardstel Meter) und ist somit sehr viel kleiner als Bakterien und Pilze – so winzigklein, dass man sie nur unter einem Elektronenmikroskop sehen kann. Diese Technik ist erst seit 1931 bekannt. Bakterien und Pilze können hingegen auch mit einem einfacheren Lichtmikroskop beobachtet werden. Der niederländische Forscher ANTONI VAN LEEUWENHOEK (1632–1723) konstruierte das erste Lichtmikroskop im 17. Jahrhundert.

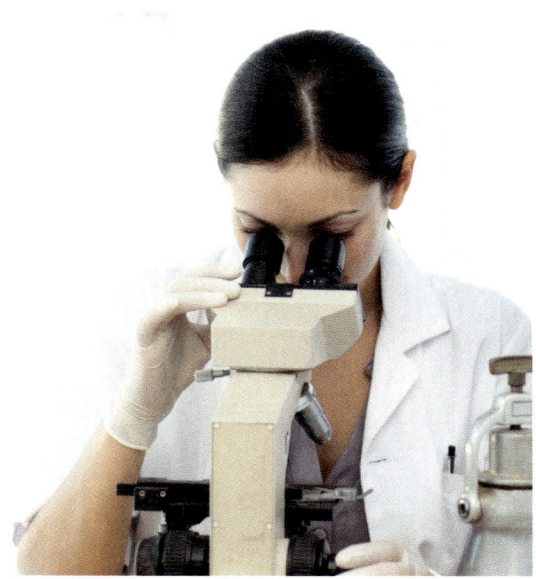

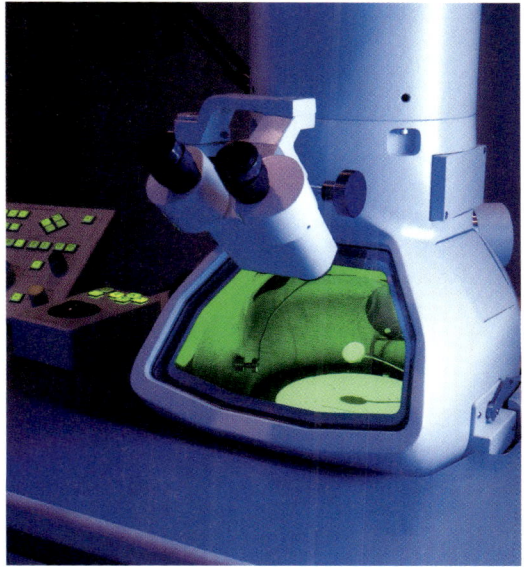

Einfaches Lichtmikroskop, mit dessen Hilfe Bakterien und Pilze sichtbar gemacht werden können, extrem kleine Partikel wie Viren hingegen nicht.

Abbildung eines modernen Elektronenmikroskops (erfunden 1931). Mit dieser Technik ist es möglich, Viren sichtbar zu machen.

„Um 1960, bevor die neuzeitige Molekularbiologie aufkam, galt die Elektronenmikroskopie als das beste Instrument zur Identifizierung von Viren in Zellkulturen", so der Pathologie-Professor ETIENNE DE HARVEN, der als Pionier der Elektronenmikroskopie und Virologie unter anderem 25 Jahre am Sloan-Kettering Institute in New York geforscht hat, das 1945 gegründet und schnell zum größten privaten Krebsforschungszentrum der USA avancierte.[383] „Und so kam es, dass zu dieser Zeit Laboratorien auf der ganzen Welt ihre Bemühungen auf das Ziel richteten, mit ständig verbesserten Methoden der Elektronenmikroskopie Partikel in Krebszellen zu beobachten." 1962 wurde die zentrale Rolle der Elektronenmikroskopie auch auf der bekannten Cold Spring Harbor Conference anerkannt. Dort bezeichnete etwa ANDRÉ LWOFF, der drei Jahre später den Medizinnobelpreis erhalten sollte, die Elektronenmikroskopie als die wohl effizienteste Methode zum Virennachweis. Daher schlug der Franzose vor, Viren mit diesem Verfahren zu ermitteln und in Klassen einzuteilen.[366]

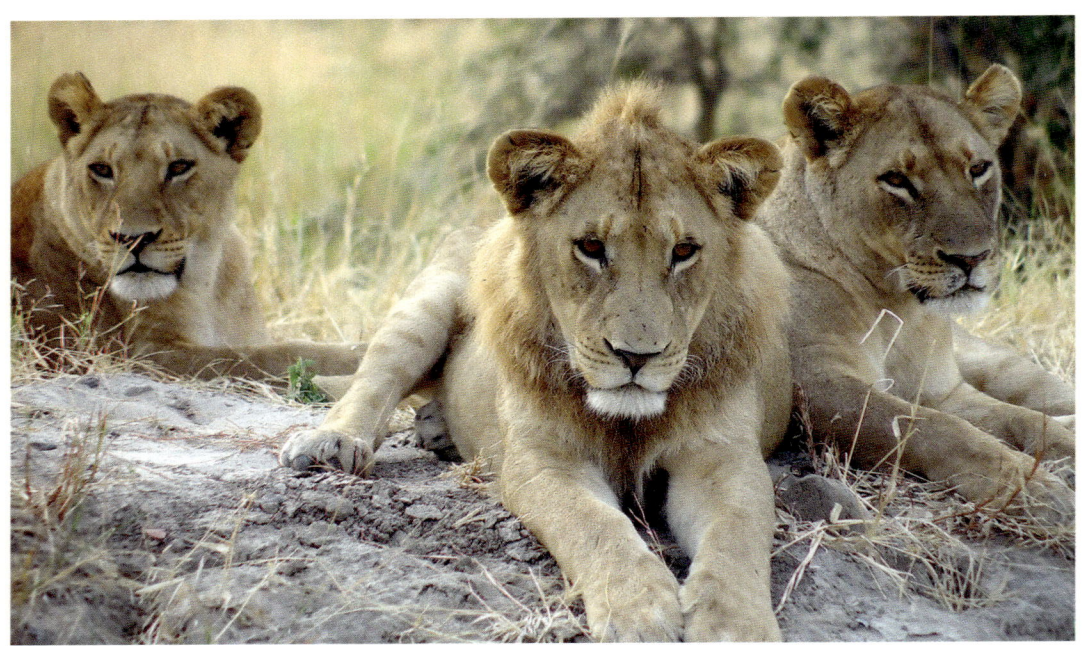

Wilde Tiere erkranken sehr selten an Krebs – einer von einigen Aspekten, die gegen die Virus-Theorie sprechen.

Ein Schwerpunkt der Medizin-Wissenschaft war schon damals das Thema Krebs, da sich die Krebsforscher verstärkt auf die Idee fixierten, Viren müssten ein entscheidender Auslöser von Krebs sein.[441] Sie versuchten akribisch mit Hilfe der Elektronenmikroskopie Viren in menschlichen Krebszellen nachzuweisen. Doch dies war alles andere als von Erfolg gekrönt. „Man fand nur virusähnliche Partikel, und das auch nur von Zeit zu Zeit – wohingegen Viren eines bestimmten Typs niemals in überzeugender Weise sichtbar gemacht werden konnten", so DE HARVEN.[363]

Auch der Medizinnobelpreisträger und Krebsforscher SIR FRANK MACFARLANE BURNET schreibt 1971 in seinem Buch „Genes, Dreams and Realities": „In den vergangenen zwölf Jahren hat sich die Forschergemeinde stark darauf konzentriert, Viren, die Krebs oder Leukämie in Mäusen, Hamstern oder Hühnern erzeugen, ausfindig zu machen. Doch es konnte kein überzeugender Beweis erbracht werden dafür, dass irgendeiner der menschlichen Tumoren durch ein Virus verursacht wird. Man muss also klar sagen, dass die Virus-Theorie [zu Krebs] nichts weiter ist als Spekulation. Es mag mittlerweile eine Mehrheit unter den jungen Krebsforschern geben, die glauben, dass Krebs eventuell mit der Theorie von den ‚langsamen Viren' erklärbar sei, und zwar ohne dass irgendein Virus sichtbar gemacht werden kann. Doch für mich ist dies ein ungerechtfertigter und unwissenschaftlicher Glaube, der auf einem falschen Verständnis über die Bedeutung von Virus-Forschungen an Labortieren basiert. Wenn wir bedenken, dass Krebs bei wilden Tieren extrem selten auftritt, so kann ich keinen Weg erkennen, durch den ein Vermögen, Krebs zu erzeugen, das Überleben einer Virus-Art begünstigt. In keiner Weise kann ich irgendetwas in der menschlichen Biologie erkennen, das die Kraft hätte, menschliche Krebsviren zu erzeugen – mit Ausnahme der Anstrengungen des Menschen, zu solchen Überlegungen zu kommen. Ich denke, dass wir die Möglichkeit, dass auch nur einer der gängigen Krebstypen viralen Ursprungs ist, vergessen können." [357]

Die Misserfolge sorgten in der Wissenschaftswelt für entsprechend große Enttäuschung. Und obwohl die starke Tendenz in der Wissenschaft besteht, negative Ergebnisse möglichst nicht zu publizieren (in der Fachsprache bezeichnet man dies als „publication bias", vgl. Seite 99 im vorigen Kapitel),[467] so waren die Misserfolge der Krebsvirus-Jäger so universell, dass es nicht ausblieb, dass doch vereinzelt darüber berichtet wurde. So beschrieb die französische Forscherin FRANÇOISE HAGUENAU 1959 im Journal *Etude du Cancer* über die Schwierigkeiten bei dem Versuch, in einer langen Reihe von Brustkrebsproben irgendwelche typischen Viruspartikel zu identifizieren. Auch den Wissenschaftlern DR. WILHELM BERNHARD und DR. R. LEPLUS gelang es 1964 nicht, mit Hilfe der Elektronenmikroskopie Viruspartikel zu finden, von denen man annahm, sie würden bei der Ausbildung von Morbus Hodgkin (Lymphdrüsenkrebs), lymphoiden Leukämien (Blutkrebs) oder der Metastasenbildung eine Rolle spielen.[354]

Dennoch waren die Virusjäger nicht zu stoppen. Anstatt sich vom Tunnelblick auf Viren zu lösen, schoben sie die Schuld für ihre Misserfolge auf die Methodik der Virus-Bestimmung, vor allem auf die sogenannten Dünnschnitte. Dabei handelt es sich um Gewebeproben, die extrem fein zurechtgeschnitten werden, sodass man sie gut unter dem Elektronenmikroskop betrachten kann. Dünnschnitte hatten sich unzählige Male bewährt und auch bei Versuchen an Mäusen perfekt funktioniert.[366] Doch plötzlich behauptete man, die Herstellung der Dünnschnitte sei zu aufwändig und zeitraubend. Und welcher Forscher hatte noch Zeit für Dünnschnitte, als die Pharmafirmen begannen, vor allem das zu finanzieren, was schnelle Antworten lieferte?

Tatsächlich verstieß man die Dünnschnitte und wandte sich der viel einfacheren und schnelleren Färbemethode zu. Dabei werden bestimmte Partikel von der Gewebeprobe (etwa die Erbsubstanz) farblich markiert und anschließend elektronenmikroskopisch aufgenommen. „Doch die Ergebnisse, die mittels Färbemethode zutage gefördert wurden, waren rein wissenschaftlich betrachtet ein Desaster", erinnert sich der Pathologe DE HARVEN. „Denn die Partikel wurden beim Lufttrocknungsprozess, der zum Anfärben der Teilchen notwendig war, derart deformiert, dass sie einen langen Schwanz ausbildeten. Diese entstellten Partikel waren nicht nur ein regelrechtes Kunstprodukt aus dem Labor, auch sahen sie exakt so aus wie viele andere Zellbestandteile, bei denen es sich definitiv um keine Viren handelte. Dadurch war es schier unmöglich zu bestimmen, ob es sich bei den ‚geschwänzten' Partikeln um Viren handelte oder nicht." [364, 365]

Einige Wissenschaftler rangen sich dazu durch, die Ergebnisse, die mittels Färbemethode erzielt wurden, als das zu bezeichnen, was sie waren: wertlos. Die einzig logische Konsequenz wäre nun gewesen, die Färbemethode ad acta zu legen und zur Dünnschnittmethode zurückzukehren. Doch das geschah nicht. Stattdessen entschieden sich die Forscher, die Schuld auf die Elektronenmikroskopie zu schieben und deren Technik schlecht zu machen.

Andere Forscher waren so erpicht darauf, Viren als Schuldige ausfindig zu machen, dass sie einfach über die Wertlosigkeit der mittels Färbemethode erzielten Ergebnisse hinwegsahen und frei heraus behaupteten, bei den deformierten „geschwänzten" Partikeln handle es sich um bestimmte Viren. Obwohl diese Schlussfolgerung wissenschaftlich unhaltbar war, wurden die Virusjäger für ihre Vorgehensweise reichlich mit Forschungsgeldern bedacht.

In der Folge wurden sogar Kuhmilch und Muttermilch auf die Anwesenheit dieser geschwänzten Partikeln untersucht.[366] Im Oktober 1971 kam es zu einer Pressekonferenz der US-Gesundheitsbehörde NIH, bei der einige der größten Zeitungen der USA anwesend waren und auf welcher der bekannte Molekularbiologe SOL SPIEGELMAN vor möglichen Krebsrisiken des Stillens warnte. „Schauen Sie, wenn in der Familie einer Frau Brustkrebs gehäuft vorkommt; und wenn bei dieser Frau Virus-Partikel gefunden wurden und sie meine Schwester wäre, so würde ich ihr sagen, sie sollte ihr Kind nicht stillen", sagte SPIEGELMAN zu den Journalisten.[464]

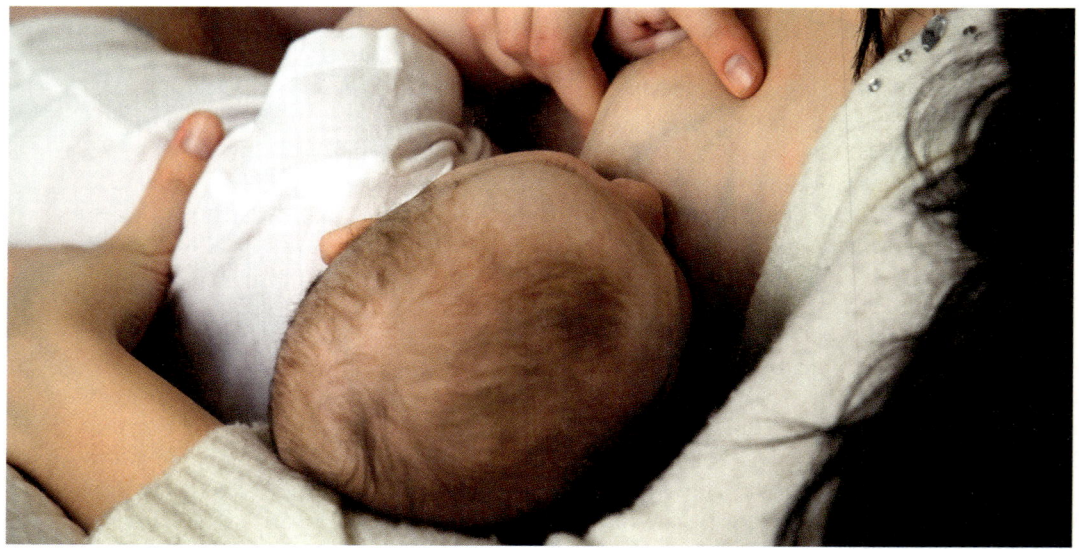

Anfang der 1970er Jahre warnte die US-Forschung im Kanon mit mächtigen Medien vor dem Stillen. Der angebliche Grund: Muttermilch könne Krebsviren enthalten. Diese Warnung hatte jedoch nur eine kurze Halbwertszeit und mutet aus heutiger Sicht geradezu abstrus an.

Die *Chicago Sun-Times* hob am darauf folgenden Tag SPIEGELMANS Zitat ins Blatt.⁴⁶⁴ Auch viele andere Printmedien wie die *Washington Post* und Fernsehstationen warnten vor eventuellen Risiken der Muttermilch.³⁶⁸ Dabei ruderte SPIEGELMAN selber auf der Pressekonferenz auf Nachfrage eines Journalisten zurück und meinte: „Man kann keine Panikmache diesen Ausmaßes lostreten, wenn man nicht mit Sicherheit weiß, ob ein Virus-Partikel die Ursache ist."⁴⁶⁴ Wenn man aber gar keine wissenschaftlichen abgesicherten Ergebnisse präsentiert werden konnten, wieso wurde dann eine solche Pressekonferenz, zu der die führenden Medien des Landes eingeladen werden, überhaupt anberaumt? Zumal das Thema „Krebsgefahren durch Muttermilch" längst wieder in der Versenkung verschwunden ist und bis heute auch kein entsprechendes Virus von Brustkrebsgewebe und offenbar auch generell nicht von menschlichem Tumorgewebe und Blutplasma isoliert werden konnte.³⁶²

Daraufhin bewegte sich die etablierte Krebsforschung schrittweise weiter weg von einem direkten Virusnachweis, der darin bestanden hätte, die Partikel, die als Viren vermutet werden, vollständig von Fremdmaterial zu reinigen, genetisch komplett zu beschreiben und anschließend elektronenmikroskopisch aufzunehmen. Ein Ereignis von zentraler Bedeutung war in diesem Zusammenhang die Beschreibung des Enzyms Reverse Transkriptase – eines Proteins, das biochemische Reaktionen bewirken und beschleunigen kann und zur Weitergabe des Erbguts bei der Zellteilung eine wichtige Rolle spielt. 1970 beschrieben die Forscher HOWARD TEMIN und DAVID BALTIMORE dieses Enzym im Zusammenhang mit der Suche nach Krebsviren.³⁵¹, ⁴⁶² Diese Forschungsarbeiten erschienen der Medizinwelt so bedeutsam, dass sie TEMIN und BALTIMORE dafür 1975 den Nobelpreis verlieh.⁴³⁷

Was aber war so bedeutsam an diesem Enzym Reverse Transkriptase? Man meinte, dass Reverse Transkriptase etwas ganz Typisches für Retroviren sei, von denen man vermutete, sie könnten Zellen schädigen und sogar Krebs auslösen. Dabei versuchte man aber nicht, diese Retroviren direkt nachzuweisen. Vielmehr glaubte man, dass man in der Zellkultur des Reagenzglases nur nach diesem Enzym Reverse Transkriptase suchen müsse – und wenn man das Enzym vorfinde, so könne man sicher sein, dass ein Retrovirus vorhanden sei.

Diese These sollte sich fortan in den Köpfen der etablierten Forscher festsetzen und der entscheidende Urheber dafür sein, dass die indirekten Nachweismethoden (sogenannte Surrogatmarker) praktisch komplett an die Stelle des direkten Nachweisverfahrens (Virus-Reinigung, exakte Bestimmung der genetischen Eigenschaften plus elektronenmikroskopische Aufnahme) traten.³⁶⁶ Selbst noch 1983 – also mehr als zwölf Jahre nach Entdeckung des Enzyms Reverse Transkriptase – behauptete der später als HIV-Entdecker gefeierte Forscher LUC MONTAGNIER vom Pariser Pasteur Institut in einer im Fachmagazin *Science* abgedruckten Arbeit, sein Forscherteam hätte ein neues Retrovirus namens LAV (später HIV genannt) gefunden.⁴¹⁰ Und MONTAGNIER meinte, dies deshalb sagen zu können, weil er in seiner Zellkultur Reverse Transkriptase gefunden hatte.

Doch dieser Schluss ist unzulässig. So hatten selbst die Nobelpreisträger TEMIN und BALTIMORE bereits 1972, also elf Jahre zuvor, konstatiert: „Reverse Transkriptase ist eine Eigenschaft, die allen Zellen eigen ist."[461] Und sogar die Forscher FRANÇOISE BARRÉ-SINOUSSI und JEAN-CLAUDE CHERMANN, die wichtigsten Co-Autoren von LUC MONTAGNIERS *Science*-Studie, kamen nur ein Jahr später (1973) zu dem Schluss, dass Reverse Transkriptase nicht charakteristisch (spezifisch) sei für Retroviren, sondern in allen Zellen vorkomme.[454] Mit anderen Worten: Wird in der untersuchten Laborkultur das Enzym Reverse Transkriptase gefunden, so kann daraus eben nicht geschlossen werden, dass ein Retrovirus, geschweige denn ein spezielles Retrovirus anwesend ist.

Das Virus-Desaster der 1970er Jahre – und wieso die Virus-These doch überlebte

In den späten 1970er Jahren regte sich massive Kritik an der etablierten Krebsforschung. Die Experten „haben den Retroviren alles Böse zugetraut – die Auslösung von Krebs vor allem – und dafür Spott und Niederlagen ohne Zahl einstecken müssen", wie *Der Spiegel* 1986 die damalige Situation beschrieb.[387] Dabei ging das Konzept, wonach Viren die großen Krankheitsauslöser sein sollen, nicht nur bei Krebs nicht auf. Auch das Schweinepest-Desaster von 1976 spricht Bände.

So war DAVID LEWIS, ein junger amerikanischer Rekrut, bei einem Marsch zusammengebrochen. Seuchenexperten behaupteten daraufhin, aus der Lunge von LEWIS ein Schweinepest-Virus isoliert zu haben. Im Anschluss daran hatte US-Präsident GERALD FORD seinen großen Auftritt im Fernsehen. Auf Geheiß des medizinischen Establishments, insbesondere der US-Seuchenbehörde CDC, drängte FORD alle Amerikaner dazu, sich gegen eine bevorstehende tödliche Schweinepest-Epidemie impfen zu lassen.[466] Und genau wie vor wenigen Jahren bei der Vogelgrippe, so wurde auch schon damals die große Pandemie von 1918, die sogenannte „Spanische Grippe", als Schreckensszenario bemüht.

Nicht weniger als 50 Millionen US-Bürger ließen sich in Panik versetzen und einen Impfstoff injizieren, der eiligst auf den Markt geworfen worden war – und der bei 20 bis 40 Prozent der Gutgläubigen zum Teil starke Nebenwirkungen erzeugte, darunter Lähmungen und auch Todesfälle. Dies zeitigte schließlich Schadensersatzforderungen in Höhe von 2,7Mrd. $. Das Debakel kostete auch dem CDC-Chef DAVID SPENCER, der als Kampfmittel zur Beeinflussung der Medien sogar einen Schweinegrippe-„War Room" (Kampfraum) eingerichtet hatte, am Ende den Job. Die bittere Ironie: Es wurde praktisch von keinem tatsächlichen Schweinepestfall berichtet.[368]

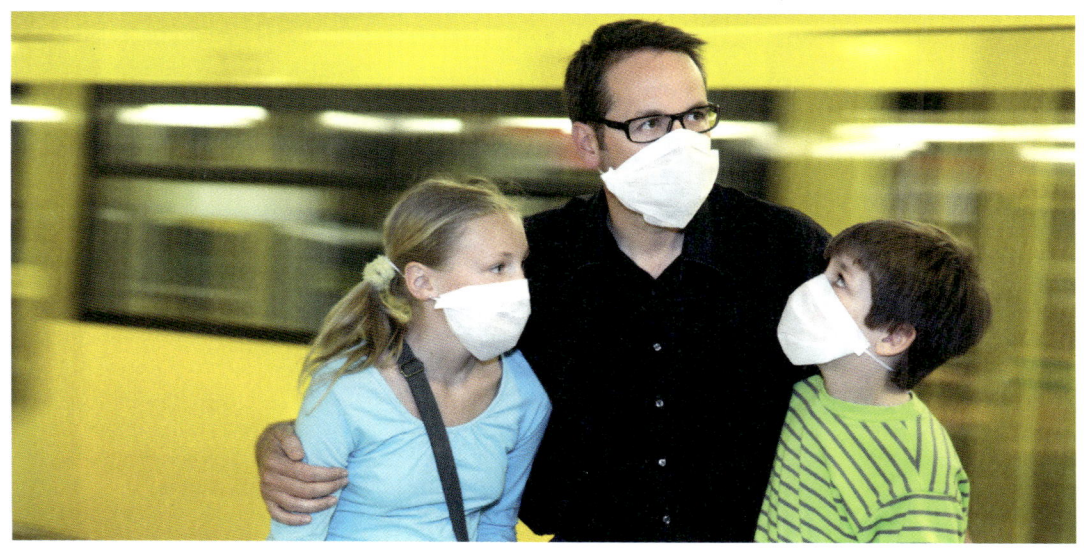

Mit der Inszenierung von HIV/AIDS in den 1980er Jahren durch die konventionelle Medizin hat die Virusforschung deutlich an Macht gewonnen. Seither ist es für sie ein Leichtes, die Angst vor Pandemien immer wieder neu auf der ganzen Welt zu schüren. Menschen fühlen sich dadurch zu den merkwürdigsten Handlungen veranlasst.

In der Folge geriet die US-Gesundheitsbehörde NIH in unsicheres politisches Fahrwasser – genau wie die Seuchenbehörde CDC, die daraufhin 1980 umfassend neu strukturiert wurde. Bei CDC und NIH, den mächtigsten Organisationen in Sachen Gesundheitspolitik und biomedizinische Wissenschaft, setzte daraufhin das große Nachdenken ein. Um sich zu rehabilitieren, käme natürlich ein neuer „Krieg" gelegen. Am besten gegen eine Mikrobe, denn das Thema „ansteckende Krankheiten" hat sich im 20. Jahrhundert – trotz permanenter Rückschläge – immer noch als das effektivste erwiesen, wenn es darum ging, die Aufmerksamkeit der Öffentlichkeit zu erzielen und staatliche Gelder für die Forschung zu generieren.

Tatsächlich hätte, wie der Rot-Kreuz-Beamte PAUL CUMMING 1994 der Zeitung *San Francisco Chronicle* erzählte, die US-Seuchenbehörde CDC zu jener Zeit „zusehends eine große Epidemie gebraucht, um ihre Existenz zu rechtfertigen".[432] Und die These, dass HIV AIDS erzeugt, wurde für die US-Seuchenbehörde die Rettung. „So kam es, dass Anfang der 80-er all die alten Virus-Jäger vom National Krebsinstitut der USA einfach neue Schilder an ihre Türen schraubten und flugs zu AIDS-Forschern wurden", wie Chemie-Nobelpreisträger KARY MULLIS zu berichten weiß. „Und für den Anfang bekamen sie von US-Präsident RONALD REAGAN mal so eben eine Milliarde Dollar geschenkt."[412]

Der bekannteste unter den Überläufern von der Krebs- zur AIDS-Forschung war ROBERT GALLO, der zusammen mit MONTAGNIER als Entdecker des sogenannten „AIDS-Virus" gilt und als Millionär immer noch Weltruhm genießt, auch wenn er 2008 bei der Vergabe des Medizinnobelpreises – im Gegensatz zu MONTAGNIER – unberücksichtigt blieb. GALLOS Ruf als Krebsforscher wurde zwischenzeitlich arg beschädigt, weil er sich mit Virus-Hypothesen zu Krankheiten wie Leukämie (Blutkrebs) hervortat, die hinterher in sich zusammenfielen.[368] „HIV entsprang nicht plötzlich aus dem Regenwald oder Haiti", so MULLIS, „es sprang einfach in die Hände von BOB GALLO zu einer Zeit, in der er eine neue Karriere brauchte."[412]

Seither wird der Medizinkosmos nicht müde, „böse" Viren als die großen Krebsverursacher abzustempeln. So kam 2006 erstmals der Verdacht auf, dass angeblich auch Prostatakrebs durch ein Virus (mit)verursacht wird. Im Herbst 2009 wurde dieser Verdacht erneut geäußert.[453] Bei all der Virenhatz bleibt aber der begründete Gedanke unbeachtet, dass die Partikel gar keine von außen eindringenden und krankmachenden Viren sind, sondern vom Körper selbst produziert worden sein könnten.[442] Dabei hat die Fachwelt das Thema bereits vor längerer Zeit entdeckt. Man spricht von „endogenen", also von innen in den Körperzellen sich bildenden Partikeln (auch „endogene Viren"). Einen Meilenstein bilden in diesem Zusammenhang die Forschungsarbeiten der Genetikerin BARBARA MCCLINTOCK, die 1983 in ihrer Nobelpreisarbeit berichtet, dass sich das Erbgut von Lebewesen ständig verändern kann, und zwar dadurch, dass es von „shocks" getroffen werde. Diese Schocks können Gifte sein, aber auch Stoffe, die im Reagenzglas Stress erzeugten.[407] Das kann wiederum dazu führen, dass sich neue Gensequenzen bilden, die zuvor nicht nachweisbar waren.

Es ist denkbar, dass giftige Drogen oder immunsuppressive Medikamente wie Antibiotika oder Chemotherapie oxidativen Stress auslösen. Somit wird das Blut in seiner Fähigkeit behindert, den für das Leben und Überleben der Zellen so wichtigen Sauerstoff zu transportieren. Zugleich werden dadurch Stickoxide produziert, die Zellen schwer schädigen können. Als Folge können neue genetische Sequenzen entstehen, die dann von PCR-Tests* ausgemacht und von der heutigen Wissenschaft fälschlicherweise als Viren interpretiert werden.[396, 442]

Doch die derzeit herrschende Forschungsmeinung verdammt derlei Gedanken als Ketzerei. Genau wie die orthodoxe Genetik über Jahrzehnte MCCLINTOCKS Konzept von den „jumping genes" (den springenden Genen) bekämpft hatte, weil man vom eigenen Modell, wonach das Gengerüst vollkommen stabil ist, nicht lassen wollte. Dabei hatte man die Wissenschaftlerin

---

* PCR (Polymerase Chain Reaction, zu Deutsch: Polymerase-Kettenreaktion) beschreibt ein Testverfahren, das mit Hilfe eines Enzyms, der sogenannten DNA-Polymerase, Erbsubstanz (DNA) im Labor vervielfältigen kann. Die Vervielfältigung des winzigen DNA-Materials (etwa eines Gens oder eines Genteils) dient dazu, das Stückchen Erbsubstanz überhaupt sichtbar zu machen. Der Chemiker KARY MULLIS entwickelte diesen Test und bekam 1993 dafür den Nobelpreis. Seit geraumer Zeit wird die PCR als Schnellverfahren zum Nachweis von Viren verwendet, aber auch bei Vaterschaftstests oder für den genetischen Fingerabdruck. Doch während bei den beiden letzteren eine klar definierte menschliche DNA vorliegt, die man mithilfe der PCR vervielfältigen kann, scheint dies bei HPV-Erregern nicht der Fall zu sein. Seither regt sich Kritik am Einsatz der PCR in der Virusforschung.

nicht nur ignoriert, auch wurde ihr regelrecht „feindlich" begegnet, wie McCLINTOCK erzählte.[438] „Im Nachhinein ist es schmerzhaft zu sehen, wie extrem fixiert viele Wissenschaftler auf die herrschenden Annahmen, auf die man sich stillschweigend geeinigt hat, sind", so McCLINTOCK 1973, kurz nachdem die offiziellen Medizingremien eingestehen mussten, dass sie Recht hat. „Man muss eben die richtige Zeit für einen konzeptionellen Wechsel abwarten."[406]

ULRICH ABEL vom Deutschen Krebsforschungszentrum: „Einer Korrektur ihrer Irrtümer, einer Änderung der vorherrschenden Vorstellungen und Urteile, setzt die Medizin einen beträchtlichen Widerstand entgegen. So mag Ärzten, insbesondere den Kapazitäten auf dem Gebiet der bisherigen Therapie, das Eingeständnis schwer fallen, dass andere es waren, die im eigenen Forschungsgebiet Fortschritte erzielt haben." Kritik könne als „Angriff und Bedrohung" empfunden werden, sind sie doch unbequem, da sie das Erlernen neuer Methoden und die Auseinandersetzung mit ihren theoretischen Grundlagen erforderlich machten. Zudem bedrohe Kritik unter Umständen wirtschaftliche Interessen und damit Macht und Einfluss von Herstellern und Anwendern sowie von Einrichtungen, in denen die Anwender tätig sind. Um Korrekturen zu erreichen, benötige man „erhebliches Engagement und auch großen Mut", so ABEL.[345]

> Schon vor langer Zeit wurde beobachtet, dass Vergiftungen im Körper das erzeugen können, was von der etablierten Medizin als von außen angreifendes Virus gedeutet wird. So berichtete der Wissenschaftler RALPH SCOBEY 1954 im Fachblatt *Archives of Pediatrics*, dass sich Herpes simplex – offiziell als reine Viruskrankheit beschrieben – nach der Injektion von Impfstoffen, nach dem Trinken von Milch oder nach der Aufnahme bestimmter Nahrung ausgebildet hatte; während Herpes zoster (Gürtelrose) nach der Aufnahme oder Injektion von Schwermetallen wie Arsen und Bismuth oder Alkohol entstanden war.[451]

Das Nobelpreiskomitee und der Medizinnobelpreis für Harald zur Hausen – ein Paradebeispiel für fehlende wissenschaftliche Belege

Der Siegeszug der HIV-Forschung hat sicher entscheidend dazu beigetragen, dass sich auch die Vorstellung, Krebs könne durch Viren verursacht werden, trotz aller Ungereimtheiten so hartnäckig halten konnte. Im Zentrum des Interesses steht in jüngster Vergangenheit das sogenannte Humane Papillomavirus (HPV), das Gebärmutterhalskrebs auslösen soll. Hier meint man nicht nur, ein krebsauslösendes Virus dingfest gemacht zu haben, auch hat man weltweit zum ersten Mal Impfstoffe (Gardasil und Cervarix) gegen einen bestimmten Krebstyp, den Gebärmutterhalskrebs (Zervixkarzinom), auf den Markt gebracht.

„Doch verschiedene Experten bemängeln, dass es für die Tests, mit denen man HPV festzustellen sucht, gar keine verbindlichen Standards der Eichung gibt", kritisiert HANS TOLZIN, der die Internetseite impfkritik.de betreibt. Genau wie jede Maßeinheit – etwa Zentimeter oder

> ⚠ Der deutsche Krebsforscher HARALD ZUR HAUSEN erhielt 2008 den Medizinnobelpreis für die Annahme, dass HPV Gebärmutterhalskrebs auslöst. Doch ist diese Hypothese wissenschaftlich begründet? Nicht einmal das Nobelpreiskomitee konnte Belege dafür liefern, dass das, was als HPV bezeichnet wird, wirklich HPV ist.³⁷⁵

Meter – geeicht werden muss, damit eindeutig und für alle klar ist, wie lang ein Zentimeter oder ein Meter ist, so müssten eigentlich auch Tests zum Nachweis von Viren geeicht sein. Die Viren, die mit diesen Tests bestimmt werden sollen, müssten irgendwann einmal in ihrer Existenz und Beschaffenheit eindeutig nachgewiesen worden sein. Idealerweise sollte dies geschehen, indem man die im Verdacht stehenden Partikel reinigt, ihre genetischen Eigenschaften exakt bestimmt, sie per Elektronenmikroskop aufnimmt und damit zeigt, dass diese Partikel Viren eines speziellen Typs sind, die krank machen bzw. Krebs erzeugen.

Doch die Firma Digene Deutschland GmbH, die unter anderem einen sogenannten PCR-Test zum Nachweis (!) von HPV vertreibt, antwortete TOLZIN auf Anfrage: „Es gibt kein international anerkanntes Referenzmaterial bzw. keine Standards, die zur Eichung eines HPV-Tests eingesetzt werden können." ⁴⁶³ Ein Nachweis des HP-Virus kann demnach nicht stattgefunden haben, wodurch die PCR für einen Virusnachweis wertlos wird. So musste selbst der HIV-Forscher ROBERT GALLO vor einem australischen Gericht offiziell einräumen, dass ein PCR-Test nicht verwendet werden könne, um ein Virus nachzuweisen, wenn das Virus nicht zuvor einwandfrei nachgewiesen wurde.⁴²² Auch 14 Top-Virologen der „älteren Garde" schrieben in einem Appell an die junge Forscher-Generation, der 2001 in *Science* abgedruckt wurde, dass die modernen Methoden zum Virusnachweis wie die PCR „nichts darüber aussagen, wie sich ein Virus vermehrt, welches Tier dieses Virus trägt oder wie es Leute krank macht. Es ist so, als wolle man durch einen Blick auf die Fingerabdrücke einer Person feststellen, ob sie Mundgeruch hat." ³⁷⁷

> ⚠ Im Grunde kann niemand mit Sicherheit behaupten, dass ein positiver HPV-Test auch bedeutet, dass HPV tatsächlich festgestellt wurde. Ein positives Testergebnis kann genau so gut für irgendein anderes Virus oder einfach für menschliche Erbgutbruchstücke und somit für gar kein Virus stehen.

Wie aber kann Digene dann vor diesem Hintergrund wissen, dass ein positives Testergebnis einen eindeutigen genetischen Fingerabdruck des HP-Virus darstellt? TOLZIN schrieb auch einen weiteren Hersteller an, doch der konnte ebenfalls keinen Eichstandard für HPV präsentieren. Stattdessen stellte sich heraus, dass diese Firma ihren Test namens „Papillocheck" am Digene-Test eicht. „Doch wenn ich von einem Berg falle, und klammere mich an jemanden, der keinen Halt hat, dann fallen beide in die Tiefe. Genauso verhält es sich hier mit den beiden Testsystemen", so TOLZIN.

Doch selbst wenn die Testergebnisse zuverlässig wären, würde dies automatisch bedeuten, dass HPV die Ursache von Gebärmutterhalskrebs ist? Offenbar nicht, denn offiziellen Angaben zufolge bekommen nur 0,02 Prozent aller deutschen Frauen, von denen es heißt, sie hätten sich mit HPV infiziert, Gebärmutterhalskrebs. Nur eine von rund 6.000 Frauen erkrankt demnach an diesem Krebstyp. In Anbetracht dessen ist es kaum möglich, von einem eindeutigen Ursache-Wirkungs-Zusammenhang zu sprechen. Zumal selbst bedeutende Impfbefürworter wie die Amerikanische Krebsgesellschaft davon sprechen, dass das Virus allein Gebärmutterhalskrebs gar nicht auslöse, sondern andere mögliche Ursachen im Spiel seien, darunter Rauchen, Übergewicht, der Konsum von zu wenig Obst und Gemüse[413] oder auch die langfristige Einnahme der Pille.[349, 408]

Hinzu kommt, dass gerade bei jüngeren Frauen eine als HPV-Infektion bezeichnete Störung oft nur von kurzer Dauer ist. Mit anderen Worten: Die Körper jüngerer Frauen werden oft selber damit fertig und haben dadurch nach Auffassung der orthodoxen Krebsmedizin ein geringes Risiko, an Gebärmutterhalskrebs zu erkranken. Dies zeigt zum Beispiel eine Studie, die ein Team um PHILIP CASTLE vom amerikanischen Nationalen Krebsinstitut durchgeführt hat und die im August 2009 im *British Medical Journal* abgedruckt wurde.[358]

Darüber hinaus kommen Gebärmutterhalskrebs und das, was als HP-Virus bezeichnet wird (obwohl es nie als Virus nachgewiesen wurde), häufig gemeinsam vor. Sie sind, wie es im Fachjargon heißt, „assoziiert". Doch daraus zu schließen, dass auf jeden Fall auch ein ursächlicher Zusammenhang zwischen HPV und Gebärmutterhalskrebs vorliegt, ist grundsätzlich nicht möglich und stellt einen der häufigsten Irrtümer in der Medizin dar. Zumal Gebärmutterhalskrebs auch dann vorkommt, ohne dass HPV (mittels HPV-Tests, deren Aussagekraft für den Nachweis von HPV höchst fragwürdig ist) festgestellt wurde.

Wenn aber die Behauptung, das Virus sei die (Haupt-)Ursache von Gebärmutterhalskrebs, auf Sand gebaut ist, wie können dann Hersteller und Behörden und Massenmedien als deren Sprachrohr propagieren, die Impfung gegen das Virus biete zuverlässigen Schutz?

Interessenkonflikte untergraben die Glaubwürdigkeit der Impfstoff-Befürworter

Eine plausible Antwort auf die Frage, wie es um die Glaubwürdigkeit der Impfbefürworter bestellt ist, ergibt sich, wenn man sich den mit der Impfstoffeinführung verbundenen Interessenkonflikt betrachtet. So wurde der HPV-Impfstoff Gardasil im US-Bundesstaat Texas für alle Mädchen ab der sechsten Klasse, in der die Kinder gewöhnlich elf bis zwölf Jahre jung sind, zur Pflicht gemacht. Pikant ist dies nicht nur, weil diese drastische Maßnahme wissenschaftlich nicht begründet werden kann. So ist der texanische Gouverneur RICK PERRY zudem eine Art Ziehkind der Pharmaindustrie. PERRY unterhält nach Recherchen von Associated Press (AP) enge Verbindungen zum Gardasil-Hersteller Merck und bekam von dem Konzern auch Wahlkampfspenden.[436]

Dass es zur Einführung des Impfstoffes – und in Texas sogar zur Pflichtimpfung – kommen konnte, liegt auch an dem intensiven finanziellen und logistischen Engagement von Merck. So betreibt Amerikas drittgrößter Pharmakonzern intensive Lobbyarbeit bei Krankenversicherungen und Laiengruppierungen.[355] Die *New York Times* zitiert in diesem Zusammenhang die Medizinerin Diane Harper, die an der Erforschung von Mercks HPV-Impfstoffe Gardasil sowie von Cervarix, dem HPV-Impfstoff von GlaxoSmithKline, in führender Position beteiligt war: „Mercks Lobbyarbeit schloss jeden Meinungsbildner, jede Frauengruppe, jede medizinische Fachgesellschaft sowie Politiker ein, und sie gingen direkt auf die Leute zu – es entstand ein Gefühl der Panik, die besagte, man müsse diesen Impfstoff jetzt einfach haben."[446]

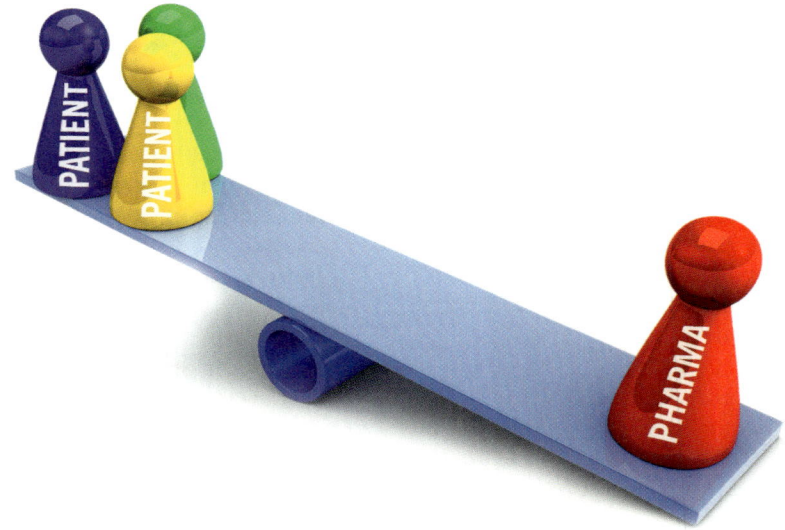

Die Lobbyarbeit der Pharmafirmen hat, wie am Beispiel Gardasil gut zu sehen ist, längst ein klares Ungleichgewicht geschaffen. Während die Unternehmen große Gewinne einfahren, müssen die Patienten immer mehr zahlen – und dies für einen zum Teil sehr zweifelhaften medizinischen Nutzen.

Nicht weniger massiv sind die Interessenkonflikte außerhalb der USA. In Deutschland arbeitet die Ständige Impfkommission STIKO am Robert-Koch-Institut eng mit den Pharmafirmen und Impfstoffherstellern zusammen. Viele STIKO-Mitglieder werden auch von den Firmen bezahlt[431] – ein Umstand, auf den unter anderem der Gemeinsame Bundesausschuss (G-BA), dem höchsten Gremium der Selbstverwaltung im deutschen Gesundheitswesen, aufmerksam macht.[353] Der Kinderarzt Martin Hirte vom Verein Ärzte für individuelle Impfentscheidung berichtet außerdem, dass beim „HPV-Management Forum" des deutschen Paul-Ehrlich-Instituts neun von elf Mitgliedern enge Beziehungen zu Pharmakonzernen hätten.[390]

Zudem besteht der begründete Verdacht, dass Merck seinen Impfstoff Gardasil gepusht hat, um die Verluste aus seinem Rheuma-, Arthrose- und Schmerzmittel Vioxx sowie aus anderen Blockbuster-Medikamenten zu kompensieren. Wie bereits ausgeführt, musste Merck Vioxx 2004 vom Markt nehmen, nachdem zahlreiche Nebenwirkungen und sogar Todesfälle auf die Einnahme des häufig verschriebenen Medikaments zurückgeführt worden waren.

Hinzu kommt, dass 2006 das Patent für den Blutfettsenker Zocor, der Merck 2005 satte 4,4 Mrd. $ brachte, ausgelaufen war und auch allgemein das Ende von Patenten anderer sehr einträglicher Medikamente bevorstand. Dadurch öffnet sich der Markt für Generika, also Arzneimittel, die eine wirkstoffgleiche Kopie eines bereits unter einem Markennamen auf dem Markt befindlichen Medikaments sind. Und Generika bedeuten für etablierte Konzerne wie Merck immer die große Gefahr sinkender Einnahmen. Doch Hilfe ist in Sicht, und zwar mit Gardasil, wie etwa *CNNMoney* 2005 und 2006 berichtete.[456, 457] Und so vermeldete Merck Anfang 2008, dass sich sein Gewinn insbesondere dank der Einnahmen aus dem Gardasil-Geschäft fast verdoppelt hätte.[446] In Deutschland mauserte sich Gardasil schon kurz nach seiner Zulassung zum umsatzstärksten Arzneimittel (monatlicher Umsatz: 25 Mio. €).[439]

Doch damit nicht genug. Ende 2008 berichtete *Sveriges Radio* aus Schweden, dass enge Verbindungen zwischen dem Pharmakonzern Astra Zeneca und dem Nobelpreiskomitee bestanden und das Nobelpreiskomitee somit in eklatante Interessenkonflikte verstrickt war. So war Astra Zeneca Hauptsponsor zweier Nobel-Stiftungstöchter (Nobel Media und Nobel Webb) und hielt gleichzeitig Rechte an den HPV-Impfstoffen. Mehrere Personen, die für die Vergabe des Nobelpreises für Medizin mitverantwortlich zeichnen, standen auf der Lohnliste von Astra Zeneca. Dadurch kam nicht nur das Nobelkomitee verstärkt unter Druck. Die Vergabe des Medizin-Nobelpreises an den Deutschen HARALD ZUR HAUSEN geriet ins Zwielicht. Denn die Preisverleihung an den deutschen Mediziner dürfte die Vermarktung der HPV-Impfstoffe entscheidend begünstigt und Astra Zeneca damit Gewinne beschert haben.

Auf eine neue Konstellation von Interessenkonflikten machte die *Frankfurter Rundschau* im April 2009 aufmerksam. So wurde die Projektgruppe Zervita gegründet, um „der häufig einseitigen und widersprüchlichen Berichterstattung über Gesundheitsthemen für den Bereich Gebärmutterhalskrebs hoch qualifizierte, kompetente Informationen entgegenzusetzen". Als Schirmherrin stellte sich die deutsche Bundesforschungsministerin ANNETTE SCHAVAN zur Verfügung. Hauptsponsoren von Zervita sind der HPV-Impfstoffhersteller GlaxoSmithKline und der europäische Gardasil-Vermarkter Sanofi Pasteur MSD.[402] Die Liste der „Partner" liest sich wie ein Who is Who der deutschen Medizin, vom Berufsverband der Deutschen Frauenärzte bis hin zur Gesellschaft für Pädiatrische Infektiologie und zum angeblich gemeinnützigen Verein „Deutsches Grünes Kreuz", der laut *Financial Times Deutschland* zu einer „gut funktionierenden Kampagnen- und Medienmaschine mutiert" ist – gesponsert unter anderem von Sanofi Pasteur MSD. Das Fazit des Artikels in der *Financial Times Deutschland*: „Die Hersteller sind mit der Arbeit des Deutschen Grünen Kreuzes zufrieden."[346, 390]

> ⚠ Es mutet merkwürdig an, dass beim Impfstoff Gardasil zu dem Zeitpunkt, als der Impfstoff von den Genehmigungsbehörden zugelassen wurde, die entscheidenden Phase-III-Studien noch gar nicht vollständig publiziert worden waren. Diese Phase-III-Studien sind von zentraler Bedeutung, weil bei ihnen das Präparat – in diesem Fall ein Impfstoff – an vielen Patienten auf seine Wirksamkeit getestet wird. Doch wenn die Ergebnisse dieser Tests nicht öffentlich zugänglich sind, bevor der Wirkstoff zugelassen wird, so wird Medizinern wie Laien die Möglichkeit genommen, die Studien auf ihre Plausibilität und Richtigkeit hin zu überprüfen. Das stellt nicht nur eine schwere Verletzung der professionellen wissenschaftlichen Etikette dar, es schafft auch beste Voraussetzungen für inoffizielle Absprachen.

Wie die Impfstoffhersteller in den USA Ärzte finanziert, mit einseitigen Informationen beeinflusst und so den Weg zur Zulassung bereitet haben, zeigt auch ein Beitrag der Sozialmediziner SHEILA und DAVID ROTHMAN, der 2009 im Fachmagazin der amerikanischen Ärztevereinigung erschien.[447] Demnach haben US-Fachverbände wie die Gesellschaft für Gynäkologische Onkologie (SGO) geholfen, den Impfstoff zu vermarkten, indem sie von Pharmafirmen erstellte Präsentationen, Dias und Broschüren verbreiteten. Impfstoffhersteller Merck finanzierte Fachverbände, Schulungsprogramme und richtete bei der SGO sogar eine Art Sprecherbüro ein, um Werbung für die Impfung zu machen. „Ärzte wurden auf skandalöse Weise in das Marketing eingespannt", sagt die Medizinerin INGRID MÜHLHAUSER. „In Deutschland ist das wohl ähnlich gelaufen." Im Jahr 2008 hat der Impfstoff weltweit 1,4 Mrd. Dollar umgesetzt.[352]

Es besteht ohnehin schon das Problem, dass die Zulassungsstudien in der Regel von den Herstellern selbst finanziert und durchgeführt werden. Dies gilt auch für Gardasil und Cervarix. Das heißt: Eine Kontrolle durch die Zulassungsbehörde ist selbst dann, wenn sie dies sehr genau nehmen würde, nur bedingt möglich. Zudem belegen zahlreiche Untersuchungen, dass in Studien, die von Herstellern finanziert werden, die untersuchten Wirkstoffe überdurchschnittlich positiv beurteilt werden.

13 Wissenschaftler fordern eine Neubewertung der HPV-Impfung

Aus den Mainstreammedien waren kritische Töne lange nicht zu hören. Ende 2006, kurz nach der Zulassung von Gardasil, bringt etwa die *Frankfurter Allgemeine Zeitung* einen Aufmacher auf ihren Wissenschaftsseiten, geschrieben vom leitenden Wissenschaftsredakteur: „Impfen gegen Krebs – in der Apotheke wird ein Traum wahr." Und die *FAZ* kommt einfach nicht aus dem Schwärmen heraus. So würden wir „am Beginn einer neuen Epoche im bisher doch eher erbarmungswürdigen Kampf gegen den Krebs [stehen]. Plötzlich scheint jeder Tag sinnvoll. In den Dossiers des Impfstoffherstellers, Sanofi Pasteur MSD, die den Aufbruch ins neue Zeitalter begleiten, bekommt das historische Ereignis einen Namen – ‚Gardasil'. Man könne, so die *FAZ* weiter, die Werbebotschaften und „Ankündigungen" von Sanofi Pasteur „als die üblichen Posen eines Pharmakonzerns in seinem Kampf um Marktmacht, Profite und Prestige abtun, wenn nicht gleichzeitig auch Ärzte und unabhängige Forscher fast geschlossen von einem Paradigmenwechsel sprächen. Alle schwärmen sie von der großen Chance, mit drei harmlosen Spritzen eines der schlimmsten Frauenübel schlagartig einzudämmen. Die Bilanz der Zulassungsstudien ist [einfach] so überzeugend, dass die Euphorie inzwischen kaum Grenzen kennt." [411]

Auch *Bild* stimmte in die Jubelarie ein und meinte, die Impfung sei „ein Durchbruch im Kampf gegen Krebs! [...] Damit ist Gebärmutterhalskrebs so gut wie ausgeschlossen." [417] Noch im Oktober 2008 wird die HPV-Impfung von bedeutenden Massenmedien hochgejubelt. Kurz nach Vergabe des Nobelpreises an HARALD ZUR HAUSEN für seine Annahme, dass das Humane Papillomavirus (HPV) Gebärmutterhalskrebs auslöst, meint zum Beispiel der *Spiegel* auf seiner Website, dass wir ZUR HAUSENS Forschungen eine „hochwirksame" Impfung gegen diesen im Fachjargon Zervixkarzinom bezeichneten Krebs zu verdanken hätten. [400]

Einige Wochen später rudert der *Spiegel* allerdings zurück und äußert sich in einem Interview mit FRIEDRICH HOFMANN, Chef der Ständigen Impfkommission STIKO, wie folgt: „Herr Hofmann, Tausende Mädchen haben die Impfung gegen Gebärmutterhalskrebs bekommen – obwohl niemand weiß, wie gut sie wirkt und welche Langzeitwirkungen sie haben könnte". Das Interview wurde von jener Redakteurin geführt, die den zuvor erwähnten Artikel geschrieben hatte, in dem die HPV-Impfung noch als „hochwirksam" bezeichnet worden war. [401]

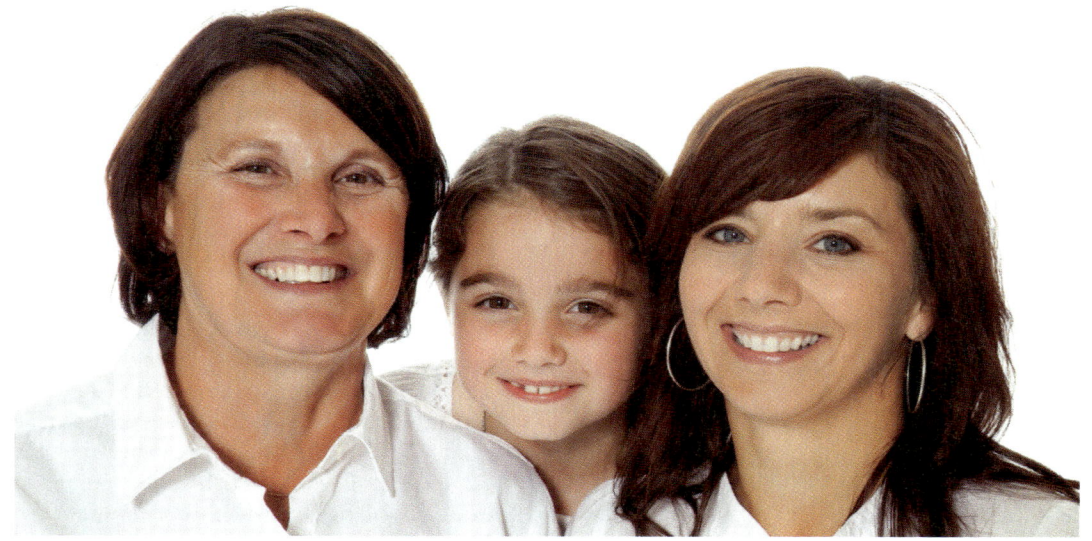

Die Zielgruppe für den HPV-Impfstoff wird massiv von den Herstellern umworben – Plakate, Anzeigen, kostenlose Informationsbroschüren. Frauen, egal welcher Generation, können sich kaum davor retten.

Wie aber konnte es zu dieser Wende in der Berichterstattung kommen? Freilich kann hier nur gemutmaßt werden, da sich der *Spiegel* dazu nicht äußern mochte.[374] Doch die Vermutung liegt nahe, dass das Nachrichtenmagazin von Behauptungen, die HPV-Impfung sei „hochwirksam" und „schützt gegen Gebärmutterhalskrebs", Abstand nahm, weil ANSGAR GERHARDUS, Gesundheitswissenschaftler der Universität Bielefeld, und zwölf weitere deutsche Forscher einen Aufruf initiierten hatten, der in verschiedenen bedeutenden Massenmedien auf Widerhall gestoßen war. Titel des Aufrufs: „Neubewertung der HPV-Impfung und ein Ende der irreführenden Informationen."[381] Dort heißt es: „Seit Herbst 2006 können sich Mädchen und Frauen in Deutschland gegen HPV impfen lassen. Seit dieser Zeit wird über mögliche Nebenwirkungen, die Kosten der Impfung sowie die teilweise irreführende Kampagne für die Impfung intensiv diskutiert. Ob aber die Impfung überhaupt das leistet, was sie verspricht, wurde kaum hinterfragt. Gerade die entscheidende Frage der Wirksamkeit, im Sinne einer Senkung der Neuerkrankungen an Gebärmutterhalskrebs, ist bisher nicht ausreichend geklärt und Gegenstand unzutreffender Informationen."

Vor allem weisen die 13 Wissenschaftler auf den Umstand hin, dass die Empfehlung durch die Ständige Impfkommission STIKO am Robert-Koch-Institut erfolgte, noch bevor die entscheidenden Studien publiziert worden waren. Erst im Mai 2007 erschienen die wichtigsten Studien FUTURE I und FUTURE II zum Impfstoff Gardasil in der Fachzeitschrift *New England Journal of Medicine (NEJM)*.[418] Die zentrale Aussage eines im *NEJM* 2008 veröffentlichten Kommentars lautete: „Die schlechte Nachricht ist, dass wir die Wirksamkeit der Impfung gegen Gebärmutterhalskrebs nicht kennen." Eine differenzierte Darstellung in deutscher Sprache findet sich unter anderem im *arznei-telegramm*.[421]

Auch als die STIKO die Impfung gegen HPV für alle Mädchen im Alter von zwölf bis 17 Jahren im März 2007 empfahl, waren also diese entscheidenden Studien noch gar nicht publiziert. Erschwerend kommt hinzu, dass nur 15- bis 17-jährige untersucht worden waren, das heißt für die jüngeren Mädchen lagen gar keine Daten vor. Ein Umstand, den auch der Arzneimittelexperte GERD GLAESKE kritisiert.[402]

Darüber hinaus machen ANSGAR GERHARDUS und seine zwölf Mitstreiter darauf aufmerksam, dass die Wirksamkeit der Impfung in den Studien gar nicht in Bezug auf Gebärmutterhalskrebs untersucht worden war, sondern nur in Bezug auf das Auftreten von höhergradigen Zellveränderungen. Diese höhergradigen Zellveränderungen gelten lediglich als mögliche Vorstufe von Gebärmutterhalskrebs. Auch fand sich in den Auswertungen eine Verminderung an allen höhergradigen Zellveränderungen um gerade einmal 7,8 Prozent in der FUTURE-I-Studie und um 17 Prozent in der Studie FUTURE II. Auswertungen dieser Art wurden von der STIKO nicht berücksichtigt. Wobei natürlich niemand ausschließen kann, dass die Studien nicht manipuliert wurden. Für den zweiten Impfstoff Cervarix beruhten die Empfehlungen der STIKO sogar nur auf Daten zur Verhinderung von andauernden Infektionen. Zur Wirksamkeit in Bezug auf Krebsvorstufen oder gar Krebs lagen für Cervarix keine Daten vor.

Die 13 Wissenschaftler forderten, dass die Empfehlung der STIKO zur HPV-Impfung umgehend bzw. dringend überprüft werden müsste. Nicht zuletzt, weil sich die STIKO in ihrer Empfehlung vom März 2007 nicht auf explizite Zahlen zur Wirksamkeit gestützt hatte. Stattdessen erwähnte die STIKO – offenbar aufgrund eigener Hochrechnungen – eine „lebenslange Impfeffektivität" von 92,5 Prozent. Die Herkunft dieser Zahl wird aber nicht erklärt, ganz abgesehen davon, dass man zur „lebenslangen" Immunität keinerlei Daten hatte und hat. Hinweise auf eine Wirksamkeit dieser Größenordnung liefert keine der bisherigen Studien. Zur Überprüfung der Impfempfehlung sollte die STIKO, so die Verfasser des Aufrufs, die neuen Studienergebnisse berücksichtigen und fehlende Daten vom Hersteller anfordern und in die Bewertung einbeziehen. Der Bewertung sollte explizit zu entnehmen sein, welche Wirksamkeit die STIKO von der Impfung erwartet und auf welchen Annahmen sowie auf welchen Daten diese Erwartungen beruhen.

„Wir wenden uns entschieden dagegen, dass zur Gefährdung durch Gebärmutterhalskrebs mit falschen Informationen Angst und Schuldgefühle erzeugt werden", so ANSGAR GERHARDUS. „Wir fordern, dass die Unsicherheiten in der Datenlage thematisiert werden. Behauptungen, die Impfung reduziere Gebärmutterhalskrebs um 70 oder gar 98 Prozent, müssen unterbleiben und durch studiengestützte Informationen ersetzt werden, die allen Beteiligten eine dem Kenntnisstand entsprechende Bewertung und Entscheidung ermöglichen."

Nach dieser einschneidenden Kritik selbst von zahlreichen „gestandenen" Schulmedizinern konnte die STIKO nicht anders und überarbeitete ihre Empfehlung für die HPV-Impfung aus dem Jahr 2007. Doch die Überarbeitung brachte nichts Neues. Im August 2009 ließ die STIKO verlautbaren, sie bleibe bei ihrer Empfehlung, dass sich Mädchen zwischen zwölf und 17 Jahren gegen HPV-Impfung impfen lassen sollten. Diese Entscheidung verwundert nicht, wenn man bedenkt, wie eng auch die STIKO mit den Impfstoffherstellern verwoben ist. Nachdem insbesondere die Gruppe der 13 Forscher die Wirksamkeit des neuen Wundermittels in Frage gestellt hatte, brach der Umsatz der HPV-Impfstoffhersteller schlagartig ein. Es musste also gegengesteuert werden – und da kam der STIKO die Rolle zu, mit ihrer erneuten Empfehlung dafür zu sorgen, dass der Umsatz wieder angekurbelt wird.

Wirklich überzeugen kann auch die „überarbeitete" Empfehlung der STIKO nicht, was nicht zuletzt mit den Interessenkonflikten zusammenhängen dürfte. So ist die Empfehlung der STIKO für die Impfstoffhersteller eine Lizenz zum Gelddrucken. Denn solange sie bei ihrer

> ▽ Allein dass die Ständige Impfkommission (STIKO) zu Selbstverständlichkeiten aufgefordert werden muss, lässt den Verdacht aufkommen, dass „auf Teufel komm raus" eine HPV-Impfung auf den Markt gebracht werden sollte – eine Impfung, die in Deutschland mit derzeit 500 € so teuer ist wie nirgends sonst und dem Gesundheitssystem teuer zu stehen kommt.[402] Zumal angesehene Wissenschaftler betonen, dass die in Studien tatsächlich ermittelten Ergebnisse zur HPV-Impfung in deutlichem Widerspruch stehen zu den optimistischen Botschaften von Behörden und Pharmaindustrie. Mädchen und Frauen haben aber ein Recht auf faktisch korrekte Informationen.

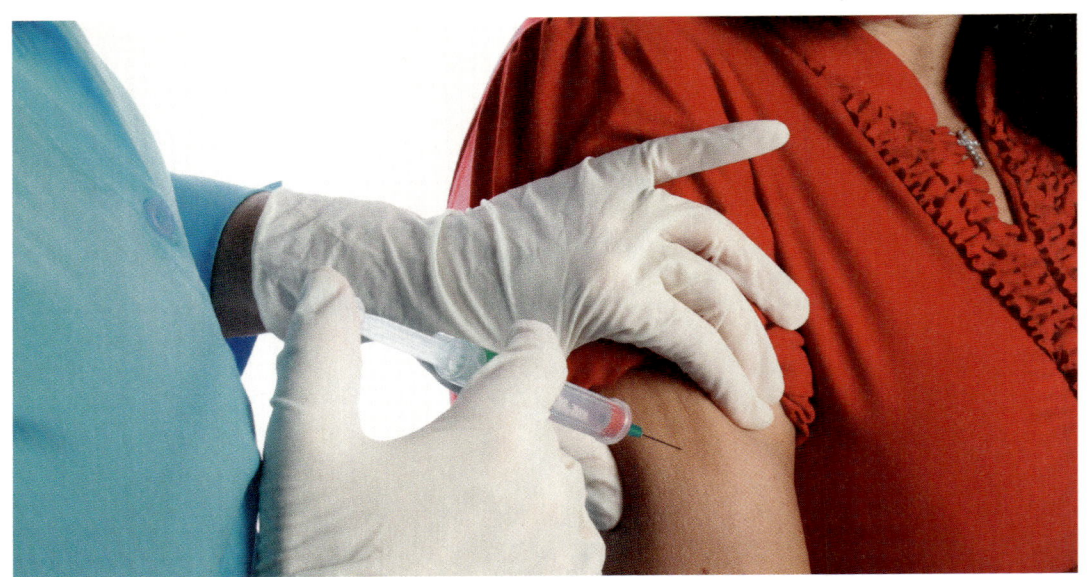

Dass die äußerst gewinnträchtige HPV-Impfung vor Gebärmutterhalskrebs schützt, kann derzeit keine einzige Studie wissenschaftlich belegen.

Bewertung bleibt, müssen die Krankenkassen zahlen. Nirgendwo sonst spült die HPV-Impfung den Herstellern so viel Geld in ihre Kassen wie in Deutschland. Dass die STIKO für ihr Urteil jedoch auf Studien zurückgreift, die ebenso von den Herstellern finanziert werden wie die PR-Kampagnen, mit denen sie Deutschland überziehen, stellt auch die neue Bewertung in Frage. Davon abgesehen konnte auch die erneute Empfehlung der STIKO die bisherige Meinung ihrer Kritiker darüber nicht ändern. Denn der wesentliche Streitpunkt – die Frage, welchen Nutzen die HPV-Impfung hat – wurde immer noch „nicht beantwortet", wie etwa die Medizinprofessorin INGRID MÜHLHAUSER, die zu den Unterzeichnern des kritischen Manifests der 13 Wissenschaftler gehört, feststellt.[399]

Nur die Nebenwirkungen des HPV-Impfstoffes sind belegt

In der Zulassungsstudie zu Gardasil wurden aufgetretene Nebenwirkungen zwischen zwei Gruppen verglichen, von denen die eine den Impfstoff erhielt und die andere einen, wie es hieß, Placebo bekam. In diesem Vergleich waren die Nebenwirkungen in beiden Gruppen in etwa gleich verbreitet. Dies wird allgemein als Beweis für die sehr gute Verträglichkeit der Impfung angeführt.[418] Doch es gibt zwei große Probleme mit dieser Schlussfolgerung.

Zum einen wurden die Studienteilnehmerinnen nur über einen Zeitraum von drei Jahren beobachtet. Eine derart kurze Zeitspanne ist ungenügend, um die Wirksamkeit eines Impfstoffs ebenso wie seine Nebenwirkungen, die sich längerfristig durch die Gabe von Gardasil ergeben könnten, verlässlich zu beurteilen.

Zum anderen wurde den Frauen in der sogenannten „Placebogruppe" gar kein „Placebo" – also ein unwirksames Scheinmedikament – injiziert, sondern alle Inhaltsstoffe, die auch in Gardasil enthalten waren, abgesehen von dem, was als Virusprotein bezeichnet wird.[378] Nach der Produktinformation zu Gardasil sind dies: amorphes Aluminiumhydroxyphosphatsulfat, der Eiweißbaustein (Aminosäure) L-Histidin, das Tensid Polysorbat 80 und das Mineral Natriumborat.[419]

Wenn Gardasil aber in Wahrheit gar nicht, wie behauptet, gegen ein Placebo verglichen wurde, so war es nicht möglich herauszufinden, ob die Patienten besser oder schlechter fahren, wenn sie einen bestimmten Wirkstoff (in diesem Fall eine Impfung) erhalten oder man bei ihnen nichts unternimmt. Bei dem im „Placebo" enthaltenen Aluminiumhydroxyphosphatsulfat handelt es sich beispielsweise um eine Aluminiumverbindung, die als Ursache von Nervenleiden bis hin zu Alzheimer diskutiert werden.[392, 443]

Das Metall Aluminium ist im Übrigen nicht nur in Gardasil (und in der Zulassungsstudie in dem „Placebo") enthalten, sondern auch in dem anderen Gebärmutterhalskrebsimpfstoff Cervarix[435] genau wie in vielen anderen Impfstoffen, darunter im Milzbrandimpfstoff. Der Milzbrandimpfstoff ist wegen dieses Metallzusatzes verstärkt in Verdacht geraten, bei den US-amerikanischen Soldaten neurologische Schäden verursacht zu haben, die aus dem Zweiten Golfkrieg (Kuwait und Irak, 1991) heimgekehrt sind.[452] Für die erkrankten Soldaten wurde eigens der Begriff Golfkriegssyndrom kreiert, der für Krankheiten steht, die sich nicht rein psychisch (durch sogenannte posttraumatische Belastungsstörungen) erklären lassen. Zu den teilweise heftigen Beschwerden zählen Gelenk- und Muskelschmerzen, ungewöhnliche Müdigkeit und Erschöpfungszustände, Gedächtnisprobleme, Depressionen, Störungen der kognitiven und emotionalen Funktionen, Schwindel, Erbrechen, Lähmungen, Haar- und Zahnausfall, Drüsenschwellungen, Sehstörungen und Gedächtnisschwund sowie Missbildungen bei nach dem Krieg gezeugten irakischen und amerikanischen Kindern.

Zwar betont das Paul-Ehrlich-Institut unter Berufung auf Aussagen des Medizinprofessors Heinz-Josef Schmitt, der lange Vorsitzender der Ständigen Impfkommission STIKO des Robert-Koch-Instituts war und gleich nach seinem Amtsende 2007 zum Impfstoffhersteller Novartis wechselte, dass ein „neutrales" Placebo bei Impfstoff-Studien völlig „unethisch" wäre – der Proband in der Placebogruppe müsse ja „irgendwas davon haben".[372, 405] Doch welchen gesundheitlichen Vorteil die Mädchen und Frauen, die in die sogenannte Placebogruppe gelost wurden, davon gehabt haben sollen, dass sie eine aluminiumhaltige Flüssigkeit gespritzt bekommen, bleibt auch nach Schmitts „Argumentation" ein Rätsel.

Davon abgesehen hätte diese Vergleichsgruppe schlicht nicht als „Placebogruppe" bezeichnet werden dürfen, weil dadurch der Anschein erweckt wird, hier sei ein wirkungsloses Scheinmedikament verabreicht worden. „Es ist absolut unverständlich, dass die Autoren der Studien zur HPV-Impfung statt eines wirkungslosen Scheinmedikaments sehr wirksame Substanzen verabreicht haben und dies trotzdem als Placebo bezeichnen", kritisieren auch der Gynäkologe CHRISTIAN FIALA und die Gesundheitspsychologin PETRA SCHWEIGER. „Was hat ein Nervengift wie Aluminium in einem Placebo zu suchen? Wie will man in einer derart manipulierten Studie die Nebenwirkungen eindeutig zuordnen?"[378, 427]

Hinzu kommt, dass in Gardasil neben Aluminium noch andere nicht unbedenkliche Bestandteile enthalten sind, in deren „Genuss" auch die Frauen aus der „Placebo"gruppe gekommen sind. Erwähnt wird zum Beispiel das Tensid Polysorbat 80. Tenside bewirken, dass zwei nicht miteinander mischbare Flüssigkeiten, zum Beispiel Öl und Wasser, fein vermengt werden können. Studien haben ergeben, dass das Tensid Polysorbat 80 anaphylaktische, also lebensbedrohliche Schocks auslösen kann[359] und bei Nagern in Tierversuchen schon Unfruchtbarkeit erzeugt hat.[379]

Ein weiterer Zusatz ist das Mineral Natriumborat. Auch Borax, Borat oder Tinkal genannt, wird es in Desinfektions-, Putz- und Bleichmitteln sowie in Insektiziden (bei Ameisenfallen) eingesetzt. Des Weiteren wirkt Borax als vorbeugendes Holzschutzmittel gegen Schimmel sowie Insekten[425] und wird auch als Flammschutzmittel eingesetzt. Nach Untersuchungen des Umweltbundesamtes wird das Nervensystem bei täglichen Dosen von mehr als 152 mg Borax/kg Körpergewicht geschädigt: Es treten Krämpfe und Erbrechen auf. Von einem hohen Stellenwert ist die reproduktionstoxische Wirkung* von Borax. Die tierexperimentellen Beobachtungen reichen von Atrophie der Hoden, Beeinträchtigung der Spermatogenese bis hin zur Sterilität in der dritten Generation.[403] Die bei diesen Studien verwendeten Mengen mögen mit der Impfung nicht erreicht werden, dennoch zeigen die Befunde, wie toxisch Natriumborat wirken kann – zumal es ja nicht das einzige Toxin ist, das in dem Gardasil-Impfstoff (genau wie im „Placebo") enthalten ist.

Sollten also bei den Zulassungsstudien mögliche Nebenwirkungen, die sich durch die Zugabe von Aluminium und den anderen giftigen Substanzen zu den HPV-Impfstoffen ergeben können, dadurch maskiert werden, indem diese Gifte auch dem Vergleichsstoff – dem sogenannten „Placebo" – beigemengt wurden? Fest steht, dass die Nebenwirkungen beider Impfstoffe – Gardasil und Cervarix – gut dokumentiert sind. So wird von Lähmungserscheinungen, Blutgerinnung, Herzproblemen, fötalen Abnormalitäten und spontanen Fehlgeburten und nicht zuletzt auch etlichen Todesfällen als Folge der Impfung berichtet. Bereits im Sommer 2007, also nicht lange nach der Markteinführung von Gardasil (USA: Juni 2006; EU: September 2006), waren drei Todesfälle im Zusammenhang mit dieser Impfung zu beklagen. Auch der Tod eines 17-jährigen Mädchens aus Deutschland wird mit dem HPV-

---

* giftig wirkend auf die Fortpflanzungsorgane

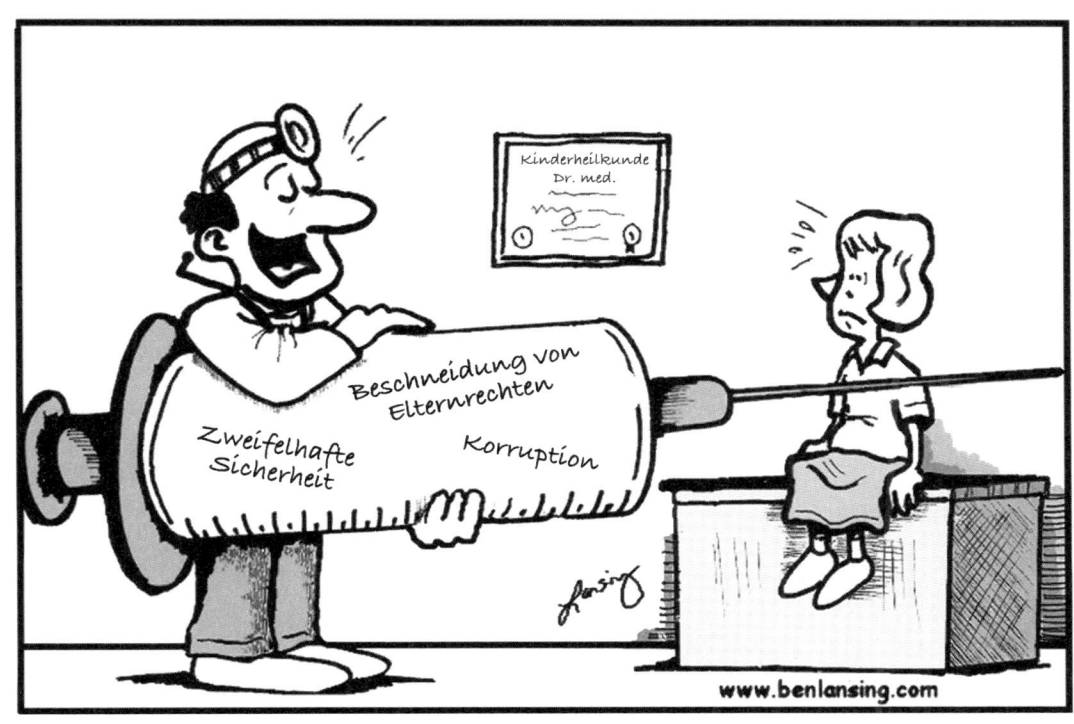

„Dieser Gebärmutterhalskrebs-Impfstoff sollte kein bisschen weh tun."

Impfstoff in Verbindung gebracht. Sie starb ohne Vorwarnung und ohne offensichtlichen Grund innerhalb von 24 Stunden nach der Impfung. Das Paul-Ehrlich-Institut, die zuständige Behörde, schreibt jedoch auf ihrer Webseite, dies könne nicht mit der Impfung zusammenhängen, da sowieso ein bestimmter Prozentsatz aller jungen Frauen in dem Alter ohne jeden Grund sterben würde.

Während das Institut genau wie die US-Medikamentenzulassungsbehörde FDA oder die amerikanische Seuchenbehörde CDC dazu neigen abzuwiegeln,[416] sind weitere Personen gestorben. So berichtete die britische Wirtschaftszeitung *Financial Times* Anfang 2008: „Seit Gardasil zugelassen wurde, sind Berichte veröffentlicht worden, in denen elf Todesfälle erwähnt werden sowie andere Nebenwirkungen, darunter das Guillain-Barré-Syndrom [einer entzündlichen Erkrankung der Nerven mit Lähmungserscheinungen, die typischerweise an den Beinen beginnen und sich bis hin zur Atemlähmung ausbreiten können], Gesichtslähmung sowie Krampf- und Ohnmachtsanfälle. Zudem waren 18 von 42 Frauen, die diese Impfung erhalten hatten, von Komplikationen betroffen, die von Abnormalitäten bei Föten bis hin zu Fehlgeburten reichten."[360]

> ⚠ Selbst der Hersteller von Gardasil, der Pharmakonzern Merck, macht auf seiner Website darauf aufmerksam, dass sein Impfstoff erhebliche gesundheitliche Schäden verursachen kann. Dort heißt es: „Die häufigsten Nebenwirkungen sind Schmerzen, Schwellungen, Juckreiz, Hautblutungen und Rötungen an der Einstichstelle, Kopfschmerzen, Fieber, Übelkeit, Benommenheit, Erbrechen, Ohnmachtsanfälle. Kontaktieren Sie den Mediziner Ihres Vertrauens, wenn sie eines der folgenden Probleme haben, denn dies kann ein Zeichen einer allergischen Reaktion sein: Atembeschwerden, Keuchen, Nesselsucht, Hautausschlag. Und kontaktieren Sie Ihren Mediziner auch, wenn sie unter geschwollenen Drüsen (Nacken, Leiste, Achselhöhle) leiden oder Gelenkschmerzen, ungewöhnlicher Müdigkeit oder Schwäche, Schüttelfrost, generellem Unwohlsein, Beinschmerzen, Brustschmerzen, Muskelkater, Muskelschwäche, Krampfanfällen oder starken Magenschmerzen."[426]

Einige Monate später heißt es in der *New York Post*, dass die Zahl der Todesfälle auf 18 gestiegen sei. Zudem hätten die staatlichen Gesundheitsstellen „8.000 ‚unerwünschte Zwischenfälle' bei Mädchen und Frauen registriert, denen der Impfstoff [Gardasil] von Merck & Co injiziert wurde", darunter „Lähmungen und Krampfanfälle".[371]

Für TOM FITTON, Präsident der US-Organisation Judicial Watch, die gegen Korruption kämpft, lesen sich die Berichte US-Medikamentenzulassungsbehörde FDA über die Nebenwirkungen des HPV-Impfstoffs wie ein „Horrorkatalog". Nach Auffassung FITTONS „sollte jeder Bundesstaat und jede Gemeinde, die im Zuge von Mercks Lobbykampagnen dazu gedrängt wurden, den HPV-Impfstoff jungen Mädchen anzudienen, einen Blick in die FDA-Reports über die Nebenwirkungen werfen."[424]

Im August 2009 erschien im *Journal of the American Medical Association* eine Arbeit, deren Ergebnisse die Besorgnis von Judicial Watch und anderen Kritikern der HPV-Impfung bestätigten.[455] So hatten Wissenschaftler die Impffolgen zwischen Mitte 2006 und Ende 2008 in den USA untersucht; dabei registrierten sie 32 Todesfälle sowie rund 750 schwere Nebenwirkungen bis hin zu Rückenmarks- und Bauchspeicheldrüsenentzündungen sowie Autoimmunstörungen. Bis Herbst 2009 war die offizielle Zahl der Todesopfer auf 44 geklettert – bei insgesamt rund 15.000 Berichten über Nebenwirkungen jeglicher Art. Die Zahlen beruhen auf Daten eines freiwilligen Meldesystems; die Dunkelziffer dürfte also deutlich darüber liegen. Zumal man kurzfristige Impfschäden oft gar nicht erkennen kann. Dies gelingt nur bei so „offensichtlichen Veränderungen wie bei den Contergan-Schäden", wie die Ärztin INGRID MÜHLHAUSER von der Universität Hamburg gegenüber der *Süddeutschen Zeitung* sagte.[352]

Bei Cervarix zeigt eine Studie, die 2007 in Fachmagazin *Lancet* veröffentlicht wurde, dass 91 Prozent der geimpften jungen Frauen über Schmerzen an der Injektionsstelle klagen, 16 Prozent sind dadurch in ihren Alltagsaktivitäten behindert. Bei 40 Prozent treten lokale Schwellung und/oder Rötung auf. Ebenfalls sehr häufig kommt es zu Müdigkeit (58 Prozent), Kopfschmerzen (54 Prozent), Muskelschmerzen (52 Prozent), Gelenkschmerzen (21 Prozent) und Beschwerden des Verdauungstraktes (28 Prozent) sowie Fieber (zwölf Prozent), Hautausschlag und Nesselsucht (je zehn Prozent).[439, 441]

Gesunder Lebensstil und Pap-Test ab dem 25. Lebensjahr sind die beste Prävention

Selbst wenn man nicht vom Glauben ablassen will, dass das HP-Virus nachgewiesen wurde, ansteckend ist und Gebärmutterhalskrebs verursachen kann, so besteht in Industrieländern wie Deutschland auch ohne Impfung statistisch gesehen ein mehr als 99-prozentiger Schutz. Das heißt, auch ohne die Impfung ist das Risiko, an Gebärmutterhalskrebs zu erkranken, extrem niedrig. So wird hierzulande offiziellen Statistiken zufolge jährlich bei 6.500 der rund 40 Millionen Frauen Gebärmutterhalskrebs diagnostiziert (und rund 1.500 sterben daran). Demnach bekommen etwas weniger als 0,02 Prozent der Frauen bzw. eine von rund 6.000 Frauen diesen Krebs.[391]

Weder unter den Geimpften noch unter den Ungeimpften, die an der größten Zulassungsstudie (FUTURE II) zu Gardasil teilgenommen haben, ist bisher ein einziger Fall von Gebärmutterhalskrebs aufgetreten. Wie gut die Impfung gegen diese Krankheit gewirkt hat, hat bei deren Zulassung gar keine Rolle gespielt. Stattdessen zeigte sich in der Studie lediglich, dass ein geringer Teil der Zellveränderungen in der Gebärmutterschleimhaut, von denen man meint, es handle sich um Krebsvorstufen, zurückgegangen ist.

> Sogar die offizielle Lehrmeinung geht davon aus, dass HPV allein das Gebärmutterhalskrebsgeschehen nicht verursacht. Durch einen bewussten Lebensstil (Verzicht aufs Rauchen, gesunde Ernährung, Vermeidung von Übergewicht etc.) können Mädchen und Frauen also ihr statistisches Krebsrisiko, das ohnehin schon sehr niedrig liegt, weiter deutlich senken.

Das Ergebnis der Future II-Zulassungsstudie ist sehr ernüchternd, unter anderem, weil das menschliche Immunsystem das, was HPV genannt wird, in 90 Prozent der Fälle ohnehin von selbst wieder eliminiert, wie selbst die US-Seuchenbehörde CDC festhält.[414] Dazu passt auch das Ergebnis einer Arbeit, die 2007 in dem bedeutenden Fachmagazin der Amerikanischen Ärztevereinigung publiziert und in der die Wirksamkeit der Gebärmutterhalskrebsimpfung untersucht wurde. Darin konstatieren die Autoren, dass man „keinen Beleg dafür finden konnte, dass die Impfung einen therapeutischen Effekt hat". Die Versuche zeigen im Ergebnis, „dass der Umfang, in dem das Virus innerhalb von zwölf Monaten eliminiert wurde, durch die Impfung nicht beeinflusst wurde".[389]

Im Übrigen stellte die amerikanische Medikamentenzulassungsbehörde FDA bereits 2003 fest, dass „die meisten HPV-Infektionen nur von kurzer Zeit sind und nicht im Zusammenhang stehen mit Gebärmutterhalskrebs".[347, 415] „All dies steht im deutlichen Gegensatz zu den oft vollmundigen Werbebotschaften der Impfstoffhersteller, wonach die Impfung einen ‚sicheren Schutz vor Gebärmutterhalskrebs' verspricht", wie der Frauenarzt CHRISTIAN FIALA kritisiert.

Sollte trotz alledem die Annahme stimmen, dass das HP-Virus bösartige Zellveränderungen am Gebärmuttermund verursacht (was bisher nur vermutet werden kann), so muss man dazu sagen, dass es nach Auffassung der offiziellen Krebsmedizin mehr als ein Dutzend HPV-Typen gibt, die in Verbindung mit Krebsvorstufen gebracht werden („high risk"-Typen). Gegen viele von diesen Typen bieten jedoch weder Gardasil noch Cervarix einen Schutz. Trotzdem wurde für eine rasche Einführung der Impfung argumentiert, da dies zu einem geschätzten Rückgang der Neuerkrankungen und Todesfälle durch Gebärmutterhalskrebs auf etwas mehr als die Hälfte des derzeitigen Standes führen würde. Allerdings gehen diese Schätzungen von einer sehr hohen Wirksamkeit der Impfung aus, die nicht nachgewiesen werden kann. Bei dieser Argumentation wird zudem übersehen, dass eine Verbesserung der bisherigen Maßnahmen wie die Vermeidung der erwähnten Risikofaktoren (Rauchen, Übergewicht usw.) sowie der Ausbau der Früherkennung durch den Muttermundabstrich (Pap-Test) eine positive Wirkung hätte, die nicht nur gut belegt ist, sondern auch ein enormes Einsparpotenzial im Kostenbereich bietet (während die Verabreichung der teuren Impfstoffe die Gesundheitskassen stark belasten).

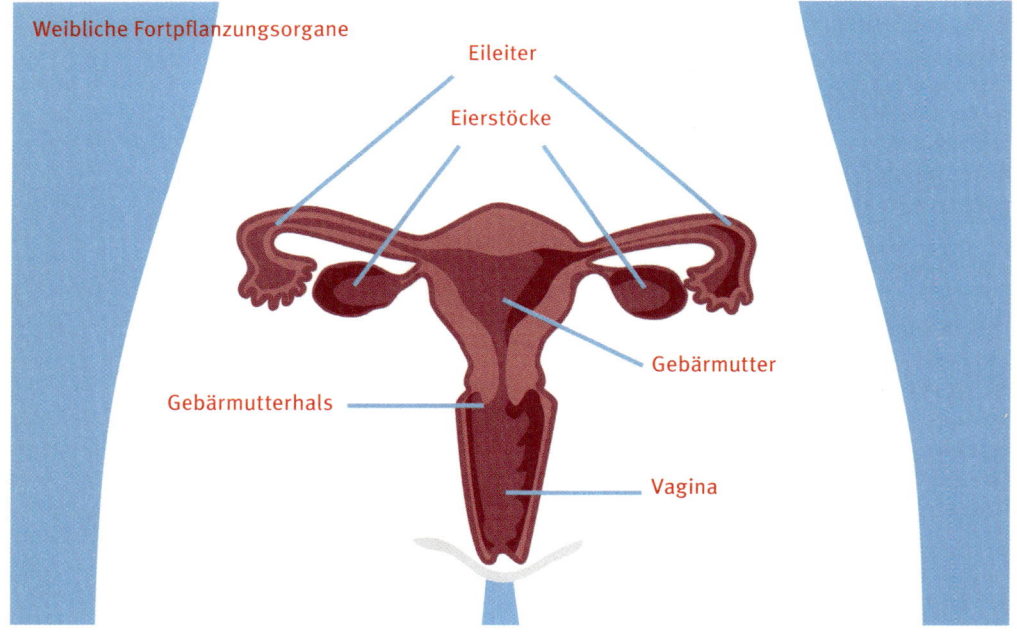

Tatsächlich ist Gebärmutterhalskrebs in Industrieländern seit vielen Jahren rückläufig. Selbst etablierte Krebsmediziner konstatieren, dass Früherkennungsuntersuchungen entscheidend zu diesem Rückgang beigetragen haben.[391] So können mit Hilfe von Abstrichen (Pap-Tests) Wucherungen, die auf Warzen oder Tumore hindeuten, frühzeitig erkannt und entfernt werden.

Wenn eine Frau den Pap-Test regelmäßig alle ein bis drei Jahre durchführen lässt, so kann bei ihr eine bösartige Entwicklung der Zellen frühzeitig erkannt und chirurgisch entfernt werden. Wenn noch mehr Frauen zu dieser Form der Früherkennung motiviert werden könnten und sie vor allem in ärmeren Ländern, wo rund 80 Prozent der weltweit rund 230.000 Gebärmutterhalskrebstodesfälle zu verzeichnen sind, viel öfter durchgeführt würde, so könnten noch deutlich mehr Frauen vor Gebärmutterhalskrebs bewahrt werden. Die zuständigen Fachgesellschaften haben festgestellt, „dass ein organisiertes Krebsfrüherkennungsprogramm bei einer Teilnahme von 80 Prozent die Sterblichkeit und Häufigkeit um 60 bis 70 Prozent verringern kann." [420] Die US-amerikanische Seuchenbehörde CDC unterstreicht diese Erfahrung: „Die Mehrzahl der Erkrankungen an Gebärmutterhalskrebs sowie die Todesfälle können durch die Früherkennung mittels Pap-Abstrich verhindert werden." [414] Solche Forderungen erscheinen heute selbstverständlich. Doch wenn man einen Blick in die Geschichte des Pap-Tests wirft, so zeigt sich, dass er tatsächlich nur gegen große Widerstände eingeführt werden konnte (wie so viele sinnvolle Therapien und Ideen in der Medizin).

Während heutzutage in Industrieländern nur noch relativ wenige Frauen an Gebärmutterhalskrebs sterben, so war dies zu Beginn des 20. Jahrhunderts noch ganz anders. „Gebärmutterhalskrebs war ein Todesurteil, und oft ein geheimes", so die Krebsforscherin DEVRA DAVIS. „Und wenn die Krankheit entdeckt wurde, hat sie häufig bereits seit zehn Jahren vor sich hingebraut. Zu dem Zeitpunkt, als merkwürdige Ausflüsse, nicht enden wollende Krämpfe und ein unablässiges Völlegefühl augenscheinlich wurden, war der Krebs schon nicht mehr zu stoppen." [361]

Den Ärzten war zwar schon damals klar, dass Gebärmutterhalskrebs nicht über Nacht entsteht. Doch man verstand die Krankheit nicht genau und diskutierte sogar, ob dieser Krebs nicht womöglich auf eine Art moralisches Defizit bei den Frauen zurückgeführt werden könnte. Und da mehr schwarze als weiße Frauen betroffen waren und überhaupt nur Frauen die Krankheit bekamen, war sie für die meisten Ärzte auch nicht von höchster Priorität.

Erschwerend kam hinzu, dass sich das Geschehen beim Zervixkarzinom nicht sichtbar bemerkbar macht, sondern sich im Inneren des weiblichen Genitaltraktes abspielt (siehe vorige Abbildung). Doch dieser Ort war zu der damaligen Zeit, in der die Frauen sich bereits schämten, auch nur den Namen ihres Genitals auszusprechen, eine Tabuzone ersten Ranges, zu dem kein Auge – und schon gar nicht das des Arztes als fremde Person – Zugang haben durfte.

Zwar machte bereits 1908 der wenig bekannte österreichische Arzt WALTHER SCHAUENSTEIN darauf aufmerksam, dass man mit dem bloßen Auge eine vitale Gebärmutteröffnung von einer, die Anzeichen von Krebs aufweist, unterscheiden könne. „Ein Umstand, den eine Gruppe von amerikanischen Gynäkologen 1913 zum Anlass nahm, die American Society for the Control of Cancer, ASCC, zu gründen", so DAVIS. Doch wie ein führender Pathologe

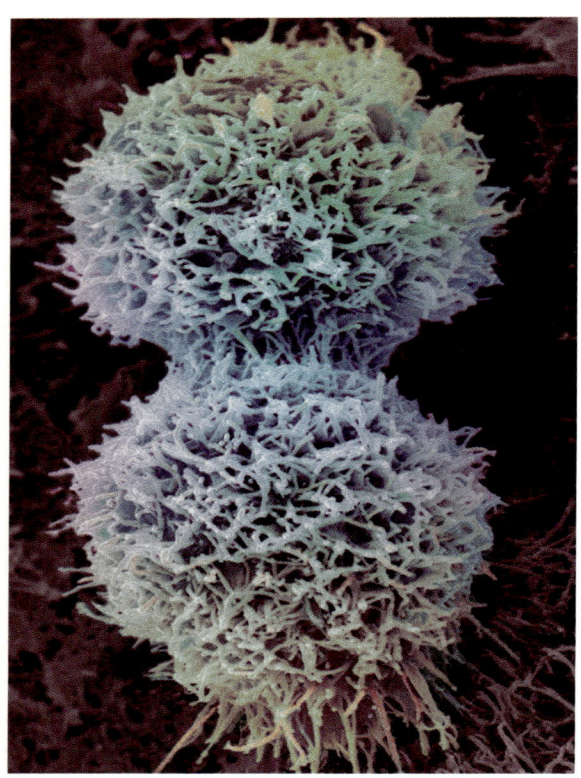

Elektronenmikroskopische Aufnahme einer Zervixkarzinomzelle bei der Teilung.

der ACSS, James Ewing, 1926 – also noch 13 Jahre später – einräumte, war es selbst für den Fall, dass ein Arzt von der Untersuchung der Gebärmutteröffnung überzeugt war, erschreckend schwierig, eine Frau dazu zu überreden, sich zweimal im Jahr ihrer Kleider zu entledigen und sich auf dem Rücken liegend mit gespreizten Beinen untersuchen zu lassen.[361]

Nur weitere zwei Jahre später, im Jahr 1928, fand der griechischstämmige US-amerikanische Arzt George Papanicolaou (1883–1962) einen Weg, um mehr zu tun, als die Öffnung der Gebärmutter mit bloßem Auge zu inspizieren. Vielmehr sei es möglich, so Papanicolaou, den Gesundheitszustand der Gebärmutter zu untersuchen, indem man von der Öffnung des Uterus einige Zellen abschabt und diese unter einem Mikroskop begutachtet. Gesunde Zellen sind nämlich rund und von ordentlicher Gestalt, während Zellen, die bereits beschädigt oder gar kanzerös sind, sehr viel ungleichmäßiger geformt sind. Damit war der Pap-Test geboren, der seinen Namen dem Arzt George Papanicolaou verdankt.

Der Vollständigkeit halber sei noch erwähnt, dass Papanicolaou nicht der erste war, der ein Mikroskop verwendete, um kanzeröse Zellen ausfindig zu machen – noch behauptete er, er hätte die Methode erfunden. Walter Hayle Walshe (1812–1892), ein Londoner Mediziner, hat mit dieser Methode bereits ein Jahrhundert vor Papanicolaou gearbeitet.[465] Die Idee, Zellen von der Gebärmutter zu nehmen, um festzustellen, ob eine Krebserkrankung vorliegt, wurde 1926 auch schon von dem rumänischen Pathologen Aureli Babès in einem französischen Fachmagazin präsentiert.[449]

Der Pap-Test machte es nun leicht möglich, auffällig beschädigte Zellen zu erkennen und sie von der Gebärmutter zu entfernen – und somit eine krebsartige Wucherung an dieser Stelle zu verhindern. Dennoch sollte es noch bis in die 1950er Jahre – also noch Jahrzehnte – dauern, bis diese Methode zumindest in Industriestaaten Standard wurde. Vor allem stieß der Pap-Test bei Chirurgen und Pathologen auf Widerstand, die sich unwillig zeigten, ihre

Kontrolle über den weiblichen Uterus aufzugeben. Sie argumentierten, dass nur Chirurgen in der Lage wären, Gewebe von der Gebärmutter zu entnehmen und es verlässlich auf potenzielle Krebszellen hin zu untersuchen. Es kam zu einem erbitterten Kampf zwischen Chirurgen, die um ihr lukratives Geschäft bangten, das darin bestand, ganze Gebärmuttern zu entfernen, und Gynäkologen, die es für sinnvoll erachteten, dass sie den Uterus von Frauen regelmäßig untersuchen und eher Gewebeteilchen entfernen als die komplette Gebärmutter. „Das große Geld und große Egos standen hier auf dem Spiel", wie DAVIS anmerkt.[361]

Unterdessen hat auch der Pap-Test seine Schwächen, wie auch KARL ULRICH PETRY von der Abteilung für Gynäkologische Onkologie an der Medizinischen Hochschule Hannover, der den Test eingehende studiert hat (siehe Infokasten), meint: „Beim primären Gebärmutterhalskrebs-Screening hat man manchmal das Gefühl, einen ‚Wackelpudding' an die Wand nageln zu wollen. Die erhobenen Befunde sind nicht wirklich verlässlich."[397]

> ⚠ Auch der Pap-Test ist nicht der Weisheit letzter Schluss; ein sorgsamer Umgang – von Arzt wie Patient – ist auf jeden Fall anzuraten. So hat der Pap-Test eine nicht geringe Fehlerrate.[420] Regelmäßig kommt es vor, dass kranke Zellen übersehen werden, etwa weil Entzündungen die Sicht auf die mutierten Zellen verstellen oder weil die Ergebnisse falsch interpretiert werden. In einer Untersuchung der Universität Hannover zum Beispiel ergaben sich bei einer an fast 8.500 Frauen durchgeführten Screening-Untersuchung auf Gebärmutterhalskrebs 86 Verdachtsfälle. Als später externe Experten die Befunde kontrollierten, konnten sie die Verdachtsdiagnose Krebs nur in 46 Fällen bestätigen. Dies kommt einer markanten Fehlerquote von um die 50 Prozent gleich.

Darüber hinaus lohnt es, nach dem Alter der Frauen zu differenzieren. So haben in Deutschland Frauen ab dem Alter von 20 Jahren einen Anspruch auf eine Früherkennungsuntersuchung auf das Zervixkarzinom (Pap-Screening). In England wurde das Eintrittsalter im Jahr 2003 auf 25 Jahre erhöht – eine Entscheidung, die unter Experten sehr umstritten war, 2009 jedoch durch die Ergebnisse einer umfangreichen Fallkontrollstudie gestützt wird. Die Arbeit, veröffentlicht im *British Medical Journal*, zeigt auf, dass der Pap-Test bei jüngeren Frauen weitgehend ineffektiv ist.[448]

Für die Studie hatten PETER SASIENI von der Queen Mary Universität in London und Mitarbeiter etwas mehr als 4.000 Frauen im Alter von 20 bis 69 Jahren ausfindig gemacht, die an einem Zervixkarzinom erkrankt waren. Der Vergleich mit einer vom Alter und Wohnort her vergleichbaren Gruppe von knapp 8.000 gesunden Frauen ergab, dass die Effizienz des Screenings sehr stark vom Lebensalter der Frauen abhängt.

Im Alter von 60 Jahren erkranken Frauen, die am Screening teilnehmen, zu 80 Prozent seltener an Gebärmutterhalskrebs. Im Alter von 40 Jahren betrug die Effizienz noch 60 Prozent, während in der Gruppe der 20- bis 24-Jährigen keine Auswirkung mehr erkennbar war. Angesichts dieser Zahlen raten auch die Editorial-Schreiber um den Turiner Krebsexperten GUGLIELMO RONCO dazu, das Eintrittsalter für den Pap-Test auf 25 Jahre zu erhöhen.[386]

Einige Jahre zuvor publizierte das *British Medical Journal* eine andere Arbeit über die Effektivität dieser Gebärmutterhalskrebs-Screening-Tests. Und auch die Resultate dieser Studie mahnen zur einem sorgsamen Umgang: Danach müssten 1.000 Frauen über einen Zeitraum von 35 Jahren gescreent werden, um einen Krebstodesfall zu verhindern. 150 dieser Frauen werden ein positives Test-Ergebnis erhalten, das sie in der Regel psychisch stark unter Stress setzt, und 50 Frauen werden eine Krebsbehandlung durchmachen, die mit schwersten Nebenwirkungen einhergeht. „Für jeden verhinderten Todesfall müssen viele Frauen getestet werden, und viele Frauen werden daraufhin behandelt, obwohl sie gar keiner Behandlung bedurft hätten", so ANGELA RAFFLE, eine der Leiterinnen der Untersuchung.[445]

Der Test klassifiziert also letztlich zu viele Frauen als Patienten, denen angeblich Gebärmutterhalskrebs droht. Dies dürfte zumindest zum Teil auch dazu beitragen, dass zu schnell, zu viel und zu massiv operiert wird. Allein in den USA wird jedes Jahr bei circa 200.000 Frauen die Gebärmutter herausoperiert. Nicht wenige unterziehen sich sogar einer solchen Hysterektomie, um „präventiv" Gebärmutterhalskrebs zu verhindern.[423] Wenn kein Uterus mehr da ist, so kann natürlich auch in diesem Organ kein Krebs mehr entstehen. Doch wie wenig sinnvoll es ist, sich funktionstüchtige Organe, die noch gar nicht von Krebs betroffen sind, prophylaktisch entfernen zu lassen, haben wir ja bereits in Kapitel 1 dargelegt.

Medizinnobelpreise zur Zementierung von Dogmen

Der Verdacht kommt auf, dass auch mit der Vergabe des Medizinnobelpreises Ende 2008 an den deutschen Mediziner HARALD ZUR HAUSEN für die Annahme, das Humane Papillomavirus (HPV) löse Gebärmutterhalskrebs aus, aus unbelegten Hypothesen ein Dogma gebastelt werden soll.

Das Nobelpreiskomitee gibt auch unumwunden zu, dass es mit diesem Medizinnobelpreis ein klares politisches Zeichen setzen wollte. So äußerte sich BJOERN VENNSTROEM, Mitglied der Nobelpreisjury, im schwedischen Radio wie folgt: „Wir hoffen, dass damit diejenigen, die Verschwörungstheorien verbreiten und ihre Zweifel an wissenschaftlich nicht haltbaren Argumenten festmachen, endgültig verstummen."[433]

Es redet jedoch kein seriöser Kritiker Verschwörungstheorien das Wort. Denn hinter dem Begriff steckt die Vorstellung, dass eine kleine Gruppe von Leuten – Verschwörern – ein Land oder mitunter auch die ganze Welt hinters Licht führen möchte. Dies ist aber bei HPV nicht der Fall. Vielmehr ist das Ganze letztlich eine Mischung aus vielen Einflussfaktoren, zu denen die Gewinninteressen der Pharmaindustrie genau so zählen wie eine geistige Konditionierung auf eine Mikroben- und besonders auch Virus-Phobie, die nunmehr seit rund 150 Jahren andauert – und der man sich als heute lebender Mensch nur schwer entziehen kann. Tatsächlich aber wird sie dem komplexen Geschehen gerade auch bei Krebs nicht gerecht.[375]

Nicht weniger stutzig macht der Medizinnobelpreis 2009, mit dem die drei US-amerikanischen Wissenschaftler ELIZABETH BLACKBURN, CAROL W. GREIDER und JACK W. SZOSTAK geehrt wurden. „Sie fanden das Enzym Telomerase, das beim Entstehen von Krebs eine Schlüsselrolle spielt", heißt es zum Beispiel auf *Spiegel Online*.[356] Die Aussage ist wissenschaftlich leider ebenfalls nicht haltbar. Zwar sind Krebszellen in der Tat daran interessiert, sich unbegrenzt teilen zu können – und das geht nur mit stabilen Telomeren,* die mit Hilfe des Enzyms Telomerase ständig wieder aufgefüllt werden. Doch die Idee von Pharmafirmen, die durch den Medizinnobelpreis befördert wird, das Enzym Telomerase mit Medikamenten einfach zu blockieren und dadurch den Krebsprozess zu stoppen, klingt zwar schön, ist aber reines Wunschdenken.

> „Je nach Zeitgeist und je nachdem, welche Autoritäten dominieren, beherrscht das eine oder das andere Dogma die wissenschaftliche Szene, und zwar oftmals mit einer Ausschließlichkeit, die keine andere Denkmöglichkeit zulässt und neue Ideen behindert", so ROLAND SCHOLZ, Professor für Biochemie und Zellbiologie aus München, ein Kritiker der momentanen BSE- und anderer Erreger-Theorien. Medizinnobelpreise sind ein gute Vehikel, um solche Dogmen zu zementieren.

„Es ist sehr unwahrscheinlich, dass ein solches Vorgehen bei einer Population von Krebszellen, die auf Erbgutebene auf sehr verschiedene Weise geschädigt sind, von Erfolg gekrönt ist", so der Genomforscher und Krebsexperte GEORGE L. GABOR MIKLOS. „Man muss sich einfach nur vergegenwärtigen, dass es absurd ist, Krebszellen lahm legen zu wollen, indem man eine Komponente mit einem Medikament attackiert, wo doch jede Zelle ein Netzwerk aus rund 20.000 Genen und noch mehr Genprodukten darstellt." Der Medizinnobelpreis 2009, so MIKLOS, diene wieder nur dazu, das „unersättliche Krebsbiest" mit Geldern zu füttern.

In der Tat forscht, wie nicht nur *Spiegel Online* bereitwillig an sein Millionenpublikum weitergibt, die kalifornische Firma Geron an einem sogenannten Telomerase-Inhibitor, also einem Wirkstoff, mit dem die Telomerase-Aktivität in Tumorzellen vermindert werden soll. „Telomerase wurde bereits in den 1980er Jahren beschrieben, und auch die Firma Geron genau wie andere Pharmaunternehmen arbeiten seit geraumer Zeit an einem Wirkstoff", so MIKLOS. „Doch ein wirksames Medikament ist dabei bis dato nicht herausgekommen." Und er fügt augenzwinkernd hinzu: „Ich denke, das Nobelpreiskomitee tut sich zunehmend schwer damit, den Preis für wirklich innovative Forschungsarbeiten zu vergeben."

Nobelpreise werden leider auch an Mediziner vergeben, die sich durch betrügerische Aktivitäten oder wissenschaftlich nicht haltbare Thesen hervorgetan haben – und die Liste derartiger Nobelpreisträger ist recht lang. Dazu zählt auch die Lichtgestalt ROBERT KOCH, der 1890 der Welt verkündete, er habe mit Tuberkulin ein Wundermittel gegen Tuberkulose entdeckt – ein Schwindel, der Tausende Menschen das Leben kostete. Experten wie der Heidelberger Historiker CHRISTOPH GRADMANN konstatieren, dass KOCH die Markteinführung des Tuberkulins „geschickt inszeniert" hatte. Alles war offenbar von langer Hand geplant.[385, 398, 459]

---

* Die Telomere sind die natürlichen Chromosomenenden. Sie tragen entscheidend zur Stabilität von Chromosomen – also den Strängen aus DNA, die das Erbgut eines Menschen enthalten – bei.

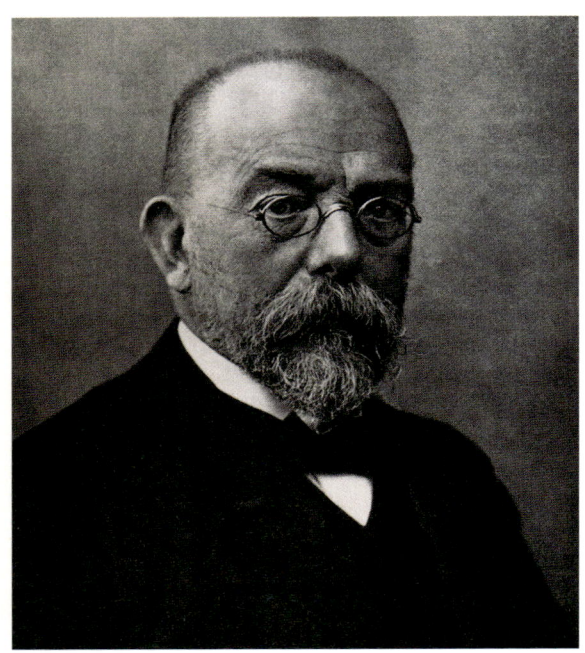

ROBERT KOCH (1843–1910)

Während der Nobelpreis für ROBERT KOCH einen entscheidenden Beitrag dazu leistete, dass die Mikrobiologie und vor allem auch die Jagd auf Viren eine überaus dominante Stellung in der Forschung einnehmen konnte und die Toxikologie zunehmend in den Hintergrund gedrängt wurde, so waren es die Nobelpreise für CARLETON GAJDUSEK und STANLEY PRUSINER, welche die Grundlage schufen, um alle möglichen Krankheiten sozusagen nach Gutdünken zu Infektionskrankheiten umdefinieren zu können.

GAJDUSEK verhalf dem Konzept der „slow viruses" zum Durchbruch, das unter anderem auch für die Theorie, wonach HPV Gebärmutterhalskrebs erzeugt, von zentraler Bedeutung ist. Danach soll ein Virus in der Lage sein, über Jahre oder gar Jahrzehnte in einer Zelle zu „schlafen", um dann irgendwann seine krankmachende oder tödliche Wirkung zu entfalten.

GAJDUSEK verbrachte in den 1950-er Jahren zehn Monate im Hochland von Papua-Neuguinea beim Stamm der Fore, einem Eingeborenenstamm auf Steinzeitniveau. Dass viele der Fore an einer schwammartigen und mit Verblödung (Demenz) einhergehenden Veränderung des Gehirngewebes litten, die sich in Schüttellähmung, einem unsicheren Gang, geistiger Umnachtung äußerte und schließlich zum Tod führte, nahm GAJDUSEK als Beweis für rituellen Kannibalismus bei dem Stamm. Etwa ein Jahr vor seiner Ankunft, so mutmaßte GAJDUSEK, hätten die Kuru-Kranken einem Ritual gefrönt, bei dem sie die Gehirne toter Anverwandter aufgegessen hätten, um so deren Mut und Weisheit in sich aufzunehmen. Arglos hätten die Esser dabei den Kuru-Virus in sich aufgenommen.[380, 429]

Da sich die Krankheit aber nicht sofort, sondern erst viele Jahre später manifestierte, konstruierte GAJDUSEK die Theorie von den „slow viruses". Ein Beweis für das Virus lag jedoch nicht vor, nur die Behauptung, ein solches sei hier am Werk gewesen. Und auch wenn man sich GAJDUSEKS Versuche mit Affen, mit denen er die Übertragbarkeit des Virus bewiesen haben wollte, genauer anschaut, so muss man sich heute wundern, dass die wissenschaftliche Gemeinschaft damals diese Arbeiten als Beleg für die Übertragbarkeit anerkannte.

So wurden seine Versuchschimpansen weder durch die Verfütterung noch durch das Injizieren des Hirnbreis irritiert. Dies brachte GAJDUSEK schließlich dazu, ein bizarres Experiment durchzuführen, um endlich bei den Versuchstieren nervliche Symptome hervorzurufen, die er bei dem Stamm der Fore beobachtet hatte. Dabei zerkleinerte er das Gehirn der Kuru-Patienten zu einem Brei, der voll war mit Proteinen und allen anderen erdenklichen Substanzen, und flößte diesen den lebenden Affen ein. Dies erfolge durch ein Loch, das er den Tieren zuvor in die Schädel gebohrt hatte. Nur auf diese Experimente gründet sich die angebliche Übertragbarkeit dieser Erkrankungen.[368] Doch lässt sich daraus schwerlich ein Beweis für GAJDUSEKS kannibalistische Virus-Hypothese ableiten – nicht zuletzt, weil die Hypothese ja besagt, dass die Krankheit beim Menschen durch den Verzehr (!) von Gehirnen, die einen Virus enthielten, entstanden ist und nicht etwa durch direktes operatives Einbringen des Gehirnbreis in ein anderes Gehirn.

Dennoch bekam GAJDUSEK 1976 für seine Annahme der langsamen Viren den Nobelpreis, was entscheidend dazu beitrug, dass die Vorstellung, diese schwammartige Veränderung des Gehirngewebes würde durch einen Erreger übertragen und erzeugt, weithin als Fakt akzeptiert wurde. Dies ist umso erstaunlicher, wenn man bedenkt, dass GAJDUSEK praktisch der einzige lebende Zeuge für Kannibalismus auf Papua Neuguinea war. Und Mitte der 1980-er sollte sich herausstellen, dass GAJDUSEKS Fotos, mit denen er behauptete, den Kannibalismus unter den Menschen dokumentieren zu können, tatsächlich Schweine- und kein Menschenfleisch zeigten. Zudem war ein Team um den amerikanischen Anthropologen WILLIAM ARENS der Sache nachgegangen – mit dem Ergebnis, dass sich zwar Geschichten von Kannibalismus fanden, jedoch keine authentischen Fälle.[350, 395] Später musste GAJDUSEK eingestehen, dass weder er selbst noch andere die kannibalischen Riten, von denen er in seinem Nobelpreisvortrag 1976 berichtete, gesehen hatten. Daher kann man zu GAJDUSEK nur sagen: Wenn seine Geschichten nicht wahr sind, so sind sie jedenfalls gut erfunden. Oder wie der Münchener Biochemieprofessor ROLAND SCHOLZ es ausdrückt: „Die wissenschaftliche Welt scheint einem Märchen aufgesessen zu sein."[376]

Das Medizinestablishment sah (und sieht) dies merkwürdigerweise anders und verwendet GAJDUSEKS Theorie von den „langsamen Viren" nach wie vor als Grundlage für weitere Gedankengerüste. Zum Beispiel dafür, dass die schwammartige Gehirnkrankheit der Rinder, die unter dem Begriff Rinderwahnsinn oder BSE bekannt wurde, zu einer Infektionskrankheit erklärt werden konnte. Die entscheidenden Arbeiten hierfür lieferte der US-Arzt und Biochemiker STANLEY PRUSINER, dem es 1982 gelang, im Gehirn sogenannte Plaques (Ablagerungen) zu identifizieren, die für die mit dem Gehirnabbau einhergehenden Nervenschädigungen charakteristisch sind.

In diesen Plaques lassen sich bestimmte Eiweiße finden, Prionen genannt, die vor allem auf Nervenzellen lagern, und zwar in krankhaft veränderter Struktur. 1987 erlag PRUSINER schließlich der Versuchung, seine bis dahin wenig beachteten Prionen als Verursacher einer Seuche ins Spiel zu bringen, was ihm einen enormen Bekanntheitsgrad einbrachte. Zehn

Mit den Nobelpreisen an GAJDUSEK und PRUSINER wurde das Dogma in Stein gemeißelt, das besagt, degenerative Gehirnerkrankungen könnten durch Erreger wie Viren und Prionen verursacht werden. Dass es dafür keine harten wissenschaftlichen Fakten gibt, wurde geflissentlich beiseite geschoben – ebenso wie die Tatsache, dass Nervengifte wie Insektizide oder Schwermetalle für eben diese schweren Hirnleiden verantwortlich sein können.

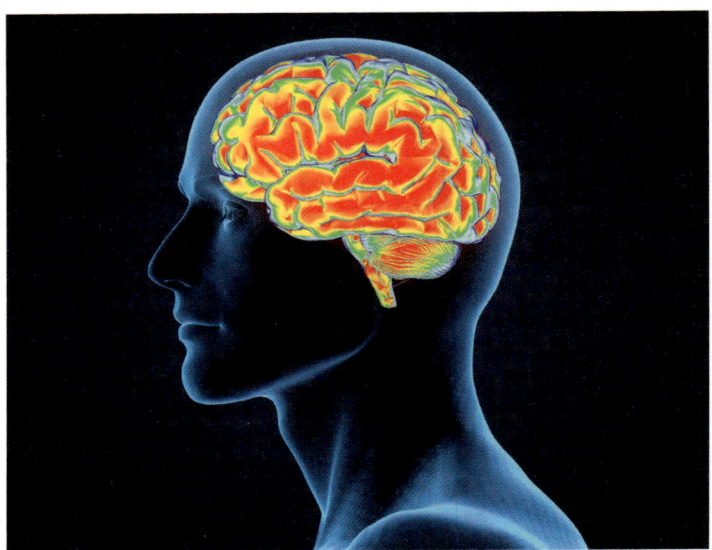

Jahre später, also 1997, wurde er dafür dann mit dem Nobelpreis „geadelt", wie etwa das *Deutsche Ärzteblatt* formulierte.[393] Damit war das „Prusinersche Prion" praktisch endgültig zum Auslöser schwammförmiger Gehirnerkrankungen erklärt worden – und das Thema Infektion untrennbar mit BSE verbunden.

Doch die Versuche, auf denen diese Hypothese und damit sein Nobelpreis fußen, weisen ebenfalls etliche Unzulänglichkeiten auf, von denen hier freilich nicht alle aufgeführt werden können. Der wichtigste Punkt: „Es existieren keine kontrollierten Fütterungsexperimente auf der Weide – Studien, die jeder mit gesundem Menschenverstand fordern würde und von denen jeder glaubt, die Erfinder der Tiermehl-Hypothese hätten sie längst gemacht", kritisiert SCHOLZ. Das heißt, man hätte einen Versuch machen müssen, bei dem man eine große Herde von Rindern in zwei Gruppen teilt: in eine Hälfte, die Tiermehl mit dem angeblichen Erreger (Prion) bekommt, und eine Hälfte, die kein Tiermehl als Futter erhält. Da dies aber versäumt wurde, lautet das Fazit: Bislang wurde nicht gezeigt, dass Rinder durch Verfütterung von Tiermehl an Rinderwahn bzw. BSE erkranken. Dass ein infektiöses Protein (Prion) im Tiermehl Rinderwahn auslöst, ist also nach wie vor eine unbewiesene Behauptung.[376]

Erschwerend kommt hinzu, dass in Großbritannien, wo die BSE-Erkrankung entstanden sein soll, auch epidemiologisch überhaupt kein Zusammenhang zwischen BSE bei Rindern und der beim Menschen auftretenden Creutzfeldt-Jakob-Krankheit (CJD) besteht. Dies ist insofern bemerkenswert, weil ja behauptet wird, die Creutzfeldt-Jakob-Krankheit, bei der sich das Gehirn stückweise auflöst und eine schwammartig durchlöcherte Struktur annimmt, würde durch den Verzehr von BSE-verseuchtem Rindfleisch verursacht (was wohlgemerkt ebenfalls unbewiesen ist). So offenbaren zwei Arbeiten, die in den Fachmagazinen *Nature*[348] und *Lancet*[458] abgedruckt wurden, dass sich die meisten an BSE erkrankten Rinder im Süden Englands befanden, während die meisten CJD-Fälle im Norden Schottlands beobachtet wurden. Das BSE-Rindfleisch kann also nur für die CJD-Fälle bei Menschen in Großbritannien verantwortlich zeichnen, wenn man davon ausgeht, dass das Fleisch der BSE-kranken Kühe aus Südengland nur im Norden Schottlands verzehrt worden wäre. Doch dies ist praktisch unmöglich.[394]

> ▽ Großbritannien hat in den letzten Jahrzehnten tonnenweise Tiermehl in den mittleren Osten, nach Südafrika und auch in die Vereinigten Staaten exportiert, aber nirgendwo ist BSE aufgetreten. Stattdessen konzentrieren sich die BSE-Fälle auf Großbritannien (99 Prozent), Nordirland und die Schweiz. Ein Paradoxon, das sich sofort auflöst, wenn man sich von der Vorstellung trennt, beim Rinderwahn bzw. bei BSE oder auch bei der Creutzfeldt-Jakob-Krankheit beim Menschen sei ein Erreger am Werk.

Darüber hinaus wurden bei Laborexperimenten, die auf PRUSINERS Theorien beruhen, Extrakte aus Gehirnen, die von gehirnkranken Tieren stammten, direkt in das Gehirn von Versuchstieren injiziert (was an GAJDUSEKS Affenversuche erinnert). Als sich bei den Empfängern der Gehirnextrakte nach einem Jahr die nervenschädigenden Ablagerungen (Plaques) und Löcher im Gehirn nachweisen ließen, wurde dies als Beweis dafür genommen, ein Prion hätte eine Infektion ausgelöst, die wiederum die letztlich das Gehirn zerstörende Plaquebildung zur Folge hatte.

Doch die Veränderungen im Gehirn können sehr wohl auch durch andere Faktoren bedingt sein. Sie können die Folge einer Immunreaktion sein, mit der sich der Körper gegen Fremdeiweiße (in diesem Fall die körperfremden Prion-Proteine) wehrt, etwa im Sinne einer sogenannten experimentellen allergischen Gehirnentzündung (Enzephalitis), wie sie der britische Forscher ALAN EBRINGER beschrieben hat. Dies wurde und wird von den Forschern aber gar nicht in Betracht gezogen.[369, 370]

Genauso lässt auch hier – genau wie im Falle GAJDUSEKS – die Vorgehensweise, bei der Gehirnmasse direkt in ein anderes Gehirn eingebracht wird, keine Rückschlüsse auf einen Infektionsweg in der Realität zu. Denn die Ansteckung soll ja über den Mund erfolgen. Zudem ist das Injizieren von Gehirnmasse in eine andere Gehirnmasse nicht der Weg, auf dem sich außerhalb eines Labors eine Infektion vollzieht.

Ein anderer Ansatz ist, dass das, was als Rinderwahnsinn oder BSE bezeichnet wird, auch Folge eines durch Inzucht bedingten Gendefekts sein kann. So stammen die Rinder in der modernen Hochleistungszucht nur von wenigen Bullen ab, die oftmals miteinander verwandt sind. Mit dem Samen eines einzigen Bullen, der Hochleistungskühe als Töchter garantieren soll, kann – künstlicher Befruchtung sei dank – eine ganze Region versorgt werden. Das heißt, die Tiere könnten dadurch erkrankt sein, dass ein genetischer Defekt im Erbgut von Rindern einiger britischer Herden durch Überzüchtung stark vermehrt wurde.[450]

Darüber hinaus gibt es den begründeten Verdacht, dass BSE eine Folge von chemischen Vergiftungen ist, vor allem mit dem Organophosphat Phosmet, bei dem es sich um ein hochgiftiges und schwer nervenschädigendes Insektizid handelt, das bei Rindern gegen die Dasselfliege eingesetzt wurde. Dieses Phosmet wurde in relativ hoher Konzentration nur in Großbritannien, Nordirland und in der Schweiz eingesetzt – genau dort, wo fast alle BSE-Fälle auftraten.[384]

So war 1985 in England ein Gesetz verabschiedet worden, wonach die britischen Bauern gezwungen wurden, die Nacken der Rinder mit dem Insektizid Phosmet einzureiben (siehe Pfeile in der Zeichnung). Phosmet ist ein sogenanntes Organophosphat, das als hochgiftiges und schwer nervenschädigendes Insektizid gegen die Dasselfliege eingesetzt wurde. Die Abbildung zeigt den Ort (Nacken), auf den Phosmet aufgetragen wurde. Das Gift dringt über die Haut in die Blutbahn kann so das zentrale Nervensystem schädigen.

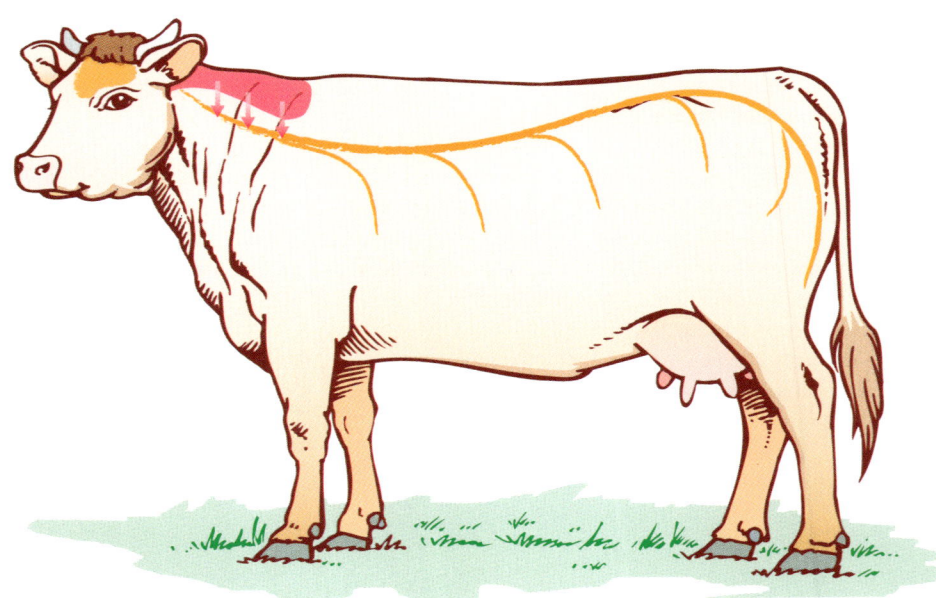

1985 war in England ein Gesetz verabschiedet worden, wonach die britischen Bauern gezwungen wurden, die Nacken der Rinder mit dem Insektizid Phosmet einzureiben (siehe rosa Fläche). Phosmet ist ein sogenanntes Organophosphat, das als hochgiftiges und schwer nervenschädigendes Insektizid gegen die Dasselfliege eingesetzt wurde. Die Abbildung zeigt den Ort (Nacken), auf den Phosmet aufgetragen wurde. Das Gift dringt über die Haut in die Blutbahn kann so das zentrale Nervensystem schädigen.

Dies wird durch Forschungsergebnisse des Neurowissenschaftlers STEPHEN WHATLEY vom Londoner Institute of Psychiatry bestätigt, denen zufolge Phosmet der auslösende Faktor für die BSE-Erkrankungen sein könnte[468] – Forschungsarbeiten, die durch private Spenden finanziert wurden.[428] WHATLEY wollte der Sache noch genauer nachgehen und beantragte für derartige Untersuchungen bei den staatlichen Stellen die entsprechenden Gelder. Doch die Behörden lehnten WHATLEYS Antrag ab – was umso unverständlicher erscheint, wenn man bedenkt, dass WHATLEY betont: „Nach wie vor gibt es keine wissenschaftliche Arbeit, die meine Ergebnisse widerlegt."[373]

Merkwürdig ist die Ablehnung des Forschungsantrags außerdem, weil der britischen Regierung das toxische Potenzial von Phosmet bekannt war. So wurde Anfang der 1990er Jahre das Gesetz, das zum Einreiben der Rindernacken mit dem Insektizid verpflichtete, wieder zurückgenommen, da ein Zusammenhang zwischen der Anwendung des Organophosphats und dem Auftreten von BSE sehr wahrscheinlich war. Parallel dazu gingen von 1993 an auch die BSE-Fälle drastisch zurück. Es wird von dem britischen BSE-Untersuchungsausschuss auch zugestanden, dass Organophosphat offensichtlich ein Mitverursacher („Co-Faktor") beim Entstehen von BSE war. Und es ist längst bekannt, dass chronische Vergiftungen mit Organophosphaten zu „einer Polyneuropathie [= schwere Schädigungen der Nerven] führen", so der Toxikologe HEINZ LÜLLMANN.[404]

Von mancher Seite wird in diesem Zusammenhang die Frage gestellt: Wieso erkranken nicht alle Rinder, die mit Organophosphaten behandelt werden, an BSE? Hier muss man zu bedenken geben: Allein die Dosis macht das Gift (nach PARACELSUS: „dosis sola venenum facit"). Selbst wenn alle Rinder die gleiche Giftdosis bekämen, so würden nicht alle gleich reagieren, denn die Rinder unterscheiden sich zum Beispiel hinsichtlich ihrer genetischen Verfassung. Wenn also ein Giftstoff den Ausbruch einer Erkrankung beschleunigen kann, wie zum Beispiel Alkohol bei Lebererkrankungen, dann kann es auch die alleinige oder entscheidende Ursache sein. Wenn jedoch Phosmet als Ursache für BSE offiziell verantwortlich gemacht würde, kämen Regressforderungen in Milliardenhöhe sowohl auf die britische Regierung als auch auf den Hersteller des Insektizids zu. Dies scheint eher unerwünscht, sodass hier besser die klaren Zusammenhänge im Prionen-Nebel verschwinden …

KAPITEL 4

Die Zukunft der Krebsmedizin: präventiv, ganzheitlich, immunstärkend

„Die niedrige Quote von Langzeiterfolgen [konventioneller Krebstherapien] und die oftmals schlechte Lebensqualität der krebskranken Menschen verlangen nach einem Umdenken und einem komplexen, kombinierten Einbezug bewährter naturheilkundlicher und regulationsmedizinischer Strategien."
THOMAS RAU, **Arzt und Leiter der Paracelsus Klinik Lustmühle**[901]

„Höre nie auf das, was andere sagen – geh hin und schau selber nach."
Chinesisches Sprichwort

Biologisch-ganzheitliche Therapien: reichhaltige und bewährte Praxiserfahrung

Ein Vorurteil, mit dem sich alternative bzw. biologisch-ganzheitliche Therapien oft konfrontiert sehen, lautet, dass sie nicht hinreichend wissenschaftlich belegt seien durch reproduzierbare Studien und Erklärungsmodelle. Doch „dieses Argument der ‚Unwissenschaftlichkeit' ist ein vordergründiges, vielleicht sogar ein verlogenes oder wenigstens falsches", wie THOMAS RAU, Mediziner und Leiter der ganzheitlich ausgerichteten Paracelsus Klinik Lustmühle in der Schweiz, in seinem 2009 erschienenen Buch „Biologische Medizin" zu Recht schreibt.[901]

Denn es ist so, dass Studien über biologisch-ganzheitliche Verfahren von der eingesessenen und durch die Pharmaindustrie dominierten Forschung häufig nicht finanziert werden, da die wirtschaftlichen Erfolgsaussichten nicht annähernd so lukrativ sind wie jene mit Chemotherapie und anderen Krebsmedikamenten. Allerdings gereicht das der sogenannten Alternativmedizin nicht unbedingt zum Nachteil. So gibt es tatsächlich genügend Studien, in denen die Wirksamkeit vieler biologisch-ganzheitlicher Verfahren hinreichend dokumentiert ist. Unter anderem greift die Ganzheitsmedizin auf neueste physikalische und biochemische Erkenntnisse über Spurenelemente, freie Radikale, Vitamine, Aminosäuren, Redox-Potenziale (Selbstreinigungskräfte), Sauerstoffnutzung usw. zurück.

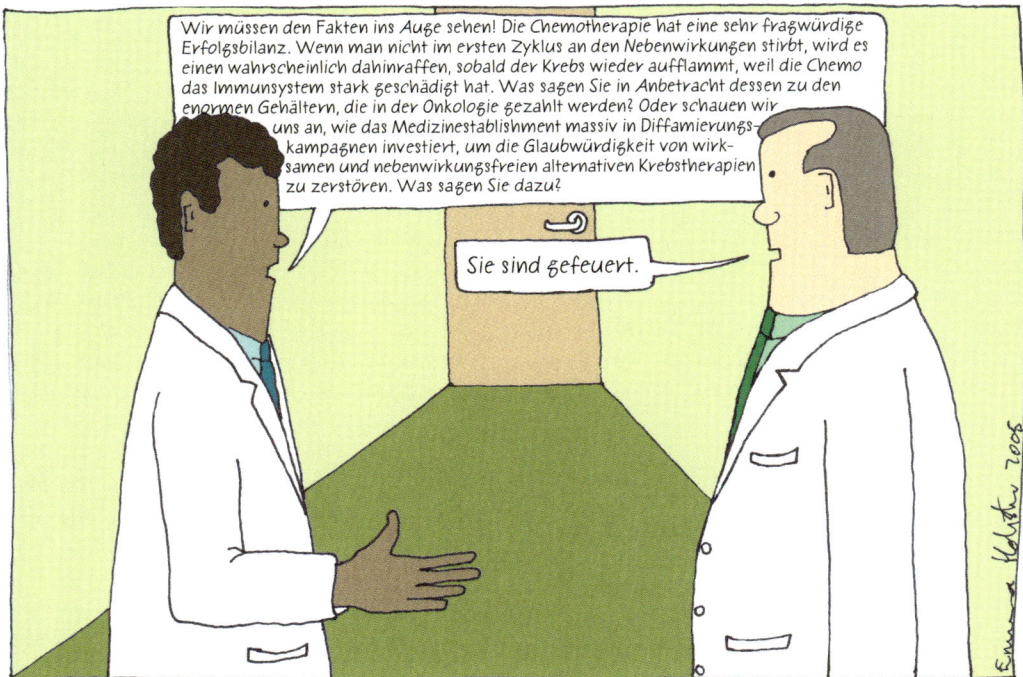

Die Ganzheitsmedizin kann sich auch auf einen riesigen Erfahrungsschatz berufen, der Jahrtausende zurückreicht und unter anderem die traditionelle Medizin Chinas ebenso wie die mitteleuropäischen Lehren von PARACELSUS (1493–1541) und SAMUEL HAHNEMANN (1745–1843), dem Begründer der Homöopathie, in sich vereint. Diese praktische Erfahrung mündet oft genug in praktische Erfolge – und gerade diese praktischen Erfolge lässt die etablierte Krebsmedizin ja oft so sehr vermissen (siehe Seite 107 ff. im Kapitel 2).

„Es scheint uns wichtig, dass eben diese riesige Erfahrung unsere Medizin prägt: traditionelle Erfahrung an Milliarden von Menschen über Jahrhunderte, die aus unserer Sicht weit mehr zählt als vermeintlich ‚doppelblind' angefertigte ‚wissenschaftliche' Studien, die oft nichts anderes sind als reduktionistische Betrachtungsweisen", so RAU. In der Tat werden bei modernen wissenschaftlichen Studien in der Regel in Zellkulturen oder Versuchstieren nur Einzelvariablen ausgetauscht. Anschließend versucht man dann, die Ergebnisse auf das menschliche System zu übertragen.

Diese Vorgehensweise ist dem mechanistischen – cartesianischen* – Weltbild geschuldet, in dem der „moderne" Mensch gedanklich gefangen ist. Dieses geht auf den französischen Philosophen RENÉ DESCARTES (1596–1650) zurück und reduziert Lebewesen letztlich auf tote Maschinen, die man – so die Vorstellung – am Laufen halten kann, wenn man zwischendurch künstlichen Treibstoff (Pillen) hineinschüttet und, wenn notwendig, Ersatzteile austauscht.[577]

> ⚠ Dass man ohne die „Segnungen" der Pharmaindustrie sehr gesund leben kann, zeigt nicht nur die gesamte wilde Tierwelt, sondern geht auch aus Berichten über bestimmte Naturvölker hervor. So dokumentierte der britische Arzt SIR ROBERT MCCARRISON (1878–1960), der auch in etablierten Kreisen sehr hohes Ansehen genoss, im frühen 20. Jahrhundert in umfassenden Studien, dass einige Völker Indiens mit einer natürlichen Lebens- und vor allem Ernährungsweise ein langes Leben erreichten, ohne von den in Industrienationen üblichen Alterskrankheiten und chronischen Leiden betroffen zu sein.[749, 945]

Doch die Menschheit ist hier einem fatalen Trugschluss aufgesessen. Dieser besteht in dem Irrglauben, dass die seit Mitte des 19. Jahrhunderts drastisch gestiegene Lebenserwartung in den westlichen Ländern im Wesentlichen durch Fortschritte in der medizinischen Wissenschaft bedingt sei. In Wahrheit jedoch hat „die weitgehende Verbesserung in der Volksgesundheit moderner Gesellschaften von den Beiträgen von Wissenschaft und Technologie [nur] wenig profitiert", wie THOMAS MCKEOWN, Professor für Sozialmedizin, in seinem Werk „Die Bedeutung der Medizin" festhält. „Stattdessen gingen die Fortschritte auf einfache, aber folgenreiche Beobachtungen im Alltag zurück", nämlich darauf, wie man die Nahrungsmittelproduktion durch die Erhaltung der Bodenfruchtbarkeit steigern und wie man für eine verbesserte Hygiene sorgen kann.[753]

Voller Bewunderung erzählt auch der Franzose JEAN DE LÉRY (1536–1613) in seinem Tagebuch über die „Wilden Amerikas", mit denen er Mitte des 16. Jahrhunderts im heutigen Brasilien gelebt hatte: „Sie sind erheblich gesünder als wir [Europäer] und haben weniger unter Krankheiten zu leiden. Höchst selten sieht man unter ihnen Lahme, Einäugige, Verunstaltete oder gar Missgestaltete. Nicht wenige dieser Leute erreichen ein Alter von hundert bis hundertzwanzig Jahren, und nur wenige haben im Alter weiße oder auch nur graue Haare."[570] LÉRY wird von Fachleuten wegen des objektiven Stils seiner Beschreibungen gelobt. So nannte ihn der berühmte Ethnologe CLAUDE LÉVI-STRAUSS (1908–2009) in seinem Buch „Traurige Tropen"[726] einen modernen Gelehrter.

Neben LÉRY waren auch alle anderen Reisenden des 16. Jahrhunderts geradezu verblüfft über die Schönheit und stabile Gesundheit der eingeborenen Männer und Frauen, die eine einfache Lebensweise pflegten. Deren Nahrungsmittel kamen frisch aus der Natur auf den Tisch – LÉRY beschrieb den starken Erdbeerduft der Ananasse, den „man schon von weitem riecht" und „die im Mund zerschmelzen und von Natur aus so süß sind, dass sie von keiner der bei

---

* Nach Cartesius, dem latinisierten Namen des französischen Philosophen RENÉ DESCARTES.

uns in Europa üblichen Konfitüren übertroffen werden"[570]. Kein Vergleich zu den heute ihres Eigengeschmacks beraubten Obst- und Gemüsesorten, die einer industrialisierten Landwirtschaft entstammen. Die Menschen der Renaissance mussten schließlich erstaunt feststellen, dass ihr eigenes antikes Ideal dort in Übersee seine Verwirklichung gefunden hatte.[570]

Wie weit das Bestreben der etablierten Medizin, die Ergebnisse von Studien an Zellkulturen oder Versuchstieren gerade auch bei Krebs auf den Menschen zu übertragen, von der Patientenrealität entfernt sind, haben wir ja bereits im zweiten Kapitel ausführlich dargelegt. Im Gegensatz dazu legt die Ganzheitsmedizin besonderen Wert auf die Feststellung, dass der Mensch – genau wie jedes andere Lebewesen – ein dynamisches, sich ständig veränderndes System darstellt, in dem Tausende Variablen in Bewegung sind.

„Heutige wissenschaftliche Studien beruhen im Allgemeinen auf Versuchsreihen mit Dutzenden bis einigen Tausend Versuchspersonen", so RAU. „Doch wird dabei normalerweise nicht berücksichtigt, unter welchen Umständen diese Probanden leben und welche sonstigen Umstände ihre Krankheitsneigung beeinflussen. So gibt es kaum eine Studie, welche die Ernährung des Patienten mit in Betracht zieht. Die Ernährung ist aber im Allgemeinen ein sehr entscheidender Faktor bei der Ausbildung von Krankheiten. Darüber hinaus gebe ich zu bedenken, dass alle Medikamente, die seit Ende der 1980er Jahre wegen teils schwerster Nebenwirkungen vom Markt genommen werden mussten, alle geforderten ‚wissenschaftlichen' Testreihen erfolgreich bestanden hatten."[901]

Dazu zählen zum Beispiel das Schmerzmittel Vioxx, das Schlaganfälle und Herzinfarkte verursachte, das Beruhigungsmittel Contergan, das Tausende Babys mit einer schweren Behinderung zur Welt kommen ließ, die Impfung gegen Kinderlähmung, deren Nebenwirkungen von Durchfall über Entzündungen von Blutgefäßen bis hin zu Nervenschädigungen inklusive Kinderlähmung selbst reichen,[489, 591, 598] und viele Präparate mehr. Nicht zu vergessen in diesem Zusammenhang sind auch die unzähligen Wirkstoffe, die trotz gravierender und oft genug tödlicher Nebenwirkungen sowie eines höchst zweifelhaften Nutzens nicht vom Markt genommen werden. Dies gilt, wie in Kapitel 1 dargelegt, besonders auch für die Chemotherapie und andere Krebsmedikamente.

Vor diesem Hintergrund ist es nur verständlich, dass ganzheitlich ausgerichtete Ärzte wie RAU das Verhalten der etablierten Medizin als „Zeichen von Arroganz" werten, wenn sie die traditionellen Heilweisen wegen ihrer angeblichen „Unwissenschaftlichkeit" nicht anerkennen bzw. einfach ignorieren. Zumal ganzheitlich-biologische Verfahren nicht nur oft sehr gut wissenschaftlich belegt sind – wie wir in diesem Buch aufzeigen –, sondern sich auch seit Generationen bewährt haben[901] und es ausreichend gut dokumentierte Beobachtungen über Heilerfolge vorliegen.[931]

> ℹ️ Eine professionell ausgeführte Fußreflexzonenmassage vermag durch Stimulierung der entsprechenden Punkte das Immunsystem positiv zu unterstützen. Viele konventionelle Mediziner messen derlei Anwendungen nach wie vor keinerlei Heilwirkung zu, obwohl diese Techniken ihre Wirksamkeit in Jahrtausende alter Heiltradition zum Beispiel im asiatischen Raum längst bewiesen haben. Dass die eigenen Methoden in der Regel gar nicht auf Heilung abzielen, sondern nur der Symptombekämpfung dienen, wird dabei gerne vergessen. Diese häufig als „esoterische" Anwendung belächelten Therapieformen stellen zudem nur einen Ausschnitt aus dem breiten Repertoire der ganzheitlich-biologischen Medizin dar – einer Medizin, die mit ihren Therapien bzw. Therapiekombinationen nicht nur die Symptome bekämpft, sondern mitunter gute Heilerfolge ohne Nebenwirkungen vorweisen kann.

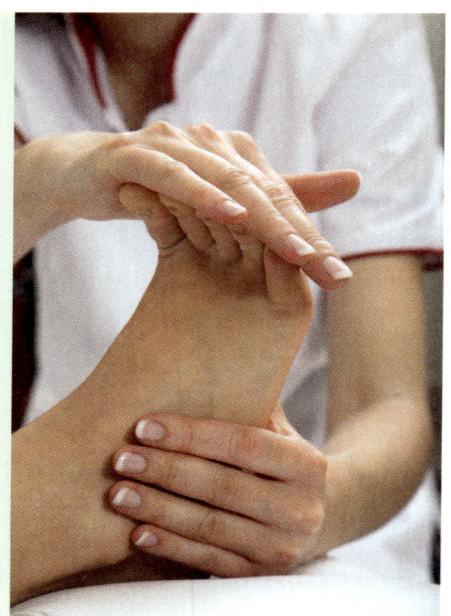

Umso erstaunlicher ist daher der Unwille der offiziellen Medizinwissenschaft, sich mit alternativen Heilmethoden intensiver auseinanderzusetzen, wie etwa die Ernährungswissenschaftlerin CORINNA KOEBNICK beklagt.[698] Denn wenn man der Auffassung ist, eine bestimmte Heilmethode sei noch nicht hinreichend wissenschaftlich erforscht, so müsste eigentlich alles daran gesetzt werden, hier für Klarheit zu sorgen, indem man die entsprechenden Studien finanziert. Stattdessen werden weiterhin Unsummen in eine Medizin gesteckt, deren Hauptkriterium nicht die Ursachenbekämpfung und der Heilerfolg sind, sondern die Symptombehandlung.

Doch nur der Heilerfolg kann das entscheidende Kriterium für die Bewertung einer therapeutischen Maßnahme sein,[683] und der Begriff Medizin bedeutet ja dem Namen nach auch Heilkunde.[905] Von einer Heilkunde ist die derzeitige Krebsforschung, wie dieses Buch dokumentiert, aber tragischerweise meilenweit entfernt. Hier sollte auch bedacht werden, dass alle Naturwissenschaft und alle Heilkunst mit der Beobachtung beginnt, wie es bereits ERNST FERDINAND SAUERBRUCH (1875–1952) formulierte, der als einer der bedeutendsten und einflussreichsten Chirurgen der ersten Hälfte des 20. Jahrhunderts gilt.[919]

Selbstverständlich ist auch bei den ganzheitlich-biologischen Verfahren nicht alles sinnvoll oder hält, was seine Anbieter versprechen. Man muss auch hier – wie bei jeder Therapie, ob nun „konventionell" oder „alternativ" – genau hinschauen und stets die individuelle Krankengeschichte fest im Blick haben. Dies gilt besonders für die Krankheit Krebs, die insbesondere im fortgeschrittenen Stadium eine große Herausforderung für alle Therapeuten und selbstverständlich auch für die Patienten darstellt. Der Vorteil der ganzheitlich-biologischen Verfahren, sofern sie denn von versierten Therapeuten in enger Kooperation mit den Patienten durchgeführt werden, liegt allerdings darin, dass bei ihnen auch die Ursachen der Krankheit – auf allen Ebenen – fest in den Blick genommen werden und daher ein viel umfassenderer Ansatz angewendet wird als bei der konventionellen Krebsmedizin, die starr auf die Behandlung des Tumors blickt.

Ein großer Vorteil des ganzheitlichen Ansatzes ist auch, dass jeder Mensch als Individuum betrachtet und er in seiner Verschiedenheit wahrgenommen wird. Somit erklärt sich zudem, warum nicht für jeden Patienten jedes Präparat in gleicher Weise wirksam sein kann. Um herauszufinden, welche individuelle Therapie sinnvoll ist, kann man z. B. einen speziellen Test (Lymphozytentransformationstest, abgekürzt LTT) durchführen. Hierbei wird die Reaktion der patienteneigenen Blutzellen auf zahlreiche Medikamente (darunter Mistel, Echinacea, Thymus, E.coli, das Immunstimulans Ribomony bis hin zu Chemopräparaten) festgestellt und beurteilt. Dieser Test, erstmals 1960 beschrieben, hat sich vor allem in den vergangenen Jahren zu einem reproduzierbaren und hochsensitiven Verfahren entwickelt. Hierbei wird das Blut des Patienten mit dem jeweiligen Medikament versetzt und fünf Tage kultiviert. Anschließend gibt die Intensität der Reaktion an, welches Medikament für diesen Patienten sinnvoll ist und wie gut sein Immunsystem es vertragen kann.

Zur Notwendigkeit von Operationen, Chemotherapie und Bestrahlung sowie Möglichkeiten, deren Nebenwirkungen abzufedern

Operationen

Wurde ein Krebsgeschwür ausgemacht und dabei festgestellt, dass es noch nicht gestreut hat (noch keine Metastasen gesetzt hat), so wird in der Regel dazu geraten, den Tumor operativ entfernen zu lassen. In vielen Fällen ist dies angeraten, weil damit der gröbste Schaden entfernt werden kann. Doch auch dieses klassische Verfahren, das auf den ersten Blick plausibel erscheint, sollte stets wohlüberlegt sein, vor allem wenn dadurch der Verlust zentral wichtiger Organe droht. Auch meint etwa Thomas Tallberg, der an der Universität in Helsinki onkologisch tätig war, aufgrund seiner jahrzehntelangen Erfahrungen sagen zu können, dass die vollständige Entfernung der Prostata, und damit die völlige Entfernung ihrer Außenhülle, eine Metastasierung sogar fördert. Im Übrigen ist in der Regel immer genügend Zeit vorhanden, um zu überlegen – es muss also meist nicht sofort operiert werden. Wie bereits erwähnt, kommt das Geschwür nicht über Nacht, sondern hat sich üblicherweise in vielen Jahren entwickelt. Von daher ist eine dramatische Änderung des Zustands innerhalb von zwei oder drei Wochen nicht zu erwarten.

Es sollte immer bedacht werden, dass jede Operation mit Risiken verbunden ist, nicht nur wegen der damit einhergehenden üblichen Medikamentengaben (Narkose, Antibiotika etc.). Es kann zum Beispiel dazu kommen, dass Ärzte Organe entfernen, die gar nicht zur Amputation vorgesehen waren, wie es Anfang 2009 bei einer Französin geschah. Bei der 64-Jährigen war ein bösartiger Tumor in der linken Brust entdeckt worden. Die Brust musste deswegen entfernt werden. Doch als die Patientin nach der Operation am 19. Februar aufwachte, musste sie feststellen, dass ihr beide Brüste amputiert worden waren. „Selbst der Chirurg hat nicht überprüft, ob er die richtige Brust operiert", zitierte die Zeitung *Le Parisien* die Patientin. „Es ist wie in einem Horrorfilm." Die Klinik Léon-Bérard räumte daraufhin einen „gemeinschaftlichen menschlichen Fehler" ein und bot der Frau neben Schmerzensgeld eine Schönheitsoperation an, um beide Brüste zu rekonstruieren – was sicher kein großer Trost ist. In der Klinik werden pro Jahr Tausend Brustkrebsoperationen vorgenommen. „Das Null-Risiko gibt es nicht", sagte Krankenhausdirektorin Sylvie Négrier. Keine Klinik sei vor derartigen Fehlern geschützt.[820]

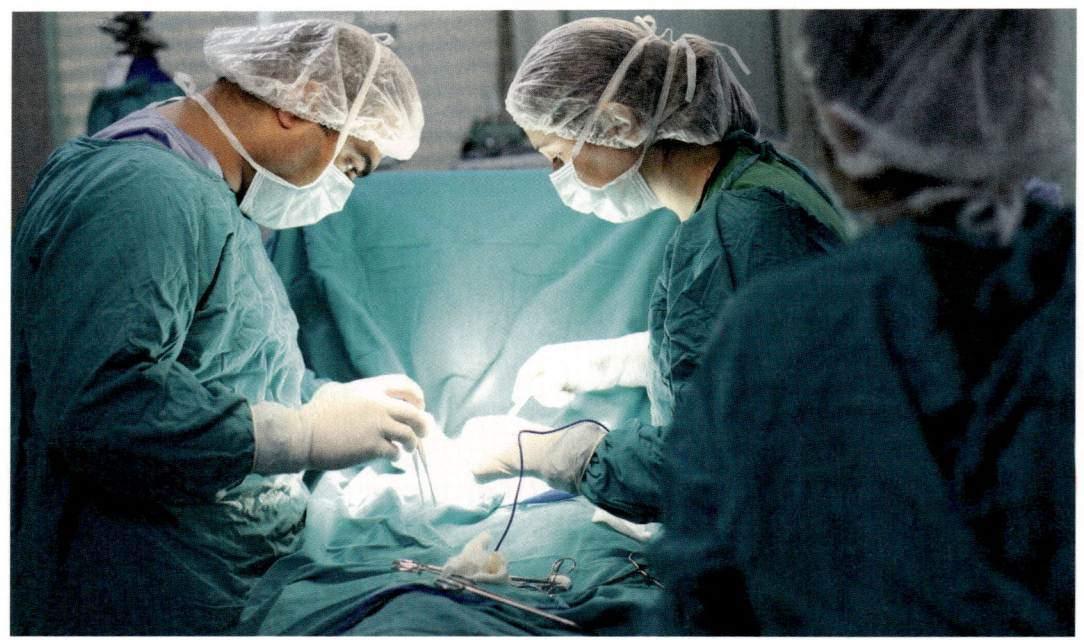

Ob eine Operation tatsächlich sinnvoll ist, hängt von vielen Faktoren ab, die bedacht werden müssen. Diese Zeit zum Nachdenken ist – bis auf wenige Ausnahmen besonders aggressiver Krebsformen – meist gegeben.

Auf jeden Fall ist von einer gezielten „prophylaktischen" Entfernung gesunder Organe abzuraten. In Kapitel 1 haben wir die Auswirkungen ausführlich dargelegt, was passiert, wenn der Irrglaube an die Vererbbarkeit von Krebserkrankungen gesunde Menschen dazu bringt, sich derart verstümmeln zu lassen. Ulrich Abel vom Deutschen Krebsforschungszentrum DKFZ macht in diesem Zusammenhang darauf aufmerksam, dass sich eine radikale Brustamputation (Mastektomie) bei Brustkrebspatientinnen in gut geplanten klinischen Studien als sehr fragwürdig erwiesen hat. Nicht zuletzt, weil sich zeigte, dass „die radikale Mastektomie im allgemeinen weniger belastenden Eingriffen nicht überlegen ist", so Abel. „Und auch für zahlreiche andere Behandlungsformen in der chirurgischen Onkologie, die auf den ersten Blick als besonders sinnvoll erscheinen mögen, fehlen in Wahrheit überzeugende Hinweise, dass nicht weniger eingreifende Maßnahmen ebenso effektiv sind."[469]

Große Vorsicht ist angebracht beim sogenannten PSA-Bluttest (auch PSA-Screening genannt). PSA steht für Prostataspezifisches Antigen und ist ein Eiweißstoff, den die Vorsteherdrüse des Mannes (Prostata) produziert. Dieser PSA-Test misst den PSA-Wert und er wird bei Verdacht auf Prostatakrebs und bei bestehendem Prostatakrebs angewendet. Wie umfangreiche Studien offenbaren, ist der Nutzen des PSA-Tests sehr gering, sofern er denn überhaupt vorhanden ist. So kam eine Untersuchung zu dem Schluss, dass man bei 1.410 Männern neun Jahre lang einen PSA-Test durchführen muss, damit einer weniger von ihnen an Prostatakrebs stirbt.[484, 923] Mit anderen Worten: Auch ohne dieses Screening ist die Wahrscheinlichkeit, an Prostatakrebs zu sterben, äußerst gering. „Auf einen Mann, dem sie zusätzlich das Leben retten, kommen 39, die überflüssig behandelt werden", gibt der Hamburger Medizinphysiker Hans-Hermann Dubben zu bedenken.[772] Und der Schaden dieser überflüssigen Behandlungen kann beträchtlich sein.

Hintergrund ist, dass Prostatakrebs sehr häufig vorkommt, aber vergleichsweise selten zu Krankheit und Tod führt. So haben Untersuchungen an Leichen ergeben, das rund 40 Prozent der 50-Jährigen und bei rund 80 Prozent der 80-Jährigen mit dem Vorliegen eines Tumors zu rechnen ist.[575, 585, 967] Die meisten dieser Karzinome wachsen jedoch so langsam, dass sie zu Lebzeiten klinisch nicht auffällig werden und somit keine Probleme bereiten. Sie werden nur entdeckt, wenn mittels PSA-Test gescreent wird. Dennoch kann mithilfe der Früherkennung nicht verlässlich vorausgesagt werden, ob der Prostatakrebs gutartig oder bösartig ist.[967] Wird nun der Tumor infolge eines positiven PSA-Tests aber konventionell behandelt (OPs, Chemo, Bestrahlung), was häufig vorkommt, muss bei einem hohen Prozentsatz der Patienten mit gravierenden und belastenden Nebenwirkungen gerechnet werden, insbesondere Impotenz und Blasenschwäche (Inkontinenz).[838]

> Eine dänische Studie aus dem Jahr 1995 ist bemerkenswert: Dabei wurden Prostatakrebspatienten über einen Zeitraum von 23 Jahren beobachtet. Doch es zeigte sich, dass Patienten, deren Prostatakrebs frühzeitig erkannt und ausschließlich radikal operiert worden war, nach diesen 23 Jahren keine signifikant bessere Überlebenszeit vorzuweisen hatten als die Patienten, bei denen nichts unternommen worden war.[677]

Dass Operationen im Zusammenhang mit Krebs durchaus kritisch zu betrachten sind, zeigt sich auch daran, dass neueren Analysen zufolge die routinemäßige Entfernung von Lymphknoten, in denen sich bereits metastasierte

tasierte Krebszellen finden lassen, „nicht mehr zeitgemäß" sind. Dies hat DIETER HÖLZEL vom Krebsregister der Universität München Anfang 2009 durch umfangreiche Analysen ermittelt. Damit wäre eines der großen Dogmen der Krebsmedizin in sich zusammengefallen, das besagt, dass metastasierte Lymphknoten grundsätzlich entfernt werden müssen.[666]

Darüber hinaus gibt es Untersuchungen, die offenbaren, dass Operationen bei Krebs mit einem Risiko anschließender Metastasenbildung verbunden sind. 2003 etwa erschien in der Fachzeitschrift *Lancet* eine Arbeit, der zufolge bei Brustkrebspatientinnen die operative Entfernung von Primärtumoren das Wachstum von Metastasen förderte.[961] Und auch zwei Jahre später veröffentliche das *European Journal of Cancer* eine Studie, die zeigte, dass Operationen bei Brustkrebspatientinnen das Auftreten von Fernmetastasen beschleunigen können.[499]

Der Grund für dieses überraschend erscheinende Phänomen ist, dass die meisten Tumoren stark mit Blut versorgt sind. Und so kann es passieren, dass das Gefäßsystem um den Tumor herum durch eine Operation derart beschädigt wird, dass einige Krebszellen in den Blutstrom gelangen und sich woanders im Körper niederlassen – und dort Metastasen setzen. Aus diesem Grund wird parallel bzw. kurz nach dem chirurgischen Eingriff oft Chemotherapie mit dem Ziel verabreicht, möglichst alle nach der OP noch verbliebenen Krebszellen zu zerstören. Eine solche Chemotherapie belastet allerdings das Immunsystem aufs Neue in einschneidender Weise. Die Problematik der Chemotherapie haben wir in Kapitel 1 ausführlich beschrieben.

Es ist daher mehr als eine Überlegung wert, einen ganzheitlich-biologischen Weg zu beschreiten und die Ursache von Krebs mit nicht-toxischen Mitteln zu bekämpfen. Wenn zum Beispiel diagnostiziert wurde, dass ein sogenannter positiver HER2-Rezeptor[*] in übermäßiger Zahl auf den Zellen vorhanden ist (was eine beschleunigte Tumorzellteilung anzeigt), so setzt die konservative Krebsmedizin künstlich hergestellte HER2-Antikörper wie das Medikament Herceptin dagegen ein. Doch diese sind nicht nur teuer, sondern wirken auch oft nicht und sind überdies mit entsprechenden Nebenwirkungen verbunden. Eine Alternative zu Herceptin aus dem „Arsenal" der biologisch-ganzheitlichen Therapie stellt der Gelbwurzelfarbstoff Curcumin dar, der die Bildung von Tumorzellen und Metastasen hemmen kann – und das praktisch ohne Nebenwirkungen zu erzeugen.[476, 477]

---

[*] Die Abkürzung HER2 steht für „Human Epidermal Growth Factor Receptor vom Typ 2". Der HER2-Rezeptor ist ein Protein, das auf den Zellen vieler menschlicher Organe vorkommt. Normalerweise befinden sich zwei dieser Rezeptoren auf der Zellmembran einer Brustzelle. Bei etwa 20 bis 30 Prozent aller Frauen mit Brustkrebs ist dieser HER2-Rezeptor auf den Brustkrebszellen jedoch überexprimiert, das heißt auf der Zelloberfläche befinden sich etwa 10- bis 100-mal so viele dieser Rezeptoren. Durch das Andocken von Wachstumsfaktor-Molekülen an den HER2-Rezeptor wird ein Signal, das die Zellteilung auslöst, an den Zellkern gesendet. Das bedeutet: Wenn 10 bis 100 mal so viele dieser Rezeptoren auf der (Brustkrebs)Zelle vorhanden sind, wird das Signal zur Zellteilung viel zu häufig übertragen und es kommt so zu einer beschleunigten Tumorzellteilung.

Parallel dazu ist es wichtig, sich um den Aufbau des Immunsystems und insbesondere um die Wiederherstellung der Mitochondrien zu kümmern. Die Frankfurter Ärztin Juliane Sacher, eine der Autorinnen dieses Buches, verabreicht Krebspatienten daher sowohl vor als auch nach der Operation zum Beispiel Infusionen mit Glutathion, Vitamin C, B_6 und B_{12}, Folsäure, Selen, Ginkgo, Präparate zum Aufbau der Darmflora und manchmal auch – je nach Situation – Alphaliponsäure, Ornithin-Aspartat und verschiedene Katalysatoren des Zitronensäurezyklus. Darüber hinaus gibt sie eine Kombination aus Curcumin, dem zentral wichtigen Antioxidans Glutathion, Mandelpilz (Agaricus), Coenzym Q_{10}, B-Vitaminen und einer speziellen Braunalgenmischung (ViathenT). Bei schon vorhandener Gewichtsabnahme (die besonders bei Krebspatienten im fortgeschrittenen Stadium oft zu beobachten ist) werden auch speziell gereinigte Aminosäuren verordnet. Einige Operateure sind im Übrigen durchaus bereit, diese Infusionen in ihrer Klinik durchführen zu lassen. Zudem ist es von immenser Bedeutung, mit den Patienten über die Ernährung zu sprechen und sie auf die Bedeutung von Bewegung und Psyche für das Krebsgeschehen aufmerksam zu machen.

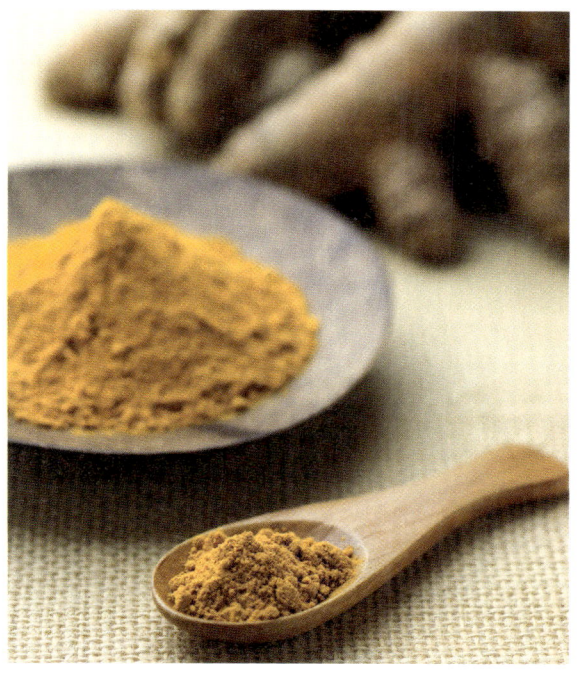

Das getrocknete Pulver des Gelbwurzrhizoms wird hauptsächlich in der asiatischen Küche als Gewürz verwendet. Sein leuchtend gelber Farbstoff, das Curcumin, besitzt eine tumorhemmende Wirkung. Dies ist ein Beispiel für die erstaunlichen Wirkungen, die aus der Natur gewonnenen Stoffe haben können. Im Vergleich zu künstlich erzeugten Medikamenten bestechen sie zudem oft dadurch, dass sie – vernünftig dosiert – keine Nebenwirkungen haben.

Die von uns an dieser Stelle geschilderten möglichen Risiken einer chirurgischen Entfernung von Tumorgewebe soll freilich keine Angst machen, denn Angst ist auch bei Krebs kein guter Ratgeber. Vielmehr möchten wir zu einem bewussten Umgang mit dem Thema anregen – und zwar Ihrem eigenen Körper zuliebe. Ein großes Geschwulst entfernen zu lassen, ist sicher grundsätzlich sinnvoll. Doch die „prophylaktische" Amputation von gesunden Organen schießt wie viele andere geschilderte operative Eingriffe weit über das Ziel hinaus und verursacht am Ende weit mehr Schaden als Nutzen. Jeder Mensch hat nur einen Körper, und innerhalb des Gesamtorganismus hat jedes Organ seinen ganz besonderen Stellenwert. Daher gilt es, jedes Organ so gut wie möglich zu pflegen und das Ziel seiner Erhaltung so lange es geht zu verfolgen.

Chemotherapie

Unsere Vorbehalte gegenüber der Chemotherapie haben wir in Kapitel 1 bereits ausführlich dargelegt. Demnach gibt es guten Grund, davon auszugehen, dass eine professionell durchgeführte biologisch-ganzheitliche Krebstherapie in jedem Fall einer Chemotherapie überlegen ist. Es gibt viele Krebspatienten – vor allem Patienten, die sich im fortgeschrittenen Stadium befinden –, die alternativen Behandlungsmethoden durchaus offen gegenüberstehen, sich aber aus verschiedenen Gründen im allerletzten Moment doch noch für eine Chemotherapie entscheiden und anschließend berichten, dass sie genau gemerkt haben, dass durch die zelltoxischen Medikamente etwas in ihrem Körper unwiederbringlich kaputt gegangen ist.

> ⚠ Natürlich gibt es, wie beschrieben, die LANCE ARMSTRONGS dieser Welt, die eine Chemotherapie über sich haben ergehen lassen und diese Prozedur viele Jahre überlebt haben. Doch diese Fälle sind in der Minderzahl – und jene Glückspilze haben ihr Überleben nicht zuletzt ihrem kräftigen Immunsystem zu verdanken, das es ihnen ermöglichte, trotz der giftigen Chemotherapie am Leben zu bleiben.

Zwar wird berichtet, dass Chemotherapien bei Leukämien (Blutkrebs) im Kindesalter erfolgreich eingesetzt werden. Doch die Krankheit Leukämie, die sich durch eine vermehrte Bildung von weißen Blutkörperchen (Leukozyten) auszeichnet und zum Beispiel mit Sauerstoffmangel (Anämie) und einem Mangel an blutungsstillenden Blutplättchen (Thrombozyten) einhergeht, zählt streng genommen gar nicht zu den Tumorerkrankungen. Kritische Stimmen unken, dass Leukämien irgendwann einfach zu den Tumorerkrankungen dazugerechnet wurden, nur damit die Krebsmedizin wenigstens einige positive Ergebnisse vorweisen könne. Davon abgesehen gehört es leider gar nicht zur üblichen Praxis, leukämiekranke Kinder biologisch-ganzheitlich zu therapieren. Doch die Erfahrungen zeigen, dass es ausgesprochen sinnvoll wäre, dieses Behandlungskonzept flächendeckend einzuführen, da es zudem mit deutlich weniger Leid (Nebenwirkungen) verbunden wäre.

Um die Nebenwirkungen für Patienten abzufedern, die sich trotz der Risiken für eine Chemotherapie entschieden haben, empfehlen ganzheitlich ausgerichtete Therapeuten, parallel hochdosierte Antioxidanzien zu verabreichen (in Form von Pillen oder Infusionen). Die Paracelsus Klinik in Lustmühle (Schweiz) etwa verwendet dabei folgende Antioxidanzien: Vitamin C (ein- bis dreimal täglich 1000 mg), Zink (30–45 mg pro Tag), Selen (100–200 µg täglich und am Tag der Chemotherapie sowie einen Tag danach 1000 µg) und Vitamin-B-Komplexe.

Die Therapie kann unterstützt werden durch Baseninfusionen, die das übersäuerte Gewebe der Krebspatienten entsäuern helfen (den Baseninfusionen werden Antioxidanzien und Vitamine zugegeben; die Infusionen erfolgen ein- bis zweimal pro Woche zwischen den Chemotherapiezyklen). Zusätzlich werden Mittel eingesetzt, um die Ausscheidung zu unterstützen, die Leber zu schützen und zu reinigen, das Immunsystem zu stimulieren und das Knochenmark anzuregen. Darüber hinaus erfolgen Enzymgaben oder auch Ozoninfusionen.[901]

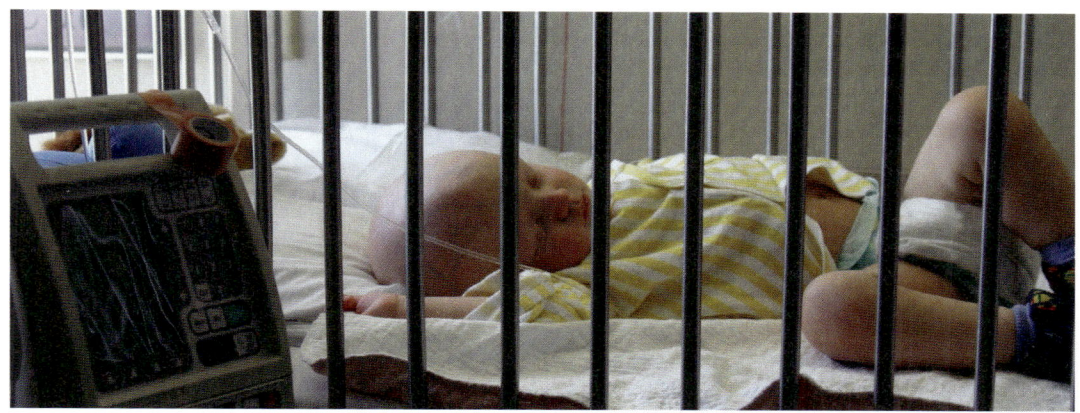

Die Verfahren der klassischen Krebsmedizin sind meist mit großen Hoffnungen verbunden – sie gehen aber oft mit vielen Nebenwirkungen einher und verursachen so am Ende nicht nur bei den Kindern, sondern auch auf Erwachsenenseite viel Leid.

Bestrahlung

Wird ein Tumor festgestellt, so wird in der Regel zunächst operiert. Anschließend werden eine Chemotherapie und/oder eine Bestrahlung durchgeführt. Dadurch sollen verbliebene Krebszellen abgetötet werden, was mitunter auch gelingt. Das Problem ist dabei aber nicht nur, dass Chemotherapie und Bestrahlung gesunde Zellen ebenfalls stark angreifen bzw. vernichten und im Zuge dessen das Immunsystem beschädigen. Auch werden allzu oft nicht alle Tumorzellen zerstört – mit der Folge, dass die Krebszellen, die der medikamentösen Giftflut bzw. der Bestrahlung stand gehalten haben, vom geschwächten Immunsystem erst recht nicht mehr beseitigt werden können – und diese Krebszellen somit noch besser in der Lage sind, sich irgendwo im Körper festzusetzen und Metastasen zu bilden.

Im Gegensatz zur Chemotherapie, bei der sich das Medikament im ganzen Körper verteilt, sind Bestrahlungen örtlich begrenzt einsetzbar. Bei der Strahlentherapie wird der Tumor mit energiereicher Strahlung regelrecht „bombardiert". Obwohl mit hohem technischen Aufwand versucht wird, nur die Geschwulst zu treffen, lässt es sich nicht vermeiden, dass auch gesundes Gewebe angegriffen wird. Die Strahlen erzeugen Unmengen von chemisch aggressiven Partikeln, sogenannte freie Radikale. Diese zerstören die Molekülbindungen in der Zelle und führen zu deren Absterben. Im Tumor ist das nötig und gewollt. Im betroffenen gesunden Gewebe führt das zu Beschwerden, besonders an den empfindlichen Schleimhäuten, mit denen alle inneren Organe ausgekleidet sind. Die freien Radikale sind eine Hauptursache für viele akute und chronische Beschwerden. Sie führen nicht nur zu Entzündungen, sondern verschlimmern sie und lassen sie chronisch werden. Lokale, eng begrenzte Bestrahlungen verursachen allerdings meist weniger starke Nebenwirkungen.

Viele Nebenwirkungen bei Bestrahlungen treten vor allem akut während der Behandlung auf. Dazu gehören Mattigkeit, Reizungen und Entzündungen der Haut oder Schleimhäute, Funktionsstörungen im Darm, in den Harnwegen, der Lunge oder im Rachenraum. In vielen Fällen bessern sich diese Beschwerden nach einigen Wochen und heilen ab, was insbesondere von der individuellen Grundverfassung abhängt. Bei einem Teil der Patienten kann es dabei zu erheblichen Spät- und Dauerschäden kommen, vor allem nach intensiven Bestrahlungen des Unterleibs, des Bauchraums, der Lunge oder der Hals- und Rachenregion. Es entwickeln sich chronische Entzündungen oder Vernarbungen – und es kann auch zum Absterben von Gewebe kommen. Die empfindlichen Schleimhäute des Darms, der Harnwege oder der Geschlechtsorgane verkümmern, schrumpfen oder verkleben miteinander, es bilden sich Fisteln oder Geschwüre. Diese Beschwerden treten oft erst Monate oder Jahre nach der Behandlung auf und sind schwer zu therapieren.

> ▼! Studien haben ergeben, dass zum Beispiel Brustkrebspatientinnen, bei denen eine radikale Brustamputation (Mastektomie) plus Bestrahlung vorgenommen wurde, nicht länger lebten als Patientinnen, bei denen eine radikale Mastektomie ohne begleitende Bestrahlung erfolgte.[568] Beim nicht-kleinzelligen Lungenkarzinom scheint die Bestrahlung, wie Untersuchungen gezeigt haben, die Lebenserwartung der Patienten sogar zu verkürzen.[681, 837]

Eine Untersuchung aus dem Jahr 2008 zeigte, dass Brustkrebspatientinnen, die nach einer Brustoperation bestrahlt wurden, ein erhöhtes Risiko hatten, in der nicht-operierten Brust einen neuen Tumor auszubilden. Die Studie untersuchte mehr als 7.000 Frauen aus den Niederlanden, die zwischen 1970 und 1986 wegen Brustkrebs behandelt worden waren.[671] „Obwohl heutige Bestrahlungen weniger stark auf die gegenüberliegende Brust einwirken als noch in den Jahren 1970 bis 1986, sollten sich die behandelnden Ärzte darüber bewusst sein, dass die Strahlendosis den Krebs verursacht", so MAARTJE J. HOONING, Onkologe am Erasmus Medical Center in Rotterdam und einer der Autoren der Studie. „Insbesondere bei jungen Frauen sollte die Strahlenbelastung für die andere Brust so gering wie möglich gehalten werden."[617]

Ein wichtiger Hinweis, wenn man bedenkt, dass es insbesondere in den vergangenen Jahren zu einer starken Zunahme der Strahlenbelastung von Patienten gekommen ist. So offenbart eine Arbeit, die Anfang 2009 erschien, dass die Strahlenbelastung der Amerikaner mittlerweile sechsmal so hoch liegt wie noch 1980 – und dass dies in erster Linie bedingt ist durch den vermehrten Gebrauch bildgebender Verfahren wie Computertomographie (CT) und Mammographie in der Diagnostik.[640] In anderen industrialisierten Ländern dürfte dies nicht wesentlich anders aussehen.

Wer sich dennoch für eine Strahlentherapie entscheidet, dem ist zu empfehlen, den unerwünschten Nebenwirkungen durch entsprechende immunstärkende Maßnahmen zu begegnen. Dies kann zum Beispiel durch eine Misteltherapie geschehen oder auch durch die Gabe von Antioxidanzien, Vitaminen und Spurenelementen (Selen), speziellen Vitalpilzen und Präparaten zur Unterstützung der Darmflora (Fermentprodukte). Viel frische Luft ist auch hilfreich. Einige Therapeuten empfehlen Vitamin C am Bestrahlungstag und am Tag danach nicht zu verabreichen, da es die Zellen und somit auch die Krebszellen schützt und dadurch die Wirksamkeit der Bestrahlung vermindern kann. Wer sich unbedingt bestrahlen lassen möchte, wendet sich am besten an erfahrene Therapeuten, die sich sowohl mit der Bestrahlung als auch mit naturheilkundlichen bzw. ergänzenden (komplementären) Therapien gut auskennen.

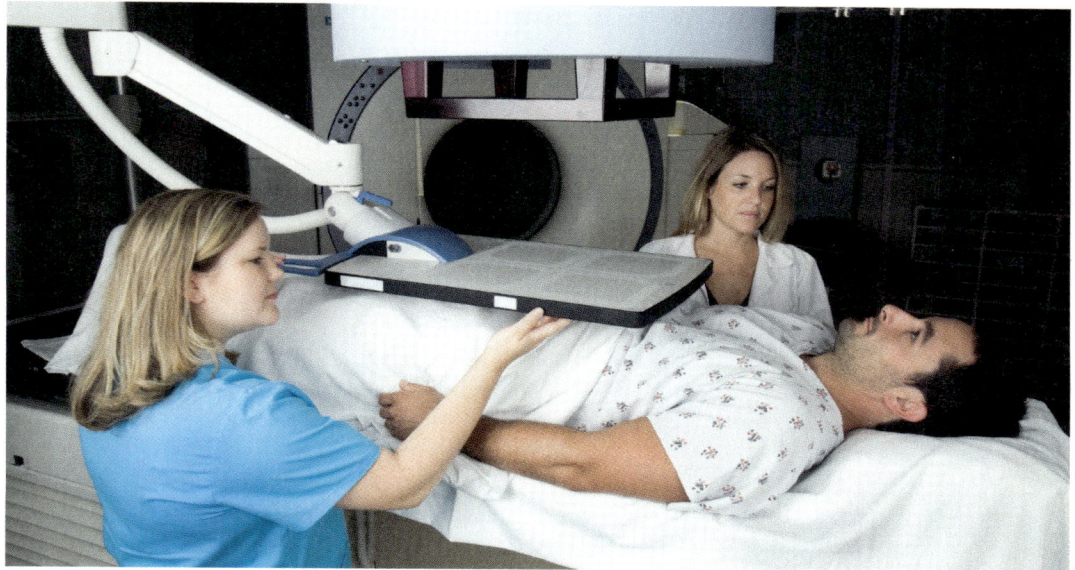

Bestrahlung, hier eines Prostatakrebses, ist eine der drei Säulen der üblichen Krebsmedizin. Die Nebenwirkungen können durch die richtigen immunstimulierenden Maßnahmen deutlich verringert werden.

Angemerkt sei an dieser Stelle noch, dass viele etablierte Mediziner nach wie vor ergänzenden oder unterstützenden Maßnahmen den Nutzen absprechen.[641] Dazu ist zu sagen, dass sicher auch bei alternativmedizinischen Krebstherapien eine gesunde Skepsis nicht schaden kann. Doch mutet dieser Hinweis von orthodoxen Krebsärzten nicht nur merkwürdig an, wenn man bedenkt, mit welcher Verve sie in der Regel die Notwendigkeit von Chemotherapie und Bestrahlung betonen, obwohl deren Nutzen mehr als fragwürdig ist und deren Nebenwirkungen erwiesenermaßen oft genug fatal sind. Davon abgesehen zeigt die Praxis immer wieder, dass alternativmedizinische Verfahren in der Tat wirken, indem sie etwa die Nebenwirkungen der konventionellen Therapien abzufedern vermögen.

So untersuchten russische Wissenschaftler Patienten, die unter fortgeschrittenem Blasenkrebs litten und operiert wurden. Sie teilten diese in zwei Gruppen auf, wobei die Patienten der einen Gruppe während der vor- und nachoperativen Bestrahlungstherapie Vitamin B_3

und Aspirin erhielten. Die Probanden aus der anderen Gruppe bekamen diese unterstützenden Präparate nicht – und das Ergebnis war augenfällig: So wurden bei nur 33 Prozent derjenigen, die Vitamin B_3 und Aspirin verabreicht bekamen, Rückfälle beobachtet – in der Gruppe, die nur bestrahlt worden war, kam es hingegen bei mehr als 75 Prozent der Probanden zu Rückfällen. Darüber hinaus waren von den Patienten, die Vitamine erhalten hatten, nach fünf Jahren noch mehr als 70 Prozent am Leben, in der anderen Gruppe hingegen nur noch 27 Prozent.[896]

In einer anderen Forschungsarbeit (doppelblind, placebokontrolliert) konnte gezeigt werden, dass das kupfer- und zinkhaltige Enzympräparat Orgotein bei Blasenkrebspatienten die Nebenwirkungen von starken Bestrahlungen sowohl in der Blase als auch im Darm deutlich abmilderte.[758]

Eine typische Nebenwirkung von Bestrahlung ist auch die sogenannte Fibrose. Dabei handelt es sich um eine krankhafte Vermehrung des Bindegewebes, die zur Folge hat, dass sich das Gewebe des betroffenen Organs verhärtet. Es entstehen narbige Veränderungen, die im fortgeschrittenen Stadium zur Einschränkung der jeweiligen Organfunktion führen. Verschiedene Studien haben in diesem Zusammenhang ergeben, dass die Gabe einer bestimmten Form der erwähnten kupfer- und zinkhaltigen Enzyme (LipSOD) einer solchen durch Bestrahlung verursachten Fibrose erfolgreich entgegenwirken kann.[491, 574, 672]

Ionenstrahl-Therapie: die neue Wunderwaffe?

In Heidelberg ist zum Jahresende 2009 ein Therapiezentrum zur Behandlung von Krebs mit sogenannten Ionenstrahlen eröffnet worden. Mit der 119 Mio. € teuren Anlage, die insgesamt so groß ist wie ein halbes Fußballfeld, sollen Tumoren bestrahlt werden, die der herkömmlichen Strahlentherapie gegenüber extrem unempfindlich sind, wie das Heidelberger Ionenstrahl-Therapiezentrum (HIT) mitteilte.

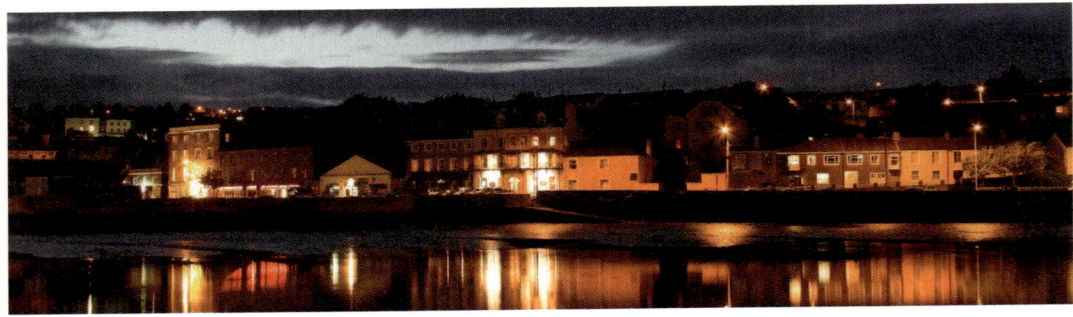

Der Energiebedarf eines Ionenstrahl-Beschleunigers, wie er für eine Ionenstral-Therapie-Anlage benötigt wird, entspricht dem einer Kleinstadt.

An dem Forschungszentrum soll wissenschaftlich untersucht werden, bei welchen Tumorarten und bei welchen Lokalisationen im Körper die Schwerionen alleine oder in Kombination mit Protonen einen besseren Heilungserfolg versprechen als mit herkömmlichen Therapien. So werden auch alle 1.300 Krebspatienten, die pro Jahr hier bestrahlt werden können, in Studien aufgenommen und der Therapieerfolg genau dokumentiert.

Weltweit existieren einige Bestrahlungsanlagen mit Schwerionen und Protonen, vor allem in Japan und den USA. In Heidelberg steht das erste Bestrahlungszentrum in Europa, das beide Strahlenarten unter einem Dach vereint.

Mit hochenergetischen Ionenstrahlen zerstören Mediziner Tumoren präzise und nahezu ohne Nebenwirkungen, so die Botschaft. Die Hightechtherapie ist jedoch sehr teuer. So handelt es sich bei der Ionenstrahl-Therapie um eine extrem aufwändige Form der Tumorbestrahlung. Es gibt weltweit nur eine begrenzte Anzahl von Anlagen, die Ionenstrahlen für Therapiezwecke erzeugen. Und nicht für alle Krebsarten soll diese Behandlungsart geeignet sein.

Das Ionenstrahl-Therapiezentrum HIT ist ein dreistöckiges Gebäude mit dem Energiebedarf einer Kleinstadt, dessen Herzstück die Beschleunigeranlage bildet. Darin werden Ionen – das sind Atomkerne, beispielsweise des Kohlenstoffs – zunächst in einer Röhre und dann in einem Kreisverkehr, dem sogenannten Synchrotron, mithilfe von Magneten auf bis zu 200.000 Kilometer pro Sekunde beschleunigt. Der so erzeugte Energiestrahl wird zielgenau in Richtung Tumor gelenkt. Die Besonderheit dieser Teilchenstrahlen: Wenn sie in den Körper eindringen, verlieren sie kaum Energie und sollen somit gesundes Gewebe schonen. Erst in einem bestimmten Bereich, dem Bragg-Peak, benannt nach seinem Entdecker WILLIAM HENRY BRAGG, bleiben die Ionen stecken und geben dabei den größten Teil ihrer zerstörerischen Energie an das dort liegende Tumorgewebe ab.

Das klingt geradezu sensationell, doch hier steht ebenfalls fest: Eine Allzweckwaffe sind auch die nahezu auf Lichtgeschwindigkeit beschleunigten Ionen nicht. Allein der Preis ist mit gut 20.000 € pro Behandlung schwindelerregend. Dies ist etwa drei Mal so teuer wie herkömmliche Bestrahlungsbehandlungen.[745] Jedes Jahr erkranken allein in Deutschland rund 425.000 Menschen neu an Krebs, von denen maximal 200.000 für eine Radiotherapie in Frage kommen. Bei diesen scheint allerdings für höchstens 25.000 Patienten eine Partikeltherapie angebracht. Die Ionenstrahl-Therapie wird nämlich vor allem den Patienten helfen können, deren Tumor sehr ungüns-

> ⚠️ Zwischen 1997 und Ende 2009, so die Darmstädter Gesellschaft für Schwerionenforschung (GSI), welche die Therapie entwickelte, habe man rund 440 Patienten mit Tumoren vorwiegend an der Schädelbasis mit Kohlenstoff-Ionenstrahlen behandelt. In klinischen Studien sei der Erfolg der Therapie mit Heilungsraten von bis zu 90 Prozent belegt worden.[794] Bei heiklen Tumoren am Auge soll sich die neue Methode ebenfalls schon bewährt haben. Die Sehkraft könne dadurch selbst dann gerettet werden, wenn die Geschwulst in der Nähe des Sehnervs oder der Netzhaut liege, heißt es.[816]

tig in der Tiefe des Körpers liegt (zum Beispiel in der Nähe strahlenempfindlicher Organe) oder auf herkömmliche Strahlenbehandlung nicht anspricht, wie auch der Strahlenexperte Jürgen Debus, Direktor der Radioonkologie und Strahlentherapie am Heidelberger Uniklinikum und ärztlicher Direktor des HIT, erklärt.[816]

Fred Brix, Medizinprofessor, Radiologe und Strahlentherapeut aus Kiel, gibt außerdem zu bedenken: „Bei den Studienergebnissen, die bis dato vorliegen, handelt es sich fast ausschließlich um veröffentlichte Fallstudien, deren Beweiskraft recht niedrig ist." Ferner, so Brix, handle es sich um Tumorarten, die eher selten sind. Es sei also nicht zu erwarten, dass die Masse der Krebspatienten von dieser Therapie profitieren werde, zumal die bereits bestehenden Zentren nicht so viele Patienten behandeln können. Dafür ist das Verfahren zu kompliziert und zu aufwändig. Dies gilt selbst für US-amerikanische Anlagen (wie jene in Boston und Loma Linda/Kalifornien), die den Routinebetrieb bereits aufgenommen haben.

> ⚠ Die Zahl der derzeit mit der Ionenstrahl-Therapie behandelten Patienten ist vergleichsweise bescheiden. Sie spiegelt auch wider, wie hoch der Anspruch an die technische Kompetenz und die Leistungsfähigkeit des Personals ist. „Es erfordert höchste Expertise, einen Teilchenstrahl zeitlich, räumlich und energetisch so zuverlässig zu kontrollieren, dass seine Anwendung am Menschen verantwortbar ist", so Brix. Es wird also hoch spezialisiertes Personal benötigt, das gut bezahlt sein will.

In Deutschland wurde der Bau gleich mehrerer solcher Teilchentherapie-Zentren beschlossen. Eines davon ist das Rinecker Proton Therapy Center in München, das wegen zahlreicher technischer Probleme mit vier Jahren Verspätung schließlich im März 2009 startete. In den ersten neun Monaten wurden dort nach eigenen Aussagen 270 Patienten bestrahlt. Ziel ist es, 4.000 Betroffene pro Jahr zu behandeln.

„Insgesamt", kritisiert Brix, „wird jedes einzelne Zentrum während der ersten zehn Jahre an primären Investitionen und laufenden Betriebskosten mehrere 100 Mio. € verschlingen. Diesem exorbitanten Einsatz vor allem auch öffentlicher Gelder stehen vielleicht einige 1.000 behandelte Patienten gegenüber. Im Vergleich dazu versorgt ein kommunales Schwerpunktkrankenhaus im selben Zeitraum mit gleichem Budget rund 180.000 Patienten."

Es mag auf den ersten Blick unethisch erscheinen, Patienten gegeneinander aufzurechnen. Brix jedoch findet es gerade unethisch, dies nicht zu tun. Denn der Nutzen bzw. die Überlegenheit der Ionen- oder auch Protonenstrahl-Therapie ist noch längst nicht bewiesen und die Budgets der Gesundheitskassen sind begrenzt. Das heißt, wenn viele 100 Mio. € in Richtung Ionen- und Protonenstrahl-Therapie fließen, muss an anderer Stelle wieder gekürzt werden.

„So reizvoll und aufregend der Forschrittsgedanke und wissenschaftlicher Ehrgeiz auch sein mögen, mit Blick auf das chronisch unterfinanzierte Gesundheitssystem ist die Diskussion um die Verantwortbarkeit einer solch exorbitant teuren neuen Therapieoption mit ungeklärtem Nutzen unverzichtbar", so Brix. „Sie wird aber nicht geführt. Von der Logik her hätte man nämlich zunächst eine Anlage bauen und damit abklären müssen, welche Patienten von dieser Therapie tatsächlich profitieren könnten. Auf Basis dessen hätte man dann leicht feststellen können, wie viele Partikeltherapiegeräte in Deutschland wirklich benötigt werden. Doch man hat sich dazu entschlossen, den umgekehrten Weg zu beschreiten, indem man erst vier bis sechs extrem teure Anlagen initiiert und danach erst überprüfen will, ob man sie tatsächlich benötigt."

Um die Ionenstrahl-Therapie realistisch einschätzen zu können, wäre es daher notwendig, sie mit den sonstigen Methoden der Strahlentherapie oder sogar mit anderen Krebsbehandlungsmethoden in langfristig angelegten Studien zu vergleichen. So wird die Ionenstrahl-Therapie – auch „Strahlenskalpell" genannt – sogar als Ersatz für Operationen diskutiert. Doch solche Vergleichsstudien liegen nicht vor.

Interessant wäre zudem ein Vergleich mit ganzheitlichen Behandlungsmethoden von Krebspatienten. Denn Krebs – vor allem im fortgeschrittenen Stadium – ist ein Geschehen, das sich oft nicht nur auf den Tumor selber beschränken lässt. Wie bereits in Kapitel 2 geschildert, haben die meisten bösartigen Tumoren zu dem Zeitpunkt ihrer Entdeckung bereits das Ausmaß einer Weintraube erreicht. Sie zählen rund eine Milliarde Zellen – und mit hoher Wahrscheinlichkeit sind aus einem Tumor derartiger Größe schon einige Krebszellen ausgebrochen, haben sich in anderen zentral wichtigen Körperregionen wie Knochen, Lunge, Leber oder Gehirn erfolgreich niedergelassen und dort ein Chaos angerichtet. Gerade in solchen Fällen wäre eine hochwirksame Ionenstrahl-Therapie nicht das Mittel der Wahl, hat sie ihren Schwerpunkt doch eindeutig auf der punktuellen Zerstörung besonderer Krebsarten.

Dass man Krebs ganzheitlich betrachten muss, scheinen auch zunehmend immer mehr orthodoxe Mediziner zu erkennen. „Die alte Denkweise ist, dass Krebs ein linearer Prozess ist", so BARNETT KRAMER, Direktor bei der US-Gesundheitsbehörde (National Institutes of Health) im Oktober 2009 gegenüber der *New York Times*. „Demnach handelt sich eine Zelle eine Genmutation ein, und nach und nach kommen mehr Genmutationen hinzu."[699] Und Genmutationen würden, so die Annahme, nicht von alleine verschwinden. Doch wie neue Forschungen bestätigen, werden im Zuge der Krebsfrüherkennung (Screening) offenbar viele Tumoren gefunden, die – wenn sie nie entdeckt und behandelt worden wären – im Laufe des Lebens beim betroffenen Menschen nie Probleme bereitet hätten. Viele von ihnen hören sozusagen von selber auf zu wachsen – oder verschwinden gar von selbst.[601] „Dadurch wird jetzt zunehmend klar, dass es für die Krebsentstehung mehr bedarf als Mutationen", so KRAMER. „Krebs benötigt die Kooperation der umgebenden Zellen und sogar des ganzen Organismus einer Person, deren Immunsystem oder Hormone, um zum Beispiel einen Tumor zu zermalmen oder ihn zum Wachsen bringen zu können."[699]

Prävention ist das beste Mittel gegen Krebs

Krebs braucht in der Regel lange, oft Jahrzehnte, um sich zu manifestieren. Es ist wichtig, sich diesen Umstand immer wieder zu vergegenwärtigen. Denn eine der beliebtesten Argumentationsketten gegen krebserregende Stoffe lautet: Wieso sollte Zigarettenrauch Krebs verursachen? Ich rauche doch schon seit 20 Jahren und habe immer noch keinen Krebs… Wieso soll das aus meinen Amalgamplomben ausdampfende Quecksilber zur Entartung meiner Zellen beitragen? Ich trage schon seit 20 Jahren Amalgamplomben und habe immer noch keinen Krebs… Wieso sollten Pestizide krebsfördernd sein? Ich esse doch schon seit meiner Kindheit mit Pestiziden besprühte Lebensmittel und habe immer noch keinen Krebs… Oft wird diese vermeintliche Logik auch auf andere Menschen ausgedehnt, indem es zum Beispiel heißt: Der Großvater meines besten Freundes hat doch auch geraucht und ist erst mit 95 Jahren gestorben, ohne dass bei ihm jemals Krebs diagnostiziert worden war.

Wer sich diese Ansichten zueigen macht, unterliegt jedoch leider einem Trugschluss, der möglicherweise einem persönlichem Wunschdenken geschuldet ist oder einer Manipulation durch die Werbung entspringt. Denn diese Art der Werbung dient den entsprechenden Interessen von Unternehmen, die alles daran setzen, die Aufmerksamkeit weg von ihren schädigenden Stoffen und hin auf Faktoren wie Gene und „böse" Mikroben zu lenken.

Dabei wird aber leider übersehen, wie widerstandsfähig unser Körper ist und wie individuell die Widerstandskräfte in jedem einzelnen Menschen ausgeprägt sind. Während der Körper des einen Menschen Zigarettenrauch viele Jahre aushalten kann, ohne oberflächlich erkennbaren Schaden zu nehmen, reagieren die Zellen einer anderen Person viel sensibler auf den Tabakqualm oder auch auf andere Schadstoffe wie Schwermetalle oder Industriegifte, Strahlen jeglicher Art, Stress usw. Dies hängt davon ab, wie stark die Grundkonstitution ist, mit der ein Mensch auf die Welt gekommen ist, ob und wie lange er gestillt wurde, welche Gifte er von der Mutter mit auf den Lebensweg bekommen hat, wie dieser Erdenbürger in der Kindheit ernährt wurde usw.

Abgesehen von den individuellen Unterschieden bleibt im Großen und Ganzen allerdings festzuhalten, dass Kettenraucher, die erst mit 95 Jahren sterben, ohne einer schweren chronischen Krankheit wie Krebs zum Opfer gefallen zu sein, die Ausnahme von der Regel bilden. Um ein wahrheitsgetreues Bild von der Wirklichkeit zu bekommen, darf man aber seinen Blick nicht starr auf die Ausnahmen richten, auch wenn dieser Blick einem angenehmer erscheint. Raucher leben im Durchschnitt kürzer, dies ist eine unumstößliche statistische Wahrheit.[831]

Sicherlich wird über einige mögliche Krebsursachen wie zum Beispiel Mobilfunkstrahlung noch kontrovers diskutiert. Doch ist dabei zu bedenken, dass diejenigen, welche die Gefahren abwiegeln, oft in Interessenkonflikte verstrickt sind, sprich sie werden von den Industrien bezahlt, die mit den potenziellen Krebsauslösern eine Menge Geld verdienen. Da-

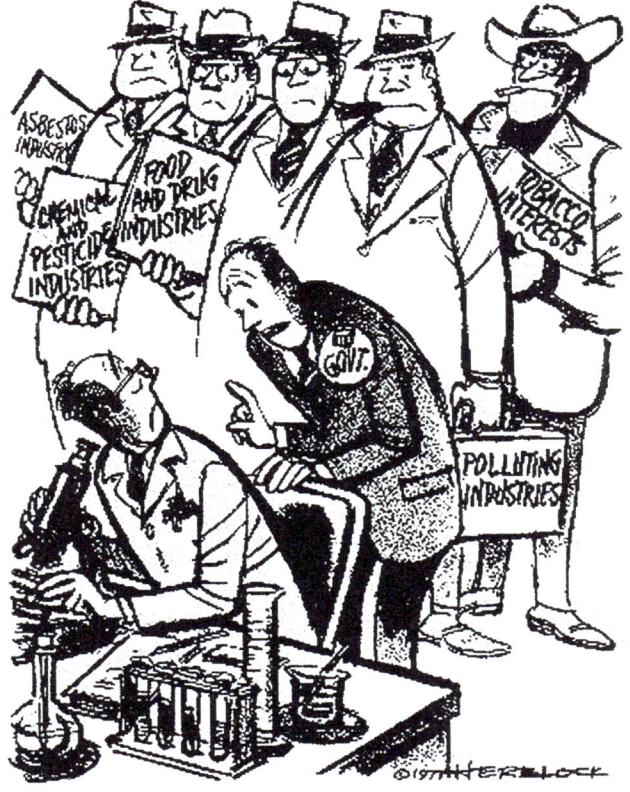

„Könnten Sie sich bitte beeilen und ein Mittel gegen Krebs finden? Das wäre deutlich einfacher als Vorsorge."

rüber hinaus stellt sich die Frage, wie viele Beweise man letztlich als ausreichend erachten möchte, um die Krebsgefahr eines Gefahrstoffes als hinreichend belegt zu akzeptieren. Die Geschichte des Zigarettenqualms oder jene des Schwermetalls Blei sind nur zwei von vielen Beispielen dafür, wie es potenten Industriekonglomeraten mit allen erdenklichen Tricks gelang, Massenmedien zu ihren Verbündeten zu machen und so der breiten Bevölkerung weiszumachen, ihre Substanzen seien doch gar nicht gesundheitsgefährdend bzw. kanzerogen – bis ihr Lügengebäude eines Tages doch einstürzte, weil sich die Wahrheit nicht auf ewig unterdrücken ließ.

> ⚠ **Es ist unser Lebensstil, der in Verbindung mit der jeweiligen Grundkonstitution zur Ausbildung von Krebs führt. Und mit Lebensstil ist nicht nur gemeint, wie wir uns ernähren und welchen schädlichen Einflüssen bzw. welcher Giftflut wir während unseres Lebens ausgesetzt sind, sondern auch, wie sich diese Lebensweise auf die genetische Ausstattung auswirkt, die wir an unsere Nachkommen weitergeben. Im Umkehrschluss bedeutet dies, dass man Krebs am besten dadurch begegnet, indem man so weit es geht jene Faktoren vermeidet, die zur Krebsentstehung beitragen können. Diese Faktoren sind im Grunde bekannt und die wichtigsten von ihnen werden in diesem Kapitel von uns benannt.**

In der Zwischenzeit sind unzählige Menschen durch die oben beschriebene Taktiken der Industrie und der Medien zu schwerem gesundheitlichen Schaden gekommen, indem sie zum Beispiel durch das Rauchen Lungenkrebs bekamen oder durch das lange Zeit tonnenweise aus Auspuffrohren ausdampfende Blei Gehirn- und andere Schäden davontrugen. Oder erinnern wir uns an Asbest: Von den ersten Hinweisen auf ein Krebsrisiko um 1900 bis zum Verbot vergingen nicht weniger als 90 Jahre. „Dann was das Geschäft gemacht, dann brauchte man den Skandalstoff nicht mehr", wie der Journalist WOLFGANG MAES kritisch anmerkt. „Das kostete weltweit einer Million Menschen das Leben. 100.000 sterben heute noch den Krebstod dank Asbest, und die makabre Statistik soll noch weiter steigen, weil die Faser Jahrzehnte braucht, um zu wirken." [741] Das Bizarre daran: Die Geschichten des Zigarettenrauchs, des Schwermetalls Blei und von Asbest wiederholen sich immer und immer wieder. Ob nun Quecksilber aus Amalgam, Mobilfunkstrahlung, tierische Eiweiße, Gifte in Kosmetika oder Zahnstörfelder – es ist immer dieselbe Prozedur: Angeblich sei nichts bewiesen und eine Gefahr für die Gesundheit geschweige denn eine Krebsgefahr bestünde nicht…

In diesem Zusammenhang werden aber nicht nur Belege, die eine Gesundheitsgefahr überdeutlich belegen, übersehen, sondern auch eines der Grundprinzipien der Medizinwissenschaft: das Vorsichtsprinzip. Dabei hat das Vorsichtsprinzip nicht nur in die Grundsätze der Umweltdeklaration des Erdgipfels in Rio de Janeiro von 1992 Einzug gehalten [842], sondern zum Beispiel auch in die Grundsätze der Europäischen Union. [631, 829] In der Praxis fristet das Vorsorgeprinzip aber leider immer noch ein stiefmütterliches Dasein. Kosmetika, Spielzeuge und Textilfarben genau wie Autoinnenräume enthalten Tausende von Chemikalien, über deren Gefährlichkeit kaum etwas bekannt ist. So testete die österreichische Umweltschutzorganisation Global 2000 im Jahr 2005 die Raumluft von Neuwagen und fand dabei Dutzende hochgiftige Chemikalien, darunter die krebserregenden Substanzen Benzol und Formaldehyd. Die Reizstoffe gasten aus Lacken und Farben, aus Kunststoffen und Sitzbezügen aus. An der Innenseite der Frontscheiben schlugen sie sich gar als Giftfilm nieder. Experten sprechen bei diesem Vorgang von „fogging". [844]

Rund 100.000 Stoffe verwendet die europäische Chemieindustrie und formt daraus Konsumgüter wie Gummienten, Dämmstoffe, Dispersionsfarben oder Nachtcremes. Das Erstaunliche jedoch: Die meisten der Alltagschemikalien sind, obschon seit Jahrzehnten in Gebrauch, noch nie oder nicht ausreichend auf ihre Gefährlichkeit getestet worden. [504] Der Bund für

> Der World Wide Fund for Nature (WWF) zeigte 2005 in seiner Studie „Generation X" auf, dass unsere Kinder einen gefährlichen Chemie-Cocktail von rund 60 Industriechemikalien im Blut haben – „Chemikalien, über deren Wirkung wir kaum etwas wissen", so die WWF-Expertin NINJA REINEKE. Dazu zählen das Flammschutzmittel TBBP-A, das in Platinen elektronischer Geräte eingesetzt wird, sogenannte Antihaftstoffe, die etwa in Pfannen Verwendung finden, oder auch synthetische Moschusverbindungen, die in Waschmitteln und Kosmetika zum Einsatz kommen. Und die höchste Konzentration der für die Herstellung bestimmter Kunststoffe verwendeten Chemikalie Bisphenol A – eine Substanz, die bereits in minimalen Mengen das Hormonsystem beeinträchtigen kann – wurde ebenfalls in einem Kind nachgewiesen. Viele der gefundenen Chemikalien sind langlebig, reichern sich so über die Jahrzehnte im menschlichen Körper an und können damit auch zur Krebsentstehung beitragen.[818]

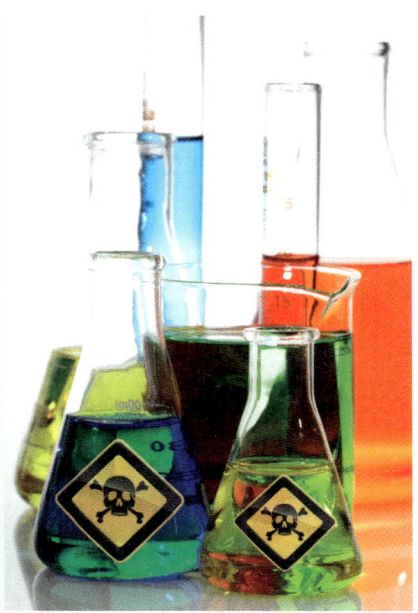

Umwelt und Naturschutz Deutschland (BUND) schätzt, dass nur 30.000 der 100.000 Chemikalien, die auf dem EU-Markt kursieren, im Zuge der EU-Chemikalienverordnung REACH* registriert werden müssen. „Nur die Stoffe, von denen über 1 Tonne pro Jahr pro Hersteller oder Importeur produziert oder importiert werden, sind von dieser Regelung betroffen", so HUBERT WEIGER, Vorstandsvorsitzender des BUND. „Außerdem werden von 60 Prozent dieser 30.000 Chemikalien in der Regel nur rudimentäre Informationen verlangt, obwohl die Behörden mehr anfordern können. Die Informationen über diese Stoffe werden vermutlich nicht ausreichen, um entscheiden zu können, ob sie gefährlich sind oder nicht."[840]

In einer Studie, an der fünf unabhängige Labore aus den USA, Kanada und den Niederlanden beteiligt waren und die im Dezember 2009 von der US-Umweltschutzorganisation Environmental Working Group veröffentlicht wurde, entdeckte man bis zu 232 toxische Chemikalien im Nabelschnurblut von Neugeborenen. Gefunden wurden, wie in der Studie des WWFs (siehe Infokasten), das Flammschutzmittel TBBP-A und die Chemikalie Bisphenol A sowie nicht minder bedenkliche Giftstoffe wie Moschusersatzstoffe (Galaxolid, Tonalid), die in Kosmetika und Waschmitteln Verwendung finden, und Schwermetalle (Quecksilber, Blei). Fazit der Autoren: Unsere Kinder werden bedroht durch Hunderte von Chemikalien, die bereits in ihrem frühesten Lebensstadium durch ihre Körper strömen."[836]

---

* REACH ist die Abkürzung der Begriffe Registrierung, Evaluierung (Bewertung), Autorisierung (Zulassung) von Chemikalien.

Wo also sind nun die Autoritäten aus Wissenschaft, Politik und Wirtschaft und auch die Journalisten, die sich nicht für einen aberwitzigen „War against Terror" (Krieg gegen den Terror) und einen „War against Cancer" stark machen, sondern sich konsequent und ganz nach dem Vorsichtsprinzip für einen sinnvollen „War against Toxins" (Krieg gegen Giftstoffe) einsetzen? Nach ihnen sucht man vergeblich ... Bis man sie gefunden hat, liegt es in der Verantwortung jedes Einzeln, Krebs zu vermeiden bzw. ihm erfolgreich zu begegnen, indem alle erdenklichen krebsauslösenden Faktoren so weit es geht vermieden werden und zugleich alles für ein kräftiges Immunsystem getan wird.

Der richtige Umgang mit Früherkennungsmaßnahmen

Die Früherkennung ist eines der klassischen Mittel der Krebsprävention. Mittlerweile gibt es zahlreiche Methoden, darunter den Pap-Test zur Vorbeugung von Gebärmutterhalskrebs und die Darmspiegelung (Koloskopie). Diese Methoden erfreuen sich mittlerweile so großer Beliebtheit, dass man sagen könnte, das Screening auf Krebs – also die Untersuchung darauf, ob jemand von dieser Krankheit betroffen ist oder bald sein könnte, ist zu einem regelrechten Volkssport geworden. Wie Statistiken zeigen, ist die Zahl derjenigen, die in Deutschland an einer von den Krankenkassen bezahlten Krebsvorsorgeuntersuchung teilnehmen, zwischen 1998 und 2007 stark gestiegen (die Kosten für die gesetzlichen Krankenkassen stiegen in diesem Zeitraum von 271 Millionen auf 650 Millionen Euro).[643] Am meisten wird dabei auf Darm- und Brustkrebs getestet.

Dass es zu einem derartigen Vorsorgehype kommen konnte, liegt nicht zuletzt daran, dass die Früherkennungsindustrie zahlreiche Prominente vor ihren Werbekarren gespannt hat. So rühren in Deutschland die Fußballlegende Günter Netzer und der Schwergewichtsboxweltmeister Wladimir Klitschko die Werbetrommel für Darmspiegelungen, die Modedesignerin Jette Joop für die Schutzimpfung gegen Gebärmutterhalskrebs, während Kulttorwart Sepp Maier sowie ZDF-Moderator Klaus-Peter Siegloch öffentlich den Test auf Prostatakrebs anpreisen. Und nicht nur Prominente, auch Journalisten, Politiker, Kassenlobbyisten und viele Ärzte sind fest davon überzeugt, eine gute Sache zu unterstützen, wenn sie in das Hohelied der Vorsorge einstimmen. Susanne Holst, Ärztin und Fernsehmoderatorin, appellierte gar Anfang 2008 in der Bild am Sonntag, das neue Jahr müsse „ein Jahr der Vorsorge werden". Mit den uns zur Verfügung stehenden Vorsorgeuntersuchungen würden wir, so Holst, die auch als Kolumnistin für das Blatt tätig ist, „einen wesentlichen Teil der Zahlenkombination für den Gesundheitsjackpot in Händen halten". Für sie selbst seien Vorsorgetermine daher „so etwas wie unantastbare Termine", die sie fest in ihr Leben eingebaut hätte. Mahnend wendet sich Holst an ihre Leser: „Seien Sie klug, und nehmen sie die [Vorsorgetermine] ganz selbstverständlich wahr. Ganz wichtig auch die regelmäßigen Krebsvorsorgeuntersuchungen beim Urologen, Haut- und Frauenarzt."[670]

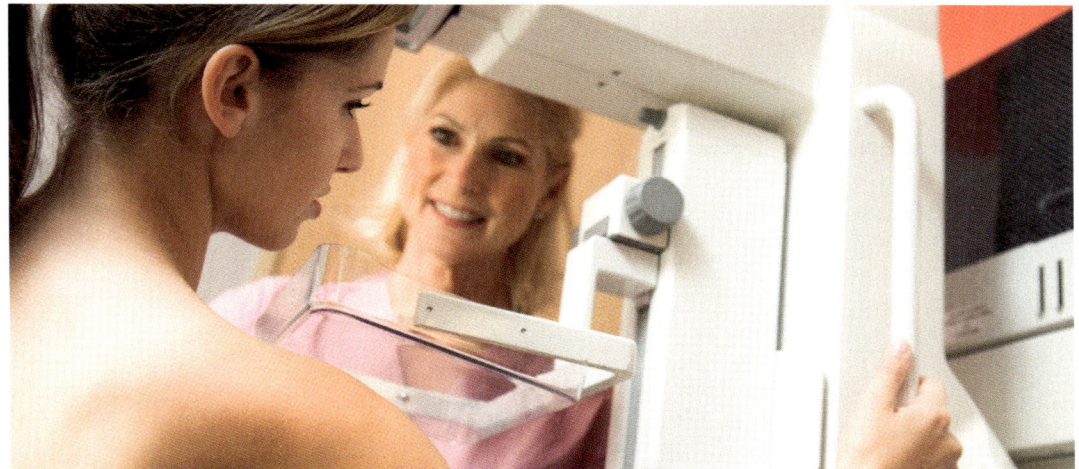

Nicht jede Vorsorgeuntersuchung ist unbedenklich. Die Mammographie (hier abgebildet) zum Beispiel ist mit einer nicht unerheblichen Strahlendosis verbunden und weist zudem eine deutliche Fehlerrate im diagnostischen Bereich auf.

Doch es darf bezweifelt werden, dass ein solcher Appell gerechtfertigt ist. So sind bei weitem nicht alle Maßnahmen, die der Krebsfrüherkennung dienen sollen, wirklich so sinnvoll, wie sie auf den ersten Blick erscheinen mögen und wie sie von Medizinindustrie, Prominenten und zahlreichen Massenmedien promotet werden. Die Mammographie etwa ist mit nicht unbedenklichen bzw. potenziell krebserregenden Strahlenbelastungen verbunden. Auch kommt es oft zu Fehldiagnosen, indem etwa nicht-bösartige Befunde als bösartige interpretiert werden – mit der Folge, dass unnötigerweise operiert und/oder mit nebenwirkungsreichen Medikamenten behandelt wird. „Darüber hinaus besteht grundsätzlich das Problem", so der australische Genomforscher und Krebsexperte GEORGE L. GABOR MIKLOS, „dass keine Vorsorgeuntersuchung narrensicher ist." Denn viele Krebse streuen bzw. setzen Metastasen, bevor der Primärtumor selbst mit den besten klassischen Früherkennungsmaßnahmen entdeckt worden ist. Wenn aber die Metastasen erst einmal da sind, dann ist es aus konventioneller Sicht fast immer schon zu spät – und selbst aus biologisch-ganzheitlicher Sicht stellt dieses Stadium keine geringe therapeutische Herausforderung dar.

> Bei den Methoden der Früherkennung ist ein sorgsamer Umgang angeraten, damit der Schaden, der gravierend sein kann, am Ende den zum Teil zweifelhaften Nutzen nicht überwiegt. Dabei sollte nicht nur auf die Strahlenbelastung (wie durch zu viele CT-Scans) geachtet werden. Es gilt auch, nebenwirkungsreiche Therapien, die im Anschluss an eine Früherkennungsuntersuchung unnötigerweise empfohlen werden, zu vermeiden. Gerade ältere Menschen sollten bedenken, dass eine Darmspiegelung körperlich belastend sein kann.[614]

Pap-Test und Brustkrebsfrüherkennung

In Kapitel 3 („Gebärmutterhalskrebs-Impfung: nutzlos, riskant, teuer) haben wir im Grunde bereits alles zum Thema Gebärmutterhalskrebs gesagt. Daher sei an dieser Stelle zum Pap-Test (Abstrich von Zellen vom Gebärmutterhals) lediglich wiederholt, dass dieser durchaus sinnvoll ist. Wenn eine Frau diesen Pap-Test regelmäßig alle ein bis drei Jahre durchführen lässt, so kann bei ihr eine bösartige Entwicklung der Zellen frühzeitig erkannt und chirurgisch entfernt werden. Der Pap-Test dürfte in den Industrieländern entscheidend dazu beigetragen haben, dass die Zahl der Frauen, die an Gebärmutterhalskrebs sterben, in den vergangenen 100 Jahren drastisch zurückgegangen ist (in den Nichtindustrieländern wird der Pap-Test nicht standardmäßig durchgeführt).

Doch auch beim Pap-Test ist ein sorgsamer Umgang – von Arzt wie Patient – notwendig. So hat der Pap-Test eine nicht geringe Fehlerrate.[801] Regelmäßig kommt es vor, dass kranke Zellen übersehen werden, weil etwa Entzündungen die Sicht auf die mutierten Zellen verstellen oder weil die Ergebnisse falsch interpretiert werden. Als Folge davon dürften zu viele Frauen als Patienten, denen Gebärmutterhalskrebs droht, klassifiziert werden. Dies trägt dazu bei, dass zu schnell, zu viel und zu massiv operiert wird, dass Frauen unnötig unter enormen Psychostress gesetzt werden und nebenwirkungsreiche Medikamente erhalten.

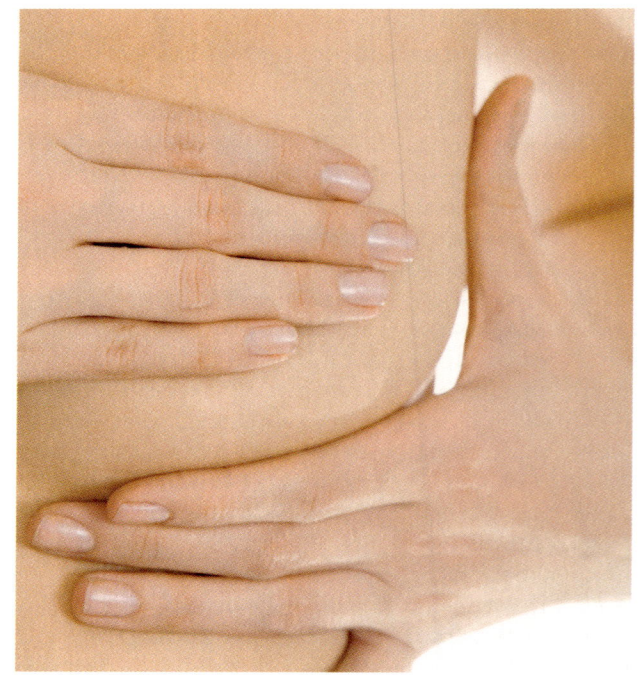

Ein weiterer zentraler Baustein der Krebsfrüherkennung für Frauen ist die Brustkrebsfrüherkennung. Dazu gehören der „Klassiker", das Abtasten der Brüste, und seit einiger Zeit der Test auf eine Mutation im Gen BRCA. Über die Sinnlosigkeit des BRCA-Gentests bzw. der Vorstellung, Brustkrebs könnte vererbt werden, sind wir bereits im ersten Kapitel ausführlich eingegangen (vgl. Seite 39 ff. und Seite 47 ff.). Beim Abtasten der

Rein wissenschaftlich ist es nicht belegt, dass das Abtasten der Brust die Brustkrebssterblichkeit verringert. Dennoch sagt einem der gesunde Menschenverstand, dass diese einfach, selbst durchführbare Maßnahme nicht verkehrt sein kann.

Brüste und der Achselhöhlen angeht ist zwar rein wissenschaftlich betrachtet nicht belegt, dass diese Untersuchung die Brustkrebssterblichkeit verringert.[752] Dennoch sagt einem der gesunde Menschenverstand, dass das Abtasten durchaus sinnvoll ist.

Eine Untersuchung an der Universität Rom aus dem Jahr 2007 hat unterdessen ergeben, dass jede Frau mithilfe eines speziellen Untersuchungshandschuhs – als Donna Glove bezeichnet – die Effektivität des Abtastens erhöhen kann.[754] In jedem Fall gilt auch hier: Wenn ein Knoten ertastet wurde, sollte jede Betroffene zunächst die Ruhe bewahren – denn es könnte sich auch um etwas viel Harmloseres als Krebs handeln. Die genaue Untersuchung sollte vom Facharzt durchgeführt werden und selbst wenn dieser den Verdacht bestätigt, sollten nicht sofort radikale Folgeschritte (Brustamputation, Chemotherapie, Bestrahlung) unternommen werden, die wiederum selbst massive Schäden setzen bzw. Krebs verursachen können.

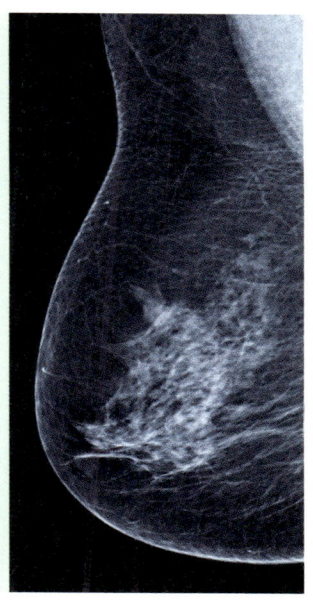

 Auf dieser Mammographie-Aufnahme ist in der Mitte der Brust deutlich eine weißliche Verdichtung des Brustgewebes zu sehen. Dies deutet verstärkt auf einen Tumor hin, dem man allerdings nicht ansieht, ob er gut- oder bösartig ist. Dies gilt erst recht für die vielen, deutlich diffuseren Mammographie-Bilder. Es lohnt sich daher immer, vor einer voreiligen Operation oder einer schnell empfohlenen Therapie zumindest noch eine weitere Meinung einzuholen. Außerdem ist zu bedenken, dass Tumoren meist so langsam wachsen, dass immer einige Zeit verbleibt, um alternative Therapien auszutesten, die auf eine Ernährungsumstellung mit immunstärkenden Präparaten wie Glutathion und Curcumin setzen und nicht auf Stanzbiopsie (Entnahme einer Gewebeprobe), Operation, Bestrahlung und Chemotherapie. Stanzbiopsien werden dann angeordnet, wenn die Mammographie Auffälligkeiten zeigt. Sie ist ein Verfahren zur Gewinnung von zu untersuchenden Gewebeproben aus krankheitsverdächtigen Körperregionen. Stanzbiopsien werden mit verschiedenen Nadeltypen und -durchmessern beispielsweise bei krebsverdächtigen Knoten in der Brust, der Leber oder der Prostata durchgeführt.

Ein Erfahrungsbericht einer Frau von Anfang 40, die nur eine „harmlose" Brustkrebsvorsorgeuntersuchung absolvierte und am Ende eine emotionale Achterbahnfahrt durchmachen musste, erschien in der Fachzeitschrift *Bioskop*[850] im März 2009. Den Anfang machte die Äußerung ihrer Frauenärztin, sie hätte ein „hohes familiäres Risiko", weil ihre Mutter bereits an Brustkrebs erkrankt sei (siehe dazu „Kann Krebs wirklich vererbt werden?", S. 47 ff. in Kapitel 1). Dann begann die Ärzteodyssee: Zuerst wurde eine Mammographie gemacht, deren Ergebnis „nicht unauffällig" war. Anschließend holte sie eine Zweitmeinung ein, die jedoch keine Entwarnung brachte. Schließlich landete die Frau bei einem Spezialisten für Brustultraschall, der einen „suspekten Tumor" diagnostizierte. Eine weitere Spezialistin eröffnete der Patientin, noch während sie halb entblößt auf der Untersuchungsliege lag, sie hätte „zu 99 % Brustkrebs", ohne dass diese Aussage durch eine Biopsie (Gewebeprobe) untermauert worden wäre. Gleich darauf wird die Patientin mit allen zu absolvierenden Folgemaßnahmen, OP, Bestrahlung, Chemo, bekanntgemacht. Es müsse umgehend operiert werden, so der Chirurg. Der Nippel der anderen Brust könne halbiert und verpflanzt werden: „Der ist ja groß genug." Dann erhält sie das Biopsieergebnis: Fibroadenom – eine gutartige Verdickung des Drüsen- und Bindegewebes der Brust. Dass diese Patientin trotz unsensibler und forsch handelnder Ärzte schlussendlich nicht operiert wurde, hatte sie nur ihrem Mut zum eigenen Denken und der Tatsache zu verdanken, am Schluss doch noch an eine kompetente Oberärztin geraten zu sein. Diese riet ihr, die Sache zunächst weiter zu beobachten.

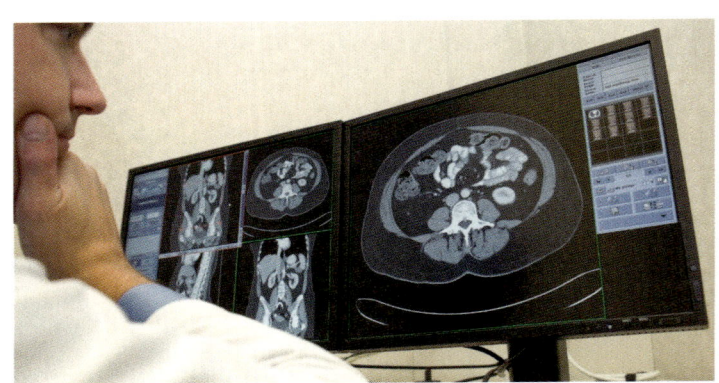

Der verstärkte Einsatz röntgenologischer Diagnoseverfahren führt zu einer vermehrten Strahlenbelastung. In vielen Fällen sind sowohl Häufigkeit als auch zeitlicher Abstand problematisch für die Gesundheit. Das Diagnoseinstrument wird damit zum potenziellen Mitverursacher von Krebs.

Röntgen, Mammographie und CT-Scan – weniger ist mehr!

Erschwerend kommt hinzu, dass die bildgebenden Verfahren mit einem hohen Strahlenrisiko, das ein eigenes krebserregendes Potenzial birgt, verbunden sind. So offenbart eine Studie, die Anfang 2009 erschien, dass die Strahlenbelastung der Amerikaner mittlerweile sechsmal so hoch liegt wie noch 1980 – und dass dies in erster Linie durch den vermehrten Gebrauch bildgebender Verfahren wie Computertomographie (CT)* und Mammographie, die auf Röntgenstrahlen basieren, in der Diagnostik bedingt ist.[640] In anderen industrialisierten Ländern dürfte die Situation nicht viel anders aussehen.

---

* Tomographie bedeutet Darstellung in Schichten oder Scheiben, in diesem Fall Schichten des Körpers oder eines Körperabschnitts. Die Computertomographie, die mit einer starken Belastung durch Röntgenstrahlung einhergeht, haben wir letztlich der Pop-Band Beatles zu verdanken. Die vier Pilzköpfe bescherten ihrer Plattenfirma Electric Musical Industries (EMI) enorme Gewinne. Einen Teil dieser Erlöse investierte EMI in die Forschung – und dabei wurde Anfang der 1970er Jahre der erste kommerziell erhältliche CT-Scanner entwickelt. Erfunden wurde er von dem englischen Elektrotechniker GODFREY N. HOUNSFIELD, der für seine Pionierarbeit in Sachen Computertomographie 1979 zusammen mit dem US-Physiker ALLAN MCLEOD CORMACK den Medizinnobelpreis erhielt. 1981 wurde der lebenslange Junggeselle HOUNSFIELD von der englischen Königin für seine Erfindung zum Ritter geschlagen.

Die Strahlenbelastung befindet sich dadurch mittlerweile auf einem potenziell krebserregenden Niveau, das vergleichbar ist mit jedem, dem Japaner ausgesetzt waren, die sich Ende des Zweiten Weltkriegs in einigen Meilen Entfernung von der Explosion der Hiroshima-Atombombe aufgehalten hatten.** Dies gilt vor allem für Personen, bei denen jährlich oder noch häufiger Aufnahmen mit einem Computertomographen – sogenannte CT-Scans – durchgeführt werden. Zu diesem erschütternden Ergebnis kommt etwa DAVID J. BRENNER, Radiologe und Onkologe an der Columbia University in New York, in zahlreichen Studien.[471, 528, 843]

Das American College of Radiology gibt in diesem Zusammenhang zu Bedenken: „Die gesamte Strahlendosis, die in der heutigen Zeit in den USA durch medizinische Geräte innerhalb eines Jahres auf Patienten einwirkt, entspricht im Groben der Menge, die durch die Tschernobyl-Katastrophe im Ganzen erzeugt worden war. Diese durch die heutige medizinische Diagnostik bedingte Strahlenbelastung wird also wahrscheinlich zur Folge haben, dass wir in nicht allzu ferner Zukunft mehr Krebsfälle sehen werden, die auf diese bildgebenden Verfahren zurückzuführen sind."[481]

Wohl die meisten Menschen sind sich gar nicht darüber im Klaren, dass der menschliche Körper durch einen CT-Scan so stark Röntgenstrahlen ausgesetzt wird wie durch einige Hundert bis einige Tausend einfache Röntgenaufnahmen. Eine CT-Aufnahme vom Kopf bzw. Gehirn eines Kindes kann sogar so belastend wirken wie 6.000 einfache Röntgenaufnahmen der Brust.[569] Dabei können bereits „simple" Röntgenaufnahmen sehr belastend wirken. Den meisten Men-

> ▼ Der Radiologe und Onkologe BRENNER steht mit seiner Kritik an den Strahlengeräten mittlerweile nicht mehr alleine da. So veröffentlichte 2007 das American College of Radiology, die führende amerikanische Vereinigung von Radiologen, in ihrem Fachmagazin ein Grundsatzpapier, in dem vor den möglichen Folgen der massiv gestiegenen Anwendung von Diagnosegeräten, die auf Röntgenstrahlen basieren, gewarnt wird. Darin heißt es, dass heutzutage eine einzige CT-Aufnahme des Magens die Hälfte der Strahlendosis aussende, die bei denjenigen, welche die Atombombenabwürfe in Japan am Ende des Zweiten Weltkrieges überlebt hatten, später Krebs ausgelöst hätte.

** Die Atombombenabwürfe auf Hiroshima und Nagasaki vom 6. und 9. August 1945 wurden von US-Präsident HARRY S. TRUMAN am 16. Juli 1945 beschlossen und am 25. Juli angeordnet. Am 2. September 1945, also kurz nach den Abwürfen der Atombomben, kapitulierte Japan, wodurch der Zweite Weltkrieg in Asien sein Ende fand. Die Bomben töteten 90 Prozent der Menschen, die sich in einem Radius von 0,5 Kilometern um das Explosionszentrum aufhielten, und immer noch rund 60 Prozent im weiteren Umkreis von 0,5 bis 1 Kilometer sofort. Schätzungen zufolge kamen so in Hiroshima weit mehr als 100.000 und in Nagasaki um die 70.000 Menschen sofort ums Leben. Bei den Menschen, die sich im innersten Stadtkern aufhielten, verdampften infolge der extremen Hitze buchstäblich die obersten Hautschichten. Der gleißende Blitz der Explosion brannte Schattenrisse von Personen in stehen gebliebene Hauswände ein, ehe die Personen von der Druckwelle fortgerissen wurden. In den Folgewochen starben noch Zehntausende Einwohner, die eine tödliche Strahlendosis erhalten hatten. Viele, die vor der unerträglichen Hitze an den Fluss geflohen waren und von kontaminiertem Wasser tranken, hatten daraufhin Haarausfall, bekamen purpurrote Flecken am ganzen Körper und verbluteten dann qualvoll an inneren Verletzungen. Bis heute sterben ehemalige Einwohner Hiroshimas und Nagasakis an Krankheiten wie Krebs als Langzeitfolge der Strahlung.

schen in Industrieländern dürfte dieser Umstand heutzutage mehr oder weniger bewusst sein – genau so, wie es mittlerweile Allgemeingut ist, dass Rauchen die Wahrscheinlichkeit erhöht, an Krebs zu erkranken, dass man beim Autofahren besser einen Gurt anschnallt oder beim Sonnenbaden Sonnenbrände vermeidet. Doch lange Zeit war dem nicht so – und es bleibt zu hoffen, dass sich schon bald auch das Bewusstsein dafür schärft, dass CT-Scans potenziell krebserregende Röntgenstrahlen aussenden.

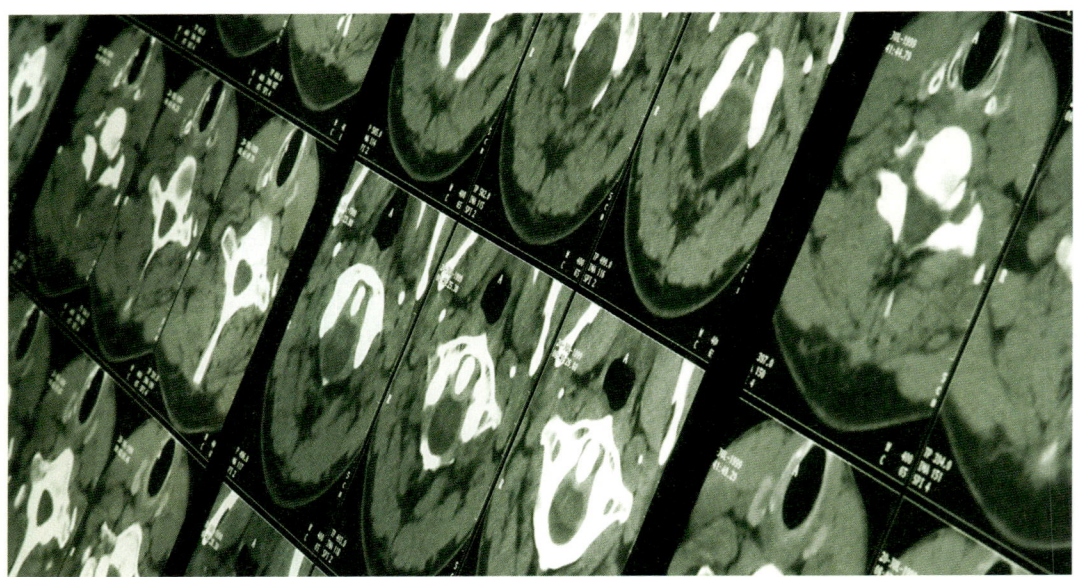

Das Bild zeigt eine mithilfe der Computertomographie (CT) erstellte Bilderfolge des Kopfes. Bei der CT werden Organe bzw. das zu untersuchende Gebiet scheibchenweise in vielen Einzelbildern dargestellt.

Als Röntgenstrahlen 1895 von den deutschen Physiker WILHELM CONRAD RÖNTGEN (1845–1923) entdeckt wurden – und auch lange Zeit danach –, war man sich über die möglichen Langzeiteffekte des Röntgens nicht im Klaren. Zwischen den 1920er und 1960er Jahren gab es zum Beispiel in zahlreichen europäischen und nordamerikanischen Schuhläden ein Röntgengerät – das sogenannte Schucoskop, in Deutschland auch Pedoskop genannt. Wollten die Leute wissen, ob ihr ausgesuchter Schuh richtig sitzt, so mussten sie nur das Schucoskop mit einem Schalter anmachen und dann unten in den Röntgenkasten – also dort, wo Unbedarfte eher eine rotierende Schuhbürste vermuten würde – ihren Fuß mit dem neuen Schuh hineinstecken. Anschließend konnten sie beim Blick durch einen der drei Sehschlitze sofort sehen, wo sich im Schuh die Zehen befinden. Im Prinzip eine geniale Erfindung, ersetzte sie doch den relativ ungenauen Daumentest. Kinder waren von dem Gerät natürlich fasziniert, denn es war ihnen möglich, in der Manier eines Arztes schnell die eigenen Fußknochen unter die Lupe zu nehmen. In den 1960er Jahren machte der Gesetzgeber diesem Spuk aber ein Ende und verbot die Strahlenkästen.⁵⁸⁷ Denn so sehr das Schucoskop den Spaßfaktor eines Schuhladenbesuchs zu steigern vermochte, so sehr gilt es, für die Krebsprävention jede unnötige Strahlenbelastung zu vermeiden. In einer Arbeit, die 2002 im Fachblatt *Der Hautarzt* erschien, wird sogar ein möglicher Zusammenhang zwischen heutzutage auftretendem Hautkrebs am Fuß und dem damaligen häufigen Gebrauch des Schucoskops gezogen.⁹⁶⁰ „Unnötige" Röntgenaufnahmen stehen schon seit Längerem im Verdacht, für Krebstodesfälle (mit)verantwortlich zu sein.⁵³³

Erwähnenswert in diesem Zusammenhang ist auch die in der Mitte des 20. Jahrhunderts übliche Praxis, schwangere Frauen zu röntgen, um deren Becken auszumessen oder um zu überprüfen, ob Zwillinge erwartet werden. Eine nicht nur überflüssige, sondern wahrscheinlich auch folgenschwere Maßnahme. So wurden in einer Studie, 2003 in der Fachzeitschrift der amerikanischen Ärztevereinigung veröffentlicht, 700.000 Kinder untersucht, die in den USA zwischen 1947 und 1964 geboren worden waren. Der eine Teil dieser Kinder stammte von Müttern, die während der Schwangerschaft am Becken geröntgt worden waren – die Mütter der anderen Kinder waren hingegen nicht geröntgt worden. Das Ergebnis zeigte, dass die Krebssterblichkeit bei den Kindern, deren Mütter der Strahlenbelastung in der Schwangerschaft ausgesetzt worden waren, um 40 Prozent höher lag.⁹⁸⁷

In einem fast 700-seitigen Report zeigt der Strahlenexperte JOHN WILLIAM GOFMAN auf, dass es in Regionen, wo die Zahl der Mediziner und parallel dazu auch die Anwendung von medizinischen Strahlendiagnosen zunahm, auch zu einem Anstieg der Krebsraten kam.⁶³⁰ In diesem Zusammenhang verwies GOFMAN darauf, dass die Röntgenstrahlen freilich nicht alleine für den Gesundheitsschaden verantwortlich zeichnen, sondern auch andere Risikofaktoren eine Rolle spielen würden, darunter auch schlechte Ernährung, Rauchen und die Einnahme von Antibabypillen.

> ▼ Der 2007 verstorbene Molekularbiologe JOHN WILLIAM GOFMAN hatte die Auswirkungen von Strahlungen fast 50 Jahre lang eingehend studiert. Der Berkeley-Professor wirkte bereits am Manhattan Projekt zum Bau der Atombombe während des zweiten Weltkriegs mit. In fünf wissenschaftlichen Büchern präsentiert GOFMAN Belege dafür, dass medizinische Technologien – insbesondere einfache Röntgenaufnahmen sowie die ebenfalls auf Röntgenstrahlen basierenden Mammographien und CT-Scans – zur Entstehung von einem erheblichen Teil neuer Krebserkrankungen beitragen (sein Forscherkollege BRENNER kommt zu einem ähnlich besorgniserregenden Befund).⁵²⁷

In seinem Buch „Preventing Breast Cancer"⁶²⁹ („Brustkrebs vermeiden") merkt GOFMAN an, dass Brustkrebs in den USA die Todesursache Nummer eins ist unter Frauen im Alter zwischen 44 und 55 Jahren. Weil das Brustgewebe besonders empfindlich auf Bestrahlung reagiert, so seine Argumentation, könnte auch Mammographie Krebs auslösen (wobei die Krebsgefahr noch gesteigert werden könne durch andere Faktoren wie Übergewicht oder dadurch, dass man durch die Entfernung der Eierstöcke oder Medikamentengaben eine künstliche Menopause einleitet).

Dass die Mammographie das Krebsrisiko in der Tat erhöhen kann, zeigen einschlägige Untersuchungen,[492, 563] darunter auch eine, die Ende 2008 in der angesehenen US-Fachzeitschrift *Archives of Internal Medicine* abgedruckt wurde.[684, 999] Danach stieg die Brustkrebsrate in vier norwegischen Regionen signifikant an, nachdem Frauen dort begonnen hatten, ihre Brüste alle zwei Jahre mittels Mammographien untersuchen zu lassen. Natürlich könnte man auch vermuten, dass es nur deswegen zu mehr Fällen von Brustkrebs kam, weil mehr Mammographien durchgeführt worden waren und somit schlichtweg mehr Fälle ausfindig gemacht wurden. Doch die Forscher erteilen dieser Vermutung eine klare Absage. Denn die Brustkrebsrate der Frauen, die sich alle zwei Jahre einer Mammographie unterzogen hatten, lag deutlich höher als in der Vergleichsgruppe mit Frauen, die nur einmal nach sechs Jahren eine Mammographie gemacht hatten. Das lässt den Schluss zu: Weniger Mammographie, weniger Brustkrebs.[493]

Einige Mediziner meinen zwar, dass der Nutzen der Mammographie belegt sei, fügen aber hinzu, dass er geringer sei als viele Frauen glauben. Fakt ist, dass statistisch gesehen gut 2.000 Frauen zehn Jahre lang zur Mammographie gehen müssen, damit eine Frau weniger an Brustkrebs stirbt.[636] Demgegenüber steht dann aber das Risiko einer Fehldiagnose und überflüssiger nebenwirkungsreicher Behandlungen.[643] Dabei zeigen Studien auch, dass es zu mehr Brustamputationen (Mastektomien) kommt, je mehr Mammographien durchgeführt werden.[636, 898]

„Wer in der Früherkennung einen verdächtigen Befund bekommt und weitere Untersuchungen abwarten muss, wird bei der Mitteilung, dass doch alles in Ordnung ist, zu erleichtert sein, um zu begreifen, dass ohne Früherkennung nie Grund zur Angst bestanden hätte", gibt die Medizinprofessorin INGRID MÜHLHÄUSER von der Universität Hamburg zu bedenken. Und eine solche Situation ist viel eher die Regel als die Ausnahme, auch wenn die meisten dies nach wie vor nicht für möglich halten. So käme bei der Mammographie ein falsch-positiver Befund – also die Nachricht, dass Brustkrebs vorliegt, obwohl dem in Wahrheit gar nicht so ist – etwa zehnmal so häufig vor wie eine sich bestätigende Krebsdiagnose, so MÜHLHÄUSER.[614]

Andere Experten wie GERD GIGERENZER, Direktor am Max-Planck-Institut für Bildungsforschung in Berlin, der sich intensiv mit der Mammographie beschäftigt hat, ziehen ebenfalls eine ernüchternde Bilanz: „Nur eine von zehn Frauen, bei der ein Mammakarzinom diagnostiziert worden ist, hat tatsächlich auch Brustkrebs."[627, 643]

Die dänischen Forscher PETER C. GØTZSCHE und MARGRETHE NIELSEN vom Nordic Cochrane Center in Kopenhagen, die über viele Jahre den Nutzen und die Risiken der Mammographie untersucht haben, ziehen 2009 im *British Medical Journal* folgendes Fazit: „Es mag vernünftig sein, am Brustkrebs-Screening teilzunehmen, aber es mag genau so vernünftig sein, nicht daran teilzunehmen, weil das Screening sowohl Nutzen als auch Schaden hat."[634, 635]

Letztlich ist es also eine Entscheidung, die jede Frau mit sich selber ausmachen muss: Nehme ich für die sehr geringe Wahrscheinlichkeit, dass ich den Brustkrebstod durch die Mammographie vermeide, die sehr viel höhere Wahrscheinlichkeit in Kauf, dass ich unnötigerweise die Röntgenstrahlen der Mammographie abbekomme sowie im Anschluss an falsche Diagnosen unnötigerweise bestrahlt und womöglich ebenso unnötigerweise operiert werde? Und wie verkrafte ich den unnötigen Stress, der durch derartige Falschdiagnosen bei mir ausgelöst wird? Immerhin beschrieben beinahe die Hälfte der US-amerikanischen Bürger, die schon einmal ein falsches Testergebnis bei einer Krebsuntersuchung präsentiert bekamen, dieses Erlebnis als „schreckliche oder gar die schrecklichste Zeit in ihrem Leben", wie Mühlhäuser zu bedenken gibt.[614]

Darmkrebsvorsorge: sensibler Umgang gefragt

Kein anderer Tumor ist so häufig: Der Darmkrebs befällt allein in Deutschland mehr als 70.000 Menschen pro Jahr. In mehr als einem Drittel der Fälle führt er zum Tod. Für viele ist dies Grund genug, die Früherkennung für diese Erkrankung voranzutreiben. Tatsächlich wird in Deutschland die größte Medienkampagne für ein Screening wie die Darmspiegelung (Koloskopie) gemacht. Geplant wird sie jedes Jahr in München, im Büro von Christa Maar, der Ex-Gattin des Münchner Verlegers Hubert Burda. Von ihrem Fenster im zweiten Stock blickt sie auf einen Spielplatz, auf dem Kinder toben. Ihr eigener Sohn Felix Burda starb im Alter von 33 Jahren an Darmkrebs. „Mein Sohn wollte, dass man sich darum kümmert, dass die Menschen keinen Darmkrebs mehr bekommen", sagte Maar dem *Spiegel*, der das Thema Früherkennung in einer Titelgeschichte sogar kritisch unter die Lupe genommen hatte.[648]

2001, im Jahr seines Todes, gründete sie die Felix Burda Stiftung, die nun für die Darmkrebsfrüherkennung wirbt. 2002 hat die Stiftung erstmals den März zum „Darmkrebsmonat" ausgerufen. „Ich war damals in allen Talkshows", sagt Maar. „Wir haben eine Riesenkampagne aufgezogen." Prominente wie Nina Ruge, Verona Pooth und Michael Schumacher warben für die Vorsorge. Für keine Früherkennungsuntersuchung wird so viel getrommelt wie für den Darmkrebs-Check. Auch Prominente wie Wladimir Klitschko und Sandra Maischberger werben auf Plakaten und Spots der Stiftung: „Gehen Sie zur Darmkrebsvorsorge – wie ich. Danach fühlt man sich besser."

> ⚠ Christa Maar gibt zwar zu, dass es keine randomisiert-kontrollierte Studie gibt, die den Nutzen der Darmspiegelung belegt. „Aber sämtliche Ärzte, die ich kenne, sagen mir, dass so eine Studie nicht notwendig ist, weil der Nutzen völlig klar ist." Die Ärzte erhalten pro Darmspiegelung rund 200 € von den Krankenkassen.

Selten war eine Lobbyorganisation so schnell so effizient: 2002, also nur ein Jahr nach dem Tod von CHRISTA MAARS Sohn FELIX BURDA, beschloss der Gemeinsame Bundesausschuss (G-BA), das höchste Gremium im deutschen Gesundheitswesen, dass die Darmkrebsvorsorge von den gesetzlichen Krankenkassen bezahlt wird. Seither haben alle Männer und Frauen ab 55 Jahren das Recht auf eine Koloskopie.

Grundsätzlich hat die Untersuchung auch einen Nutzen, da man mit ihr Vorstufen zum Krebs – sogenannte Polypen, die im Darm sehr langsam wachsen – entdecken und gleich mit entfernen kann. Bei einer Koloskopie werden oft Gewebeproben gewonnen und als bösartig und therapiebedürftig klassifiziert. Problematisch kann daran sein, dass sich aus dem entnommenen Gewebe gar kein Karzinom entwickelt hätte, dennoch wird entsprechend aggressiv therapiert. So findet man im Darm von über 70-Jährigen fast immer Polypen, die zwar potenziell im Tumor münden könnten, letztlich aber zu langsam wachsen, um wirklich gefährlich werden zu können. „Die Leute können ihren Krebs gar nicht mehr erleben, weil sie zuvor an einer anderen Krankheit gestorben sind", erklärt KLAUS KOCH vom Institut für Qualität und Wirtschaftlichkeit im Gesundheitswesen.[1005] Von daher ist zu bedenken, dass beunruhigende Koloskopie-Ergebnisse die Patienten in Panik versetzen und eventuell sinnlose Therapien nach sich ziehen können. Hier ist ein sensibler Umgang mit den Probeentnahmen gefragt.

> ⚠ Selbstverständlich sollte jeder, der an einer Früherkennungsmaßnahme wie der Koloskopie teilnehmen möchte, dies auch tun. Es empfiehlt sich jedoch, sich vorab genau darüber klar zu werden, ob man körperlich zu solch einer Maßnahme in der Lage ist und ob man hinreichend über mögliche Risiken und Fehldiagnosen aufgeklärt wurde. Nur dann ist am Ende ein vernünftiger Umgang mit den Untersuchungsergebnissen möglich.

Zudem sollten gerade ältere Menschen, die unter Herz-Kreislauf-Beschwerden oder sonstigen chronischen Krankheiten leiden, darauf aufmerksam gemacht werden, dass das Prozedere der Koloskopie durchaus eine körperliche Strapaze darstellt. So muss der Darm vor einer Spiegelung gründlich gereinigt werden, die Patienten dürfen 24 Stunden vorher nichts mehr essen und nur noch eine spezielle abführende Flüssigkeit trinken. Das kann gerade für Leute nicht ungefährlich werden, die schon an einer Herz-Kreislauf-Erkrankung leiden.[643]

Neben der Koloskopie wird zur Darmkrebsvorsorge ein Test auf verborgenes Blut im Stuhl angeboten, den die Kassen im Übrigen auch zahlen: Ab 50 hat jeder darauf einen Anspruch, ab 55 kann man sich entscheiden, ob man alle zwei Jahre einen Bluttest macht oder zweimal im Abstand von zehn Jahren eine Darmspiegelung. Der Stuhl wird auf den Blutfarbstoff Häm untersucht (deshalb heißt der gebräuchlichste Test Hämocculttest). Ist dieser Blutfarbstoff im Stuhl zu finden, so ist das ein Hinweis auf blutende Polypen oder Tumore im Darm. Das muss allerdings mit einer Darmspiegelung geklärt werden. Nichtblutenden bösartigen Veränderungen kann man mit dem Test nicht auf die Spur kommen.

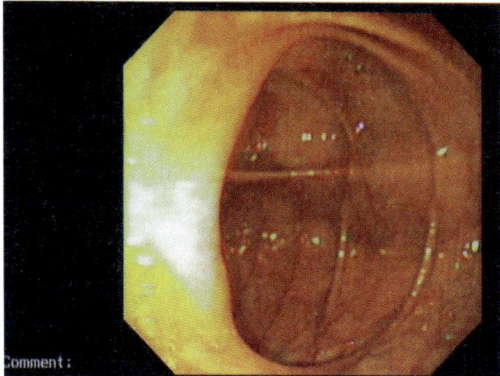
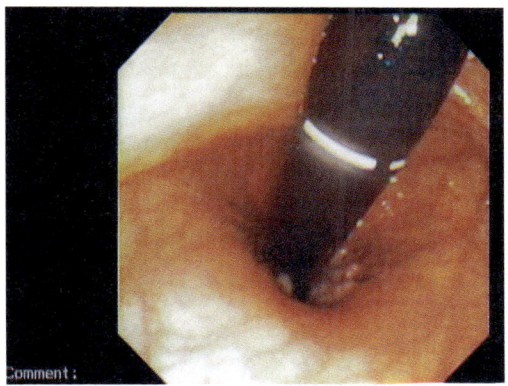

Die Abbildungen zeigen die Innenseite eines menschlichen Darms, wie er mithilfe der Darmspiegelung aufgenommen wird.

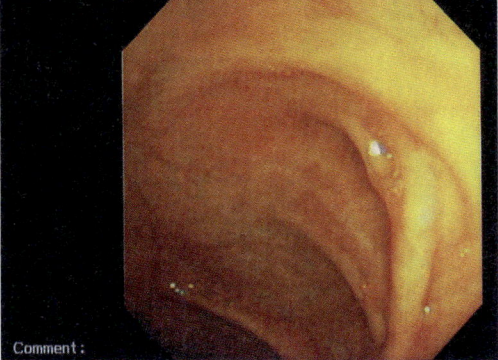

Als Alternative zur Darmspiegelung wird seit einiger Zeit auch die virtuelle Koloskopie mittels Computertomographie angeboten. Das heißt, es wird die Untersuchung, bei der ein Endoskop in den Dickdarm eingeführt wird, ersetzt durch Röntgenaufnahmen in Form von CT-Scans. Wie eine 2009 veröffentlichte Studie der Universität München zeigt, weisen die „reale" Darmspiegelung und ihre virtuelle Variante – im Fachjargon CT-Kolonographie genannt – eine vergleichbare Sensitivität auf, gutartige Geschwülste sowie fortgeschrittene Karzinome zu erkennen.[639] Allerdings sehen sich Patienten bei dieser virtuellen Koloskopie wieder einer erhöhten computertomographischen Strahlenbelastung ausgesetzt. Das gleichzeitige Abtragen von Polypen ist zudem natürlich nicht möglich. Die Kosten, die sich auf 150 bis 300 € belaufen, werden bis dato von Kassen nicht übernommen.

Prostatakrebs-Früherkennung: von zweifelhaftem Wert

Die im vorigen Unterkapitel zur Darmkrebsvorsorge erläuterten Grundsätze gelten auch für den PSA-Test[*] zur Prostatakrebs-Früherkennung. Wer zum Beispiel in Deutschland an Prostatakrebs stirbt, ist sogar drei Jahre älter als das durchschnittliche männliche Sterbealter. Von den Männern über 50, die eines natürlichen Todes gestorben sind, war ein Drittel nicht an Prostatakrebs verstorben, obwohl sie Prostatakrebs gehabt hatten. Männer, die älter als 70 sind, sterben unter anderem mit Prostatakrebs, aber nicht an ihm.[490, 651]

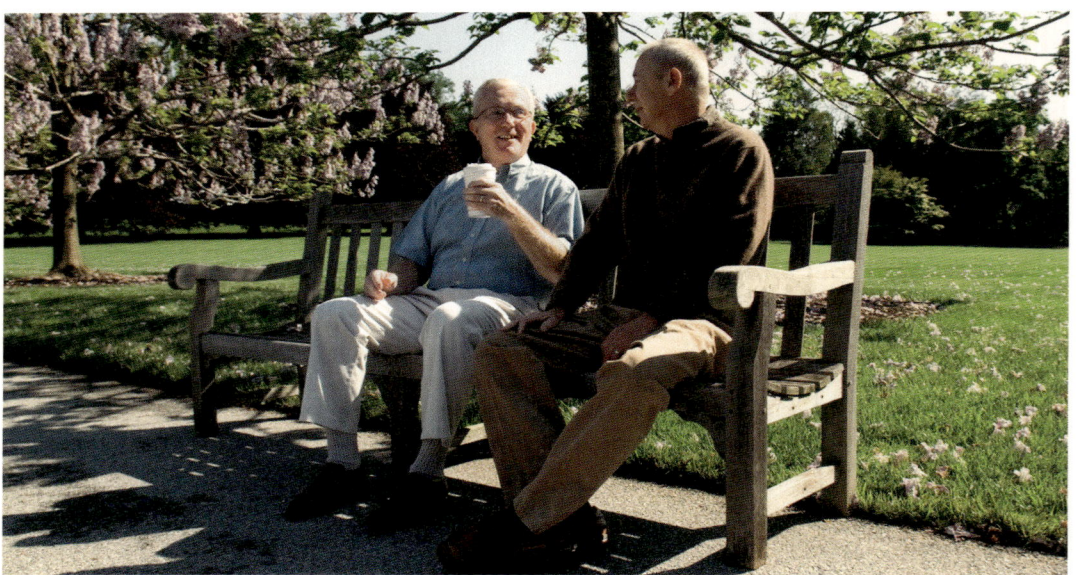

Männer zählen ab dem 45. Lebensjahr zur Risikogruppe – so die Annahme der derzeitigen Krebsmedizin. Daher wird ihnen zu diversen Früherkennungsmaßnahmen wie dem PSA-Test geraten.

Der Mediziner HANS-HERMANN DUBBEN meint daher, meist sei es besser, sich nicht auf Prostata- oder Brustkrebs testen zu lassen. „Statistisch gesehen kommen auf einen Mann, der durch den PSA-Test gerettet wird, 40 Fälle, die völlig sinnlos oder unnötig behandelt werden. Wir sprechen da von Überdiagnose. Im Grunde kann man jemandem mit gutem Gewissen davon abraten, sich auf Krebs untersuchen zu lassen. Wenn ich mich jetzt auf Prostatakrebs

---

[*] PSA steht für Prostata-spezifisches Antigen, ein Eiweißstoff, der in der Prostata gebildet wird. PSA wird bei der Ejakulation dem Sperma beigemischt. Mit dem PSA-Test kann man die Menge des im Blut vorhandenen PSA messen. Normalerweise sind nur ganz geringe Mengen von PSA im Blut nachweisbar. Verschiedene Umstände und Erkrankungen können aber zum Anstieg des PSA-Spiegels führen, darunter sexuelle und sportliche Aktivität oder auch Prostatakrebs.

untersuchen lassen würde, fände man bei mir mit mehr als 50 Prozent Wahrscheinlichkeit einen Tumor. Das beunruhigt mich nicht im Geringsten. Höchstwahrscheinlich wird mir dieser Tumor nie Probleme machen, man müsste ihn also nicht behandeln. Die moderne Medizin behandelt ihn aber, weil man ihn von einem gefährlichen Tumor nicht unterscheiden kann – und diese Therapie hat Nebenwirkungen. 30 bis 80 Prozent der Männer sind nach der Operation impotent oder inkontinent." [518]

Und wenn im Anschluss daran noch Chemotherapie und Bestrahlung folgen, so kann unter anderem der Stuhlgang sehr schmerzhaft werden oder es kann zu Durchfällen kommen, um nur zwei weniger starke Nebenwirkungen aufzuzählen. [700]

Kritiker des PSA-Tests stützen sich dabei auf einschlägige Untersuchungen. So kamen umfangreiche Studien, veröffentlicht in den Fachmagazinen *Archives of Internal Medicine* [557] und *New England Journal of Medicine* [484], zu dem ernüchternden Schluss, dass der PSA-Test praktisch nicht in der Lage sei, die Krebssterblichkeit zu senken.

Dass der PSA-Test dennoch so populär ist, liegt nicht zuletzt an den Massenmedien, die nicht müde werden – bei so mancher Kritik, die mittlerweile von ihnen kommt –, auch diese Krebsfrüherkennung immer wieder anzupreisen. So brachte der *Spiegel* Mitte 2009 ein „Plädoyer für die Vorsorge und den umstrittenen PSA-Test". [739] Darin wurden die Zwillingsbrüder ULI und MICHAEL ROTH – zwei ehemalige Handball-Nationalspieler, bei denen im Alter von 47 Jahren Prostatakrebs diagnostiziert wurde – als

> MICHAEL J. BARRY von der Harvard-Universität zieht im März 2009 in einem Editorial des *New England Journal of Medicine* das Fazit, dass die Kontroverse über den Nutzen der PSA-Bestimmung vorerst weitergehen wird. „Die Methode hat in den ersten zehn Jahren bestenfalls einen mäßigen Effekt auf die Krebsmortalität, und der Preis dafür ist eine nicht unerhebliche Rate an Überdiagnostik und Übertherapie", erklärt er. [497, 988]

„Paradebeispiel für den Nutzen des Prostatatests" bezeichnet. Dem gegenüber stehen Menschen wie GÜNTER FESENFELD aus Gütersloh, der in einem Leserbrief zu diesem *Spiegel*-Artikel schrieb: „Mein PSA-Wert lag 2007 bei 9,3. Die Diagnose des Urologen: Prostatakrebs, sofort operieren. Ich weigerte mich, was zu machen. Nach Laborwechsel lag der Wert zwei Jahre später bei 3,2. Diagnose: altersgemäß etwas erhöht, keinerlei Risiko, kein Krebs. So viel zu manchen Tests … und zur finanziellen Motivation mancher Urologen." [605]

Magnetresonanz-Tomographie: eine Alternative zu CT-Scan und Mammographie?

Um die Strahlenbelastung, die durch CT-Scans und Mammographien verursacht wird, zu vermeiden, gibt es Alternativen. Dazu gehört die Magnet-Resonanztomographie, kurz MRT (oft auch Kernspintomographie genannt). Dabei handelt es sich um ein weit verbreitetes Diagnoseverfahren zur Früherkennung von Krebs. Anders als bei CT-Scans und Mammographien, die auf Röntgenstrahlen basieren, werden hier die Bilder von dem zu untersuchenden Gewebes mittels Radiowellen und Magnetfeldern erzeugt.

Da der Körper des Menschen und alle Organe aus Atomen bestehen, die einen Atomkern aufweisen, richten sich diese Atomkerne auf das Magnetfeld des MRT-Geräts aus. Wird das Magnetfeld abgeschaltet, endet die Ausrichtung und die Zellkerne kehren an ihren ursprünglichen Ort zurück. Dabei entsteht ein Signal, das von einem Computer ausgewertet werden kann. Die gesammelten Daten lassen verschiedenartige Auswertungen und Betrachtungsweisen zu, die in vielen Fällen das übersteigt, was bei anderen gängigen Diagnoseverfahren möglich ist.

> ▼ **Der Vorteil der Kernspintomographie**, den sich die Medizin nicht nur bei der Krebsvorsorge zunutze macht, ist, dass mit ihr auch kleinste Veränderungen im Gewebe oder Entzündungen problemlos sichtbar gemacht werden können.[824] Dies zeigt beispielsweise eine Studie, die 2008 im Fachmagazin *Radiology*[892] veröffentlicht wurde, sowie eine Untersuchung, die ein Jahr zuvor in der Fachzeitschrift *Lancet*[705] erschienen war. Danach konnte die Hälfte der Tumoren in der Brust durch Röntgenmammographien diagnostiziert werden. Weitaus besser schnitt dagegen die Magnetresonanz- bzw. Kernspintomographie ab, mit der es möglich war, rund 90 Prozent aller Tumoren zu entdecken.

Generell benötigt die Kernspintomographie Flüssigkeit im Körper, damit das Magnetfeld aufgebaut werden kann. Knochenkrebs und Lungenkrebs lassen sich beispielsweise aus diesem Grund nicht mit der MRT feststellen, da diese Bereiche kaum Wasser enthalten. Die MRT kommt dagegen bei der Vorsorgeuntersuchung für Tumoren in Organen wie Gehirn, Lunge, Leber, Darm und Magen als Diagnoseverfahren zum Einsatz.

„Obwohl die MRT zur Brustkrebsvorsorge seit 20 Jahren klinisch erprobt und angewendet wird, gehört sie immer noch nicht zur Routinebehandlung", wie der Medizinprofessor und Radiologe WERNER ALOIS KAISER anmerkt. Sie ist zwar sehr genau, denn keine andere Methode sei momentan in der Lage, wenige Millimeter große Mammakarzinome (Brusttumoren) entdecken zu können. Trotzdem bestimmen Tastbefunde, Ultraschalluntersuchungen und Röntgenmammographie immer noch den Praxisalltag. Der Grund liegt darin, dass die technisch aufwändige MRT bei Brustkrebs von vielen Ärzten noch nicht beherrscht wird. Auch berichtet KAISER, der als Direktor des Instituts für Diagnostische und Interventionelle Radiologie am Jenaer Uni-Klinikum tätig ist, dass bei der Untersuchung der Brüste mittels MRT (Magnet-

Resonanz-Mammographie) noch unterschiedliche technische Standards und zahlreiche Diagnoseansätze existierten. Die Vielzahl der Praktiken erschwere den Vergleich der Resultate und ihre Verwendung in anderen Kliniken.

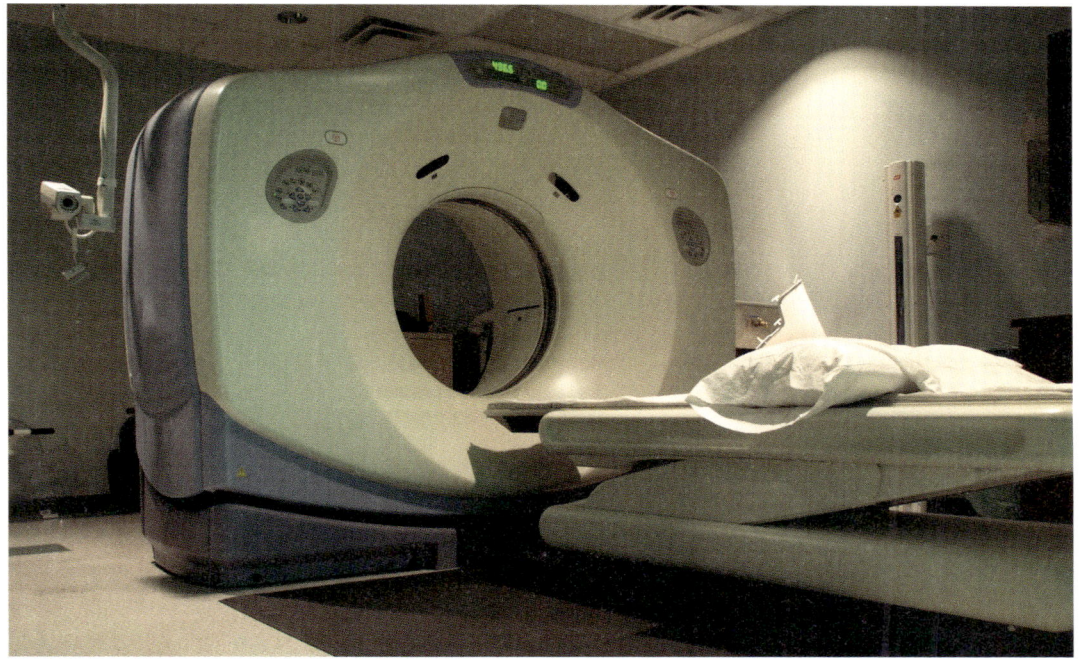

Der hier abgebildete Magnetresonanz-Tomograph (MRT, auch MRI abgekürzt) arbeitet mit Magnetfeldern. Er kann im Gegensatz zu Früherkennungsgeräten wie Computertomographen, die auf Röntgenstrahlen basieren, auch Gewebestrukturen und Organe bildlich darstellen.

„Die Methode ist mittlerweile zumindest an allen großen Kliniken etabliert", weiß KAISER, der zu den Pionieren der ersten Stunde gehört. „Die Magnetresonanz-Mammographie, kurz MR-Mammographie, ist im Vergleich zur Röntgenmammographie strahlungsfrei, sicherer, präziser. Mit ihr kann der Tumor nachgewiesen oder – und das ist für die Frauen noch wichtiger – mit einer 99-prozentigen Wahrscheinlichkeit ausgeschlossen werden. Das bedeutet, dass durch ihren Einsatz zahlreiche unnötige Brustoperationen und -amputationen verhindert werden können." [595, 682, 825]

Die MR-Mammographie nutzt dabei den Umstand, dass Tumorgewebe „hungriger" als normales Gewebe ist. So werden dabei die Gefäße nachgewiesen, die den Tumor mit Nahrung versorgen, also kann der Tumor früher als solcher erkannt werden. Eine sichere Diagnose gelingt aber nur speziell geschulten Experten.

Ob durch die Magnetfelder, die ein MRT-Gerät erzeugt, Gesundheitsschädigungen in Form von sogenanntem Elektrosmog entstehen können, war lange Zeit unklar. Allerdings wurde schon auf der 78. Jahresversammlung der Deutschen Gesellschaft für Hals-Nasen-Ohren-Heilkunde, Kopf- und Hals-Chirurgie e.V. 2007 in München darüber berichtet, dass die Magnetfelder der Geräte bei den Patienten Schwindel, Übelkeit und Erbrechen erzeugen können.[959]

Die Belastung durch die magnetischen und elektromagnetischen Felder der Kernspintomographie dürfte allerdings – vor allem bei guter Konstitution – meist nach wenigen Stunden vom Körper verarbeitet worden sein, sodass davon ausgegangen werden kann, dass MRT-Untersuchungen gut zu verkraften sind, solange man sich ihnen nicht ständig unterzieht. Kritisch zu sehen ist jedoch die Situation für das Bedienungspersonal, das sich ständig in der Nähe dieser Geräte aufhält.

> ⚠ Die Felder von MRT-Geräten sind ohne Frage recht stark. In einer Studie, bei der spezielle MRT-Signale verwendet wurden, wurde eine deutliche Öffnung der Blut-Hirn-Schranke festgestellt.[884] Diese Blut-Hirn-Schranke schützt das Gehirn, das ja für den Organismus von zentraler bzw. übergeordneter Bedeutung ist, vor Giftstoffen jeglicher Art, die sich im Blutstrom befinden können.[900] Wird diese Blut-Hirn-Schranke nun durch Magnetfelder von MRT-Geräten oder auch Mobilfunkstrahlung[885, 912, 913] geöffnet, so wird sie „durchlässig". Dies ermöglicht es Giftstoffen und bestimmten Molekülen, direkt ins Hirn einzudringen, wodurch Nervenzellschädigungen und ein Absterben von Nervenzellen verursacht werden können.[589]

Weil bei der Kernspintomographie ein starkes Magnetfeld auf den Untersuchten einwirkt, stellen Metallteile im oder am Körper allerdings ein Problem dar. Alle Metallteile, die sich entfernen lassen, also zum Beispiel Hörgeräte, herausnehmbarer Zahnersatz oder Schmuck, müssen abgelegt werden. Bei Menschen, die Metall im Körper haben, etwa Knochennägel, Splitter von Verletzungen oder ähnliches, muss aufgrund der magnetischen Eigenschaften dieser Teile individuell entschieden werden, ob eine Untersuchung mit dem Kernspintomographen in Frage kommt. Trägt der Patient einen Herzschrittmacher, kann diese Untersuchungsmethode nicht eingesetzt werden. Und selbst große und schleifenförmige Tätowierungen im Untersuchungsgebiet sind problematisch, da sich darin enthaltene metallhaltige Farbpigmente erwärmen und so Hautverbrennungen bis zweiten Grades verursachen können.[976]

Gesundheitliche Probleme können in seltenen Fällen durch die Verabreichung eines Kontrastmittels entstehen. Bei den Kontrastmitteln handelt es sich meist um Gadoliniumverbindungen, die aber in den meisten Fällen problemlos vertragen werden. Welche Nebenwirkungen auftreten können, darüber sollte der behandelnde Arzt oder das Fachpersonal informieren. Viele MRT-Untersuchungen können aber auch ohne Kontrastmittel durchgeführt werden.[817]

Der Erfolg der MRT kann, dies sei der Vollständigkeit wegen angemerkt, ebenso zu ihrem Fluch werden – denn sie ist extrem sensitiv. Dadurch kann es auch bei dieser Untersuchungsmethode dazu kommen, dass zum Beispiel Krebsvorstufen entdeckt und anschließend im Zuge des bekannten Aktionismus auf konventionelle Weise behandelt werden (Operation, Chemotherapie, Bestrahlung). Problematisch ist dies, wie erwähnt, besonders dann, wenn die einschneidenden Maßnahmen überflüssig waren, weil die entdeckten Krebsvorstufen in Wahrheit gar keine waren, sich die Vorstufen nie zu Krebs ausgebildet hätten oder sie vom Körper aus eigener Kraft wieder entfernt worden wären.[782] Ereignisse, die durchaus häufig vorkommen.

Thermographie: eine Alternative zu CT-Scan und Mammographie?

Halten wir noch mal fest: Allein in Deutschland erkranken jährlich mehr als 50.000 Frauen neu an Brustkrebs, rund 18.000 sterben daran. Trotz jahrzehntelanger intensiver Bemühungen ist es der Medizin also mit den bisherigen Ansätzen nicht gelungen, die Häufigkeit dieser Krebsart und deren Sterblichkeit deutlich zu verringern. Einer der Gründe für die hohe Sterblichkeit liegt in der Gefahr, dass sehr frühzeitig schon Tochtergeschwülste (Metastasen) auftreten – zu einem Zeitpunkt, zu dem Diagnoseverfahren wie die Mammographie derartige Veränderungen noch nicht erkennen können. Trotz einer inzwischen hoch entwickelten Technik, für die es ein geradezu flächendeckendes Angebot gibt, wird Brustkrebs am ehesten noch durch das Abtasten der Brüste erkannt.

Als Alternative zu „Späterkennungsansätzen" wie der Mammographie wird auch die sogenannte Thermographie eingesetzt. Diese dient der Messung der Körperoberflächentemperatur, die in direktem Zusammenhang mit dem Stoffwechsel der unterschiedlichen Gewebe steht und ein Wärmebild der untersuchten Körperregion darstellt. Die Körperwärme wird über die Haut in Form von elektromagnetischer Strahlung abgegeben. Pathologische (krankhafte) Prozesse können sich dabei durch eine veränderte Oberflächentemperatur äußern. Ein erhöhter Stoffwechsel mit vermehrter Wärmeentwicklung kann zum Beispiel Zeichen einer Entzündung sein. Diese Wärme wird nun von speziellen Detektoren des Thermographiegeräts (etwa von einem infrarotsensiblen Sensor) aufgefangen, weiterverarbeitet und bildlich dargestellt (siehe Abbildungen auf den folgenden Seiten).

Die Thermographie wurde erstmals in den 1950er Jahren von dem Mediziner RAY N. LAWSON in der Brustkrebsdiagnostik eingesetzt.[713] Doch sie fand keinen Anklang in der Krebsmedizingemeinde. Dies lag daran, wie einige meinen, dass die Methode noch nicht hinreichend untersucht war, sodass kaum einer in der Lage war, die von diesen Geräten produzierten Bilder richtig zu deuten. Infolgedessen dürfte es leider zu zahlreichen unnötigen Brustoperationen gekommen sein bei Frauen, die überhaupt keinen Brustkrebs hatten.

> **Brustkrebserkennung mittels Thermographie:**
> Die Thermographie misst die Temperatur der Hautoberfläche und stellt dies grafisch basierend auf der rechts abgebildeten Farbskala dar. Auf der folgenden Seite ist links oben eine Thermographieaufnahme von gesunden Brüsten abgebildet, die keinen gesteigerten Stoffwechsel, keine Überwärmungszeichen, keine auffälligen Gefäßmuster und keine Hitzeflecken aufweisen. Demgegenüber wird zum Beispiel während der Stillzeit der Bruststoffwechsel angeregt und dadurch auch die Hautoberflächentemperatur erhöht, was auf der nächsten Seite auf dem Bild rechts oben durch rote Strukturen angezeigt wird. Deutlichere Rotverfärbungen lassen unter Umständen auf diverse Brusterkrankungen schließen (siehe die auf der rechten Seite abgebildeten sechs Thermographie-Aufnahmen von Brustkrebspatientinnen). „Denn ein gesteigerter Bruststoffwechsel ist zum Beispiel immer mit einer erhöhten Zellteilungsrate verbunden", so der Medizinprofessor und Thermographie-Experte REINHOLD BERZ.[725]

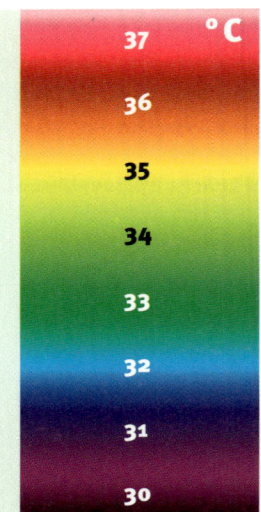

Seit den 1970er Jahren wird die Methode wissenschaftlich stärker untersucht. Viele Hundert Studien wurden seither zum Thema Brustkrebs und Thermographie durchgeführt, an denen insgesamt einige Hunderttausend Frauen teilnahmen. Parallel dazu hat sich im Laufe der Zeit die Thermographietechnik erheblich verbessert, sodass es möglich wurde, Krebs sehr viel genauer mit dieser Methode zu diagnostizieren.[725]

Die Thermographie macht sich den Umstand zunutze, dass es eine ganze Anzahl von Faktoren gibt, welche die Temperatur auf der Brustoberfläche beeinflussen. So können die Monatszyklen im Körper einer Frau zu erheblichen hormonellen Schwankungen und „Stoffwechselunruhe" führen, durch die nicht nur die Gebärmutter, sondern auch das Gewebe der Brüste im monatlichen Wechsel gewissermaßen „gestresst" wird. Verstärkt wird dieser wechselnde hormonelle Einfluss auf das Brustgewebe noch durch die heute weit verbreitete Einnahme von Hormonpräparaten, die von den Ärzten zur Empfängnisverhütung oder (in sogar wesentlich höherer Dosierung) zur Linderung von Menstruations- oder Menopausebeschwerden bis hin zur Osteoporosevorbeugung verschrieben werden. „Diese Temperaturprofile und Wärmemuster können mit Hilfe der Thermographie erstaunlich präzise erfasst werden", so REINHOLD BERZ, Medizinprofessor und Präsident der Deutschen Gesellschaft für Thermographie und Regulationsmedizin.

Auch entzündliche Veränderungen der Brust (Mastitis) führen zu einer erhöhten Wärmeabstrahlung. Bösartige Brusterkrankungen schließlich sind eine Ursache für einen erhöhten Stoffwechselumsatz. Dabei benötigt ein aggressiver Brustkrebs aufgrund seines ausgesprochen hohen Energiebedarfs schon in relativ frühen Stadien eine deutlich erhöhte Blutzufuhr. Besonders die invasiv wachsenden Mammakarzinome steigern die Durchblutung der Brüste

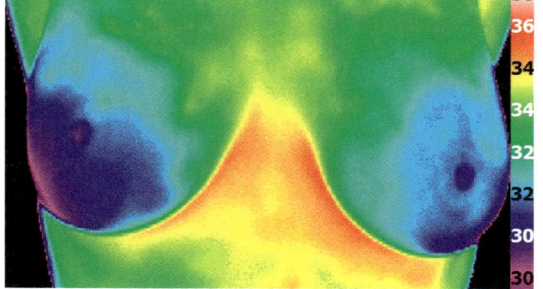
Gesunde Brust

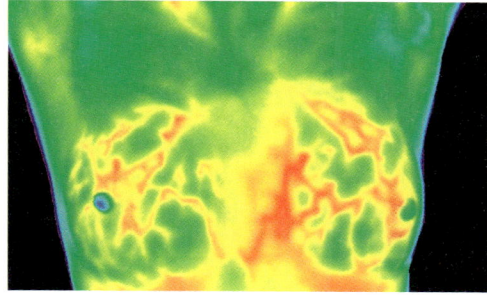
Brüste während der Stillzeit

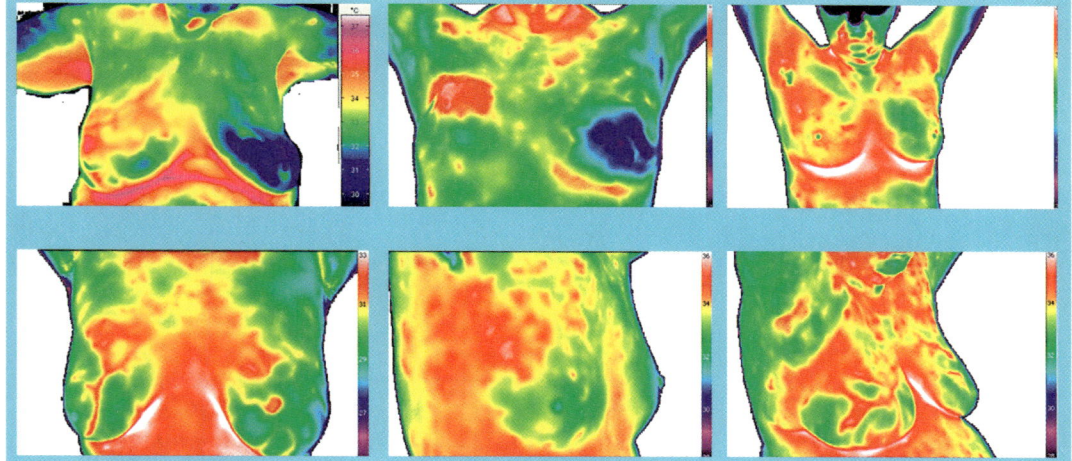
Aufnahmen mithilfe der Infrarot-Thermographie von sechs verschiedenen Brustkrebs-Patientinnen. Auffällig sind immer die heißen Zonen, die rot erscheinen. Sie deuten auf eine deutlich ausgeprägte Gefäßbildung hin und sind ein Zeichen für einen extrem gesteigerten Bruststoffwechsels.[503]

erheblich. Denn der in diesem Falle besonders aktive Tumor-Angiogenese-Faktor (TAF), der eine zusätzliche Blutversorgung und damit Ernährung des Tumors sichert, bewirkt die Ausbildung oft erheblich vieler neuer Gefäße, welche die Durchblutung der Brüste insgesamt erhöhen, was in der Thermograhpie-Untersuchung als Wärmewirkung ablesbar ist.

Die Untersuchung selber ist recht einfach: Unmittelbar nach dem Freimachen des Oberkörpers sitzt die Patientin etwa einen Meter von der Infrarot-Messkamera entfernt mit erhobenen Armen auf einem drehbaren Untersuchungsstuhl. Dabei werden die Brüste aus verschiedenen Richtungen aufgenommen und die Gefäß- und Wärmemuster an den Brüsten jeweils genau gemessen und aufgezeichnet. Unmittelbar danach bleibt die Patientin bei Raumtemperatur für zehn Minuten sitzen, was normalerweise ein Absinken der Temperaturen über den Brüsten bewirkt. Manchmal wird auch aktiv ein Abkühlungsreiz gesetzt, etwa durch den Einsatz eines sanften Ventilators. Dieser milde Reiz führt bei gesunden Brüsten zu einer Abnahme der Durchblutung in den Brüsten. Je nach Brustgröße fällt die Temperatur dadurch gleichmäßig um etwa 1 °C ab. Fällt hingegen die Temperatur nicht ab oder kommt es gar zu einer paradoxen lokalen Erwärmung, ist dies ein ernst zu nehmender Hinweis auf krankhafte Prozesse in der betroffenen Brust. Eine Zweitmessung nach einem milden Kältereiz liefert zusätzliche wertvolle Informationen.

> ⚠️ Genau wie der Pap-Test, so wird auch bei der Thermographie mit unterschiedlichen Abstufungen gearbeitet. Diese reichen von Th1 bis Th5: Th1 und Th2 stehen für einen „normalen Befund" und Th3 für einen „moderat abnormalen Befund"; Th4 und Th5 bedeuten, dass ein „stark abnormaler Befund" vorliegt, und lassen es ratsam erscheinen, eine sorgsame Folgeuntersuchung machen zu lassen, da viele solcher Befunde durch eine Krebserkrankung hervorgerufen werden.[725] Eine Studie, die 2003 im *American Journal of Roentgenology* erschien, ergab, dass Frauen, bei denen ein Th1- und Th2-Wert ermittelt wurde, mit einer 99-prozentigen Wahrscheinlichkeit keinen Brustkrebs haben.[878] Auch andere Forschungsarbeiten bestätigen, dass die Thermographie im Zusammenhang mit Brustkrebs einen großen Fortschritt darstellt, wenn es darum geht, den Krebs in einem möglichst frühen Stadium zu entdecken.[619, 620, 688]

Wichtig ist natürlich auch, die so gewonnen Resultate vor dem Hintergrund der Vorgeschichte, der individuellen Risikofaktoren (falls vorhanden) und der klinischen Untersuchungsergebnisse zu betrachten. Ferner ist zu unterscheiden, ob es sich um eine Erstuntersuchung oder eine Kontrolluntersuchung, um eine junge Patientin mit geringem oder eine ältere Patientin mit erhöhtem Brustkrebsrisiko handelt und ob die Untersuchung rein vorsorglich oder aufgrund konkreter Symptome veranlasst wurde.

Die Thermographie hat klare Vorteile: Weder übt sie, wie die Mammographie, physischen Druck auf Brüste oder andere Körperteile aus, noch geht sie mit schädlicher Strahlung einher. Zudem ist sie hochempfindlich, sodass mit ihr Auffälligkeiten deutlich früher entdeckt werden können als dies röntgenologische Untersuchungen oder auch das Abtasten von Körperteilen (Brüsten) vermögen. Das bedeutet, dass sich mit der Thermographie Auffälligkeiten zu einem Zeitpunkt entdecken lassen, zu dem sich mit geringer Wahrscheinlichkeit bereits Metastasen gebildet haben. Dies ermöglicht es, selbst bei einem positiven Befund die Ruhe zu bewahren und eine bewusste Entscheidung darüber zu treffen, wie Patient oder Patientin verfahren möchten.

Wie jede klinische Methode hat auch die Thermographie Grenzen. Sie heilt weder Krebs, noch schützt sie vor ihm. Und sie bewahrt keinen davor, sich voreilig einer Chemo zu unterziehen. Daher wird empfohlen, aus den Testergebnissen nicht direkt eine Diagnose herzuleiten, sondern bei Auffälligkeiten weitere Untersuchungen zu veranlassen. „Auffällige Befunde sind häufig und bedeuten nur bei sehr wenigen Frauen, dass bereits tatsächlich Brustkrebs vorliegt", so der Thermographie-Experte BERZ. Dies liegt nicht zuletzt daran, dass auch andere Brusterkrankungen Einfluss haben können auf die Färbung der Aufnahmen.

Viele Mediziner empfehlen unterdessen, die Thermographie nicht alleine, sondern nur ergänzend zu den Standardverfahren wie Röntgenmammographien oder Ultraschalluntersuchungen einzusetzen. Wenn die Thermographie so genutzt werden kann, um die geschilderten Belastungen durch Mammographie und CT-Scans deutlich zu reduzieren, so ist dies sicher ein sinnvoller Rat. Wenn dies allerdings so verstanden werden soll, dass die auf potenziell krebserregenden Röntgenstrahlen basierenden Screenings nach wie vor das Hauptuntersuchungsmittel darstellen sollen, so ist diese Überlegung zu hinterfragen.

Das Geschäft mit der Krebsfrüherkennung

Viele mögen sich fragen: Wie kann es denn sein, dass Technologien wie CT-Scans, Mammographien oder auch PSA-Test im Medizinalltag und auch in der Krebsdiagnostik Einzug halten konnten, obwohl sie mit vielen Bedenken, Unsicherheiten und unter Umständen mit leidvollen Konsequenzen behaftet sind? Ein wesentlicher Grund dürfte sicher der blinde Aktionismus sein, von dem die Medizin seit geraumer Zeit beherrscht wird. Nach dem Motto: Etwas tun (Pillen verabreichen, bestrahlen etc.) ist immer besser als nichts tun.

Zum anderen sind „Früherkennungsuntersuchungen ein riesiges Geschäft", wie die Medizinprofessorin MÜHLHÄUSER konstatiert[714] (siehe dazu auch Kapitel 1). So zählt einer der führenden Hersteller von CT-Geräten, das US-Unternehmen Cardinal Health, zu den größten Firmen der Welt überhaupt.[569] Der Umsatz des Pharmazieunternehmens mit Sitz in Ohio lag 2008 bei satten 91 Mrd. US-$ – Tendenz stark steigend.[784] Doch nicht nur für die Hersteller, auch für die Ärzte sind CT-Scanner und Mammographie-Geräte ein „Big Business", lassen sie sich die Aufnahmen doch von den Krankenkassen gut honorieren. Die Anschaffungskosten sind hoch. Ein Mammographiegerät kostet rund 200.000 €. Umso häufiger müssen die Geräte zum Einsatz kommen, damit sie ihre Anschaffungskosten alsbald wieder einspielen.

Dies führt zu der seltsamen Situation, dass von entscheidenden Autoritäten im Medizinbetrieb, in dem es ja eigentlich um das wichtigste Gut – unsere Gesundheit – gehen sollte, offensichtlich bewusst falsche Hoffnungen geschürt werden. Doch nicht alle nehmen diese Desinformation ohne weiteres hin. So veröffentlichte die Londoner *Times* im Februar 2009 einen Brief, in dem 23 Mediziner dem nationalen Gesundheitsdienst NHS „unethisches" Verhalten vorwarfen, da er in seinen Prospekten die Risiken der Krebsfrüherkennung verschwieg und darin „nicht annähernd die Wahrheit erzählt [hatte]".[730] Die Prospekte sollten daraufhin neu bearbeitet werden. Auch die deutsche Krebshilfe hat inzwischen neue Prospekte erstellt. „Die sind schon ein Riesenschritt nach vorn", sagt GERD GIGERENZER vom Harding-Zentrum für Risikokompetenz am Max-Planck-Institut für Bildungsforschung. Trotzdem sollte man noch transparenter werden.[708]

> ⚠ Welch gravierende Folgen die Desinformationskampagnen der Gesundheitsautoritäten haben, hat der Max-Planck-Psychologe GERD GIGERENZER in einer Studie, die im Herbst 2009 im Fachmagazin des amerikanischen Nationalen Krebsinstituts erschien, ermittelt.[626] Demnach überschätzen neun von zehn Deutschen den Nutzen von Mammographie und PSA-Test erheblich. Und nicht nur die Patienten sind schlecht informiert, auch die Ärzte. „Wenn Sie wüssten, was Ihr Arzt alles nicht weiß, wären sie sehr beunruhigt", sagt GIGERENZER. In der Studie haben die Wissenschaftler auch die Quellen untersucht, aus denen sich Menschen informieren. In Deutschland stehen Ärzte und Apotheker an erster Stelle. Die Menschen, die angaben, sich bevorzugt dort zu informieren, wussten aber nicht etwa besser Bescheid, sondern überschätzen den Nutzen einer Krebsfrüherkennung sogar noch häufiger.

GIGERENZER verwundert das nicht: „Die Ärzte sind nicht dazu ausgebildet, ihre eigenen Tests zu verstehen." Er habe selbst etwa tausend Gynäkologen geschult. Ärzte sollten Experten im statistischen Denken sein, fordert GIGERENZER. Leider sehe die Realität anders aus. Hinzu kommt, wie die amerikanische Krebsmedizinerin DEVRA DAVIS meint, dass auch heute noch die meisten Ärzte gar nicht wüssten, dass ein gängiger CT-Scan so viel potenziell krebserregende Strahlen aussendet wie viele Hundert Röntgenaufnahmen[569] – und sich die moderne auf Röntgenstrahlen basierende bildgebende Diagnostik in Zukunft somit als einer der größten krebsauslösenden Faktoren herausstellen könnte.[502, 529, 569]

Würde er also von einer Krebsfrüherkennung abraten? Nein, sagt GIGERENZER. Es gehe nicht darum, Menschen jetzt zu sagen: „Geht nicht zum Screening". Das sei genauso bevormundend wie das Gegenteil. Es gehe darum, zu informieren. Dass das letztlich aber dazu führen könnte, dass die Krebsfrüherkennung zusammenbricht, gibt GIGERENZER zu. „Das kann durchaus sein", sagt er. „Aber es kann ja nicht darum gehen, ein Programm aufrecht zu erhalten, dessen Nutzen klein ist und dessen Nebenwirkungen bewiesen sind. Wir müssen unsere knappen Ressourcen sinnvoll einsetzen."[708]

Wir alle müssen uns auf jeden Fall darauf einstellen, dass immer mehr Tests und Verfahren zur Krebsvorsorge bzw. -früherkennung auf den Markt kommen werden. Das Riesengeschäft, das hier winkt, ist der Motor, der kaum zu stoppen sein wird. Ende 2008 wurde zum Beispiel gemeldet, dass bösartige Hirntumoren in Zukunft mit einem einfachen Bluttest entdeckt und auch beurteilt werden könnten.[949] Einige Monate später berichtet das Fachmagazin *Nature*, die Ablösung für den bisherigen PSA-Test zur Erkennung von Prostatakrebs könnte bevorstehen. Denn US-amerikanische Wissenschaftler haben bei Betroffenen im Urin einen Indikator für den Tumor entdeckt: die Aminosäure Sarkosin. Daraus wollen sie die Grundlage für einen neuen Urintest bei Prostatakrebs entwickeln.[954]

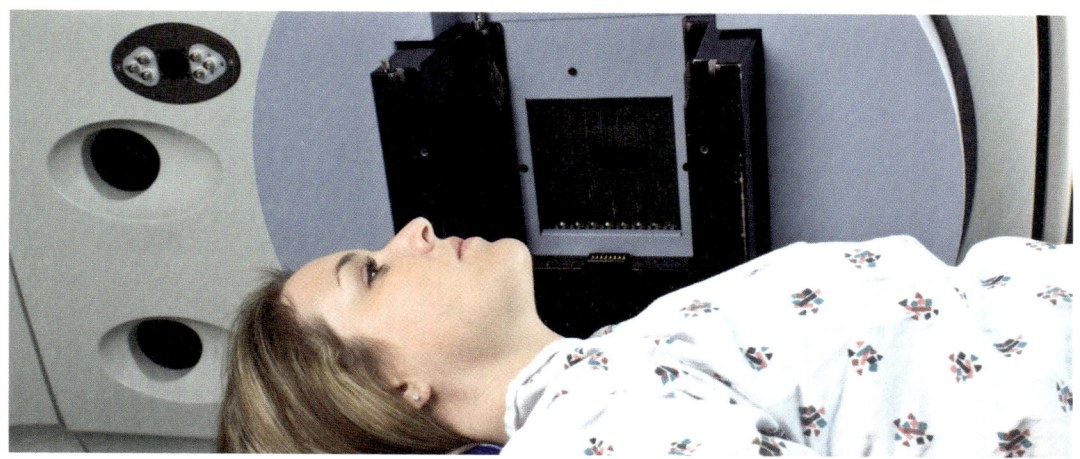

Bei bereits metastasiertem Krebs können Bestrahlung (wie hier abgebildet) oder Chemotherapie meist nichts mehr ausrichten.

Derlei Entwicklungen können für die Patienten freilich auch Vorteile bringen. Doch möchten wir zusammenfassend an dieser Stelle noch mal darauf hinweisen, dass sich jeder in Bezug auf die Krebsfrüherkennung über folgende grundlegenden Punkte im Klaren sein sollte:

▸ Es gibt Tumoren, die früh Tochtergeschwülste ausbilden (metastasieren), lange bevor sie durch Früherkennungsuntersuchungen gefunden werden können. Wenn ein Tumor in diesem späten Stadium entdeckt wird und sich Patient im Anschluss daran ausschließlich einer klassischen Therapie (Chemo, Bestrahlung) unterzieht, so wird dies fast immer nur das Leiden verstärken. Denn Chemotherapie und Bestrahlung können bei bereits metastasiertem Krebs in den allermeisten Fällen nichts mehr ausrichten.

▸ Ein weiterer Typ von Tumoren metastasiert demgegenüber so spät, dass er insbesondere mit einer ganzheitlichen Herangehensweise auch dann noch heilbar ist, wenn er bereits Symptome verursacht – und zu diesem Zeitpunkt benötigt man ja keine Früherkennung mehr.

▸ Und schließlich gibt es Tumoren, die so langsam wachsen, dass sie praktisch nie Beschwerden verursachen. Diese Tumoren würde man also nie aufspüren, wenn man sie nicht zufälligerweise durch eine Vorsorgeuntersuchung (ein Screening) entdeckt hätte. Nicht nur in diesem Fall haben viele Tests ein „erhebliches Schadenspotenzial", wie KLAUS KOCH vom Institut für Qualität und Wirtschaftlichkeit im Gesundheitswesen (IQWiG) in der Fachzeitschrift *Der Onkologe* anmerkt.[697] Denn wer dadurch völlig unnötig zum Krebspatienten wird und dann in die Mühlen der orthodoxen Krebsmedizin gerät, wird mit hoher Wahrscheinlichkeit mit nebenwirkungsreichen Medikamenten und Bestrahlungen traktiert und verliert durch Operationen unnötigerweise eine Brust oder ein anderes Körperteil.

Die Paradigmen der biologisch-ganzheitlichen Medizin

Die ernüchternden Ergebnisse, welche die konventionelle Krebsmedizin nach jahrzehntelangen Forschungen und Hunderten von Milliarden Dollar zutage fördert, machen ein Umdenken dringend notwendig. Die ganzheitlich-biologische Medizin bietet hierfür den adäquaten Ansatz. Denn sie ist nicht wie die klassische Schulmedizin auf bestimmte Laborparameter und die Behandlung von Symptomen mit nebenwirkungsreichen Präparaten fokussiert, sondern bestrebt, die Dynamik der Lebensvorgänge und damit besonders auch die Behebung und Vermeidung von krankheitsverursachenden Faktoren in die Therapie einzubinden. Somit werden in einer ganzheitlich-biologischen Medizin nicht bloß die chemischen Medikamente durch Naturmittel ersetzt. Vielmehr ist sie so zu verstehen, dass sie den Patienten als Ganzes sieht und somit alle in Frage kommenden Ursachen für das jeweilige Leiden unersucht und gegebenenfalls reguliert. „Biologische Medizin ist einfach, handelt vom Lebendigen und ist eben logisch: bio-logisch", wie der Mediziner THOMAS RAU von der Paracelsus Klinik Lustmühle in der Schweiz treffend formuliert.[901]

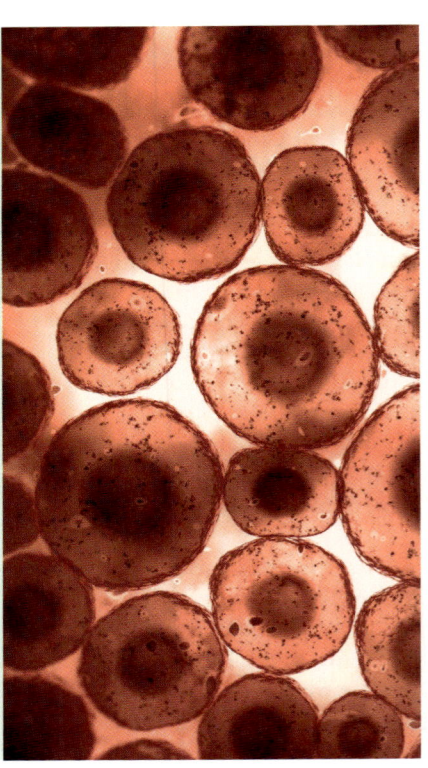

 Das Denken in der biologischen Medizin beruht auf einigen grundlegenden Konzepten und Paradigmen. Zu diesen zählen:
- Krankheiten haben in der Regel mehrere Ursachen
- Jeder Mensch hat eine individuelle Konstitution
- Die Bedeutung von Überbelastungen mit Giftstoffen jeglicher Art
- Die Bedeutung der Reaktionsfähigkeit der Zellen
- Die Bedeutung der Stärkung des Immunsystems
- Die Bedeutung der Ernährung für Prävention und Therapie
- Die Bedeutung von Bewegung, frischer Luft und Sonnenlicht
- Die Bedeutung des Darms und der Darmflora
- Die Aufhebung von Regulationsblockaden als zentrales Element
- Störfelder im Kiefer und in anderen Körperregionen können starke, krank machende Fernwirkungen besitzen

Zellen (hier unter dem Mikroskop): Sie gesund zu halten und im Krankheitsfall wieder aufzubauen, ist ein wesentliches Ziel der biologisch-ganzheitlichen Medizin.

Der Begriff der Vergiftung – oder auch toxischen Regulationsblockade – spielt in der ganzheitlich-biologischen Medizin eine zentrale Rolle. Giftige Einflüsse, welche die feinen Anpassungsvorgänge des Stoffwechsels stören, zählen zu den bedeutendsten Krankheitsursachen. Von Interesse sind dabei zum Beispiel:

- **Metalle:** Quecksilber, Blei, Kadmium und Palladium (aus Amalgamplomben, Autoabgasen, Autokatalysatoren, Zigarettenrauch etc.)
- **Lösungsmittel und Weichmacher:** zum Beispiel aus Computern, Kinderspielzeug, Verkleidungen von Innenräumen insbesondere von Neuwagen etc.
- **Nahrungszusätze:** zum Beispiel Konservierungsmittel oder der Süßstoff Aspartam (in Softdrinks, Kaugummis, Bonbons, Hustentropfen, Brausetabletten, Medikamenten etc.)
- **Pestizide:** praktisch in allen Lebensmitteln, die aus industrialisierter Landwirtschaft stammen
- **Zigarettenrauch**
- **Mobilfunkstrahlen**
- **Medikamente**
- **Drogen**
- **Feinstaub:** zum Beispiel von Autos und Laserdruckern produziert
- **Stress**
- **Übersäuerung**

Mit dieser Aufzählung ist es bei Weitem nicht getan. Zu erwähnen wären außerdem noch mikrobielle Toxine; also Gifte, die von Bakterien stammen, die es sich in Zahnherden „gemütlich" gemacht haben, oder von „schlechten" Bakterien und Pilzen, die sich in einer chronische gestörten Darmflora eingenistet haben. Die Liste der giftigen und damit auch potenziell krebserregenden Einflüsse ist lang – deutlich länger, als so manchem „modernen" Menschen gewahr ist. Dabei ist es nicht nur die Giftigkeit jedes einzelnen Stoffes, die sich störend auf die Regulationsprozesse im Körper auswirkt, sondern gerade auch die ungeheure Vielzahl an Stoffen, die permanent auf uns Zivilisationsmenschen einwirken, sich in unseren Körpern anreichern, das Regulationssystem angreifen und über kurz oder lang zum Kippen bringen können. Dies kann bei dem einem in Diabetes, bei einem anderen in einen Herzinfarkt und bei dem nächsten in Krebs münden.

„Toxine blockieren die normalen Regulations- und Anpassungsvorgänge im Körper, indem sie Stoffwechselvorgänge fehlleiten, Bakterien in ihrem Verhalten stören und andere natürliche Entgiftungsvorgänge blockieren", so der Mediziner THOMAS RAU.[901] Viele dieser giftigen Störfaktoren sind chemisch oder feinenergetisch einfach nachzuweisen. Doch die konventionelle Medizin schenkt ihnen oft kaum oder gar keine Beachtung. Auf Schwermetalle wie Quecksilber zum Beispiel, die die zellulären Abläufe in unserem Körper stark stören und blockieren können, wird nur selten getestet – selbst nicht bei chronisch neurologischen Krankheiten und auch nicht bei Krebs. Stattdessen ist man nach wie vor auf der Jagd nach Mikroben und mit der Produktion möglichst gewinnträchtiger Präparate beschäftigt.

> ⓘ Von zentraler Bedeutung ist, sich zu verinnerlichen, dass Krankheiten meist multikausal sind, also mehrere Ursachen haben können. Die Faktoren, die sie verursachen, wirken zudem bei jedem Menschen unterschiedlich, weil jeder Mensch einzigartig ist und über ganz individuelle Abwehrkräfte und Puffersysteme verfügt. Krankheitssymptome treten bei jedem einzelnen Menschen also erst dann auf, wenn seine ganz persönlichen Kompensationsfähigkeiten erschöpft sind. Irgendwann ist das persönliche „Fass" eben voll, um ein in der Allgemeinsprache oft benutztes Bild zu verwenden.

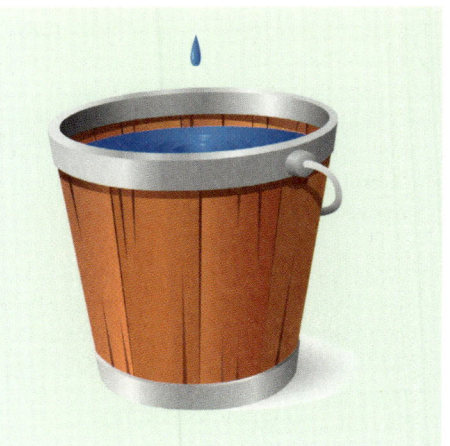

Sehr viele Krankheiten sind „idiopathisch". Diese Formulierung bedeutet, dass die eigentliche Krankheitsursache nicht bekannt ist. Es ist interessant, dass ein großer Teil der Patienten, die einen ganzheitlichen Therapeuten aufsuchen, schon von vielen Ärzten ohne klare Diagnose untersucht worden sind. Dabei wurde erklärt, die Ursache des Leidens wäre unbekannt, woraufhin lediglich die Symptome behandelt worden sind – meist mit nebenwirkungsreichen Medikamenten oder Operationen. Dies kann der Fall sein bei allen Autoimmunerkrankungen, chronischen Gefäßkrankheiten, chronisch degenerativen Krankheiten, bei den meisten allergischen Krankheiten, bei „neuen Krankheiten" wie dem Chronischen Müdigkeitssyndrom, bei psychischen Krankheiten wie Depressionen und Neurosen, bei kindlichen Verhaltensstörungen wie dem Aufmerksamkeits-Defizit-/Hyperaktivitäts-Syndrom (ADHS) oder auch bei Tumorerkrankungen bzw. Krebs.

„Aus Sicht des biologisch-medizinischen Arztes ist bei all diesen Krankheiten wenigstens eine teilweise Besserung möglich, wenn Teilursachen gefunden werden, die zumindest einen Teil des Bildes erklären", so der Mediziner Rau in seinem Buch „Biologische Medizin". „Sehr häufig kann der Körper durch seine Eigenregulation den Rest zur Heilung beitragen, wenn eine Hauptursache oder mehrere Teilursachen gefunden werden."[901] Dabei kann man ihn noch zusätzlich stärken und in seinen Selbstheilungskräften unterstützen.

Die Komplexität des Krankheitsgeschehens gerade bei Krebs müssen nicht nur die Ärzte bzw. Therapeuten im Blick haben, sondern auch die Patienten, um Enttäuschungen möglichst zu vermeiden. Oft haben auch sogenannte „alternative" Behandler einen viel zu engen Fokus auf das Krankheitsgeschehen; sie geben dann zwar keine nebenwirkungsreichen Medikamente, entscheiden sich dafür aber zum Beispiel nur für Akupunktur oder nur für homöopathische Wirkstoffe oder nur für Omega-3-Fettsäuren in höher dosierter Form, ohne dass diese Anwendung an dem Krankheitsgeschehen in seiner Gänze etwas zum Positiven ändern könnte. In diesem Fall war das therapeutische Mittel der Wahl nicht „kraftvoll" genug, um etwas bewirken zu können. Therapeuten, die so vorgehen, haben entweder keine hinreichende Kenntnis von der Vielzahl möglicher krankmachender Faktoren und/oder sie haben es schlicht versäumt, die in Frage kommenden Ursachen genau abzuklären. So kann es leider auch im alternativmedizinischen Bereich vorkommen, dass „blind" drauflos therapiert wird, ohne dass ein Effekt erzielt wird.

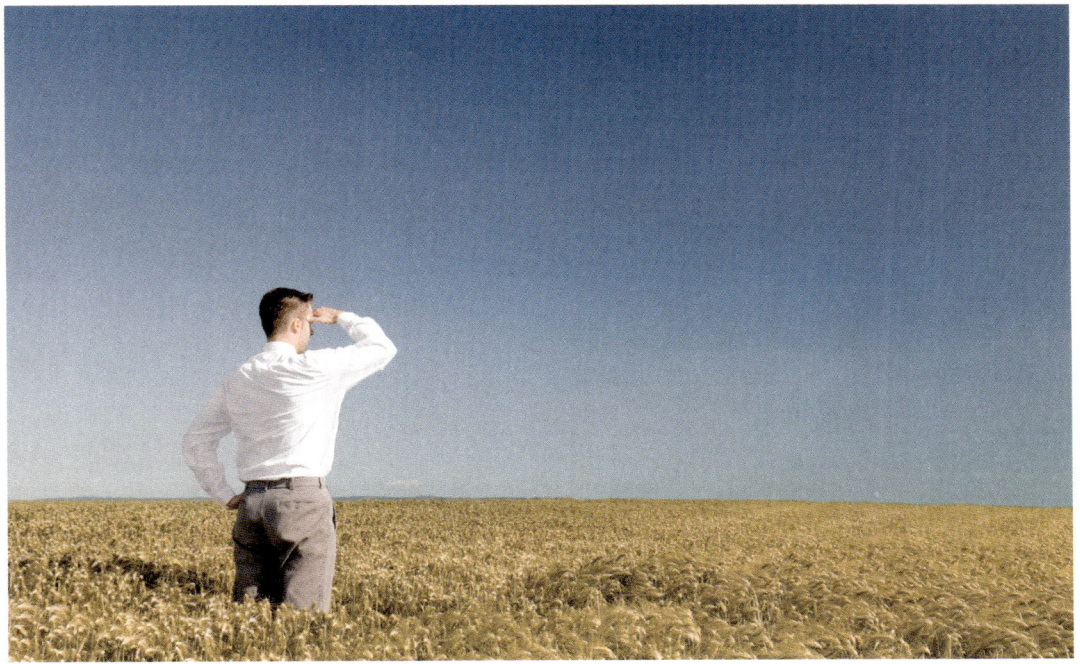

Ein ganzheitlich medizinischer Ansatz in seinem eigentlichen Sinne lebt davon, mit offenem Horizont auf die Dinge zu blicken. Dies kann entscheidend dazu beitragen, Patienten eine positive Perspektive in ihrem Leben zu ermöglichen.

Allen Patienten ist daher zu anzuraten, sich sehr erfahrene und versierte Therapeuten zu suchen, die im tatsächlichen Sinne ganzheitlich orientiert sind und alles daran setzen, die Ursache(n) der Beschwerden abzuklären. Dabei mitzudenken und selbst zu recherchieren hat freilich noch nie geschadet.

Die Stärkung des Immunsystems ist das A und O

Im ersten Kapitel haben wir dargelegt, wie wichtig es für unsere Gesundheit und für die Prävention von Krankheiten wie Krebs ist, dass die Zellen gesund sind. Von zentraler Bedeutung in den Zellen sind zum Beispiel die Mitochondrien, die auch als Zellkraftwerke bezeichnet werden. Sie gehören zum Energiesystem unseres Körpers. Ihr eigenes Erbgut und damit sie selbst können durch eine ganze Reihe von Faktoren nachhaltig geschädigt werden, unter anderem durch Schwermetalle wie Quecksilber, aber auch durch Pestizide oder Chemotherapeutika – am Ende kann dadurch eine schwere Krankheit entstehen.

Der Krebsforscher HEINRICH KREMER spricht in seinem Buch „Die stille Revolution der Krebs- und AIDS-Medizin" davon, dass Krebs eine Folge der Schädigung dieses Energiesystems ist. Letztlich läuft bei einem gestörten Energiesystem natürlich auch jede weitere Zellreaktion schlechter ab, wodurch das Immunsystem nicht mehr richtig arbeiten kann. Erste Pflicht ist demnach, das Immunsystem gesund zu halten. Ist man bereits von einem chronischen Krankheitszustand betroffen, kommt es für den Gesundungsprozess entscheidend darauf an, das Immunsystem wieder auf Vordermann zu bringen.

Was aber genau hat man unter einem Immunsystem zu verstehen? Das Immunsystem umfasst eine Vielzahl von Zelltypen und eine noch größere Zahl an Botenstoffen (Botenstoffe dienen in einem Organismus der Kommunikation auf chemischer Ebene – also dazu, Signale bzw. Informationen zu übertragen). Rund 80 Prozent der Immunzellen befinden sich im Darmbereich. Die mit Mikroorganismen übersäte Darmflora ist demnach das mit Ab-

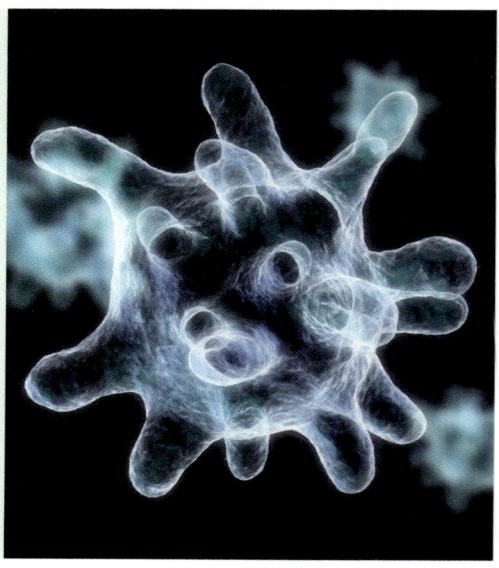

> ℹ️ Das Immunsystem besteht aus zwei Abwehrsystemen: der spezifischen und der unspezifischen Abwehr. Beide Systeme beinhalten sowohl zelluläre als auch humorale (nicht-zelluläre) Bestandteile. Die zellulären Bestandteile umfassen Lymphozyten, Makrophagen (siehe Abbildung) und Granulozyten. Alle drei Zellarten sind Unterklassen der weißen Blutkörperchen (Leukozyten). Bei den Lymphozyten wird noch zwischen B-Lymphozyten, T-Helferzellen sowie T-Killerzellen unterschieden; die Makrophagen (abgebildet) werden auch Fresszellen genannt. „Nach neueren Erkenntnissen kann man das zelluläre Immunsystem jedoch in zwei Hauptsparten unterteilen: Th1- und Th2-System", so der Umweltmediziner JOACHIM MUTTER in seinem Buch „Gesund statt chronisch krank".[777]

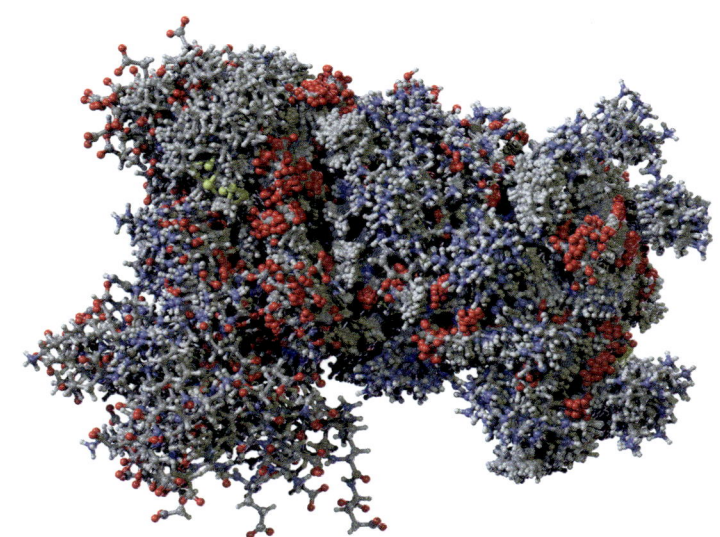

Molekularmodell eines menschlichen Interferons. Interferon (englisch to interfere = eingreifen, sich einmischen) ist ein Protein, dem eine immunstimulierende und vor allem auch antitumorale Wirkung beigemessen wird. Es wird als körpereigenes Gewebshormon in menschlichen und tierischen Zellen (unter anderem von weißen Blutkörperchen) gebildet.

stand größte und wichtigste Immunsystem unseres Körpers.[704] Insgesamt wiegen diese Mikroben gut ein Kilogramm. Ein Umstand, der vielen Menschen gar nicht bewusst ist, obwohl auch die Schulmedizin dies immer mehr erkennt. Wie „fit" diese Darmflora ist, wird von einer ganzen Reihe von Faktoren beeinflusst, insbesondere von der Ernährung, durch das Ausmaß an Negativstress, Bewegungsmangel, Drogenkonsum etc. Vieles lässt darauf schließen, dass der Zustand der Darmflora entscheidenden Einfluss hat auf alle möglichen Leiden wie Übergewicht und Allergien, aber auch auf schwere Krankheiten wie Krebs.[512, 696, 711, 742]

Die Einteilung in Th1- und Th2-System gestattet es, eine Vielzahl unterschiedlicher Zusammenhänge geschickt zusammenzufassen, wobei aber beachtet werden sollte, dass es sich um ein vereinfachtes Modell handelt, das etwa die Rolle der Th17- und T_{Reg}-Zellen nicht berücksichtigt. Nichtsdestotrotz erlaubt das Th1/Th2-Modell ein tieferes Verständnis von Krebs, wie im Folgenden aufgezeigt wird.

Th1 und Th2 stehen hier für T-Helferzellen vom Typ 1 und 2. Entsprechend besteht das Th1-System aus Th1-Zellen wie speziellen Lymphozyten, Fresszellen und Killerzellen. Es wird aktiviert durch sogenannte Typ-1-Cytokine, also zum Beispiel durch das Gewebshormon Gamma-Interferon, die Botenstoffe Interleukin 1 und 12 sowie den Signalstoff TNF-alpha. Durch diese Aktivierung entwickeln sich unreife Th0-Zellen in reife Th1-Zellen. Diese entwicklungsgeschichtlich älteste Form der Immunabwehr kommt auch bei wirbellosen Tieren wie Würmern und Schwämmen vor. Im Gegensatz dazu ist das Th2-System erst mit der Entwicklung von Wirbeltieren entstanden, die eine Abwehr benötigten, um dem Angriff von Parasiten und größerer Organismen, etwa von Würmern, trotzen zu können.

Zusammenfassend lässt sich über die beiden Immunabwehrsysteme sagen: Das Th1-System wehrt vor allem mit dem „Kampfstoff" Stickoxid (wissenschaftliche Abkürzung: NO_x) alle Krankheitserreger ab, die sich in einer Zelle befinden – dazu zählen Pilze, Chlamydien, Mykobakterien (die zum Beispiel bei Tuberkulosepatienten beobachtet werden), Spirochäten wie Borrelien, Amöben oder auch Krebszellen. Dieses Stickoxid wird auf die betroffenen Zellen ausgegast, wodurch es zum Zelltod und somit auch zur Vernichtung der in der Zelle befindlichen Organismen kommt. Diese zellgebundene Abwehr des Th1-Systems kann jedoch Organismen, die eine gewisse Größe überschreiten, weder mit Stickstoff zerstören noch durch Fresszellen aufnehmen und verdauen.

Und so kam es, dass im Laufe der Evolution Wirbeltiere entstanden, die mit einem Th2-System ausgestattet waren. Mit dem sich ausbildenden Knochenwachstum konnten sogenannte B-Zellen produziert werden, die sich dann mithilfe der neu entstandenen zweiten Sorte von T-Helferzellen, den Th2-Zellen, in bestimmte Immunzellen (Plasmazellen) umwandeln und so Antikörper produzieren konnten.

Dieses Th2-System hat also seine eigenen Waffen und wehrt mit Antikörpern (IgA, IgE, IgG, IgM)* alles Krankmachende ab, was sich außerhalb der Zellen befindet, also etwa Würmer und Bakterien. Diese Antikörper – die „Waffen" des Th2-Systems – sind wie kleine Raketen, die sich zum Beispiel an die Oberfläche der Parasiten heften und sie praktisch durchlöchern.

Die Hauptwaffe des Th1-Systems, das Stickoxid, erlaubt unter anderem auch die Zerstörung von Krebszellen. Das entstehende Stickoxid muss aber von den körpereigenen Zellen durch reduziertes Glutathion oder Schwefelgruppen (Thiole) entgiftet werden, da es sonst auch die gesunden Zellen vernichten würde. Glutathion ist ein körpereigenes kleines „Mini-Eiweiß", das in jeder Körperzelle vorhanden ist und an einer Reihe von Entgiftungs-, Transport- und Biosynthesefunktionen beteiligt ist. Das Nationale Krebsinstitut der USA bezeichnet reduziertes Glutathion als „das primäre Antioxidans von Zellen, das eine wichtige Rolle spielt bei der Neutralisierung von freien Radikalen und – da es ein Co-Enzym ist, das [schwefelhaltige] Thiole enthält – bei der Entgiftung von Fremdstoffen".[841]

In der japanischen und angelsächsischen Literatur sind der medikamentösen Gabe von Glutathion mehrfach tumorhemmende Wirkungen nachgewiesen worden. In einer prospektiven, randomisierten Doppelblindstudie an 50 Patienten mit fortgeschrittenem Magenkarzinom wurde eine Kombinations-Chemotherapie verabreicht. In der Glutathiongruppe wurde parallel vor jedem Chemotherapiezyklus reduziertes Glutathion intravenös sowie zusätzlich jeweils 600 mg reduziertes Glutathion intramuskulär am zweiten und fünften Tag der Chemotherapie verabreicht. Die Kontrollgruppe erhielt stattdessen lediglich wirkungslose Kochsalzlösung. Die Ergebnisse zeigten in der Glutathiongruppe deutlich weniger und

---

* Ig steht für Immunglobulin

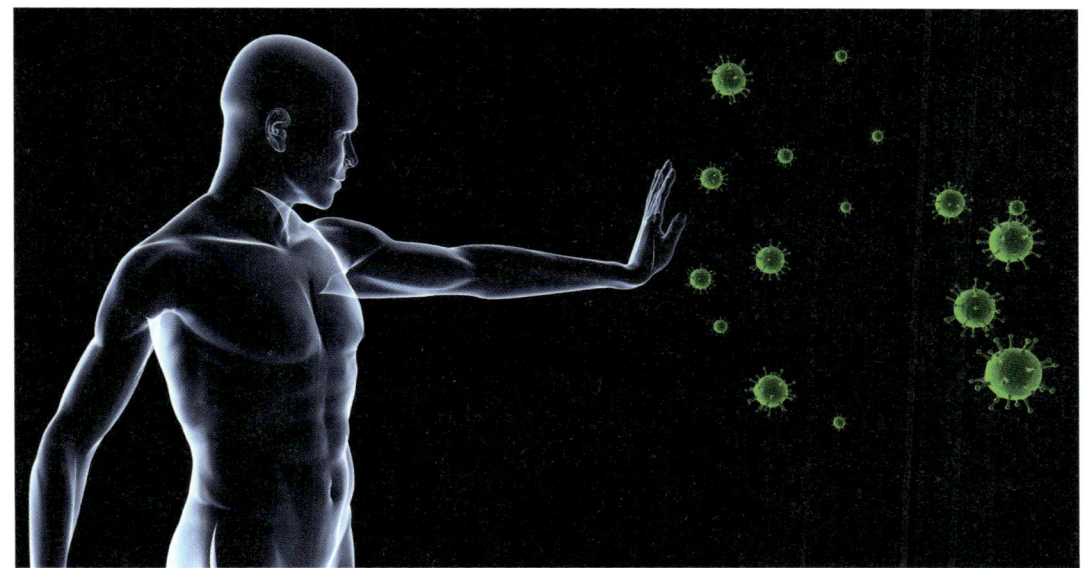

Ein funktionierendes Immunsystem ist die Grundlage unserer Gesundheit. Sind Elemente davon gestört oder aus dem Gleichgewicht, können selbst üblicherweise harmlose bakterielle Infektionen zum Problem werden.

geringere Neurotoxizität**. Im Vergleich des Ansprechens auf die Chemotherapie (Tumorresponse) zeigten die mit Glutathion behandelten Patienten ebenfalls deutlich bessere Ergebnisse. Die Autoren empfahlen auf Grund dieser Ergebnisse weitere Prüfungen des Einsatzes von reduziertem Glutathion im Rahmen der Chemotherapie.[540]

Im gesunden Organismus besteht in der Regel ein Gleichgewicht zwischen reduziertem Glutathion und seiner oxidierten Form, wobei eben nur die reduzierte Variante des Glutathion die stickstoffneutralisierende Wirkung entfaltet. Nimmt nun die Zahl freier Radikale im Organismus infolge giftiger Einflüsse wie Schwermetallbelastungen, Medikamentenkonsum, Stress etc. zu, kann die Menge an reduziertem Glutathion in den Zellen absinken. Kann der Organismus diesen Abfall nun nicht aufhalten bzw. umkehren (zum Beispiel mit Hilfe von Vitamin E oder der Aminosäure Cystein, die oxydiertes Glutathion sofort wieder in funktionstüchtiges reduziertes Glutathion umwandeln kann), so kommt es zu einem Mangel an reduziertem Glutathion und damit zu einer ungehinderten Aktivität der aggressiven Radikale.[864] Dies ist besonders bei Krebspatienten häufig zu beobachten.[998] Chemo- und Strahlentherapie verschlechtern die Situation meist noch erheblich, da durch sie verstärkt Glutathion verbraucht wird, sodass die freien Radikale vermehrt ihr „Unwesen" treiben können.

** giftig auf das Nervensystem wirkend

Sind nun reduziertes Glutathion sowie andere Antioxidanzien nicht in ausreichendem Maße vorhanden, schaltet das Immunsystem auf die Th2-Anwort um, wodurch gleichzeitig die Th1-Immunabwehr gedrosselt wird. Als Folge davon kann es nicht nur zu chronischen Infektionen kommen mit Keimen, die durch eine Th1-Antwort abgewehrt werden müssten – etwa Borrelien- oder Pilzinfektionen –, sondern letztlich auch zu Krebs, da Krebszellen ebenso durch das NO-Gas der Th1-Immunantwort vernichtet werden. Um die Drosselung des Th1-Systems zu kompensieren, kann es leicht zur Überstimulierung der Th2-Immunabwehr kommen. In der Tat ist nicht nur bei Menschen, die unter Allergien oder Autoimmunerkrankungen (bei denen zelleigene Strukturen angegriffen werden) leiden, sondern besonders auch bei Krebspatienten das Th2-System oft überaktiv und das Th1-System heruntergefahren.[897]

„Das bedeutet, dass es ratsam ist, bei Menschen, die unter Krebs oder anderen chronischen Krankheiten leiden, die körpereigene Glutathionproduktion durch Entgiftung der Mitochondrien und durch die Zufuhr bestimmter Substanzen zu erhöhen", so der Mediziner MUTTER. „Dies führt dann dazu, dass das Th2-System auf ein ausgeglichenes Niveau heruntergefahren wird. Die deutliche Zunahme von allen möglichen chronischen Krankheiten in den vergangenen Jahrzehnten spricht dafür, dass die Bevölkerungen in den Industriestaaten an einem zunehmenden Glutathiondefizit bzw. einer Mitochondrienunterfunktion leidet, verursacht zum einen durch die steigende Belastung mit immer mehr Giftstoffen und schädigenden Strahlungen, und zum anderen durch die Versorgung mit minderwertiger Nahrung, die immer weniger lebenswichtige Nährstoffe enthält, weil sie mittels industrieller Anbaumethoden und auf ausgelaugten Böden hergestellt wird."

Auch die Krebsforscher ROBERTO LOCIGNO und VINCENT CASTRONOVO von der Universität Liège in Belgien stellen in einer Übersichtsarbeit, die 2001 im International Journal of Oncology veröffentlicht wurde, fest: „Die Forschergemeinde ist einhellig der Auffassung, dass reduziertes Glutathion eine zentrale Rolle spielt in den Abläufen in der Zelle. Es ist stark involviert in die Abwehr von Fremdkörpern und von gesundheitsschädlichen Substanzen wie freien Radikalen. Als Folge davon ist reduziertes Glutathion ein essenzieller Faktor, wenn es um die Vermeidung und Therapierung von verschiedenen Leiden beim Menschen geht, darunter Krebs und Herz-Kreislauf-Erkrankungen."[731]

Wie Forschungen zeigen, wird der Glutathiongehalt im menschlichen Körper durch den Verzehr von rohem Gemüse und Wildkräutern stark angehoben.[777] Studien haben zudem gezeigt, dass schwefelhaltige Lebensmittel antioxidative Wirkung haben und die Glutathionsynthese stimulieren – und so Krebs entgegenwirken können.[507, 891] Die exotische Frucht Durian, die man in Deutschland in Asialäden bekommt, ebenso wie Bärlauch und Knoblauch enthalten zum Beispiel reichlich dieser schwefelhaltigen Verbindungen. Auch soll ein gesunder Schlaf die Glutathionreserven der Leber regenerieren helfen und zudem zu einem Anstieg des Melatonin-Levels führen. Melatonin ist ein Schlafhormon und ist genau wie

Glutathion ein Radikalfänger (manche sagen, dass Melatonin sogar ein noch stärkerer Radikalfänger sei als Glutathion). Die Bildung von Melatonin ist allerdings nur möglich, wenn der Körper am Tag genügend natürlichem Licht ausgesetzt ist und ausreichend Vitamine sowie der essenzielle Eiweißbaustein L-Tryptophan (der mit der Nahrung aufgenommen werden muss) zur Verfügung stehen.

Melatonin schützt auch Glutathion vor vorzeitigem Abbau, das Schwermetall Quecksilber hingegen führt schnell zu Glutathionmangel und Zellschäden. Wie Studien zeigen, konnte der Zusatz von Melatonin Zellschäden durch Schwermetalle entgegenwirken bzw. vermeiden helfen.[865]

Ein Sachverhalt, der auch in anderen Bereichen der Medizin bekannt ist, etwa in der Notfallmedizin. Bei einer Vergiftung mit dem gängigen Schmerzmittel Paracetamol gibt man hochdosiert die Aminosäure Cystein (etwa in Form von Fluimucil-Ampullen), um die Glutathionproduktion anzukurbeln. Paracetamol ist ein Glutathion-Dieb und hat deswegen schon zu Todesfällen geführt. Leider sind sich die wenigsten Ärzte darüber im Klaren, sodass manchmal nur einige Dinge zusammenkommen müssen, um eine gefährliche Situation oder gar den Tod eines Patienten herbeizuführen.

Wird zum Beispiel ein Patient operiert, der aufgrund von Schmerzzuständen schon eine Menge Paracetamol genommen hat, der sich schlecht ernährt und dadurch mit Pestiziden belastet ist (was heute leider normal ist) und der vielleicht noch irgendeine unauffällige entzündliche Hauterkrankung hat, so kann es passieren, dass durch die Narkosemittel und die Wundheilung zusätzlich Glutathion verbraucht wird. In diesem Fall ist es nicht verwunderlich, wenn es dem Patienten immer schlechter geht. Sollte er zufälligerweise auch noch von dem immer häufiger zu beobachtenden Gendefekt der Glutathion-S-Transferase Theta* betroffen sein, kann solch eine Situation auch tödlich enden. Die meisten Ärzte sind dann ratlos und wissen nicht, warum ihr Patient gestorben ist und wie sie dieses Drama hätten vermeiden können. Eine unserer Autoren, JULIANE SACHER, hat diesen Gendefekt in der Praxis bei einer Reihe von Krebs- und AIDS-Patienten gefunden. Daher warnt sie diese Patienten vor dem Einsatz von Paracetamol und führt stattdessen ein paar Tage vor und nach Operationen Glutathioninfusionen durch.

> **▽** Ein zentraler Baustein einer erfolgreichen Krebstherapie muss sein, das Immunsystem zu stärken bzw. die Th1- und Th2-Abwehrsysteme in eine robuste Verfassung zu bringen und so auch die geschädigten Mitochondrien (Zellkraftwerke) zu regenerieren. Um dies zu erreichen, ist es wichtig, den Gehalt am Eiweiß Glutathion in den Mitochondrien zu erhöhen. Dies kann durch die Zufuhr der Aminosäuren Cystein, Glutamin und Glycin erfolgen. Diese werden vom Zellplasma zu den Mitochondrien transportiert. Dadurch können manchmal Krebszellen wieder in normale Zellen zurückverwandelt werden.[777]

---

* Glutathion-S-Transferasen sind Enzyme, welche die Bindung von Glutathion an Xenobiotika (organismusfremde organische Verbindungen) katalysieren und im Körper eine zentrale Rolle bei der Entgiftung spielen.

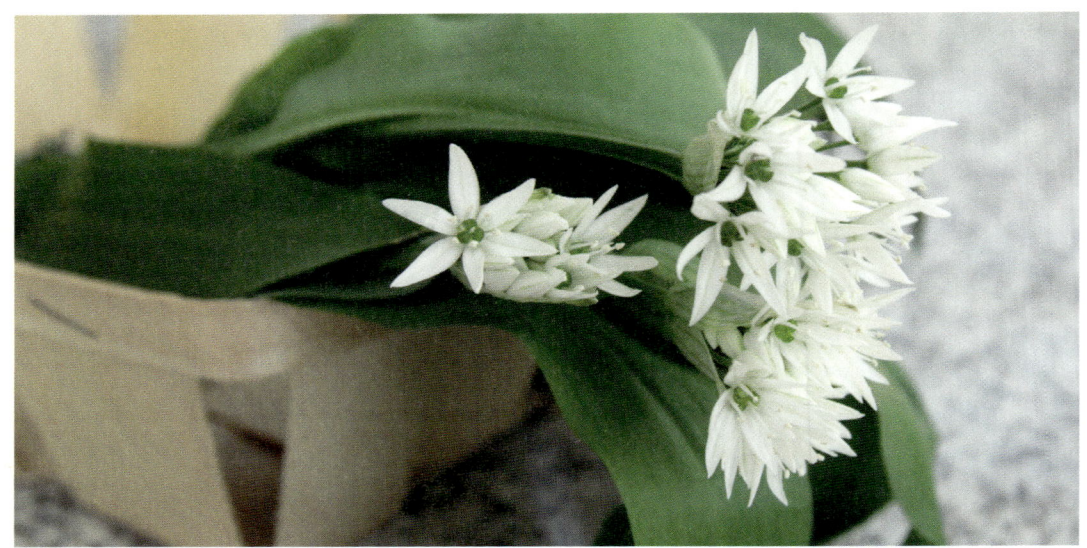

Bärlauch (Allium ursinum) besitzt ebenso wie seine Verwandten Knoblauch, Zwiebel und Schnittlauch Schwefelverbindungen, die für unser Immunsystem wichtig sind, weil sie die Glutathionsynthese ankurbeln.

In diesem Zusammenhang hat auch Boyd Haley, Professor und Direktor des chemischen Instituts der University of Kentucky, ein neues Mittel entwickelt, das sich in Tierversuchen als praktisch so ungiftig wie Wasser herausgestellt hat und dem er den Namen Oxidative Stress Relief, kurz OSR, gegeben hat. Es kann in Gehirn und Rückenmark den Glutathiongehalt effektiv erhöhen sowie Schwermetalle ausleiten. In ersten Versuchen mit Menschen konnte gezeigt werden, dass Menschen, die selbst unter schweren Krankheiten wie Parkinson, Alzheimer und Herzbeschwerden leiden, schnelle Besserung erfahren konnten oder dass es zumindest möglich war, das Fortschreiten der Erkrankungen aufzuhalten. Als Nahrungsergänzungsmittel ist es zum Anheben des körpereigenen Glutathionspiegels von der FDA – der US-amerikanischen Behörde für Lebensmittel- und Medikamentenzulassung – genehmigt worden.[777]

Selbstverständlich wirken diese Substanzen bzw. Verfahren umso eher und besser bzw. erst dann, wenn die betroffene Person auch sonst etwas für ihr Immunsystem tut. Dazu gehört, regelmäßig Sport zu treiben oder sich zu bewegen, frische Luft zu atmen, liebevolle Beziehungen zu unterhalten, ausreichend Sonnenbäder zu nehmen, sich gesund (nährstoff- und frischkostreich, dafür giftstoffarm) zu ernähren usw.

Welch hohen Stellenwert das Immunsystem bei Krebs hat, bestätigen auch Untersuchungen von Jérôme Galon und seinem Team vom Institut National de la Santé et de la recherche Médicale in Paris. Demnach wird der Krankheitsverlauf bei Patienten mit Darmkrebs maßgeblich von der Aktivität der Körperabwehr im Tumor und dessen unmittelbarer Umgebung bestimmt. Dies gilt unabhängig davon, wie stark sich der Tumor lokal ausgebreitet hat oder ob sich bereits Metastasen gebildet haben.[616] Die Analyse der lokalen Immunantwort sollte daher unbedingt in die Diagnosestellung und Therapieentscheidung einbezogen werden, äußerte GALON beim zweiten Europäischen Kongress für Immunologie, der im September 2009 in Berlin stattfand.

Tumoren des Dickdarms und Enddarms gehören mit etwa einer Million Neuerkrankungen pro Jahr weltweit zu den häufigsten Krebserkrankungen. Derzeit lebt nur rund die Hälfte der Patienten länger als fünf Jahre, nachdem sie mit der Diagnose Darmkrebs konfrontiert wurden. Selbst von den Patienten, bei denen der Tumor lokal begrenzt ist, erleiden viele einen Rückfall oder sterben an ihrer Erkrankung oder auch an der Chemotherapie. „Daher brauchen wir dringend neue Instrumente, mit denen wir Patienten mit hohem Risiko für ein Fortschreiten der Erkrankung identifizieren können", betont GALON.

Bis heute wird die Entscheidung darüber, wie aggressiv in der Therapie vorgegangen wird, davon abhängig gemacht, in welchem Stadium sich der Tumor befindet. Dabei orientiert man sich vor allem daran, wie sehr sich der Tumor lokal ausgebreitet hat und wie das Ausmaß der Fernmetastasierung ist. GALON und Mitarbeiter konnten nun zeigen, dass die detaillierte Ermittlung der lokalen Immunantwort ein viel besseres Beurteilungsinstrument darstellt. Damit könnte sich zum Beispiel ergeben, dass ein Patient besonders gefährdet ist bzw. eine schlechte Prognose hat, obwohl sein Tumor noch relativ klein ist – und umgekehrt.

Krebs vorbeugen und heilen mithilfe der Ernährung

„Eure Nahrung sei Eure Medizin", verkündete schon vor langer Zeit HIPPOKRATES (460–370 v. Chr.), der berühmteste Arzt der Antike. Auf ihn berufen sich traditionell eher alternativmedizinisch bzw. ganzheitlich ausgerichtete Therapeuten, doch auch Schulmediziner wie die Amerikanerin DEVRA DAVIS, Professorin am Krebsinstitut der Universität Pittsburgh, verweisen auf ihn.[569] Dies gilt auch für die kanadischen Krebsmediziner RICHARD BÉLIVEAU und DENIS GINGRAS, die den Stand der Forschung zu diesem Thema in ihrem Werk „Krebszellen mögen keine Himbeeren" dokumentiert haben.[501]

Dass die Ernährung ein entscheidender Faktor bei der Krebsentstehung ist, darüber sind konventionelle und alternative Medizin mittlerweile einig sind.[822] So führt die American Cancer Society die bei jüngeren Amerikanern deutlich gestiegenen Darmkrebsraten in erster Linie auf Übergewicht und schlechte Ernährung zurück. Dies liegt in erster Linie am gestiegenen Fast-Food-Konsum, der sich von 1970 bis Mitte der1990er Jahre unter Jugendlichen verfünffacht und unter Erwachsenen verdreifacht hat.[935]

Uneinigkeit besteht unterdessen darüber, wie wichtig die Ernährung letztlich ist und welche Ernährungsform die beste ist, um Krankheiten wie Krebs zu begegnen. Hier gehen die Meinungen nicht nur zwischen konservativen und alternativen Therapeuten auseinander. Auch innerhalb der ganzheitlich-biologischen Krebsmedizin wird heftig diskutiert, ob nun die Gerson- oder die Breuß-Diät oder das kohlenhydratreduzierte Konzept zielführend ist. Wir haben hier die Fakten zu den bedeutendsten Kostformen zusammengetragen, um Ihnen damit eine fundierte Entscheidungshilfe zu liefern.

> ▽! Letztlich ist die Entscheidung zu einer Ernährungsumstellung bis zu einem gewissen Grad immer auch eine persönliche Angelegenheit. So muss jeder für sich entscheiden, was er zu leisten bereit ist und was ihm gut tut. Wichtig erscheint uns dabei die zentrale Botschaft, dass die Ernährung möglichst viel Frischkost und damit Vitalstoffe in lebendiger Form enthalten und die Nährstoffdichte so hoch wie möglich sein sollte – und dass es mitunter länger dauern kann, bis sich die positive Wirkung einer solchen Ernährung bemerkbar macht.

Viele etablierte Krebsmediziner sagen unterdessen, Ernährung könne Krebs allenfalls verhüten, nicht aber heilen.[791] Andere Experten wie der finnische Mediziner THOMAS TALLBERG[962] oder auch MARTIN LANDENBERGER, Arzt und Vorsitzender der Gesellschaft für Bioimmuntherapie,[710] widersprechen. Und dies mit gutem Grund, denn Krebszellen entstehen ja dadurch, dass neben anderen Faktoren eine falsche Ernährung die zentral wichtigen Mitochondrien – die Zellkraftwerke – torpediert und dadurch dezimiert, mit der Folge, dass das Immunsystem schweren Schaden nimmt. Dieser Prozess kann umgekehrt werden, indem die Mitochondrien wieder regeneriert werden, wofür eine vitalstoffreiche Ernährung eine wichtige Komponente darstellt.

Dass die Diskussion über Ernährung und Krebs kontrovers geführt wird, kann unterdessen nicht verwundern. So ist Ernährung ein wichtiger, aber letztlich nur ein Baustein von vielen, der für unsere Gesundheit bzw. für die Entstehung von Krankheiten wie Krebs eine Rolle spielt. Von Bedeutung ist auch, wie viel wir uns bewegen, wie übergewichtig wir sind, welche Gifte täglich auf uns einwirken, wie sehr wir Psychostress ausgesetzt sind, wie viel Sonnenlicht an unsere Haut kommt oder wie „robust" die genetische Ausstattung ist, mit der wir auf die Welt gekommen sind. Vor diesem Hintergrund ist es eine knifflige Aufgabe, den Einfluss einzelner Lebensmittel auf eine Krankheit wie Krebs zu bestimmten – eine Krankheit, die oft Jahrzehnte benötigt, um sich in krankmachender Form zu manifestieren.

Zudem dürfen wir nicht vergessen, dass die Ernährung für den Menschen einen enormen Stellenwert besitzt. Der Mensch ist ein Gewohnheitstier – und das gilt eben ganz besonders auch in Bezug auf seine Essgewohnheiten. Entsprechend emotional geht es mitunter zu, wenn darüber diskutiert wird, welches Nahrungsmittel Krebs Vorschub leisten könnte, selbst wenn wissenschaftliche Debatten frei von Gefühlen sein sollten.

Ein gutes Beispiel dafür ist das Thema der tierischen Eiweiße: So wird von eher alternativ oder ganzheitlich bzw. kritisch eingestellten Experten darauf hingewiesen, dass der Überkonsum von Fleisch, Fisch und Milchprodukten in den Industrieländern dazu beigetragen hätte, dass die Krebsraten in der zweiten Hälfte des 20. Jahrhunderts drastisch angestiegen. Die meisten etablierten Mediziner hingegen belächeln diese These und verfrachten sie in das Reich der Mythen und Märchen. Doch sie übersehen dabei nicht nur, dass ihre eigene Krebsmedizin, die auf Chemotherapie und Bestrahlung setzt, einer „Voodoo-Wissenschaft" gleichkommt, wie der Genomforscher George L. Gabor Miklos 2004 in der Fachzeitschrift *Nature Biotechnology* konstatiert.[764] Sie bedenken dabei auch nicht, dass es für die krankmachende oder gar kanzerogene Wirkung eines übermäßigen Verzehrs tierischer Eiweiße fundierte Hinweise gibt.

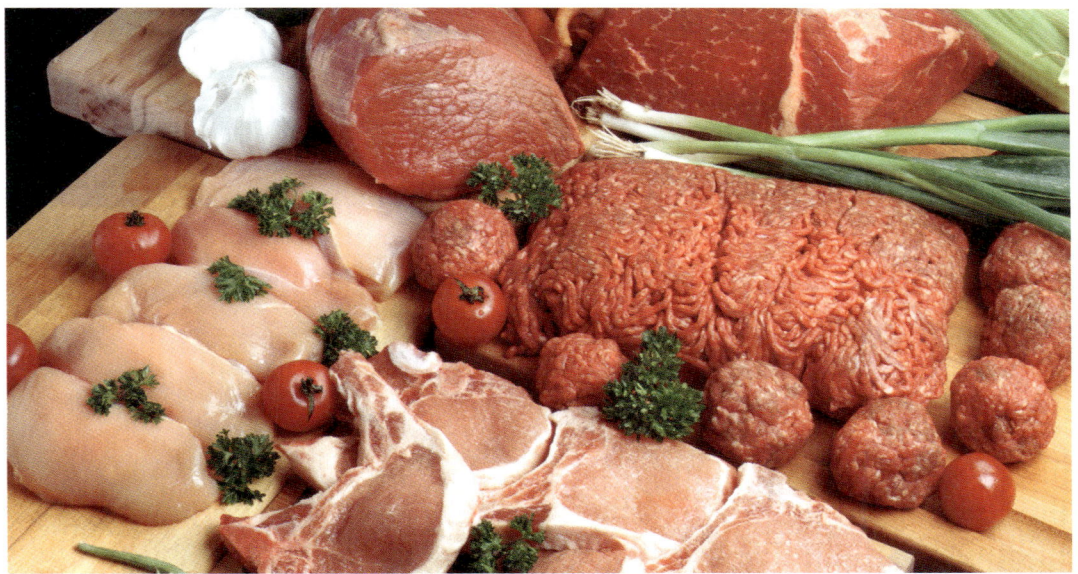

In früheren Zeiten gab es nur in besser gestellten Familien einmal in der Woche Fleisch. Inzwischen wird Fleisch im Übermaß konsumiert, was zu vielen gesundheitlichen Problemen führt, die in Krebs münden können.

Einen Grund für diese abwehrende Haltung sieht T. Colin Campbell, angesehener Ernährungswissenschaftler aus den USA, der sich über Jahrzehnte mit dem Zusammenhang von tierischen Eiweißen und Krebs beschäftigt hat,[537] in der psychologischen Natur des Themas: „Tierisches Protein als Nahrung ist wie eine Religion. Bei seiner Entdeckung im 18. Jahrhundert wurde tierisches Eiweiß zum ‚Stoff des Lebens schlechthin' erklärt. Im 19. Jahrhundert wurde es dann gar zu einer Art Zeichen der Zivilisation. Und heutzutage ist es Zentrum einer gigantischen Industrie."[596]

So kommt es, dass auf der Entscheidungsebene – nicht nur von der weltweit agierenden Fleischwirtschaft,[886, 922] sondern auch in der Krebsforschung – ein großer Widerwille dagegen zu existieren scheint, bis ins letzte Detail abzuklären, inwiefern tierische Eiweiße das Krebsgeschehen beeinflussen können. Alle blicken auf „schädliche" Fette, doch niemand scheint sich für die mögliche kanzerogene Wirkung von tierischem Eiweiß zu interessieren. Mit der Folge, dass entscheidende Studien, die sogar nur wenige 100.000 € kosten würden, nicht finanziert werden,[930] während für alle möglichen anderen Forschungsvorhaben, die auf eine lukrative Medikamentenproduktion hinauslaufen, bereitwillig unzählige Milliarden bereitgestellt werden, ohne dass dadurch die Krebszahlen in deutlichem Maße gesenkt worden wären.

> ⚠ Wenn den Patienten wirklich geholfen werden soll, so muss gerade auch bei Thema Ernährung vorurteilsfrei, mit offenem Geist und gesunder Neugier nach der Wahrheit gesucht werden. Das Vorsichtsprinzip gehört dabei in unser Handeln integriert. Zudem wäre es wichtig, dass die Forschung vom Einfluss der Pharma- und Chemiebranche und anderer Industrien befreit wird. Mit anderen Worten: Damit die Krebszahlen endlich drastisch nach unten gehen, dürfen sich die Geschichten vom Zigarettenqualm oder vom Schwermetall Blei im Benzin nicht ständig wiederholen.

Die Medizinprofessoren MICHAEL KRAWINKEL und JÜRGEN STEIN treffen daher den Nagel auf den Kopf, wenn sie feststellen: „Aber hat eine Ernährungsmedizin überhaupt einen Platz in einer Medizin, die jeden Schritt auf Wirtschaftlichkeit überprüfen muss? – Wenn Ärzte zukünftig nicht nur noch Reparaturbetrieb sein wollen, kommen sie am Thema Ernährung nicht vorbei."[703]

Jahrzehntelang sind viele Millionen Menschen ums Leben gekommen, weil der Zigarettenkonsum oder Blei in Autoabgasen auf skandalöse Weise verharmlost wurden. Beim Tabakrauch und beim Blei ist es nach hartem Kampf tatsächlich gelungen, sie als potenziell krebserregend zu brandmarken. Bei etlichen anderen Substanzen und Einflussfaktoren und Ernährungsformen steht dies leider noch aus.

Die Ernährung als zentraler Bestimmungsfaktor für Gesundheit und Krankheit: Die Forschungen des Arztes Sir Robert McCarrison

Es gibt viele Wissenschaftler, die sich mit dem Einfluss der Ernährung auf die Gesundheit beschäftigen. Doch die jahrelangen Studien des britischen Arztes SIR ROBERT MCCARRISON (1878–1960) zählen zu den bemerkenswertesten in der Geschichte der Medizinforschung. MCCARRISON genoss auch in etablierten Kreisen sehr hohes Ansehen. Im Mai 1960 heißt es etwa im *British Medical Journal*, das schon damals eines der bekanntesten wissenschaftlichen Magazine war, in einem eineinhalbseitigen Nachruf auf den im Alter von 82 Jahren verstorbenen MCCARRISON: „Seine Studien haben für die Medizin im Allgemeinen einen herausragende Beitrag geleistet. Seine Pionierarbeiten im Zusammenhang mit der Ernährung brachten ihm weltweite Anerkennung, und ihm wurden zahlreiche Ehrungen zuteil." Der

Nachruf schließt mit den Worten von ELMER VERNER MCCOLLUM (1879–1967, einem laut *British Medical Journal* „anderen Pionier der Ernährungswissenschaften") aus dessen Vorwort zu dem 1953 erschienen Buch „The Work of Sir Robert McCarrison" von dem berühmten Ernährungsforscher HUGH MACDONALD SINCLAIR (1910–1990) [945]: „Intellektuelle Ehrlichkeit, Enthusiasmus und Neugierde sind charakteristisch für SIR ROBERT MCCARRISON. Auch legte er stets größten Wert darauf, seine Beobachtungen mit den Arbeiten anderer Forscher in lernbegieriger Aufmerksamkeit abzugleichen. MCCARRISON verfügt nicht nur über Wissen, sondern über Weisheit." [832]

In umfassenden Studien im frühen 20. Jahrhundert konnte MCCARRISON dokumentieren, dass einige Völker Indiens mit einer natürlichen Lebens- und vor allem Ernährungsweise ein langes Leben erreichten, ohne von den in Industrienationen üblichen Alterskrankheiten und chronischen Leiden betroffen zu sein.[749, 945] Allerdings zeigten sich bei den verschiedenen Volksgruppen deutliche Unterschiede in Bezug auf Körperbau und Gesundheitszustand. Da waren zum Beispiel die Pathan-Stämme an der Nordwest-Grenze Indiens oder auch die Sikh-Stämme, die bekannt waren für ihre ausgezeichnete Physis. Ein völlig anderes Bild zeigte sich bei diversen Volksstämmen im Süden und Osten des Landes. Die Madrassi etwa waren energielos, schwächlich und hatten zahlreiche schwere Krankheiten. Das gleiche Bild zeigte sich bei den Bengalen im Osten.

MCCARRISON stellte sich daraufhin die Frage, was die Ursachen für die offensichtlichen Unterschiede im Erscheinungsbild der indischen Völker sein möge. Seine Vermutung war, dass die Ernährung hierfür eine entscheidende Rolle spielen muss. Mittlerweile zum Generalmajor im indischen Gesundheitsdienst befördert, begann er in dem von ihm gegründeten Institut in Coonoor mit der experimentellen Überprüfung dieser Vermutung. Dafür führte er jahrelange Fütterungsversuche an Ratten durch. Diese teilte er in sieben Gruppen von je 20 Ratten auf und verabreichte ihnen von Geburt an jeweils die Diäten der Sikhs, Pathans, Mahrattas, Goorkhas, Bengalen, Kanaresen und Madrassis. Nach 140 Tagen untersuchte er die einzelnen Ratten. Die Ergebnisse waren bemerkenswert, denn er konnte eine genaue Parallele zur Entwicklung der gleichartig ernährten Volksgruppen feststellen.

So waren die Ratten, welche die Kostform der Sikh-Stämme erhalten hatten, die größten und schönsten Tiere. Sie zeugten von Lebhaftigkeit, Gewandtheit, Zutraulichkeit und einer nahezu völligen Resistenz gegenüber Infektionskrankheiten. Die „Madrassi-Ratten" hingegen waren

> ▼ Die ursprüngliche Hypothese MCCARRISONS, wonach die Ernährungsweise einzelner indischer Volksgruppen der Hauptfaktor für ihren Gesundheitszustand war, hatte sich durch das Tierexperiment mit Ratten in eindrucksvoller Weise bestätigt. „Der Grad der körperlichen Leistungsfähigkeit bei indischen Volksgruppen hängt insbesondere davon ab, wie sie sich ernähren", so MCCARRISON. „Kein anderer Faktor – Rasse, Klima etc. – hat einen so tiefgreifenden Einfluss auf ihr körperliches Erscheinungsbild und ihre Fähigkeit, anstrengende Arbeit und andauernde physische Belastung zu ertragen."

verkümmert, unterentwickelt, apathisch und schwächlich. Ein Teil dieser Ratten verstarb im Laufe der Versuche an Infektionskrankheiten. Der Gesundheitszustand und die Konstitution dieser Nager spiegelte exakt die klägliche körperliche Verfassung der Madrassis wider.

Mit der nächsten größeren experimentellen Studie versuchte McCarrison eine Antwort auf die grundlegende Frage zu finden: „Ist durch eine vollwertige Ernährung das Auftreten von Krankheiten verhütbar?" Beeindruckt von den Resultaten mit den „Sikh-Ratten" verabreichte er nun mehr als 1.000 Ratten jene Diät der Sikhs zunächst über einen Zeitraum von zwei Jahren. Diese Diät umfasste folgende Bestandteile: dünn mit frischer Butter bestrichene Chappatis (leicht geröstete, dünne Fladen aus Weizen- und Gerstenmehl), gekeimte Kichererbsen, rohes, frisches Gemüse nach Belieben (Kohl, Möhren), rohe Kuhmilch, geringe Mengen an Fleisch mit Knochen (einmal pro Woche), harte Brotrinden und Wasser. Im Laufe der zwei Jahre gab es bei diesen Ratten keinen einzigen Krankheitsfall, auch keine Sterblichkeit unter den Mutter- und Jungtieren. In der klinischen und mikroskopischen Untersuchung war kein Symptom für irgendeine Krankheit feststellbar. Daran änderte auch die Ausdehnung der Beobachtungszeit auf fünf Jahre nichts.

Dabei ließ sich der außergewöhnlich gute Gesundheitszustand der Ratten, welche die Sikh-Ernährung erhalten hatten, durch Veränderungen in der Kost nahezu beliebig verändern. Wurde die Ration an rohem Gemüse oder roher Milch stark herabgesetzt, kam es bei den kerngesunden Nagern plötzlich zu Lungenerkrankungen, Magen-Darm-Leiden, Nieren- und Blasenkrankheiten.

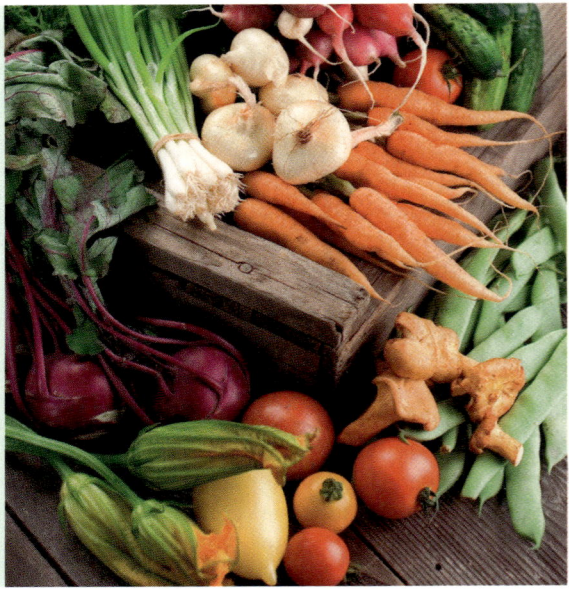

> ℹ Die Ernährung, als eines der wichtigsten Elemente, um gesund zu bleiben und auch wieder gesund zu werden, wird bei den konventionellen Therapieansätzen häufig außer Acht gelassen. Dabei sind die Nährstoffe, die über die Nahrung aufgenommen werden, nicht nur einfach „Futter" für unseren Stoffwechsel, sie dienen darüber hinaus dem Immunsystem, indem passende Komponenten zur Verfügung gestellt werden, um unsere Abwehr positiv zu unterstützen. Im Ansatz der ganzheitlich-biologischen Therapien ist eine gesunde, den individuellen Bedürfnissen entsprechende Ernährung daher eine feste Säule.

McCarrison beobachtete auch die gesundheitlichen Folgen für Ratten, denen er die damals typische britische Diät bzw. Kost in den westlichen Ländern vorsetzte. Zuvor völlig gesunde Ratten bekamen dadurch alle möglichen Zivilisationskrankheiten, darunter Karies, Abszesse, Haarausfall, Drüsenvergrößerungen, Anämie, Rückgratverkrümmungen, Nerven- und Herzkrankheiten, Atemwegsleiden, Erkrankungen der Fortpflanzungsorgane und Geschwüre.[747, 748]

„Die Bedeutung von McCarrisons Versuchsergebnissen liegt in dem einwandfreien Nachweis, dass es für Ratten eine natürlich zusammengesetzte Kost gibt, bei der diese Tiere über mehrere Generationen hinweg frei von jeglicher Krankheit bleiben", so der Ernährungswissenschaftler Edmund Semler. „Und der Schluss erscheint berechtigt, dass es demzufolge auch für den Menschen möglich sein muss, bei einer natürlichen Ernährung weitgehend gesund zu bleiben. Zwar kommt häufig der Einwand, dass man Ergebnisse aus Tierexperimenten nicht auf den Mensche übertragen darf. McCarrison ist aber genau umgekehrt vorgegangen. Er testete nämlich praktizierte menschliche Ernährungsformen im Tierversuch und konnte damit überraschender Weise die Übereinstimmung feststellen, dass die Ratten denselben Gesundheits- bzw. Krankheitszustand ausbildeten wie die Menschen. Daraus kann die Schlussfolgerung gezogen werden, dass die verschiedenen Grade menschlicher Gesundheit entscheidend durch Unterschiede in der individuellen Ernährungsweise verursacht sind."[931]

Die Wirkung von Rohkost aus wissenschaftlicher Sicht

„Krebs ist eine verhütbare Erkrankung. Richtige Ernährung und ein gesunder Lebensstil verhüten zahlreiche und verbreitete Krebserkrankungen", so das Resümee des Deutschen Instituts für Ernährungsforschung Potsdam-Rehbrücke (DIfE).[822] Die weltweit gewonnenen Forschungsergebnisse, die diese Aussage wissenschaftlich untermauern, haben der World Cancer Research Fund (WCRF) und das American Institute for Cancer Research (AICR) von einem Wissenschaftlergremium Ende der 1990er Jahre in einem 670-seitigen Report unter dem Titel „Food, Nutrition and the Prevention of Cancer: a global perspective" zusammenfassen und bewerten lassen.[797] Eine besondere Bedeutung kommt in diesem Zusammenhang Gemüse und Obst zu. „Insgesamt zeigten die Arbeiten eindeutig, dass Gemüse und Obst vor Krebs schützen", so das Nationale Krebsinstitut der USA.[779]

Wie die momentane Forschung allerdings mittlerweile meint, müsse man differenzieren.[792] Dr. Jakob Linseisen vom Deutschen Krebsforschungszentrum (DKFZ) sagt, es hätte sich herausgestellt, dass der Verzehr von Gemüse und Obst das Risiko, an Brust- und Prostatakrebs zu erkranken, nicht oder kaum senke. Aber, so Linseisen: „Wir kennen eine Reihe von Krebserkrankungen, bei denen ein vorteilhafter Einfluss eines vermehrten Verzehrs von Obst und Gemüse bekannt ist: Das betrifft insbesondere Krebserkrankungen im Bereich des Verdauungstraktes. Als Beispiel sind vielleicht Speiseröhren-, Magen- und Dickdarmkrebs zu nennen. Aber auch Krebserkrankungen der Atmungsorgane, also Lungenkrebsrisiko. Dieses wird vor allem durch den Verzehr von Obst verringert."[520, 823]

Ob dies tatsächlich schon zu Ende gedacht ist, darf bezweifelt werden. Sicherlich steht die Nahrung, die wir zu uns nehmen, in einem direkten Zusammenhang zum Verdauungstrakt. Doch letztlich werden die Nährstoffe aus der Nahrung ja zu den Zellen im ganzen Körper verteilt. Von daher sollte sie tendenziell auch dazu beitragen können, an der Reparatur der Mitochondrien jeder Art von Krebszelle – ob nun Brustkrebs- oder Darmkrebszelle – mitzuwirken.

Fest steht, dass ein hoher Obst- und Gemüsekonsum Übergewicht und damit auch Krebs vermeiden hilft (siehe Infokasten). Als dahinter stehender Mechanismus wird in vielen Studien das sogenannte metabolische Syndrom genannt: Bei Menschen, die sich wenig bewegen und übergewichtig sind, kommt es oft zu einer dauerhaften Schieflage des Stoffwechsels. Viele Werte, zum Beispiel der Blutfette oder des Blutzuckers, sind chronisch mehr oder weniger erhöht. Dies führt auf zellulärer Ebene zu einer Art Entzündungsprozess,[793] der die Lebensadern der Zellen wie die Chromosomen und Mitochondrien nachhaltig schädigen und dadurch irgendwann Krebs auslösen kann.[710]

> ⚠ Eine Ernährungsweise, die reich an Gemüse und Obst ist, geht meist mit einem Lebensstil einher, der das Risiko vermindert, übergewichtig zu werden. Übergewicht (Adipositas) gilt als wichtiger Faktor, der das Risiko für eine ganze Reihe von Krebsformen beträchtlich erhöht, darunter Nierenzellkrebs, Krebs des Gebärmutterkörpers oder der Eierstöcke, Speiseröhrenkrebs und Schilddrüsentumoren. „Selbst für Non-Hodgkin-Lymphome** und manche Leukämieformen schließen Experten einen Zusammenhang nicht mehr aus", so das Deutsche Krebsforschungszentrum.

Um dem entgegenzuwirken, sind Obst und Gemüse die erste Wahl. An der bekannten Redewendung „an apple a day keeps the doctor away"* („Ein Apfel am Tag hält den Doktor fern") ist also durchaus etwas Wahres dran, wie auch Wissenschaftler bestätigen. So wurden bei Untersuchungen an der Universität Jena Darmzellen mit Apfelsaftextrakten zusammen gebracht. Das Ergebnis war erstaunlich: Bestimmte Gene reagierten mit einer besonderen Aktivität, die dazu führte, dass bestimmte Stoffe (Enzyme) produziert werden, die wiederum schädigende Stoffe aus der Nahrung entgiften. Neben der Darmentgiftung durch Apfelkraft wurde im Jenaer Experiment noch eine wichtige Schutzfunktion bewiesen. So schädigten die Forscher absichtlich das Erbgut von Darmzellen, um die Entstehung von Krebs zu provozieren. Doch mithilfe von Apfelsubstanzen konnten sich die Darmzellen vor der gewollten Schädigung sehr gut schützen.[894] Deshalb empfehlen die Wissenschaftler auch den Genuss von Apfelsaft und Äpfeln uneingeschränkt.

---

* Zum ersten Mal tauchte diese Redewendung 1866 in einer walisischen Zeitschrift auf. Damals hieß sie noch: „Eat an apple on going to bed, and you'll keep the doctor from earning his bread" („iss einen Apfel vorm Zubettgehen und dein Arzt kann sich seine Brötchen nicht mehr verdienen"). Bekannt wurde die Redewendung im 20. Jahrhundert, als die gesundheitsfördernde Wirkung des Apfels zunehmend bekannt wurde.

** Bösartige Erkrankungen des lymphatischen Systems. Hierzu gehören Lymphknoten, Rachenmandeln (Tonsillen), Milz und Knochenmark, aber auch andere Organe können befallen werden.

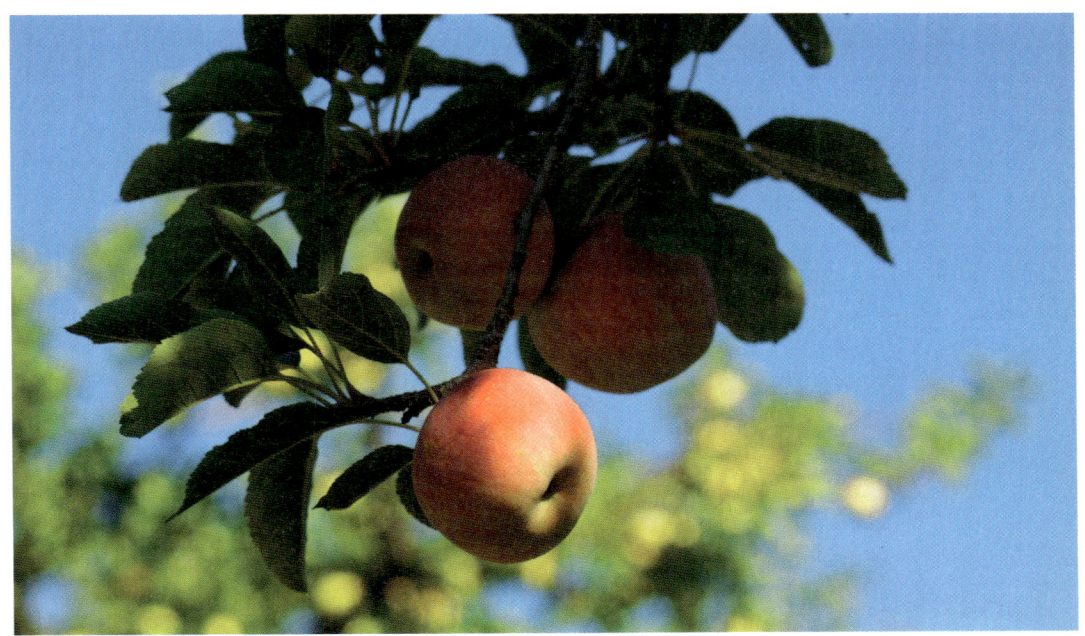

Welch beeindruckende Kräfte in der Natur stecken, zeigen die inzwischen wissenschaftlich bestätigten gesundheitlichen Wirkungen von Äpfeln. Sie können Zellen vor Schädigungen effektiv schützen.

Eine Wirkstoffgruppe, die den Äpfeln diese gesundheitliche Wirkung verleiht, sind Flavonoide, einer Gruppe wasserlöslicher Pflanzenfarbstoffe, von denen es mehr als 6.000 verschiedene geben soll und denen eine ganze Reihe positiver Wirkungen zugeschrieben werden. Einige stärken die Blutgefäße, andere haben eine entzündungshemmende Wirkung oder können freie Radikale binden.[893]

Auch andere pflanzliche Lebensmittel wie Brokkoli haben es im wahrsten Sinne des Wortes „in sich". Das Grüngemüse enthält nicht nur viele Vitamine und Mineralien, sondern auch den Wirkstoff Sulforaphan, der selbst höchstaggressive Tumorarten wie den Bauchspeicheldrüsenkrebs bekämpfen kann, wie Forscher der Universität Heidelberg und des Deutschen Krebsforschungszentrums (DKFZ) im Sommer 2009 im Fachjournal *Gut* berichteten.[662] Allein in Deutschland erkranken jedes Jahr mehr als 12.000 Menschen an dem aggressiven Pankreaskarzinom. Sie überleben die Diagnose selten länger als ein Jahr. Dies hängt nicht zuletzt damit zusammen, dass die Zellen dieser Krebsart mit einem speziellen Mechanismus Angriffe abwehren können. Doch der Wirkstoff Sulforaphan, der in Brokkoli und anderem Gemüse aus der Familie der Kreuzblütler (Brassicaceae) wie Blumenkohl, Rosenkohl oder Grünkohl enthalten ist, lege genau diesen Schutzmechanismus der Krebszellen lahm –, ohne Nebenwirkungen zu verursachen, wie die Forscher berichteten.

Bereits ein Jahr zuvor hatte eine groß angelegte kanadische Studie mit knapp 1.400 Patienten, die unter Prostatakrebs litten, gezeigt, dass der Verzehr von viel Brokkoli und auch Blumenkohl die Betroffenen vor der Metastasierung des Tumors schützen konnte.[692]

Zusammenfassend lässt sich sagen, dass pflanzliche Nahrungsmittel und vor allem Gemüse und Obst bioaktive Komponenten enthalten, die bestimmte krankmachende Mechanismen der Krebsentstehung beeinflussen können. Dazu gehören das Abfangen von Radikalen, das Ingangsetzen von Enzymen (den „Zündfunken des Lebens") und die Beeinflussung des programmierten Zelltods (Apoptose), der bei Krebszellen in der Regel ausgeschaltet ist, sodass die Krebszellen nicht mehr wirklich absterben können. Gemäß dem Krebsforscher HEINRICH KREMER kann die Apoptose nicht stattfinden, weil dazu Stickstoffgas und ATP benötigt wird, beides jedoch bei Tumorpatienten nicht in ausreichendem Maße vorhanden ist. Unerhitztes (rohes) Obst und Gemüse sind hier logischerweise besonders nützlich, weil in ihnen die Inhaltsstoffe am besten erhalten sind. Enzyme zum Beispiel werden bei einer Temperatur von mehr als 45 Grad °C inaktiviert bzw. zerstört, einige Vitamine verlieren schon darunter ihre Wirksamkeit.[711]

Wie wichtig es ist, Obst und Gemüse in rohem Zustand zu verzehren, zeigt auch eine Forschungsarbeit der Roswell Park Cancer Institute in der Stadt Buffalo im Bundesstaat New York, die 2008 bei einem Meeting der American Association of Cancer Research präsentiert wurde. Die Studie trägt den Titel „The Consumption of Raw Cruciferous Vegetables is Inversely Associated with Bladder Cancer Risk" – kurz: Rohkost aus Kreuzblütler-Gemüse verringert deutlich das Blasenkrebsrisiko.[963] Untersucht wurden dabei die Ernährungsgewohnheiten von 1.100 Rauchern und Nichtrauchern, von denen 275 an Blasenkrebs erkrankt waren. Das zentrale und bemerkenswerte Ergebnis dieser Forschungsarbeit lautet, dass bereits der Konsum einer geringen Menge an rohen sogenannten Kreuzblütlern – also an Gemüse wie Brokkoli, Kohl, Blumenkohl, Gartenkresse, Brunnenkresse, Kohlrabi, Meerrettich, Rettich, Rüben, Wasabi oder Rucola – das Risiko, an Blasenkrebs zu erkranken, im Schnitt um 40 Prozent senkt. Dabei hatten diejenigen, die regelmäßig eine geringe Menge an rohem Gemüse aßen und dazu nicht rauchten, sogar ein um 73 Prozent erniedrigtes Risiko, an Blasenkrebs zu erkranken. Dieser positive Effekt zeigte sich den Forschern bei gekochtem Gemüse nicht.

„Gemüse aus der Familie der Kreuzblütler enthalten Isothiocyanate, denen eine präventive Wirkung in Bezug auf Krebs in vielen Studien im Reagenzglas genau wie am lebenden Objekt nachgewiesen wurde", so SUSAN MCCANN, die an der Studie mitwirkte. Dabei wurde beobachtet, dass diese Isothiocyanate Krebs und die Tumorentwicklung verhindern, indem sie die kanzerogene Wirkung von freien Radikalen blockieren. Mit anderen Worten: Sie hindern freie Radikale daran, gesunde Zellen zu attackieren und aus ihnen Krebszellen zu machen. Bei einem speziellen Typ der Isothiocyanate – bei den Phenethyl-Isothiocyanaten – konnte sogar gezeigt werden, dass sie bestimmte Krebszellen ausschalten können, darunter auch Krebszellen, die sich gegen Chemotherapie resistent zeigen.

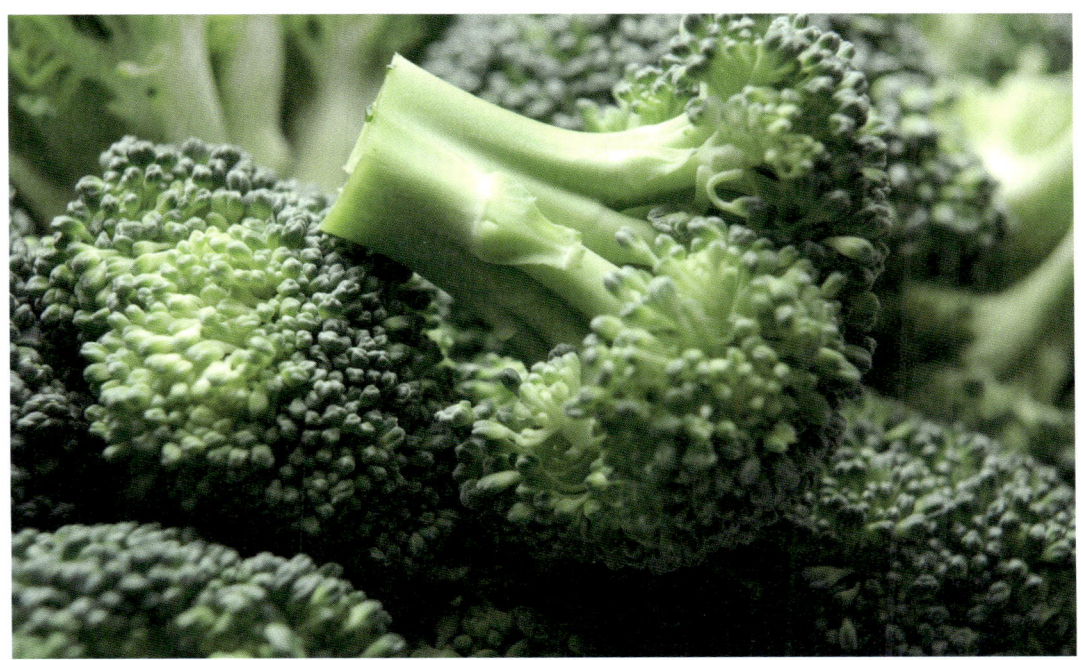

Brokkoli und andere Gemüsesorten derselben Pflanzenfamilie haben's in sich – vor allem in rohem Zustand: Ihre Inhaltsstoffe können Zellen vor schädigenden freien Radikalen schützen.

„Frühere Studien wiesen viele Ungereimtheiten auf, was darauf zurückzuführen ist, dass der Kochprozess Isothiocyanate zerstört – und kaum eine Arbeit hebt auf den Unterschied von gekochten und rohen Lebensmitteln ab", so McCann. In der Tat zeigt sich die „moderne" Ernährungswissenschaft immer noch oft ignorant, wenn es darum geht, zwischen lebendiger (roher) und tot(gekocht)er Nahrung zu unterscheiden.

Bemerkenswert ist zudem, dass die Studienteilnehmer ihr Krebsrisiko schon dadurch senken konnten, dass sie nur eine geringe Menge an rohem Gemüse zu sich nahmen. Genauer gesagt: Die Probanden nahmen nur drei Portionen rohes Gemüse zu sich – pro Monat! Trotz der lächerlich geringen Menge ergab sich schon ein Antikrebseffekt. Nimmt man zum Beispiel an, dass die in Gemüse enthaltenen Nährstoffe, zu denen nicht nur Isothiocyanate, sondern auch Vitamin C, Selen und viele andere Stoffe zählen, rund zwölf Stunden im Körper verweilen, so bedeutet dies, dass die Studienteilnehmer gerade einmal 36 Stunden pro Monat in den Genuss dieser Nährstoffe gekommen sind, sprich in nur fünf Prozent der Zeit, die einen ganzen Monat ausmachen (ein Monat von 30 Tagen besteht aus 720 Stunden). Wie hoch die Antikrebswirkung ist, wenn jeden Tag rohes Gemüse verzehrt wird, lässt sich leicht ausmalen.

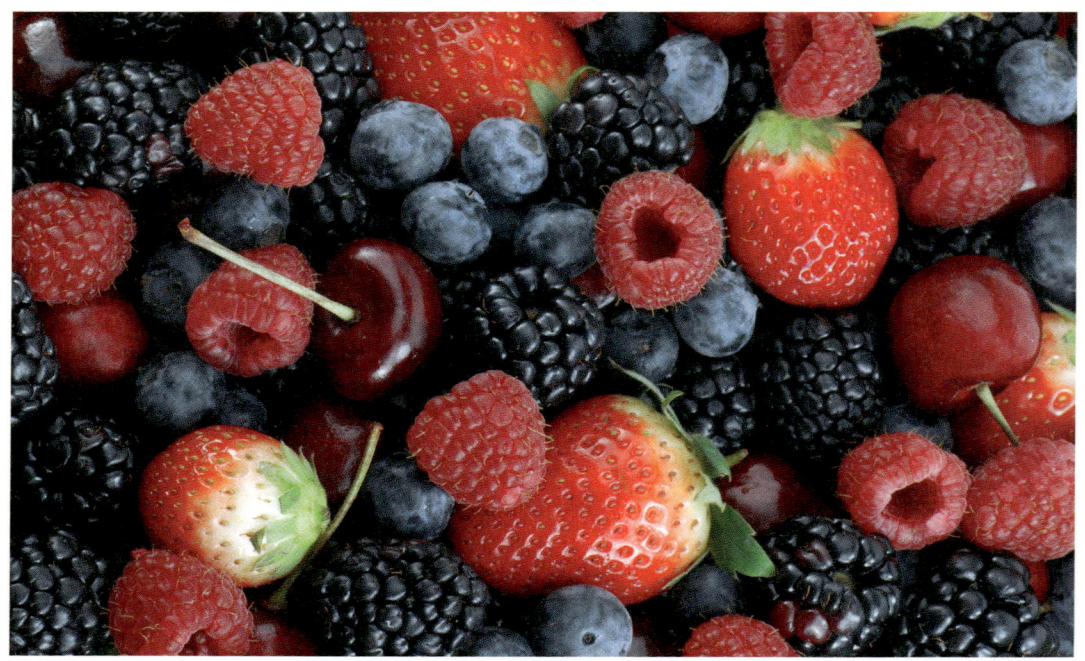

Sogenannte Anthocyane verleihen Früchten wie Kirschen oder Beeren nicht nur ihre prächtige Farbe, sie schützen auch die Pflanze vor zu starker UV-Strahlung. Beim Menschen wirkt ihr Verzehr krebshemmend.

Auch eine andere Studie des Roswell Park Cancer Institute, die 2008 im Fachmagazin *Cancer Research* erschien, zeigt wie hoch der schützende Effekt von diesen Gemüsesorten ist, wenn sie in roher Form genossen werden. In dieser Forschungsarbeit wurden zwei Gruppen von Ratten so manipuliert, dass sie Blasenkrebs ausbildeten. Bei einer der beiden Gruppen wurde die Nahrung allerdings um gefriergetrockneten Brokkoli-Sprossen-Extrakt ergänzt. Die Forscher stellten daraufhin fest, dass die Ratten, die mehr Brokkoli-Sprossen-Extrakt aßen, signifikant weniger Blasenkrebs hatten.[1001] So grausam diese Tierexperimente ohne Frage sind, die Ergebnisse unterstreichen die Bedeutung von roher Pflanzenkost.

Yuesheng Zhang, Leiter der Studie, hebt auch die Isothiocyanate hervor, die von den Ratten verstoffwechselt und dann innerhalb von zwölf Stunden ausgeschieden wurden. Laut Zhang deutet dies daraufhin, dass diese Isothiocyanate die Blase schützen während der Zeit, in der sie dort gelagert sind. „Die Blase ist wie ein Speicherbeutel, und Krebs in der Blase entsteht fast immer entlang der inneren Oberfläche, des Epithels – ist also dort lokalisiert, wo der Kontakt zum Urin stattfindet", so Zhang. „Dass der Krebs fast immer dort anzutreffen ist, liegt wahrscheinlich daran, dass dieses innere Oberflächengewebe der Blase ständig von schädlichen Stoffen im Urin angegriffen wird." Die Isothiocyanate binden nun ganz offenbar diese Giftstoffe. Mit anderen Worten: Je sauberer und je freier von Giftstoffen der Urin ist bzw. je mehr Stoffe vorhanden sind, die Toxine binden können, umso geringer ist die Wahrscheinlichkeit, dass Blasenkrebs entsteht.

Wie sehr unerhitztes Obst und Gemüse vor Krebs schützen, wurde auch durch eine Studie von Forschern der Ohio State University dokumentiert, die 2007 auf dem nationalen Treffen der American Chemical Society präsentiert wurde. Das zentrale Ergebnis: Schwarze Himbeeren* sind so kraftvoll, dass sie vor der Entstehung von Tumoren in der Speiseröhre und im Darm schützen können.[957] GARY STONER, Professor für innere Medizin an der Ohio State University, leitete das Forschungsprojekt. Stoner und sein Team setzten in diesem Experiment Ratten einer krebserregenden Chemikalie aus. Anschließend präparierten sie einen pulverisierten, gefriergetrockneten Extrakt aus schwarzen Himbeeren und verfütterten diesen an einen Teil der Versuchstiere. Die Ratten, die den Extrakt aus rohen schwarzen Himbeeren erhalten hatten, waren zu 60 Prozent weniger von Speiseröhrenkrebs und sogar zu 80 Prozent weniger von Darmkrebs betroffen als die Tiere in der Vergleichgruppe, denen der rohe Himbeerextrakt nicht gefüttert worden war. „Die Tumorreduzierung fiel viel größer aus, als von uns erwartet", so STONER. „Daraus lässt sich schließen, dass Beeren einen bedeutenden Teil der freien Radikale binden und dadurch verhindern, dass diese freien Radikale ihr zerstörerisches Werk im Körper starten können."[472]

Schwarze Himbeeren sind reich an Vitamin A, C, E und B_9 (= Folsäure). Sie verfügen zudem über wertvolle Mineralien wie Selen, Zink und Kalzium. Darüber hinaus enthalten sie Phenole wie Ellag- und Ferulasäure, die einen Einfluss auf Geschmack und Geruch haben. Und sie besitzen mehr Anthocyane als die meisten anderen Beerensorten. Bei Anthocyanen handelt es sich um wasserlösliche Pflanzenfarbstoffe, die in nahezu allen höheren Pflanzen vorkommen und den Blüten und Früchten die rote, violette, blaue oder blauschwarze Färbung geben. Die Anthocyane haben in den Pflanzen mehrere Aufgaben: Sie sollen nicht nur freie Radikale binden, die bei oxidativem Stress entstehen, sondern Pflanzen vor dem starken UV-Licht der Sonne schützen, indem sie bestimmte Wellenlängen des Sonnenlichts absorbieren. So wird eine Schädigung der Proteine und Mitochondrien in den Zellen sowie eine Schädigung der DNA (= Erbsubstanz) im Zellkern verhindert. Das ist der Grund, warum die Blüten und Früchte oft so wundervolle Farben haben.

„Wir wissen von epidemiologischen Studien, dass der Konsum von Gemüse und Früchten gegen Krebs schützt, und aus unseren Arbeiten leiten wir den Vorschlag ab, dass Beeren in diesem Zusammenhang sehr hilfreich sind, wenn man sie mindestens zwei- bis dreimal pro Woche genießt", so STONER.

---

* Schwarze Himbeeren, ursprünglich in Nordamerika wild wachsend, werden heute auch kultiviert. Sie haben im Gegensatz zu den bekannten roten Himbeeren eine fast schwarze, tief dunkel gefärbte Frucht.

Die Gerson-Therapie: ein ganzheitlicher Ansatz im Fadenkreuz der Medizinelite

Diese Arbeiten neueren Datums bestätigen, was viele Mediziner bereits vor vielen Jahrzehnten dokumentieren konnten, nämlich dass biologisch aktive Inhaltsstoffe aus rohem Gemüse und Obst ein unverzichtbarer Bestandteil sind, wenn es darum geht, gesund zu bleiben und zu werden. Der Schweizer Arzt MAXIMILIAN BIRCHER-BENNER (1867–1939) zum Beispiel führte bereits zu Beginn des 20. Jahrhunderts Rohkostkuren mit erstaunlichen therapeutischen Erfolgen durch – und deren Wirkung oft „dauerhaft anhielt, wenn weiterhin eine Ernährung zugeführt wurde, die täglich einen Anteil an Rohkost enthielt", so die Medizinerin ANGELIKA LANGOSCH.[510, 711]

Auf BIRCHER-BENNER berufen sich zahlreiche Ärzte,[931] darunter auch der deutsche Medizinprofessor ALFRED BRAUCHLE (1898–1964), dem es ein großes Anliegen war, Schulmedizin und Naturheilkunde zu vereinen. Für BRAUCHLE war die Nahrung ein mächtiges Mittel in der Hand des Arztes, mit dem auch in verzweifelten Krankheitsfällen Heilung erzielt werden konnte. Das wurde ihm besonders im Falle seiner Mutter bewusst, die im Sommer 1928 heftig an Hüftschmerzen und starken Muskelverspannungen erkrankte. Ihre Verfassung verschlechterte sich zunehmend, bis sie schließlich fast vollständig gelähmt war und nur noch Mund und Augen bewegen konnte. In seiner Ratlosigkeit wandte sich BRAUCHLE an BIRCHER-BENNER, dem es in einer mehrmonatigen Therapie gelang, dessen Mutter wieder auf die Beine zu bekommen.[931]

Im Laufe seiner 30-jährigen klinischen Tätigkeit hat BRAUCHLE mehr als 30.000 Kranke – darunter Menschen, die an Asthma, Rheuma, Diabetes oder Epilepsie litten – mit Saftfasten, Rohkost und vegetarischer Diät erfolgreich behandelt. In seinem 1926 erschienen Werk „Gekocht oder roh?" schildert er eine Reihe interessanter Heilerfolge, die durch eine Umstellung auf Rohkosternährung erzielt werden können. Zudem wartet er in dem Buch mit bemerkenswerten historischen Berichten auf. So „hielten sich die Bewohner der Ladroneninseln* [im Pazifik] vor der Entdeckung durch die Spanier im Jahr 1620 für das einzige Volk der Erde, und sie waren fast von jeder Sache entblößt ... Außer Vögeln gab es keine Tiere auf der Insel, und auch die aßen sie nicht. Sie hatten niemals Feuer gesehen. Ihre Nahrung war gänzlich vegetabilisch und bestand aus Früchten und Wurzeln im natürlichen Zustande. Sie waren wohlgebildet, kräftig und tätig und konnten mit Leichtigkeit auf ihren Schultern ein Gewicht von 500 Pfund tragen. Krankheit war unter ihnen kaum bekannt, und sie erreichten gewöhnlich ein hohes Alter. Es war nicht ungewöhnlich, Leute unter ihnen zu finden, welche ohne Krankheit 100 Jahre erreicht hatten."[525]

---

* heute Marianen-Inseln

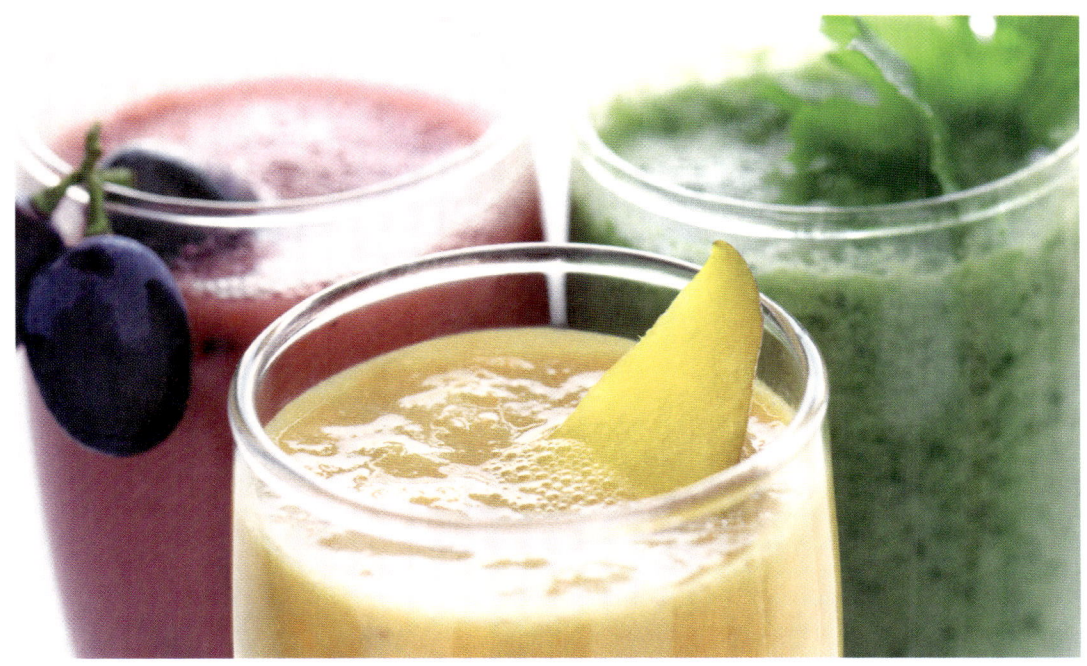

Frisch gepresste Säfte, die vitalstoffschonend hergestellt wurden, sind ein wesentlicher Bestandteil der Gerson-Therapie.

Zu den bekannten ganzheitlich-biologisch ausgerichteten Ärzten, welche die Bedeutung der Rohkost für sich erkannt haben, zählt auch der deutsche Arzt MAX GERSON (1881–1959). Nach ihm ist die sogenannte Gerson-Therapie benannt. Ihre zentralen Pfeiler sind die Verabreichung frisch gepresster Säfte aus Obst und Gemüse (möglichst aus kontrolliert biologischem Anbau), eine Ernährung, die vegetarisch ausgerichtet ist und viel Rohkost enthält, Nährstoffgaben sowie Kaffeeeinläufe zur Unterstützung der Entgiftung. Damit wurden und werden zahlreiche Krankheiten behandelt, darunter Migräne und Allergien, Darm- und Gelenkerkrankungen, Herz-Kreislauf-Leiden und auch Krebs.

Die Gerson-Therapie ist deshalb so interessant, weil ihre Geschichte exemplarisch beschreibt, wie spannungsgeladen sich orthodoxe Schulmedizin und ganzheitlich-biologisch ausgerichtete Therapieansätze gegenüber stehen können – und wie genau man hinschauen muss, um zu den Fakten vorzustoßen. Während viele orthodoxe Schulmediziner die Gerson-Therapie nach wie vor als Scharlatanerie verdammen, verweisen ihre Vertreter auf Tausende erfolgreich behandelte Patienten, darunter auch viele Krebsfälle.

Gerson arbeitete in den ersten Jahrzehnten des 20. Jahrhunderts als Arzt in Deutschland, Österreich und Frankreich, bis er 1936 als jüdischer Deutscher vor den Nazis in die USA floh, wo er bis zu seinem Tode 1959 in New York praktizierte.[928] Als junger Mann litt er selber unter migräneartigen Kopfschmerzen, die er noch in seiner Studentenzeit mithilfe einer salzarmen Kostform, die reich an frischen Früchten und Gemüse war, überwand. Als Arzt probierte er dann diese Diät an Tuberkulose- und Krebspatienten aus, von denen einige eine Besserung zu erfahren schienen.[511, 938]

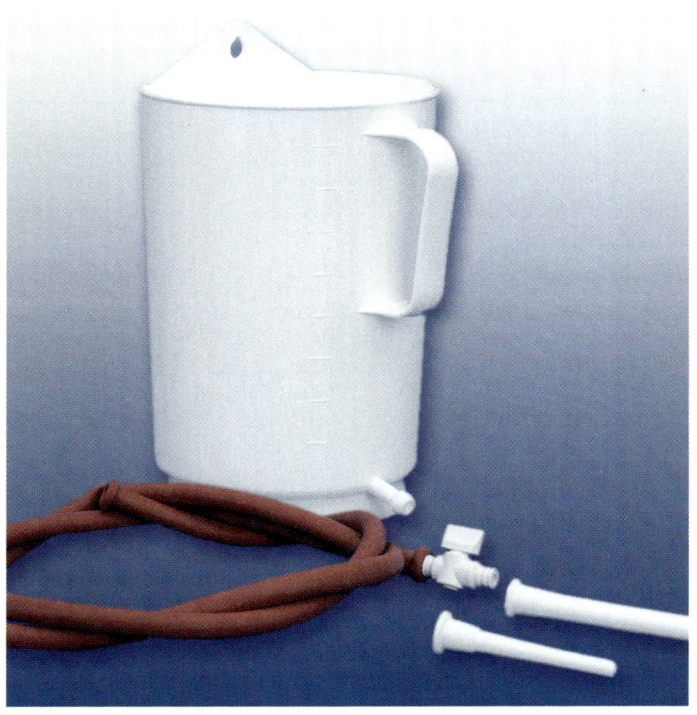

Irrigator für Einläufe: Unter einem Einlauf versteht man das Einleiten einer Flüssigkeit – bei der Gerson-Therapie mit Kaffee – über den After in den Darm. Dabei dringt die Flüssigkeit mithilfe von entsprechenden Aufsätzen etwa 30 bis 40 Zentimeter in den Dickdarm ein. Ziel ist es, über den Darm letztlich den Körper zu reinigen. Einläufe gehören zu den ältesten medizinischen Anwendungen, die in allen großen altertümlichen Zivilisationen bekannt waren. So stellten bereits die vorkolumbischen Indigenen Südamerikas aus Gummi kleine Säcke her, um damit Einläufe durchzuführen.

Später verfeinerte Gerson seinen Therapieansatz, indem er eine Reihe weiterer Anwendungen hinzufügte. Dazu zählten zum Beispiel die Kaffeeeinläufe, die aus heutiger schulmedizinischer Sicht recht merkwürdig anmuten. „Doch diese Prozedur beruhte nicht nur auf plausiblen Grundprinzipien, sondern gründete sich auch auf soliden Studien, die in den 1920er und 1930er Jahren in Deutschland durchgeführt worden waren – und in der Tat war der Kaffeeeinlauf bis 1972 im Therapiehandbuch des Pharmaunternehmens Merck vermerkt, wenn auch nicht als Anwendung bei Krebspatienten", so der Krebsexperte Ralph Moss in seinem Buch „Cancer Therapy".[771]

GERSON erzielte einige bemerkenswerte Effekte durch die Kaffeeeinläufe. Zum Beispiel konnten einige Patienten dadurch auf Schmerzmittel verzichten, viele wurden nach dem koffeinhaltigen Einlauf deutlich weniger nervös. „Es ist wichtig für die Patienten zu wissen, dass die Kaffeeeinläufe nicht deshalb verabreicht werden, um die Funktion des Darms zu verbessern, sondern um die Leber zu stimulieren." so GERSON. Er machte sich damit zunutze, was Forscher in den 1920er Jahren in Tierexperimenten herausgefunden hatten, nämlich dass über den Darmeingang verabreichte Kaffeeeinläufe die Gallenproduktion in der Leber anregen. Letztlich läuft laut GERSON das Koffein vom Darm zur Leber[*] und stimuliert das zentrale Entgiftungs- und Reinigungsorgan unseres Körpers.

GERSON nahm mit seinen Theorien über den Kaffee praktisch vorweg, was LEE W. WATTENBERG und andere bekannte Krebsforscher seit den 1980er Jahren über Substanzen im Kaffee, die Krebs entgegenwirken können, herausfinden sollten [985] (Kaffee zu trinken, empfahl GERSON wohlgemerkt nicht). „Und auch viele andere Forschungsarbeiten bestätigen das, was GERSON schon lange zuvor proklamierte", so MOSS. „So haben Experimente mit Versuchstieren gezeigt, dass eine protein- und kalorienreduzierte Kost, wie sie auch von GERSON vorgeschlagen wurde, vor Krebs schützt und die Lebenserwartung dramatisch verlängert. Oder nehmen wir das Beta-Karotin[**], das in den von GERSON verabreichten frisch gepressten Karotten- und anderen Gemüse- und Obstsäften reichlich vorkommt und deren krebsschützende Wirkung später in vielen Arbeiten der etablierten Forschung dokumentiert wurde." [771, 879, 889, 937]

> ⚠ Der Vorteil von rohen Karotten- und anderen Frischsäften ist, dass darin das Beta-Karotin in unverfälschter natürlicher Form enthalten ist und zudem noch gebunden ist an unzählige andere wertvolle Inhaltsstoffe. Dies ist ein wichtiger Aspekt, denn es gibt Hinweise darauf, dass Beta-Karotin, wenn es in höheren Dosen als isoliertes Nahrungsergänzungsmittel verabreicht wird, gesundheitsschädlich ist und sogar Krebs Vorschub leisten kann. [576]

Nichtsdestotrotz wurde die Gerson-Therapie schon früh von der konventionellen Medizin attackiert. 1949 machte die amerikanische Ärzteorganisation in ihrem eigenen Fachjournal, dem *Journal of the American Medical Association,* einen Rundumschlag gegen die These, die GERSON repräsentierte, nämlich dass Ernährung Krebs verursachen bzw. Vorschub leisten kann: „Es gibt keinen wissenschaftlichen Beweis welcher Art auch immer dafür, dass eine Änderung der Ernährungsgewohnheiten oder bestimmte Nährstoffe irgendeinen Wert haben, um Krebs zu kontrollieren." [787] In der Zwischenzeit ist die Idee, dass Ernährung und Krebs im Zusammenhang stehen, von etablierter Seite rehabilitiert worden. „GERSON als einer der größten Pioniere dieser Idee kam hingegen nicht in den Genuss, rehabilitiert zu werden", so MOSS. „Zum Teil liegt dies an der allzu menschlichen Neigung, sich die Ideen von Rivalen anzueignen, ohne sie dann zu würdigen."

---

[*] über den enterohepatischen Kreislauf

[**] Beta-Karotin wird auch Provitamin A genannt, weil es die wichtigste Vorstufe des fettlöslichen Vitamin A darstellt.

Gerson publizierte in renommierten Fachmagazinen und schrieb insbesondere auch Beiträge über Krebs.[621, 623, 625] Gar Hildebrand vom Gerson Institute und Michael Blake von der Medizinbibliothek der Harvard University zählten die Wissenschaftsbeiträge über die Gerson-Therapie und kamen auf rund 300 Peer-Reviewed-Artikel.[806] In den 1940er Jahren wurde er mit seinen Behandlungen zunehmend bekannt. Schließlich brachte sogar Raymond Gram Swing, berühmter US-Radiomoderator von *ABC*, in seiner landesweiten Show einen vorteilhaften Kommentar über Gersons Therapieansatz. Diese Popularität passte der Medizinelite überhaupt nicht. Und so kam es, dass die US-Ärztevereinigung 1946 in ihrem Fachmagazin einen vernichtenden Beitrag über Gerson abdruckte.[609, 848]

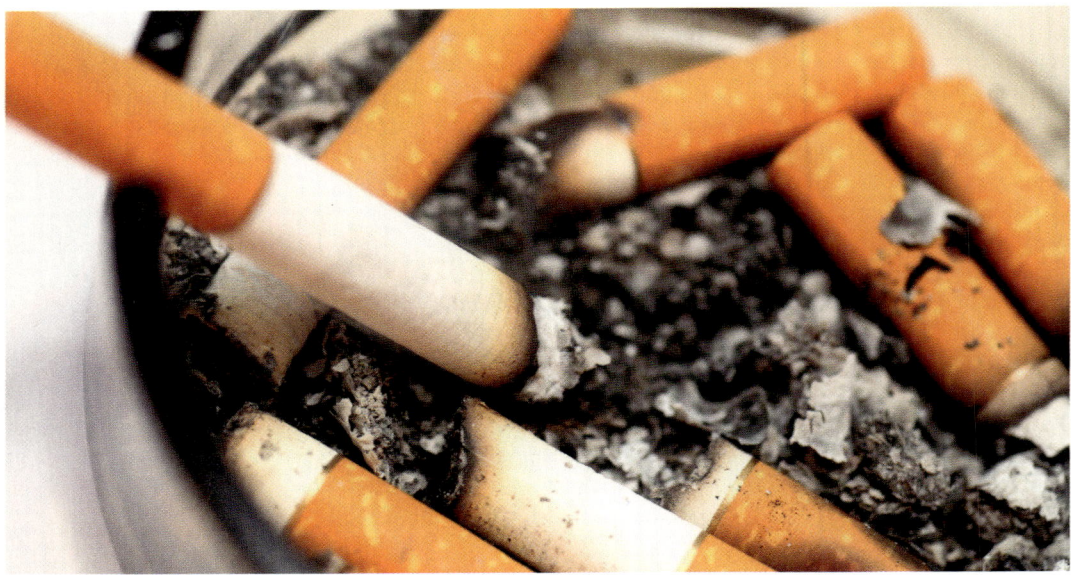

Heute ist es eine überall anerkannte Tatsache, dass Zigarettenrauch schädlich ist. Der Einfluss der Tabakindustrie führte in der Vergangenheit jedoch dazu, dass lange Jahre verbreitet werden konnte, Zigarettenkonsum fördere beispielsweise die Gewichtsreduktion oder schütze gegen Husten, wie dies in Anzeigen für Lucky Strike noch in den 1930er Jahren stand. Max Gerson brachte mit seinen Angriffen gegen das Rauchen noch Mitte des 20. Jahrhunderts die Medizinindustrie gegen sich auf, weil für sie die Tabakkonzerne wichtige Geldgeber waren.

Erschwerend kam für Gerson hinzu, dass er mit seiner Therapie, die auf Ganzheitlichkeit, Entgiftung und Aufbau des Körpers setzte, die übliche Medizin, die sich auf eine Symptombehandlung mittels hochtoxischer und zugleich sehr lukrativer Chemotherapie und Bestrahlung fokussierte, an empfindlichen Stellen traf. So schrieb Gerson 1945 in einem Fachmagazin, viele Krebsärzte würden operieren und bestrahlen, „ohne die Körper der Patienten systematisch in ihrer Gesamtheit zu behandeln".[622]

Zudem verdammte GERSON unzählige krankmachende bzw. krebserregende Substanzen wie Pestizide und Tabakrauch. Auch dies beschwor den Zorn des Medizinestablishments herauf. Nicht zuletzt deshalb, weil die Tabakkonzerne noch in den 1950er Jahren selbst für die bedeutendsten Fachmagazine wie das *Journal of the American Medical Association* und auch für die TV-Medien zu den größten Anzeigenkunden gehörten[569, 909] – und ohne diese Werbung konnte praktisch kein Fachmagazin und auch keine Fernsehstation überleben.

Wie groß der Einfluss der Tabakindustrie auf die Medizinelite war, zeigte sich etwa am Tobacco Industry Research Committee (TIRC). Diese Organisation wurde 1952 von der US-Tabakindustrie gegründet mit dem primären Zweck, das Rauchen in der Öffentlichkeit als nicht gesundheitsschädlich bzw. nicht krebserregend darzustellen. Dafür wurden Millionen von Dollar an Universitäten, an die Amerikanische Krebsgesellschaft und die Amerikanische Ärzteorganisation verteilt.[5699]

Vor diesem Hintergrund mag jeder für sich selber entscheiden, was es heißt, wenn das amerikanische National Cancer Institute Ende der 1950er Jahre 50 Fälle von Krebspatienten nachprüfen ließ,[624] die GERSON nach eigenen Aussagen und Dokumenten heilen konnte, und dabei zu dem Schluss kam, dass GERSONS Aufzeichnungen „keine überzeugenden Beweise" für die Wirksamkeit seiner Behandlungen liefern würden.[802, 851] Zu denjenigen, die dies anders sahen, zählte ERNST FERDINAND SAUERBRUCH (1875–1952), einer der bedeutendsten und einflussreichsten Chirurgen der ersten Hälfte des 20. Jahrhunderts.

Durch eine zufällige Bekanntschaft mit einem von GERSON geheilten Tuberkulosepatienten wurde er auf dessen Therapieform aufmerksam. Er schickte zwei Männer aus seiner Klinik zu GERSON, damit diese Einblicke in dessen Arbeitsmethoden gewinnen konnten. Sie kamen mit der Überzeugung zurück, dass eine Überprüfung angebracht sei. Im März 1925 wurde in der Chirurgischen Klinik München damit begonnen. Unter Aufsicht SAUERBRUCHS wurden in der Folge 450 Tuberkulosepatienten ausschließlich mit der von GERSON vorgeschriebenen Diät behandelt, von denen 446 geheilt wurden.[920, 931]

Bemerkenswert ist auch der Kommentar „The ‚Grand Conspiracy' Against the Cancer Cure" („Die ‚große Verschwörung' gegen die Krebskur") von WILLIAM REGELSON. Dieser erschien im Jahr 1980 – also rund 30 Jahre nach dem Tode MAX GERSONS – in keinem geringeren

> ⚠ Es gibt leider nur ganz wenige, die sich wirklich die Mühe gemacht haben, GERSONS Therapie in klinischen Studien zu überprüfen. Zu diesen wenigen Forschern zählen die österreichischen Chirurgen PETER LECHNER und LEO KRONBERGER JR., die in den 1980er Jahren eine Langzeitstudie durchführten, um die GERSON-Therapie mit ihrer „strikten Ablehnung von Salz" und ihrer „angemessenen Verwendung von Flüssigkeiten, Vitaminen und Spurenelementen in Form von Fruchtsäften" zu überprüfen.[721, 771] Ihr Fazit: „Patienten, die eine unterstützende Ernährungstherapie erhalten, sind generell in besserer Verfassung, haben ein geringeres Risiko, Komplikationen zu erleiden, und halten auch besser die Belastungen der Bestrahlung und Chemotherapie aus als diejenigen, die nicht in den Genuss dieser Diät kommen."

Magazin als dem *Journal of the American Medical Association* – also dem Fachblatt der US-Ärzteorganisation, das noch 1950 GERSON verdammt hatte. Darin analysierte der Mediziner vom Medical College of Virginia eine ganze Reihe von „unangemessenen Beurteilungen, [die] dazu führten, dass gute Ideen beschädigt wurden". REGELSON schreibt: „Wir müssen uns wohl fragen, ob es nicht sein kann, dass GERSON mit seiner natriumarmen Diät und seinen bizarren Kaffeeeinläufen und Schilddrüsenstimulationen ein Weg beschritt, der […] für Patienten, welche die Ausdauer haben, die Behandlungen durchzustehen, gelegentlich von Nutzen ist."[903]

Eingehend studiert wurde der Gerson-Ansatz auch von den Medizinern PETER LECHNER und LEO KRONBERGER JR. (siehe Infokasten S. 223). Dabei konnten sie aufzeigen, dass mithilfe von GERSONS Therapieregime eine starke Abmagerung, die gerade für Krebspatienten im fortgeschrittenen Stadium sehr typisch ist, „in den meisten Fällen vermieden oder zumindest deutlich verzögert werden konnte". Zudem mussten die Patienten weniger Schmerztabletten und Psychopharmaka nehmen. Außerdem wurde beobachtet, dass sich bereits existierende Lebermetastasen langsamer fortentwickelten.

1990 erschien in der Fachzeitschrift *Lancet* ein Beitrag, in dem Krebsfälle, die in der Gerson-Klinik in Mexiko behandelt worden waren, untersucht wurden.[938] Nicht alle Patientendaten genügten den Ansprüchen der Autoren – drei Krebsärzten aus London –, um eine adäquate Überprüfung durchführen zu können. Doch über die Fälle, welche die Autoren letztlich untersuchten, schrieben sie: Es ist „beeindruckend, wie wenig die Patienten über Schmerzen klagten und wie wenig Schmerzmittel dabei verabreicht werden mussten." Dies ist umso bemerkenswerter, wenn man bedenkt, dass bei den meisten dieser Patienten der Krebs bereits umfassend metastasiert war, was in der Regel starke Schmerzzustände erzeugt. Zudem „konnte bei einigen Patienten", so die Autoren, „definitiv eine Rückgang der Tumormasse beobachtet werden… [Das Konzept der Gerson-Therapie] könnte der Krebsmedizin Ideen dafür liefern, wie man mit verzweifelten Krebspatienten und ihren Familien umgeht."

Der Arzt und Friedensnobelpreisträger ALBERT SCHWEITZER (1875–1965) ging noch weiter und sagte: „Viele von GERSONS grundlegenden Thesen wurden [von der etablierten Medizin] übernommen, ohne dass dies mit seinem Namen verbunden wurde. GERSON hinterlässt ein Vermächtnis, das Aufmerksamkeit verdient. Für mich ist er einer der bedeutendsten Genies in der Geschichte der Medizin." SCHWEITZER war mit GERSON persönlich befreundet und suchte ihn im Alter von 75 Jahren auf, als er unter fortgeschrittenem Diabetes litt. Wie berichtet wird, konnte sich SCHWEITZER mithilfe der Gerson-Therapie von seiner Zuckerkrankheit befreien.[958]

GERSON selber äußerte im Übrigen Verständnis für die vehementen Attacken, denen er sich von Seiten des Medizinestablishments ausgesetzt sah: „Ich verstehe das, ich habe ja selbst so gedacht. Es dauert – wir müssen warten können. Ich könnte den Kampf nicht durchstehen, wenn ich nicht die Erfolge sehen würde."[931]

Die Gerson-Therapie wird heutzutage weltweit angewandt, darunter in zwei lizenzierten Gerson-Kliniken in Mexiko und Ungarn. Auch viele Therapeuten haben sich die Theorien von GERSON zu eigen gemacht. Eine davon ist die Ärztin BARBARA KRISCHKER aus Bad Tölz, die seit vielen Jahren auch Krebspatienten betreut und begleitet. Sie greift dabei nicht nur auf die Theorien von GERSON zurück, sondern zum Beispiel auch auf die des Krebsexperten HEINRICH KREMER.

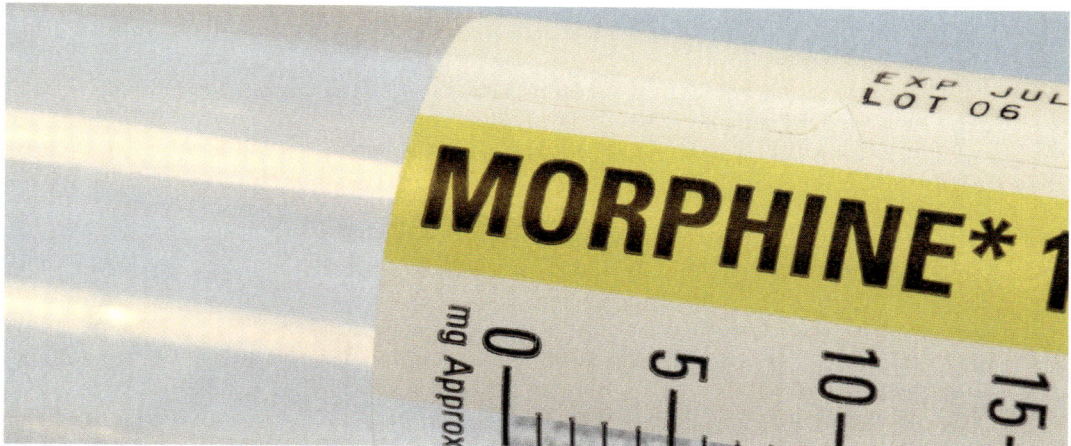

Einer der vielen Vorteile der Gerson-Therapie ist, dass sie es Tumorpatienten ermöglicht, deutlich weniger von den in der klassischen Krebsmedizin häufig in zu hohen Dosen verabreichten Schmerzmitteln zu nehmen. Morphin kann nicht nur Übelkeit und Bewusstseinsstörungen hervorrufen, sondern auch schwer süchtig machen und sogar tödlich wirken.

„Nach meiner Erfahrung stellt die Vorbeugung der Krebserkrankung die wichtigste Rolle der Krebstherapie dar", so KRISCHKER. „Wenn bereits eine Krebserkrankung diagnostiziert wurde, muss eine umfassende Beratung stattfinden. Ohne Zeitdruck muss jeder einzelne Schritt besprochen werden. Ein operativer Eingriff ist meistens nötig, jedoch sollte die Chemotherapie oder Bestrahlung ganz genau überdacht werden. In den herkömmlichen Kliniken gibt es nur die drei Möglichkeiten zur Krebsbehandlung: Stahl, Strahl und Chemo, andere Verfahren kennt man dort praktisch nicht. Daher ist zum Beispiel eine ganzheitliche biologische Krebstherapie nur in bestimmten Kliniken bzw. Praxen durchführbar."

Nach Meinung der Medizinerin KRISCHKERS sollte eine Krebsbehandlung zuerst die Tumormasse reduzieren und dann die Zellebene stabilisieren bis die Selbstheilungsmechanismen wieder in Gang gekommen sind. Anschließend muss man mittels spezieller Verfahren für den weiteren Aufbau jeder Zelle und der Immunantwort sorgen. Der ständige Kontakt zum Therapeuten gibt die für die Patienten notwendige Sicherheit. Falls das nicht ausreicht, ist die Begleitung eines Psychotherapeuten, der mit Krebspatienten Erfahrung hat, angebracht.

Zur Tumormassenreduktion empfiehlt Krischker folgende Schritte:
- **Operation**
- **Galvanotherapie** (dabei wird schwacher Gleichstrom durch den Körper geleitet)
- **Hyperthermie** (Überwärmung des ganzen Körpers oder bestimmter Körperareale)
- **Zellstabilisierung** bis zur Zellantwort und damit die Herstellung der Funktionsfähigkeit der Mitochondrien
- **angepasste Verabreichung** verschiedener frisch gepresster Gemüsesäfte
- **gezielter Einsatz** von Lebensmitteln aus biologischem Anbau mit nur geringer Schadstoffbelastung
- **natürliche Ergänzung** durch ionisierte Mineralien und Spurenelemente in Form von Korallenmineralien in reinem, unbehandeltem Quellwasser
- **gleichzeitige Entgiftung** über den Darm durch Kaffeeeinläufe und teilweise Colon-Hydro-Therapie

Der Patient muss durch den Therapeuten zu diesen Therapieformen hingeführt werden, genau über den Inhalt und die Möglichkeiten informiert werden und schließlich mit klarer Vorstellung den ersten Schritt zur Selbstheilung gehen. Dies ist nicht nur bei den schlimmsten Erkrankungen so, sondern bei jeder Art von Krankheit. Um dies zu erreichen, verschafft sich Krischker in der Kennenlernphase einen umfassenden Überblick über die Situation des Patienten. Dabei wird zum Beispiel abgeklärt, in welchem Zustand sich der Darm befindet. Ist er mitgenommen von der Chemotherapie? Oder liegt womöglich eine Zöliakie, also eine Gluten-Unverträglichkeit vor? Wichtig ist auch herauszufinden, wie es um den Hormonstatus bestellt ist, denn viele Patienten sind vollgepumpt mit künstlichen Hormonen. Oder wie steht es um den oxidativen Stresszustand der Zellen? Wie sieht es mit den intrazellulären Elektrolyten aus? Wie mit Spurenelementen wie Q_{10}, Chrom und Mangan – müssen diese, was oft der Fall ist, dringend aufgefüllt werden? Welche Werte weisen Tumormarker wie LSA und M2-PK auf? Wie ist es um die Zähne und der Kiefer bestellt, sprich könnte der Körper zum Beispiel noch voll sein mit Schwermetallen wie Quecksilber, weil noch Amalgamfüllungen im Mund sind oder jahrzehntelang im Mund waren und diese nicht unter Schutzmaßnahmen entfernt wurden?

Durch dieses Vorgehen kann Vertrauen zwischen Therapeut und Patient aufgebaut werden. „Durch die gezielte Aufklärung über sämtliche Schritte wird der Konsumpatient zum mündigen Patienten", so Krischker. „Er wird viele Fragen stellen und immer mehr an seinem Behandlungsverlauf Mitspracherecht haben wollen." Das stellt natürlich auch einen großen Anspruch an die Arbeit des Therapeuten. Mit zunehmenden Wohlbefinden des Patienten steigern sich aber die Möglichkeiten der Anwendungen. Je nach Erkrankung lassen sich so Schmerzen reduzieren, psychische Stabilität durch Selbstvertrauen steigern, Bewegungseinschränkungen beheben und Wissen in Fortbildungen erlangen. Der Therapeut begleitet diese Entwicklung. Aus vielen Jahren Arbeit mit Krebspatienten heraus sagt Krischker: „Chancen bei Krebs? Ja, es gibt sie! Doch jeder muss sie für sich selbst nutzbar machen. Jede und jeder hat die Wahl!"

Wie tierische Eiweiße die Tumorbildung begünstigen können

Im vorigen Abschnitt über die Gerson-Therapie klang es bereits an: Der Überkonsum an tierischen Eiweißen scheint ein wesentlicher Treiber der Zivilisationskrankheiten und offenbar auch für Krebs zu sein. Zweifelsohne ist bei Eiweißmangel die Funktion des Immunsystems beeinträchtigt, wie viele Fälle von mangelernährten Menschen in den armen Ländern dieser Welt zeigen. Doch ein Überkonsum an Fleisch, Fisch und Milchprodukten kann ebenso schwerwiegende Folgen haben.

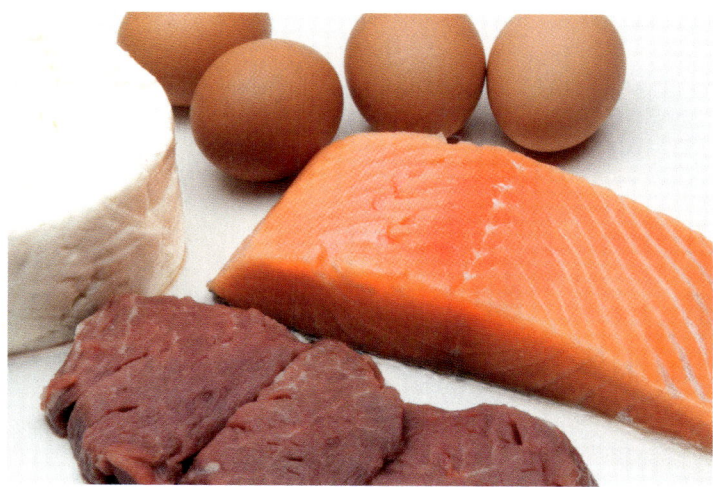

Das heutige Überangebot an Produkten, die aus tierischem Eiweiß bestehen, führt auch zu einem übermäßigen Konsum. Dieser liegt weit über dem, was früher üblich war und auch nicht in der Form gesundheitsschädlich wirkte.

Die konventionelle Krebsmedizin will davon nach wie vor nicht viel wissen. Dabei haben selbst Studien der orthodoxen Wissenschaft unlängst festgestellt, dass der Verzehr von geräuchertem Fisch und Schinken sowie Hot Dogs, in denen ja auch durch die Würstchen reichlich tierische Eiweiße stecken, Dickdarmkrebs [766] oder auch Leukämie bei Kindern [550] Vorschub leisten kann. Zudem erhöht der häufige Genuss von Rind-, Schweine-, Schaf-, Wildschwein-, Hirsch- oder Kaninchenfleisch – von sogenanntem „rotem Fleisch" – die Wahrscheinlichkeit, an Herz- und Kreislaufleiden sowie verschiedenen Krebsarten zu erkranken.[947, 948] Heiner Boeing, Krebsexperte am Deutschen Institut für Ernährungsforschung DIfE in Potsdam-Rehbrücke, schätzt, dass der Konsum von hundert Gramm rotem Fleisch pro Tag das Darmkrebsrisiko um rund 50 Prozent erhöht. Wer jeden Tag hundert Gramm Wurst verzehre, müsse sogar mit einem rund 70 Prozent höheren Darmkrebsrisiko leben.[695]

Dennoch wird von Seiten des Krebsestablishments tunlichst vermieden, in diesem Zusammenhang das tierische Eiweiß in irgendeiner Weise öffentlich zu brandmarken oder auch nur zu verdächtigen. Die Vermutung liegt nahe, dass hier finanzielle Interessen und psychologische Faktoren den Ausschlag geben.

So handelt es sich bei der Fleisch- und Fischindustrie um eine weltweit operierende Organisation, die – man muss es so deutlich sagen – gewillt ist, rücksichtslos ihre Absatzmärkte zu verteidigen und auszubauen. Die Industriefischerei, in die Regierungen von Staaten wie den USA, Japan, Deutschland, Spanien usw. verstrickt sind und welche die Weltmeere sowie deren Bewohner auch mit illegalen Fangmethoden bereits an den Rand des Kollapses gebracht haben,[994] wird von Greenpeace bezeichnenderweise auch als „Piratenfischerei" gebrandmarkt.[845] Nicht weniger skrupellos agiert die Fleischindustrie, die selbst davor nicht zurückschreckt, zur Herstellung des Futters für die Rinder, Schweine und Hühner, die sie zu Abermilliarden auf engstem Raum in Massenställen zusammenpfercht, tropische Regenwälder in gigantischem Ausmaß zu vernichten.[594, 983]

> ⚠ Es hält sich hartnäckig das Dogma, Eiweiß könne sich im menschlichen Körper nicht ansammeln. Und was sich nicht ansammeln kann, kann logischerweise auch kaum bleibenden Schaden anrichten, weil der Körper es ja in Gänze verarbeitet bzw. wieder hinausbefördert. „Dieses Dogma hat sich in den 50er- und 60er-Jahren des letzten Jahrhunderts in der Wissenschaft etabliert und wird bis heute aufrechterhalten", so der Ernährungswissenschaftler EDMUND SEMLER.[930] Dabei hat die Schulmedizin ihr Dogma, es gebe keine Eiweißspeicher, selbst längst widerlegt. Bei Nierenerkrankungen ist schon seit geraumer Zeit bekannt, dass zuviel Eiweiß (nicht nur tierisches) äußerst schädlich sein kann.

Zugleich wird seit Jahrzehnten durch geschickte Werbestrategien die Botschaft transportiert, der Mensch brauche vor allem tierisches Eiweiß. Fleischessen sei männlich, Fleisch essen sei sexy, Fleisch essen sei gemütlich und gebe „Lebenskraft" – in diese Richtungen gehen die Imagekampagnen. Ein Grillfest ohne Fleisch ist für die meisten undenkbar. Und es gibt kaum eine Kochsendung im Fernsehen, in der nicht lecker deftig und tiereiweißreich gebrutzelt und aufgetischt wird.

Diese massive Beeinflussung scheint offenbar auch vor der etablierten Forschung nicht halt zu machen, die im Zusammenhang mit Fleisch vor allem die Problematik sieht, dass das in ihm enthaltene Fett Krebs Vorschub leisten kann, die Bildung von zellschädigenden Sauerstoffradikalen begünstigt oder in gebratener oder gepökelter Form sogenannte polyzyklische Kohlenwasserstoffe oder auch N-Nitrosoverbindungen bildet.[509] Der Gedanke, die massive Zunahme chronischer Erkrankungen bis hin zu Krebs in unseren „hoch zivilisierten" Gesellschaften könne mit dem drastisch gestiegenen Anstieg des Verzehrs tierischer Eiweiße zusammenhängen, scheint der Schulmedizin hingegen nach wie vor abwegig.

Tatsächlich jedoch „können – je nach Konstitution eines Menschen – nur mehr oder minder große Anteile des Eiweißüberschusses ausgeschieden werden", so der Internist und Professor LOTHAR WENDT (1907–1989), der das Thema Proteinspeicher in seinem Buch „Gesund werden durch Abbau von Eiweißüberschüssen" als erster umfassend beschrieben hat. Der Rest, so WENDT weiter, wandere vor allem in die feinen Blutgefäße der Organe, die sogenannten Kapillaren, und in den Raum zwischen diesen Kapillaren und den Zellen, auch Zwischenzellgewebe genannt. Der Überkonsum tierischen Eiweißes kann nun dazu führen, dass der

Nüchtern-Eiweiß-Spiegel in diesem Raum zwischen den feinen Blutgefäßen (Kapillaren) und Zellen ansteigt, bis die Reizschwelle der Zellen überschritten ist. Dann beginnen die Zellen mit der Speicherung der gestauten Eiweißmoleküle. Dadurch verdicken sich die Blutgefäße und das Zwischenzellgewebe immer mehr. Wenn dieser Prozess über lange Zeiträume voranschreitet, kann er zu zahlreichen Krankheiten führen wie Arteriosklerose, Herzinfarkt, Schlaganfall, Bluthochdruck, Diabetes, Gicht, Rheuma oder sogar Krebs.

„Durch die Kapillarwände müssen Nährstoffe wie Wasser, Zucker, Sauerstoff durchsickern, um die Zellen zu ernähren", erläutert WENDT. „Eine verdickte Kapillarwand setzt dem durchsickernden Nährstoffstrom aber erhöhten Strömungswiderstand entgegen und vermindert seine Strömungsgeschwindigkeit." Die Folge ist, dass sich im Kapillarblut die Nährstoffe stauen, während in den Zellen zu wenige Nährstoffe vorhanden sind. Ein heikler Zustand, denn genau in die Zellen sollen die Nährstoffe ja gelangen.

WENDT wird – genau wie GERSON und viele andere Ärzte, Therapeuten, Forscher und sonstige Experten, die der multimilliardenschweren Krebsforschung mit ihrer Chemotherapie und Bestrahlung ganzheitliche Behandlungsansätze gegenüberstellen – von der Schulmedizin mit Verachtung gestraft. Entsprechend findet sich in der Fachliteratur keine sachlich begründete Kritik an WENDTS Konzept. Dies ist umso bemerkenswerter, wenn man bedenkt, dass die Schulmedizin ihr Dogma, es gebe keine Eiweißspeicher, selbst längst widerlegt – und WENDT damit bestätigt hat.

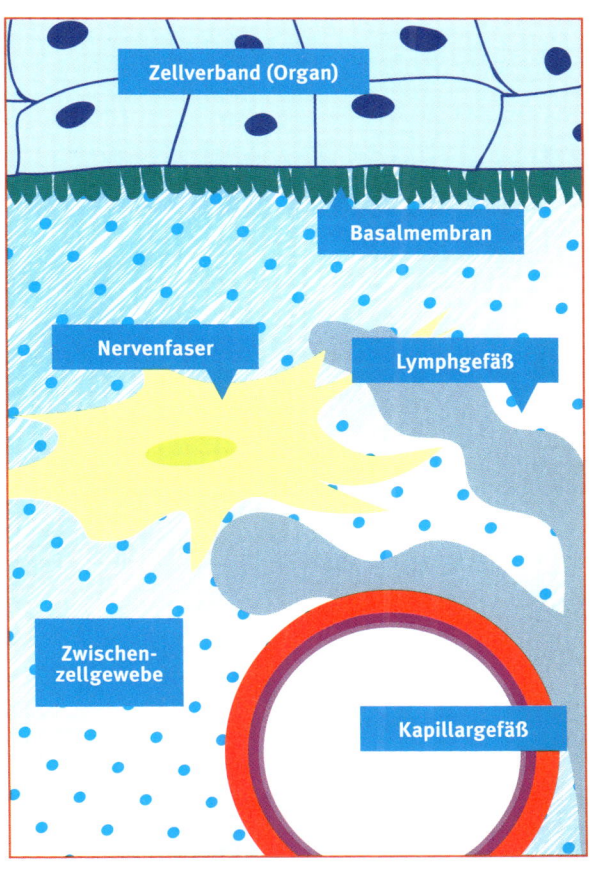

Die über das Verdauungssystem aufgeschlossenen Nährstoffe gelangen über das Blut durch die Arterien in ein noch feiner verästeltes System, das erst aus Arteriolen und dann aus Kapillaren besteht. Am Ende erreichen sie über das Zwischenzellgewebe unsere Zellen, in denen sie verwertet werden. Zu viel tierisches Eiweiß kann dieses feine System stören, indem es dieses zum Beispiel mit Ablagerungen überfrachtet und so die Nährstoffversorgung des Körpers behindert.

„Im Zusammenhang einiger sorgfältig durchgeführter Studien konnte gezeigt werden, dass eine proteinreiche Diät mehrfach eine positive Stickstoffbilanz˙ zur Folge hatte", so der Ernährungsforscher SEMLER. „Das heißt, der Körper hat mehr Stickstoff in Form von Protein aufgenommen, als er wieder abgegeben hat. Das widerspricht dem allgemein vertretenen Standpunkt, dass Protein bzw. Stickstoff nicht im Körper gespeichert werden kann."[930]

Auch bei Diabetikern ist die Verdickung der Basalmembran˙˙ längst nachgewiesen. Und bei Nierenerkrankungen ist schon seit geraumer Zeit bekannt, dass zu viel (tierisches) Eiweiß äußerst schädlich sein und etwa die Bildung von Nierensteinen befördern kann.[530, 902] Immerhin nimmt der Durchschnittswesteuropäer und -amerikaner gerne das Doppelte der offiziell empfohlenen Eiweißmenge zu sich, die bei rund 45 bis 60 g pro Tag liegt. Dazu stellte das Deutsche Institut für Ernährungsforschung DIfE im Jahr 2000 in einer Arbeit fest: „Es gibt viele Studien, die anzeigen, dass es nicht von Vorteil ist, deutlich mehr tierische Proteine zu essen, als offiziell empfohlen wird."[762]

Dies zeigen auch die Arbeiten von Wissenschaftlern wie dem amerikanischen Kardiologen DEAN ORNISH von der University of California, San Francisco[871, 872] oder dem US-Chemiker RUSSELL HENRY CHITTENDEN (1856–1943). Der Yale-Professor CHITTENDEN konnte zu Beginn des 20. Jahrhunderts, als noch 120 g Eiweiß pro Tag empfohlen wurden (was viele Menschen in den Industriestaaten heute noch zu sich nehmen), zeigen, dass eine „Low-Protein-Diet" selbst bei athletischen jungen Männern – ihn selber eingeschlossen – keinerlei Schwächung zur Folge hatte. „CHITTENDENS Studienergebnisse", heißt es 1944 im Fachmagazin *Journal of Biological Chemistry*, „waren damals umstritten, werden aber jetzt allseits akzeptiert."[547, 548, 727]

Neuere Arbeiten bestätigen dies und zeigen, dass zu viel tierisches Eiweiß sogar Krebs begünstigen kann.[610] Die vielleicht umfassendsten Untersuchungen auf diesem Gebiet stammen von dem Ernährungswissenschaftler T. COLIN CAMPBELL von der Cornell University, der sich seit den 1970er Jahren mit dem Thema tierisches Eiweiß und chronische Krankheiten wie Krebs beschäftigt.[537] Seine Forschungsergebnisse hat er in dem Buch die „China Study" zusammengefasst.[538] Die *New York Times* schreibt über dieses Werk: „Die Studie, die einen Großteil der amerikanischen Ernährungsdoktrin in Frage stellt, kann als Grand Prix der Epidemiologie angesehen werden." Der Physiknobelpreisträger ROBERT C. RICHARDSON meint: „Die ‚China Study' ist ein wichtiges Buch, dessen Story Gehör finden muss."

In seinen Arbeiten hat CAMPBELL unter anderem Tausende von auf dem Lande lebende Chinesen untersucht, von denen die allermeisten ihr ganzes Leben in derselben Gemeinschaft verbrachten und somit besonders stabile Essgewohnheiten aufwiesen. „Dabei stellte sich

---

˙ Stickstoff ist das wesentliche Element der Proteine und Proteide (Eiweißstoffe) sowie des Erbguts. Anhand der Stickstoffbilanz lässt sich daher der Eiweißstoffwechsel beurteilen.

˙˙ Die Basalmembran (siehe Grafik S. 229) ist ein Häutchen aus Fasern und Kittsubstanz, das im Körper Bindegewebe von anderen Gewebestrukturen (wie Muskeln oder Epithelien) abgrenzt.

heraus, dass chronisch-degenerative Krankheiten wie Krebs, Herz- und Kreislaufkrankheiten oder Diabetes dort auftreten, wo mehr tierische Eiweiße verzehrt werden", so CAMPBELL. „Oder schaut man auf die Kalorienzufuhr, so zeigt sich, dass diese in China im Schnitt zu einem Prozent aus Protein bestand – in den USA, wo das Risiko für Herzerkrankungen 17 Mal so hoch ist wie im Reich der Mitte, hingegen zu zehn Prozent." Bemerkenswert ist auch, dass eine vermehrte pflanzliche Proteinaufnahme zu erhöhtem Wachstum führte.

Nicht vergessen werden sollte in diesem Zusammenhang auch, dass die Muttermilch des Menschen gerade einmal zu 1,2 Prozent aus Eiweiß besteht. Dies ist besonders bemerkenswert, da ein Baby ja noch kräftig wachsen muss, wofür Proteine dringend benötigt werden. Ein Rinderfilet hingegen besteht zu 22 Prozent aus Eiweiß. Derweil ist es ein längst widerlegter Mythos, dass tierische Eiweiße den pflanzlichen überlegen sind. Wichtig ist lediglich, bei pflanzlichen Proteinen, die nicht so vollständig sind wie die tierischen, darauf zu achten, dass man alle Proteinbausteine (Aminosäuren) zu sich nimmt.

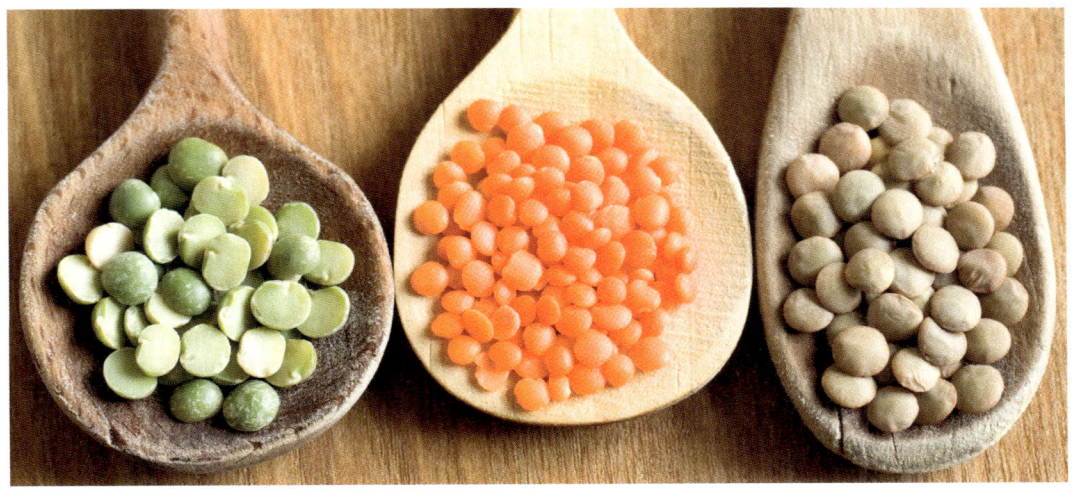

Um den Körper mit Eiweiß in der benötigten Menge zu versorgen, bieten sich Pflanzen durchaus an, die keinesfalls schlechter als tierische Eiweiße sind.

Zudem „erhalten die vielfach dokumentierten Heilerfolge mit Fasten- und Rohkosttherapien bei verschiedenen Erkrankungen durch die Hypothese der Eiweißspeicherkrankheiten eine sehr plausible Begründung", so SEMLER. „Die jahrzehntelangen praktischen Erfahrungen vieler Ärzte mit Fasten- und Rohkostkuren bestärken WENDTS Theorie. Nach den heutigen Kriterien wissenschaftlichen Arbeitens fehlt der Beweis für die Richtigkeit des Konzepts der Eiweißspeicherkrankheiten. Um diesen zu erbringen, wäre eine kontrollierte klinische Langzeitstudie notwendig. Dabei müsste die Dicke und Durchlässigkeit der Basalmembran von Personen mit Symptomen der krankhaften Eiweißspeicherung vor und nach einer eiweißarmen Diät oder einer Fastenkur gemessen werden. Durch mikroskopische Auswertung von Proben aus verschiedenen Körpergeweben könnte die Veränderung der Dicke bzw. Durchlässigkeit der Membran festgestellt werden."[930] Ein Versäumnis, auf das auch das Deutsche Institut für Ernährungsforschung in Potsdam-Rehbrücke aufmerksam macht.[762]

Damit sind wir wieder bei einem der zentralen Probleme unserer modernen Forschung: Finanziert wird tendenziell vor allem das, was die Pillenproduktion ankurbelt, hohe Gewinne verspricht und keiner großen Industrie zum Nachteil gereichen könnte. Alternative Denkansätze können so leicht als „Quacksalberei" abgekanzelt werden, da sie ja aus Sicht der Forschung keine wissenschaftlich bis ins kleinste Detail untersuchte Grundlage haben. Ein Teufelskreis, der ein Gesundheitssystem, das seinen Namen tatsächlich verdient, unmöglich macht.

Es ist zwar lobenswert, auf eine sogenannte evidenzbasierte Medizin zu setzen, die Anfang der 1990er Jahre aufkam und besonderen Wert auf harte Beweise legt. Derlei Bemühungen, so ehrenwert sie sind, werden jedoch ständig dadurch konterkariert, dass das Medizinsystem und vor allem auch die Krebsforschung in weiten Teilen von der Pharmaindustrie dominiert werden.[805, 950]

Selbst in der Online-Enzyklopädie Wikipedia, die im Medizinbereich eher die offizielle Meinung wiedergibt, hieß es: „Von Befürwortern der evidenzbasierten Medizin wird gelegentlich ironisch angemerkt, dass in vielen Krankenhäusern insbesondere im deutschsprachigen Raum derzeit mehr eine ‚Eminenz-basierte' als eine evidenzbasierte Medizin betrieben würde. Vereinfacht gesagt gelte in solchen Krankenhäusern der Grundsatz: ‚Was der Chefarzt/Oberarzt sagt, wird gemacht und weder hinterfragt noch diskutiert.' Ein derartig autoritärer Führungsstil führe nicht nur zu einer subjektiv geprägten Medizin und einem blinden Autoritätsglauben, es würde auch dadurch jede Diskussions- und Fehlerkultur unterbunden oder sehr erschwert."[806]

Die Milch macht's: Akne, Diabetes, Krebs

Wie Fleisch ist auch die Milch in unserer westlichen Kultur von einem gigantischen Mythos umgeben. Milch steht für Gesundheit, Stärke, Fitness und sogar Sexappeal. Die Milchindustrie lässt nichts unversucht, uns dies klar zu machen. Von Schauspielerin ANGELINA JOLIE über Eiskunstläuferin KATARINA WITT bis hin zu Tennisprofi THOMAS HAAS oder Schauspielerin COSMA SHIVA HAGEN – alle lassen sich vor den Werbekarren der Milchwirtschaft spannen, deren Slogan „Die Milch macht's" zu einem regelrechten Ohrwurm wurde. Neuerdings wird „das weiße Gold" in Deutschland mit dem kernigen Spruch „Milch ist meine Stärke" beworben. In einem Schweizer Werbespot singen drei ausgewachsene Kühe zusammen mit einem Kalb beschwingt vor sich hin – am Ende lautet die Botschaft: „Milch bringt dich in Schwung."

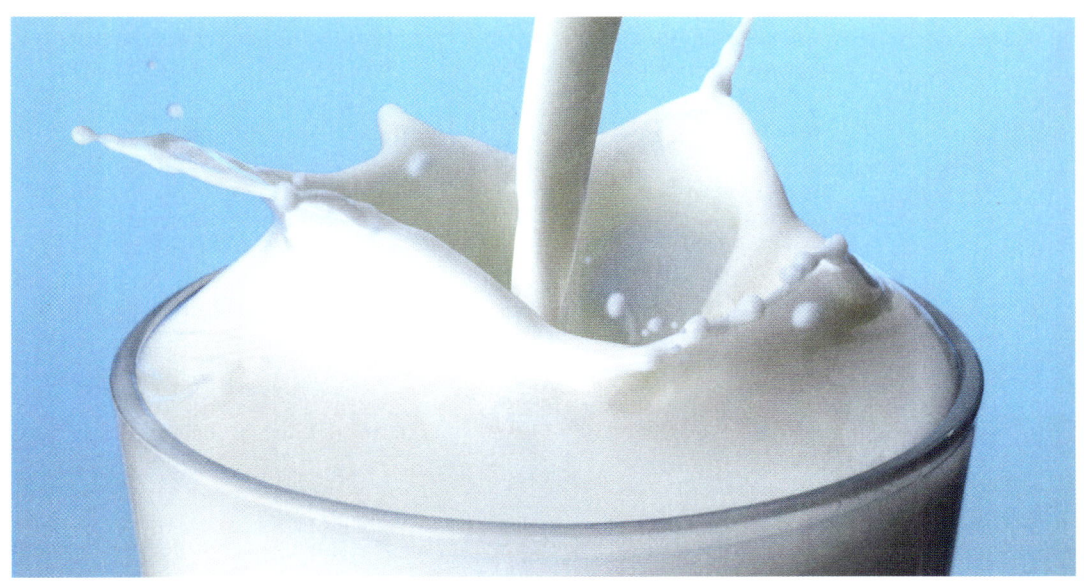

Immer mehr wissenschaftliche Arbeiten bestätigen, was in alternativmedizinischen Kreisen längst bekannt ist: Milch ist keineswegs so gesund wie uns die Werbung glauben machen will.

Doch es ist nicht nur in der Werbung eine Illusion, dass Kalb und Kuh ein gemeinsames Dasein fristen. Tatsächlich wird in der Intensivtierhaltung das Kalb unmittelbar nach der Geburt von seiner Mutter getrennt. Zudem erhärten neueste Forschungen den von kritischen Experten lange gehegten Verdacht, dass Milch nicht der große Gesundheitsbringer ist, sondern einer der Verursacher für zahlreiche Zivilisationsleiden: von Akne über Diabetes bis hin zu Krebs.

„Obwohl zahlreiche biochemische und epidemiologische Daten zum Gefahrstoff Milch vorliegen, will sich anscheinend keiner logisch und neutral mit dem Thema auseinandersetzen", so der Medizinprofessor BODO MELNIK von der Universität Osnabrück. „Doch auch wenn die Vorstellung von der ‚gesunden' Milch als fast ‚angeboren' zu betrachten ist und fast jeder ihre große Bedeutung für das Knochenwachstum herunterbeten kann, so stehen wir doch am Anfang eines wissenschaftlichen Umdenkens." Denn die Beweise für die Schädlichkeit der Milch sind einfach zu erdrückend, wie MELNIK in zwei Arbeiten, die 2009 in der Fachzeitschrift *Medical Hypotheses*[757] und dem *Journal der Deutschen Dermatologischen Gesellschaft*[756] erschienen sind, detailliert dargelegt hat.

„Die wissenschaftliche Datenlage enttarnt den Milchkonsum als einen wesentlichen Promotor chronischer Zivilisationskrankheiten", so MELNIK. „Und ein entscheidender Grund hierfür ist, dass die Zufuhr von Kuhmilch und Kuhmilchprotein beim Menschen zu Ver-

Ob Frauen in der Schwangerschaft wohl Milch trinken würden, wenn sie wüssten, dass dies das Übergewicht ihres Neugeborenen begünstigt?

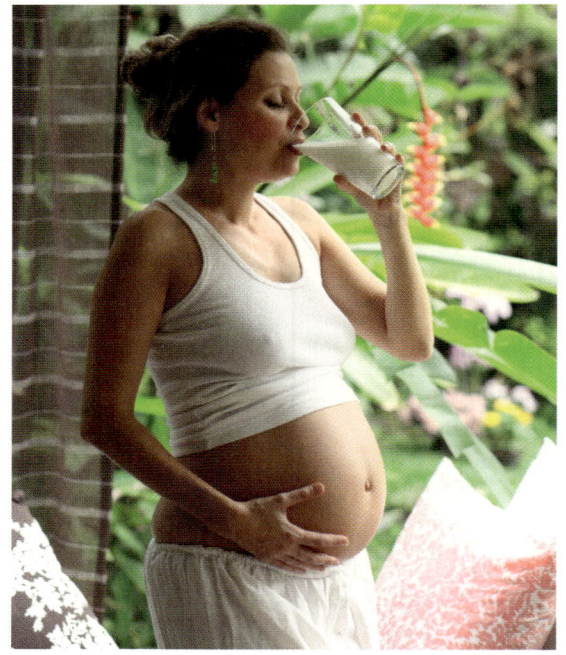

schiebungen in der Hormonachse von Insulin, Wachstumshormon und dem insulin-ähnlichen Wachstumsfaktor 1, kurz IGF-1, führt." Mit anderen Worten: Milch wirkt wie eine Insulinspritze. Der Milchkonsum erhöht die Niveaus der potenten Wachstumshormone Insulin und IGF-1 im Blutserum. Beide verwandten Hormone sind unsere stärksten Wachstumsbeschleuniger. „Sie wirken mitogen, fördern also die Zellteilung", so MELNIK. „Und genau dies fördert das Wachstum von Krebszellen oder von Zellen arteriosklerotischer Plaques, die bei Arterienverkalkung zu beobachten sind." Doch das Problem mit der Milch beginnt schon viel früher, also lange bevor sich Krankheiten wie Krebs oder Arterienverkalkung, die meist erst in fortgeschrittenerem Alter auftreten, manifestieren.

So beeinflusst der Milchkonsum bereits das Wachstum der Föten während der Schwangerschaft. Die sogenannte fetale Makrosomie – also ein Gewicht von Neugeborenen von mehr als 4000 g oder gar 4500 g – tritt in Industrieländern immer häufiger auf. Mittlerweile sind rund acht bis zehn Prozent der Babys davon betroffen. „Hintergrund ist, dass der Milchkonsum den IGF-1-Level erhöht, wodurch sich die Plazenta vergrößert", erläutert MELNIK. „Als Folge davon erhält das Kind zu viel des Einfachzuckers Glukose und wird zu dick, sprich makrosom."

Klinische Bedeutung erlangt das Übergewicht von Neugeborenen (die fetale Makrosomie) nicht nur wegen der geburtsmechanischen Belastung für Mutter und Kind.[612, 755, 933] Der Milchkonsum in der Schwangerschaft führt zu einer Gewichtszunahme der Mutter. „Durch die Zufuhr von Milch steigt der Insulinspiegel nach dem Essen und langfristig das Niveau des Wachstumsfaktors IGF-1 der Schwangeren in unphysiologisch zu hohe Bereiche", sagt MELNIK. „Und es hat sich herausgestellt, dass bei einer bestimmten Gruppe von Schwangeren das starke Übergewicht ihres Kindes als früher Hinweis auf die spätere Entwicklung eines mütterlichen Diabetes mellitus gewertet werden muss." Übergewicht ist zudem ein Risikofaktor für Krebs.

Für das Neugeborene wiederum bedeutet das deutlich erhöhte Geburtsgewicht nicht nur eine größere Verletzungsgefahr bei der vaginalen Geburt.[888, 953] Es kann vor allem in den ersten Lebensstunden zu Unterzuckerungszuständen (Hypoglykämie) kommen genau wie zu einer durch einen niedrigen Kalziumspiegel hervorgerufenen Übererregbarkeit des Nervensystems mit daraus folgenden Muskelkrämpfen. Auch Anpassungsstörungen sind die Folge, die zusätzlich zu einer Unreife der Lungen das Neugeborene in eine lebensbedrohliche Situation bringen können.[556, 573] „Gravierend ist zudem, dass durch den Milchkonsum die Insulin/IGF1-Achse für das gesamte Leben verschoben, um nicht zu sagen vermurkst wird", wie MELNIK zu bedenken gibt. „Dies kann zu Störungen an vererbbaren Genfunktionen führen, von denen wir lebenslang etwas haben."

„Milch ist freilich nicht der einzige Faktor, der im Zusammenhang mit Übergewichtigkeit bei Neugeborenen eine Rolle spielt", so MELNIK. „So können Anlagestörungen der Plazenta, genetische Faktoren und auch Rauchen sowie Alkoholkonsum in der Schwangerschaft das Wachstum eines Babys negativ beeinflussen." Der Einfluss der Milch ist also immer individuell verschieden, doch im Großen und Ganzen zeigen Studien unmissverständlich, dass Milchkonsum während der Schwangerschaft ein höheres Gewicht des Neugeborenen und auch der Mutter begünstigt.[701, 870]

Hintergrund ist auch hier, dass die Milch den Level der potenten Wachstumshormone Insulin und IGF-1 im Blutserum steigert. Es wurde in der Tat nachgewiesen, dass die Konzentrationen dieser Wachstumshormone im Nabelschnurblut stark übergewichtiger (makrosomer) Neugeborener im Vergleich zu normalgewichtigen Babys erhöht ist.[479, 679]

Verzehrt das Kind nun in seiner vorpubertären Phase Milch und Milchprodukte wie Joghurt, Eiscreme oder Frischkäse – was in vielen Industrienationen praktisch der Normalfall ist –, resultiert daraus eine unnatürliche Überhöhung des insulin-ähnlichen Wachstumsfaktors IGF-1 im Blutserum. So führte der vierwöchige Genuss von täglich 710 ml ultra-erhitzter Milch bei 46 Kindern im Alter von 10 bis 11 Jahren aus der Mongolei (Ulan Bator), die vorher nicht an Milchkonsum gewöhnt waren, zu einer Erhöhung der IGF-1-Serumspiegel um 23,4 Prozent.[906]

Während der Pubertät sind diese IGF-1-Niveaus ohnehin naturgegeben erhöht. Das heißt, wenn Jugendliche in der Pubertät Milchprodukte konsumieren, so werden die ohnehin schon physiologisch erhöhten IGF-Levels nochmals deutlich gesteigert. „Dadurch lässt sich plausibel erklären, dass rund 80 bis 95 Prozent der Jugendlichen in Milch konsumierenden Industrienationen von Akne betroffen sind", meint MELNIK. „Dieses epidemieartige Auftreten von Akne lässt auf einen Umweltfaktor als Ursache schließen."

So ergab die sogenannte Growing-Up-Today-Studie in den USA bei 4273 Jungen und 6094 Mädchen im Alter von neun bis 15 Jahren, dass ein deutlicher Zusammenhang zwischen Milchkonsum und Auftreten von Akne besteht,[473, 474] bei den Jungen insbesondere zwischen

Nicht nur Akne, auch andere Hauterkrankungen können durch übermäßigen Milchkonsum (mit)bedingt sein.

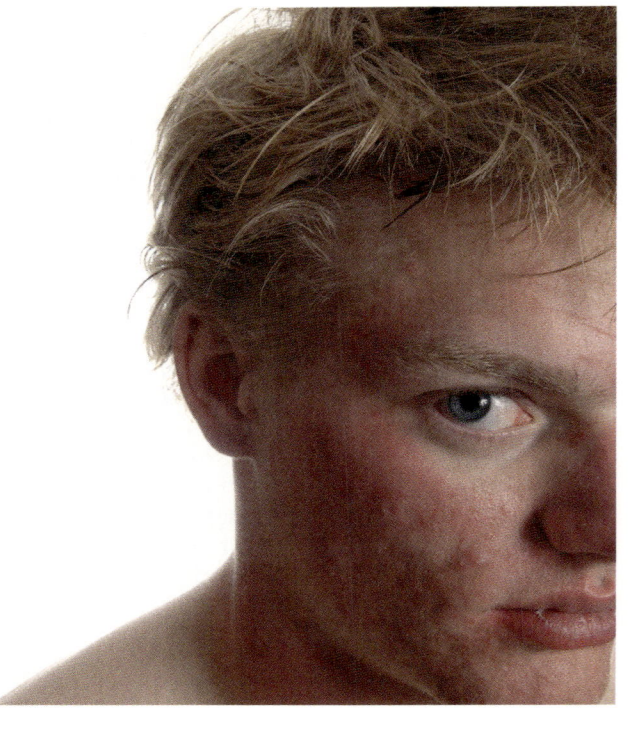

dem Genuss fettarmer Milch und den lästigen Pickeln.⁴⁷⁴ Im Gegensatz dazu wurde bei 1200 Kitavan-Bewohnern Papua Neuguineas sowie 115 Aché-Jägern und Sammlern Paraguays, die keine Milch und Milchprodukte verzehren, kein einziger Fall von Akne beobachtet.⁵⁶⁰

Nach der Pubertät geht die Akne in vielen Fällen zurück (auch wenn in schweren Fällen oftmals Narben zurückbleiben). Dies wäre damit zu erklären, dass nach der Pubertät auch die natürlichen Spiegel des Wachstumshormons und des insulin-ähnlichen Wachstumsfaktors IGF-1 wieder zurückgehen, sodass der hormonstimulierende Effekt der Milch nicht mehr ganz so stark negativ auffällt. Dies heißt aber nicht, dass Milch bei Erwachsenen keine unerwünschten Wirkungen mehr haben kann. Denn nicht nur Erwachsene leiden unter Akne, es besteht auch der begründete Verdacht, dass Milch die Ausbildung des sogenannten polyzystischen Ovarsyndroms begünstigt. Dieses PCO-Syndrom ist eine der häufigsten Stoffwechselstörungen geschlechtsreifer Frauen. Im Blutserum der Betroffenen werden oft hohe IGF-1-Spiegel gemessen – also genau das, was durch Milch verursacht werden kann. Das PCO-Syndrom ist eine schwere Erkrankung, die einhergeht mit Zysten in den Eierstöcken, chronischen Zyklusstörungen oder auch einer Vermännlichung (Virilisierung). Diese Vermännlichung kann sich äußern in einer Überproduktion von Hautfetten durch die Talgdrüsen, in Akne, starker Körperbehaarung oder auch Haarausfall. Zudem haben diese Frauen ein erhöhtes Risiko, an Diabetes oder auch Krebs zu erkranken.

Der Mensch ist im Übrigen das einzige Säugetier, das nach Beendigung der Stillzeit noch Milchprodukte zu sich nimmt. Milch ist ein komplexes Sekret mit zahlreichen bioaktiven Hormonen, das zur Wachstumssteigerung und Entwicklung der Tiere eine lebenswichtige Rolle während ihrer Aufzucht spielt. Doch wenn man, wie der Mensch, Milch in Lebensphasen konsumiert, für die natürlicherweise der Milchkonsum nicht vorgesehen ist, so wirkt sich dies nicht nur nachteilig auf die Selbstregulierung des Talgdrüsenfollikels aus, sondern verstärkt auch eine unerwünschte Zellteilung in zahlreichen Drüsengeweben und Organsystemen. Organe wie Thymus, Knochen, sämtliche Drüsen, glatte Muskelzellen der Gefäße und Nervenzellen unterliegen dieser unphysiologisch überhöhten Hormonstimulation.

Ziegen- und Schafmilchprodukte dürften eine vergleichbare Wirkung haben wie Kuhmilchprodukte, weil letztlich jede Säugetiermilch die biologische Aufgabe hat, Wachstum zu fördern. Die dadurch bedingte ständige Überstimulation zellulären Wachstums ist die Basis für die durch die Verschiebung unserer Hormonachsen auftretenden chronischen Volkskrankheiten wie Akne, Adipositas, Diabetes, Demenz und Krebs. Im Gegensatz zu Ziegen- oder Schafsmilch, die meist sporadisch aus der Herde gewonnen werden, puscht die industrialisierte Milchgewinnung den Hormonspiegel von Milchkühen allerdings besonders nach oben. Denn Hochleistungsmilchkühe werden nicht weniger als fünf Jahre chronisch schwanger gehalten. Wie Studien zeigen, weisen Kühe, die zur Steigerung ihrer Milchleistung mit gentechnisch hergestelltem Wachstumshormon behandelt werden, auch höhere IGF-1-Spiegel in der Milch auf.[554]

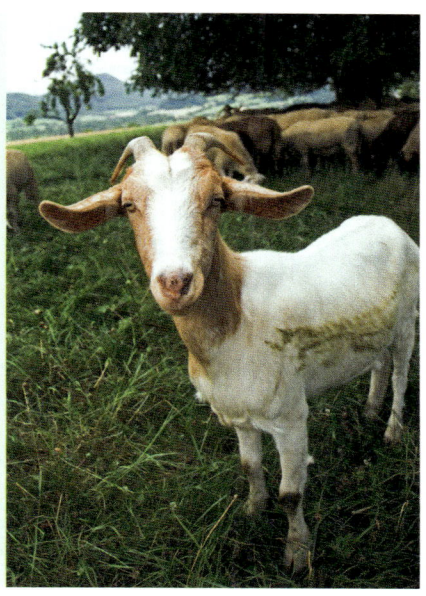

Milch wirkt also wie eine Spritze mit Insulin (dem Hormon, das in der Bauchspeicheldrüse nach Aufnahme von kohlenhydratreicher Nahrung gebildet wird). Unbearbeitete Rohmilch hat dabei die stärkste hormonstimulierende Wirkung. Pasteurisieren schwächt diesen Effekt nicht ab. Das Ultraerhitzen von Milch (H-Milch) reicht auch noch nicht aus. „Kochen über zehn bis 15 Minuten dürfte jedoch alle Proteine denaturieren, sodass hierdurch eine Entschärfung eintritt", so MELNIK. Eine derartige Denaturierung eines Nahrungsmittels bzw. von Eiweißen kann aber freilich keine Grundlage für eine gesunde Ernährung sein.

MELNIK ist nicht der erste, der den Mythos Milch fundamental in Frage stellt (auch wenn er für sich in Anspruch nimmt, mit seinen Untersuchungen erstmals wissenschaftliche Einzelbefunde über die Wirkung erhöhter Insulin/IGF-1-Hormone auf einzelne Organsysteme in einen übergeordneten Zusammenhang dargestellt zu haben). So wurde bereits Anfang der 1980er Jahre aufgezeigt, dass eine Verbindung zwischen Milchkonsum und dem Tod durch koronare Herzkrankheit besteht (Verstopfung der Herzkranzgefäße).[895, 926] Auch tierexperimentelle Studien belegen die arterienverkalkende Wirkung des Insulin-ähnlichen Wachstumsfaktor IGF-1.[689, 1003]

ℹ️ Mögliche Risiken des Kuhmilchkonsums nach Melnik[756]

- **In der Thymusdrüse** kommt es zu einer gestörten T-Zell-Reifung und T-Zell-Apoptose. Die Folge sind atopische Erkrankungen*, Allergien und Autoimmunerkrankungen.
- **Die Plazenta** vergrößert und sondert vermehrt Nährstoffe ab, was zu einem Übergewicht des Fötus und zu einem erhöhten Risiko des Kindes beiträgt, an Diabetes, Adipositas und Krebs zu erkranken.
- **Das Wachstum der Knochen** ist beschleunigt, worunter die Knochendichte leiden kann. Die Körpergröße wächst, wobei diese als Risikofaktor für Brustkrebs gilt.
- **Die Sexualhormonproduktion der Nebennieren** wird angeregt, was zu einer nach vorne verschobenen Pubertät führt und erhöhte Sexualhormonspiegel (Androgene) sowie frühzeitige Akneentwicklung begünstigt.
- **Bei Frauen wird die Sexualhormonproduktion der Eierstöcke** angeregt, was ebenfalls zu erhöhten Androgenspiegeln führt und polyzystische Ovarsyndrome (siehe oben) begünstigt.
- **Im Fettgewebe** wird das Fettzellenwachstum angeregt, was zu Adipositas** und den mit dieser Krankheit einhergehenden Gesundheitsstörungen führt.
- **Im Herz-Kreislauf-System** werden Ablagerungen bzw. degenerative Veränderungen der Arteriengefäßwände begünstigt, was zu Herzinfarkt, Schlaganfall, peripherer arterieller Verschlusskrankheit und zu krankhaften Veränderungen der Herzkranzgefäße führen kann.
- **Im Drüsenzellgewebe** wird die Apoptose*** gehemmt und im Gegenzug die Wucherung der Zellen beschleunigt sowie ein Tumorwachstum hervorgerufen.
- **Für das Nervensystem** bedeutet die aus dem Gleichgewicht gebrachte Eiweißsynthese mit einhergehender Giftigkeit der Proteine eine frühzeitige Demenz und das Auftreten neurodegenerativer Erkrankungen.
- **Die Haut** hat damit zu kämpfen, dass die Talgdrüsen verstärkt angeregt werden und dadurch mehr Talg produziert wird, dass sich die Keratin produzierenden Zellen der Haut über Gebühr vermehren und in der Folge schwere Akne entstehen kann. Zudem werden dadurch hyperproliferative Hautkrankheiten wie Psoriasis**** und Basalzellenkarzinom hervorgerufen.

---

* Atopische Erkrankungen, wie das atopische Ekzem, sind nicht zuzuordnende allergische Reaktionen.

** Fettleibigkeit, krankhafte Fettsucht

*** Apoptose beschreibt den natürlicherweise stattfindenden Mechanismus zum Absterben von Zellen.

**** Schuppenflechte

Darüber hinaus offenbaren Forschungsarbeiten, dass IGF-1 wie ein Tumorpromotor wirkt.[715, 904] Verschiedene Autoren zeigen einen Zusammenhang zwischen erhöhten IGF-1-Blutserumspiegeln und dem vermehrten Auftreten von Brust-, Prostata-, Darm- und Lungenkrebs.[615] Dass Milch über sein Protein Kasein, dem Hauptbestandteil von Quark und Käse, die Krebsentstehung begünstigen kann, wurde bereits in früheren Studien an Nagetieren dokumentiert.[656, 657] „Die Fundiertheit und Stimmigkeit dieser Arbeiten legen es absolut nahe, dass sie auf den Menschen übertragbar sind", so der Ernährungsforscher T. COLIN CAMPBELL. „Erstens haben Ratten und Menschen einen fast identischen Bedarf an Protein. Zweitens hat Protein in einem menschlichen Körper praktisch genau dieselbe Wirkung wie bei Ratten. Und drittens entspricht die Menge an Protein bzw. Kasein, die in den Versuchen bei den Ratten das Tumorwachstum verursachte, der Menge, die viele Menschen konsumieren."[538]

Was Übersäuerung mit Krebs zu tun hat

Das Verhältnis von Säuren zu Basen ist für die Funktionen aller Stoffwechselvorgänge im Organismus von größter Bedeutung. Für einen normalen Stoffwechsel ist ein Gleichgewicht zwischen Säuren und Basen erforderlich. „In der Naturheilkunde gilt die chronische Übersäuerung des Organismus als eine der häufigsten und schädlichsten aller Belastungsfaktoren", wie die Gesellschaft für Biologische Krebsabwehr in Heidelberg veröffentlicht. „Gerade bei einer Tumorerkrankung stellt man häufig eine Übersäuerung des Gewebes fest. Denn Krebs wächst besonders aggressiv in einem sauren Stoffwechselmilieu. An der Übersäuerung der Gewebe ist vor allem die Ernährung schuld."[808]

Die Übersäuerung des Körpers wird tendenziell durch folgende Faktoren begünstigt:
▸ **zu viele** eiweiß- und fetthaltige Lebensmittel tierischer Herkunft
▸ **zu viel** Süßes
▸ **eine verminderte** Basenaufnahme durch den Verzehr von zu wenig Gemüse und Obst

Die im Übermaß für unseren Körper schädlichen Säuren entstehen dadurch, dass zum Beispiel bei der Verdauung von Eiweiß und Zucker saure Stickstoff- oder Phosphorverbindungen zurückbleiben. Gleiches gilt für alle Süßigkeiten, Fast-Food und Fertigprodukte. Außerhalb der Ernährung gibt es eine Fülle weiterer Faktoren, die zur Übersäuerung beitragen, darunter Bewegungsmangel und unzureichendes Schwitzen, die eine verminderte Säureausscheidung zur Folge haben können, Stress, Alkohol und andere Drogen, Pestizide und andere Industriegifte ebenso wie Medikamente.

Für viele Schulmediziner ist das Thema Übersäuerung nach wie vor ein rotes Tuch. Dies ist jedoch völlig unverständlich, denn es gibt längst genügend wissenschaftliche Daten, aus denen klar hervorgeht, dass die Übersäuerung für viele Krankheiten und gerade auch für die Krebsentstehung von entscheidender Bedeutung ist. So ist der negative Einfluss säurebildender Ernährung bzw. die positive Wirkung von basenbildendem Gemüse und Obst auf das Knochenskelett mittlerweile gut untersucht [545, 854, 971] – so gut, dass selbst die Hersteller von Osteoporose-Tabletten ausdrücklich darauf hinweisen, man solle möglichst „wenig phosphat- und oxalsäurehaltige Lebensmittel und Kalziumräuber wie Fleisch, Wurst, Cola, Schmelzkäse, Kakao oder Schokolade" essen.[789]

Studien haben auch gezeigt, dass eine kohlenhydratarme und tiereiweißreiche Kost, die viel Harnsäure erzeugt, den Säuregehalt in den Nieren bedrohlich ansteigen lassen kann und so der Bildung von Nierensteinen genau wie Knochenschwund (Osteoporose) Vorschub leistet.[902] Im Gegensatz dazu kann Untersuchungen zufolge eine basenreiche vegetarische Ernährung mit ausreichend Obst und Gemüse der Bildung von Nierensteinen entgegenwirken.[936]

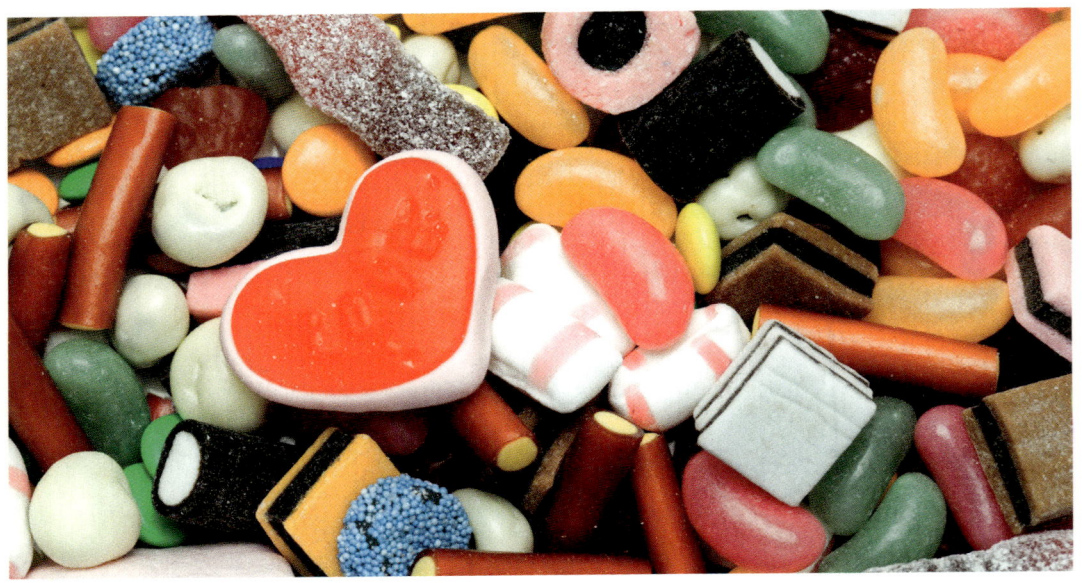

Süßigkeiten tragen wesentlich zu einer Übersäuerung des Organismus bei.

„Die westliche Kostform produziert eine große Menge an Säuren", wie HELEN MACDONALD und ihr Forscherteam 2005 im *American Journal of Clinical Nutrition* schreiben. „Ohne genügend basenbildende Nahrungsmittel kann die Knochengesundheit gefährdet sein. Es scheint, dass selbst eine ganz leichte chronische Übersäuerung ausreicht, um über die Zeit einen erheblichen Knochenschwund zu verursachen."[740] JOAN SALGE-BLAKE, Professorin für Ernährungswissenschaften an der University of Boston und Sprecherin der Amerikanischen Gesellschaft für Ernährung, ergänzt: „Eine Ernährung auf pflanzlicher Basis ist nicht nur gut für die Knochen, sondern auch für viele andere Dinge", wie etwa dafür, Bluthochdruck und Herzkrankheiten vorzubeugen.[558]

Dies gilt offenbar auch für Krebs. Nicht von ungefähr ist Krebsgewebe extrem übersäuert.[667] Es wäre einfach zu überprüfen, wie sich verschiedene säure- und basenbildende Lebensmittel auf das Krebsgeschehen auswirken – was leider nicht geschieht.[597] Damit sind wir erneut bei dem Problem moderner Forschung, die plausibel erscheinende und bereits gut belegte Thesen einfach als unbewiesenen Humbug abtut, ohne sich die Mühe zu machen, durch Forschungen den von ihr selbst eingeforderten „ultimativen Beweis" zu erbringen.

Ein gesunder Organismus ist übrigens durchaus in der Lage, einen vorübergehenden Überschuss an Säuren abzupuffern, indem er sie mithilfe seiner körpereigenen Regulationssysteme (Bicarbonat- oder Phosphatpuffer) über die Mobilisierung von Mineralien neutralisiert und dann über die Ausscheidungsorgane Darm, Nieren, Lungen, Haut- und Schleimhaut entsorgt. Dadurch wird erreicht, dass lebenswichtige Gewebe und Flüssigkeiten im Körper immer einen bestimmten, physiologischen pH-Wert haben.

Der pH-Wert des Blutes zum Beispiel muss ständig zwischen 7,35 und 7,45 (also im leicht basischen Bereich) einreguliert sein, um keine lebensbedrohliche Situation entstehen zu lassen. Daher liegt es auf der Hand, dass eine Lebensweise, die viel Fleisch oder Süßigkeiten und wenig bis keine Frischkost enthält, Alkohol- und Medikamentenkonsum beinhaltet und mit viel Psychostress sowie einer Pestizid-, Feinstaub- und Mobilfunkstrahlenbelastung verbunden ist, über kurz oder lang die Puffersysteme des Körpers überfordert. Dies kann dann dazu führen, dass schädliche Säuren im Gewebe hängen bleiben und dort die Zellen nachhaltig schädigen.

> ⚠ Selbst die etablierte Krebsforschung hat die Bedeutung der Übersäuerung inzwischen erkannt. Das National Cancer Institute der USA schreibt auf seiner Website, dass „erhöhte Harnsäureniveaus im Blut und im Urin ein Nebeneffekt von Chemotherapie und Bestrahlung sein können".[788] Und in einer Arbeit, die 2008 im Fachmagazin *PLoS Genetics* erschien, heißt es, dass „die Laktat-Azidose [= Übersäuerung des Blutes] und Sauerstoffmangel zwei bedeutende Faktoren sind für die Tumorentwicklung".[544] Dass die Übersäuerung des Körpers die Grundlage für das Entstehen von Krebszellen ist, die übrigens stets ein übersäuertes Milieu benötigen, hat bereits der Medizinnobelpreisträger OTTO WARBURG schon vor langer Zeit dargelegt. WARBURGS Thesen wurde über Jahrzehnte von offizieller Seite heftigst bekämpft, doch mittlerweile wurden seine Theorie bestätigt.[1002]

Um erste Anhaltspunkte zu bekommen, ob eine Übersäuerung vorliegen könnte, kann jeder mittels pH-Wert-Messstreifen, die in jeder Apotheke erhältlich sind, den pH-Wert seines Urins messen. Die erste morgendliche Messung des Mittelstrahlurins sollte, so wird gesagt, schwach sauer (pH-Wert von 6,5 bis 7) ausfallen, der Wert ca. zwei Stunden nach einer Mahlzeit schwach basisch (7,5 bis 8). Um eine genaueres Bild zu liefern, müssen diese Tests über mehrere Tage zu festgesetzten Uhrzeiten durchgeführt werden. Seine Ergebnisse lassen jedoch nur eine Tendenz erkennen. Exaktere Aussagen liefern laborchemische Untersuchungsmethoden wie die Säure-Basen-Maßanalyse des Urins und der Jörgensen-Test für das Blut. Eine genaue Aussage darüber, wie übersäuert bestimmte Gewebe im Körper sind, liefern diese Tests natürlich nicht.

Der pH-Wert ist ein Maß für die Stärke der sauren bzw. basischen Wirkung einer wässrigen Lösung. Der pH-Wert (pondus Hydrogenii) gibt Auskunft darüber, welchen Säuregehalt die Flüssigkeit auf einer Skala von 0 bis 14 hat. pH-Werte kleiner als 7 werden als sauer bezeichnet, oberhalb von 7 als basisch.

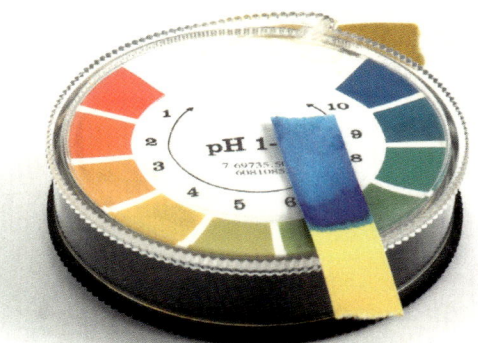

Was lässt sich gegen Übersäuerung tun? Therapeutisch ist eine Übersäuerung vor allem durch die Ernährung zu beeinflussen. Der Verzehr von basisch wirkenden Lebensmitteln mit einem hohen Gehalt an basischen Mineralstoffen und Spurenelementen versorgt die Pufferorgane mit „Munition" gegen Säuren. Diese Basen liefern Gemüse, Obst (auch Zitrusfrüchte), Salate, Kartoffeln und Kräuter. Auch rechtsdrehende Milchsäure soll sich hier positiv auswirken.

Um auf einmal einen ganzen Schwung Basen in den Körper zu bekommen, kann man auch Basensalzpräparate einnehmen. Wie nützlich traditionelles Backpulver (Natrumbikarbonat) sein kann, haben vereinzelte Studien gezeigt. So konnte durch die Gabe von Backpulver bei Ratten der Ausbildung von Nierenzysten entgegengewirkt werden.[969] In einer anderen Studie wurden Patienten, die unter Nierensteinen litten, erfolgreich mit Natriumbikarbonat behandelt.[970] In einer weiteren Arbeit heißt es: „Krebsmedikamente wirken bekanntlich nicht so effektiv gegen Krebszellen, weil diese kanzerogenen Zellen in einer sauren Umgebung liegen. Mithilfe von althergebrachtem basischen Natriumbikarbonat konnte der pH-Wert des übersäuerten Krebsgewebes jedoch angehoben bzw. in eine basische Richtung verschoben und dadurch die Effektivität der chemotherapeutischen Krebsmedikamente gesteigert werden."[899]

Eine Forschungsarbeit der University of Pittsburgh aus dem Jahr 2005 spricht sich aus diesem Grund explizit dafür aus, die positive Wirkung von Backpulver in umfangreichen Studien an Patienten genau zu untersuchen.[496] Doch bis sich die offizielle Medizin dazu durchringt, kann noch viel Zeit vergehen. Nicht zuletzt, weil Backpulver im Vergleich zu Medikamenten spottbillig ist und damit praktisch kein Geld verdient werden kann. Auf dem Markt sind verschiedene Basenpulver erhältlich, von denen viele Backpulver bzw. Natriumbikarbonat enthalten. Doch dies kann auch Probleme bereiten, da die mit Natriumbikarbonat angereicherten Basenpulver auch den Darm basischer machen können. „Ein Darmmilieu, das in eine basische Richtung verschoben wird, hat den Nachteil, dass es gekennzeichnet ist durch eine krankmachende Darmflora", so der Umweltmediziner JOACHIM MUTTER.[777]

Karl-Heinz Wagner, Professor für Ernährungswissenschaften aus Wien stellt hierzu fest: „Eine Zahl von Untersuchungen weist darauf hin, dass der pH-Wert einen wesentlichen Marker für den Zustand des Darms darstellen dürfte." Im Laufe des Lebens, erläutert Wagner, steige der pH-Wert sukzessive von sauren 4,5 bei Säuglingen auf potenziell krankmachende basische 7,5 im Alter an; zugleich würden Störungen wie chronische Verstopfung, Durchfall und Blähsucht zunehmen. Offensichtlich sei dies eine Folge jahrzehntelanger Fehlernährung. Dafür spricht auch, dass eine Ernährung, die reich an Ballaststoffen ist, den pH-Wert im Darm senken kann, wie europäische Studien zeigen.

„Daneben gibt es Hinweise, dass ein hoher pH-Wert im Darm das Entstehen von Darmkrebs begünstigt", so Wagner.[978] So ist Südafrika mit seiner Vielfalt unterschiedlicher Kulturen prädestiniert dafür, verschiedene Ernährungsgewohnheiten im Zusammenhang mit dem pH-Wert und Darmerkrankungen zu erforschen. Ein Team um den Biochemiker Alexander R.P. Walker aus Johannesburg machte sich diesen Umstand zunutze und zeigte im *British Journal of Cancer* auf, dass der Stuhl von Menschen aus der weißen Bevölkerung am Kap im Vergleich zu Afrikanern, Mischlingen und den Nachfahren indischer Sklaven einen besonders hohen pH-Wert aufweist – und dass parallel dazu für die Weißen das Risiko, an Darmkrebs zu erkranken, deutlich am höchsten liegt. Die Autoren schließen aus ihren Ergebnissen, dass ein hoher pH-Wert bzw. tendenziell basischer Stuhl das Darmkrebs-Risiko erhöht.[981, 982]

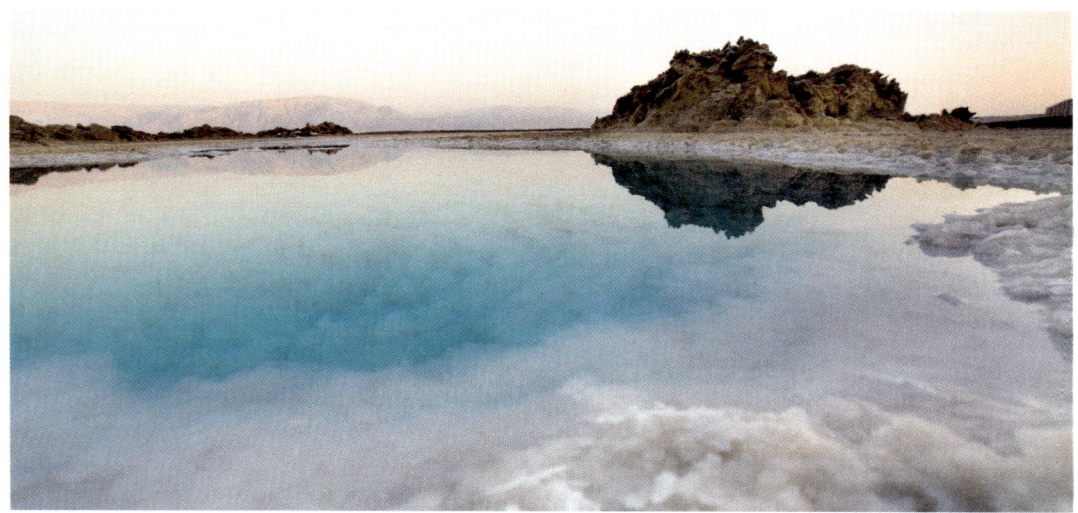

Viele pilgern jährlich ans Tote Meer, um darin zu baden und sich von den verschiedensten Erkrankungen zu erholen. Dieses Erlebnis kann man in der heimischen Badewanne mithilfe von Salzkristallen aus dem Toten Meer nachempfinden.

Wenn man also Basenpulver benutzt, so empfiehlt es sich, auf Präparate zurückzugreifen, die nicht auf Basis von Natriumbikarbonat (Backpulver) bzw. Natrium zusammengestellt sind.[777] Zumal Gemüse und Obst einen hohen Gehalt an basisch wirkenden Mineralien wie Kalium und Magnesium aufweisen, aber nur Spuren von Natrium. An diesem Vorbild der Natur orientieren sich wenige Basenpulver, die nicht nur frei von Natrium sind, sondern darüber hinaus auch keinen Milchzucker (Laktose) beinhalten. Ein besonders hoher therapeutischer Nutzen wird durch Baseninfusionen erzielt. Hier werden die Basen nicht über den Mund aufgenommen, sondern injiziert; sie müssen so nicht erst durch den Verdauungstrakt, sondern gehen direkt ins Blut und von dort zu den Organen.

Sehr entspannend ist ein Basenbad. Dafür wird einfach Natriumbikarbonat oder auch Badesalz aus dem Toten Meer im Badewasser aufgelöst – und schon liegt man in einer basischen Flüssigkeit, die nicht nur Säuren aus dem Körper zieht und dadurch schmerzlindernd wirkt, sondern auch besonders wohltuend für die Haut ist. „Dass ein Basenbad von Säuren befreit, kann jeder leicht selbst überprüfen", so MICHAEL WORLITSCHEK, Facharzt für Allgemeinmedizin und Naturheilverfahren. „Dafür muss man nur, nachdem man das Badewasser mit dem Badesalz angereichert hat, einen in Apotheken erhältlichen pH-Teststreifen in das Wasser halten. Dieser dürfte dann zum Beispiel einen pH-Wert von 8 anzeigen, was klar im basischen Bereich liegt. Badet man nun 30 bis 60 Minuten und hält dann noch mal einen pH-Teststreifen in das Wasser, so wird der pH-Wert um 1 bis 2 Punkte auf 7 oder 6 gefallen sein. Das heißt: Säure wurde aus dem Körper ausgeschieden."[993]

Mit kohlenhydratreduzierter Kost gegen Krebs

Bereits 1924 stellte der deutsche Medizinnobelpreisträger OTTO WARBURG fest, dass Krebszellen – im Gegensatz zu gesunden Zellen – Energie ohne Sauerstoff (also anaerob) erzeugen und dabei unter anderem Milchsäure produzieren.[984] Dieses Phänomen wurde als Warburg-Phänomen nach ihm benannt.

Die Energiegewinnung ohne Sauerstoff kann wohlgemerkt auch bei gesunden Zellen vorkommen. Nicht nur bei jeder Zellteilung wird kurzzeitig auf sauerstoffarme Energiegewinnung umgeschaltet, um das Erbgut zu schützen. Auch wenn bei einem Sprint oder 800-Meter-Lauf die Belastung des Körpers so stark ist, dass er den Sauerstoffbedarf der Muskulatur zur Energiegewinnung nicht mehr durch die Atmung decken kann, so müssen die Muskeln kurzfristig ohne Sauerstoff auskommen (und wenn die Belastung andauert, kommt es zur Anhäufung von Milchsäure in den Muskelzellen und im Blut). Der Unterschied zur Krebszelle ist: Wenn man gesunden Zellen, die gerade ohne Sauerstoff Energie produzieren, wieder Sauerstoff zuführt, so stellen sie sofort wieder auf die Verbrennung von Traubenzucker (Glukose) um und produzieren dadurch Energie (ATP). Nicht so die Krebszellen! Wird ihnen Sauerstoff zugeführt, so bleibt es bei ihnen, gemäß der mittlerweile bestätigten Theorie von WARBURG, bei der Vergärung (statt Verbrennung) der Glukose.

Hintergrund ist, dass Krebszellen auf Mitochondrien- und Chromosomenebene durch Stressfaktoren wie Schwermetalle oder Strahlenbelastungen derart geschädigt werden, dass sie nicht mehr in der Lage sind, eine normale (sprich auf Sauerstoff basierte) Energiegewinnung zu vollziehen. Stattdessen können sie Energie nur noch unter Vergärung von Glukose erzeugen. Diese Form der Energiegewinnung ist aber überhaupt nicht effizient. Krebszellen benötigen rund 20- bis 30-mal so viel Traubenzucker wie eine normale Zelle, um Energie herzustellen und Zellteilung/Wachstum zu ermöglichen.[564] „Dies ist ein Grund dafür, dass Tumorpatienten im Endstadium extrem abmagern", so der Umweltmediziner JOACHIM MUTTER. „Denn der Traubenzucker aus der Ernährung reicht bei ihnen nicht mehr aus, sodass Muskelgewebe zu Traubenzucker für die Krebszellen umgewandelt wird und dadurch die Muskelmasse schrumpft."[777]

Als Folge davon kann aus den Krebszellen Milchsäure ausströmen, wodurch Krebszellen nicht nur einen Säureschutzmantel erhalten, sondern auch das umliegende Gewebe in Teilen aufgelöst wird. Dies erleichtert es Krebszellen, sich auszubreiten.[956] Doch damit nicht genug: Die Milchsäure stimuliert die Blutgefäßneubildung[738] und hilft damit, Anschluss an das Gefäßsystem zu bekommen. „Zum einen wächst dadurch das Krebsgeschwür schneller", so JOHANNES F. COY. „Zum anderen finden die sich ausbreitenden Krebszellen Zugang zum Blutgefäßsystem, was die Bildung von Fernmetastasen leichter macht."[564] Und in der Tat haben Studien ergeben, dass je mehr Milchsäure von einem Tumor produziert wird, desto wahrscheinlicher bilden sich Metastasen und umso geringer ist auch die Überlebenszeit der Patienten.[979]

Dieses Phänomen – dass Krebszellen einen übersteigerten Bedarf an Glukose haben und diese verstärkt zu Milchsäure vergären – könnte auch ein Therapieansatz sein. Ziel ist es dabei, die Krebszellen praktisch auszuhungern, indem man nur noch in überschaubaren Mengen hochwertige Kohlenhydrate in Form von Obst oder Vollkornprodukten zu sich nimmt, die langsam ins Blut übergehen und alle Nährstoffe mitliefern, die zur adäquaten Verarbeitung der Kohlenhydrate notwendig sind. Vermieden werden sollten hingegen isolierter Weißzucker und Weißmehlprodukte, weil diese den Blutzuckerspiegel im Blut nach oben jagen und für Zuckerwellen sorgen können, von denen sich die Krebszellen ernähren. Zugleich muss dafür gesorgt werden, dass alle nötigen Nährstoffe in den Körper fließen (u.a. Aminosäuren, Omega-3- und andere Fettsäuren).

> ⚠ Der Vergärungsprozess bei der Energiegewinnung von Krebszellen hat zur Folge, dass eine große Menge an Milchsäure ausgeschieden wird, die wesentlich dafür verantwortlich zeichnet, dass dieser Vorgang gefährlich wird. „So kann es dadurch zu einer lokalen Anhäufung der produzierten Milchsäure kommen, wodurch fatale Folgen vorprogrammiert sind", so der Biologe JOHANNES F. COY, der elf Jahre am Deutschen Krebsforschungszentrum in Heidelberg geforscht hat. „Dabei bildet sich bei den Krebszellen quasi ein Säureschutzmantel aus." Dies ist der Grund dafür, warum einige Akteure des menschlichen Immunsystems wie T-Lymphozyten oder natürliche Killerzellen ihre Aufgaben am Tumorherd weniger gut oder gar nicht erledigen können. Damit ist unsere beste körpereigene Waffe gegen Krebszellen außer Kraft gesetzt.[607]

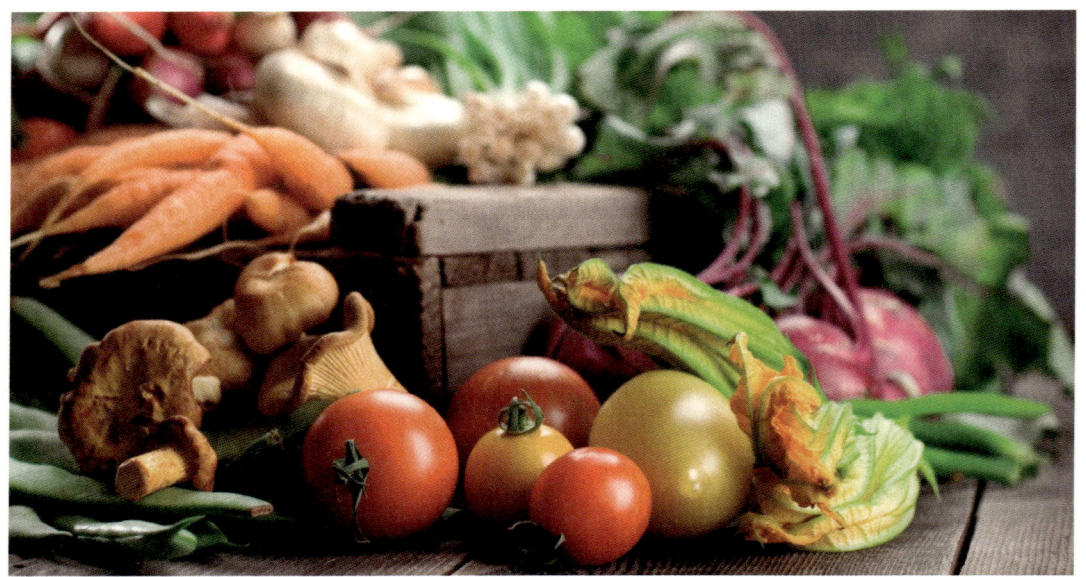

Damit Krebszellen ausgehungert werden, müssen überschießende Blutzuckerspiegel vermieden werden. Das wird beispielsweise durch eine Kost erreicht, die konsequent auf Gemüse und auch auf Vollkornprodukte setzt.

Durch den Entzug von Kohlenhydraten und Zucker in der Nahrung (die der Körper umwandelt in für Zellen verwertbare Glukose) sowie durch einen ruhigen Lebenswandel mit möglichst wenig Stress wird praktisch der gesamte Stoffwechsel umgestellt. Durch die fehlende Glukose wird kein Insulin mehr freigesetzt und somit auch nicht mehr in die Körperzellen transportiert. Damit fehlt den Zellen ihr primärer „Brennstoff", um Energie zu produzieren.

Diese Notlage bringt die gesunden Zellen dazu, Energie dadurch zu erzeugen, dass sie auf die Verwertung von sogenannten Ketonkörpern umschalten. Ketonkörper sind Stoffwechselprodukte, die beim verstärkten Fettabbau entstehen. Vielen Krebszellen hingegen, so die These, soll diese Umschaltung nicht oder nur sehr schwer gelingen. Mit dem Ergebnis, dass die Krebszellen praktisch verhungern, da sie ja aus Ketonkörpern, Fetten oder Ölen keine Energie gewinnen können – und auch aus Glukose nicht mehr, da sie nur unzureichend zur Verfügung steht.

Einigen Krebszellen mag die Umschaltung auf die Ketonkörper-Verbrennung zwar noch irgendwie gelingen – doch dies geht nur, wenn sie ihre beschädigten Mitochondrien wieder aktivieren (was etwa durch sanften Sport erreicht werden kann). Dadurch büßen sie aber ihren Milchsäureschutzschild ein, sodass das körpereigene Immunsystem sie wieder angreifen und eliminieren kann.

Diese sogenannte ketogene Diät, bei der die gesunden Zellen des Körpers ihren Energiebedarf vor allem durch Fette bzw. Ketonkörper anstatt durch Glukose stillen und die Krebszellen aushungern lässt, wird neuerdings auch im Zusammenhang mit Krebs der wissenschaftlichen Literatur diskutiert.[495] Der Krebsforscher COY zum Beispiel hat in diesem Zusammenhang ein Ernährungskonzept entwickelt, das aus folgenden Bestandteilen besteht:
- speziell kombinierte Ölmischungen
- hoher Anteil von Eiweiß, Ballaststoffen und sekundären Pflanzenstoffen
- schonende Entsäuerung
- Einschränkung der verwertbaren Kohlenhydrate (maximal 70 g pro Tag)
- Wichtig ist die Kombination aller Bausteine, da eine kohlenhydratarme Ernährung alleine nicht ausreicht.

An der Universität Würzburg wurde eine solche ketogene Diät, bei welcher der Körper seinen Energiebedarf zum erheblichen Teil aus Nahrungsfett bezieht, in einem Tierversuch überprüft. Die eine Gruppe erhielt dabei ein Standardfutter (36 Prozent Kohlenhydrate), die andere Gruppe die kohlenhydratarme und fettreiche Kost (unter anderem mit reichlich mehrfach ungesättigten Omega-3-Fettsäuren). Das Tumorwachstum war bei den speziell ernährten Mäusen deutlich verzögert und es wurden weniger neue Blutgefäße gebildet. Die Krebsgeschwülste wurden im Anschluss operativ entfernt und untersucht. Dabei zeigte sich, dass in der nach dem Coy-Prinzip ernährten Versuchsgruppe die Tumoren verstärkt im Inneren abgestorben waren.[874]

Das sind natürlich noch keine endgültigen Heilungserfolge und gerade bei Krebs sind Versuche mit Labormäusen nur sehr bedingt auf den Menschen übertragbar (siehe Seite 102 ff., Kapitel 2). Allerdings wird in der *Deutschen Zeitschrift für Onkologie* von bemerkenswerten einzelnen Therapieerfolgen einer ketogenen Diät nach COY in Kombination mit Nährstoffinfusionen berichtet. Erzählt wird zum Beispiel die Geschichte von einem männlichen Patienten, bei dem im Sommer 2005, als er Anfang 30 war, ein bösartiger Hirntumor – ein sogenanntes Glioblastom – diagnostiziert wurde. Anschließend erhielt er zunächst für etwas mehr als sechs Wochen eine Kombination aus Chemotherapie und Bestrahlung und anschließend noch Chemotherapie allein. Das Geschehen bekamen die behandelnden Ärzte aber nicht in den Griff, der Tumor flammte wieder auf. Eine neue Chemotherapie-Sitzung brach der Patient ab. Ende April 2007 begann er mit einer konsequenten Ernährungsumstellung auf eine ketogene Diät. Zusätzlich erhielt er von einem Heilpraktiker Infusionen, die jeweils nach Durchsicht der Bluttestwerte unter anderem Vitamine, Mineralstoffe, Spurenelemente, das Aminosäureabbauprodukt Taurin sowie das zentral wichtige Antioxidans Glutathion enthielten. Für Ende Juni 2007 war dann im International Neuroscience Institute in Hannover ein OP-Termin angesetzt, um den wieder gewachsenen Tumor zu entfernen. Doch die Aufnahmen, die mit einem Magnetresonanz-Tomographen gemacht wurden, zeigten, dass der Herd deutlich geschrumpft war, sodass auf die vorgesehene Operation verzichtet wurde.[986]

Dieses Beispiel zeigt erneut, wie gut sogenannte ganzheitlich-biologische Therapiekonzepte auch bei Krebs anschlagen können und wie sinnvoll es ist, nicht nur auf einen Faktor wie die Ernährung zu setzen, sondern zugleich auch an anderen „Stellschrauben" wie Nährstoffinfusionen oder Bewegung, Schwermetallentgiftung, sanfte Sonnenbäder usw. zu drehen, um die Wahrscheinlichkeit eines Therapieerfolges so hoch wie möglich zu machen.

Genauso ermutigend ist der Fall einer Patientin unserer Autorin JULIANE SACHER. Bei ihr wurde im Juni 2007, als sie 62 Jahre alt war, ein sehr großer Blasentumor, der bereits durch die Blasenwand hindurch gewachsen war, festgestellt. Zwei zu Rate gezogene Urologen empfahlen eine sofortige Operation mit Totalentfernung der Blase, die anschließende Einsetzung einer künstlichen Blase sowie Chemotherapie. „Anders geht es nicht", so einer der Urologen. Die Patientin lehnte dies aber ab. Und so gelang es ihr, den Arzt dazu zu bewegen, nur den Tumor zu entfernen, die Blase aber im Körper zu belassen. Als daraufhin die Gewebeuntersuchung ergab, dass der Tumor sehr invasiv und bösartig war, wollte auch der Urologe mit einer erneuten Operation die Blase vollständig entfernen, da er die Gefahr als sehr hoch einschätzte, dass der Krebs kurzfristig wieder aufflammt. Die Patientin lehnte dies erneut ab und entschied sich stattdessen für eine kohlenhydratreduzierte Ernährung. Außerdem nahm sie Präparate im Sinne einer Ausgleichstherapie nach HEINRICH KREMER ein und machte konsequent täglich sanften Sport (40 bis 60 Minuten Walking im aeroben, also Sauerstoff nutzenden Bereich). Weil man nicht wusste, wie schnell die Ernährungsumstellung wirkt, wurde in den ersten Wochen ein- bis zweimal wöchentlich eine Hyperthermie (Wärmebehandlung) mit parallelen Mistelinfusionen durchgeführt. Bereits bei der ersten Kontrolle nach sechs Wochen, als operativ wieder Schichten der Blasenwand abgetragen wurden, war zum Erstaunen der Operateure kein Rezidiv gewachsen und die parallel durchgeführte Gewebeuntersuchung konnte keine Tumorzellen mehr nachweisen. Dies war auch noch 30 Monate später so. Zu diesem Zeitpunkt fühlte sich die Patientin gesund und konnte sich einer funktionierenden eigenen Blase erfreuen.

Die ketogene Diät bedarf wohlgemerkt einer besonderen Überwachung. Wie kompliziert dies ist, zeigt sich am sogenannten Glykämischen Index (GI), mit dem besonders auch Low-Carb-Diäten arbeiten und mit dessen Hilfe die Wirkung von kohlenhydrathaltigen Lebensmitteln wie Kartoffeln, Reis, Bananen oder auch Honig auf den Blutzuckerspiegel bestimmt wird. So heißt es, Lebensmittel mit einem niedrigen GI würden den Blutzuckerspiegel eher langsamer und stetiger ansteigen lassen, während Lebensmittel mit einem hohen GI den Blutzuckerspiegel schnell nach oben treiben sollen. Doch dieses Konzept scheint nicht realitätsgerecht zu sein, denn es wird nicht die Gesamtmenge der aufgenommenen Kohlenhydrate berücksichtigt.

WALTER WILLETT, Ernährungswissenschaftler an der Harvard University, und sein Team haben daher das GI-Konzept erweitert und die Maßeinheit Glykämische Last (GL) entwickelt. Die GL bezieht neben der Qualität der Kohlenhydrate auch die aufgenommene Menge mit ein. Ein GI von weniger als 55 und ein GL von weniger als 10 gelten dabei als niedrig.

Pasta und Karotten sind ein gutes Beispiel für die eingeschränkte Theorie des Glykämischen Index (GI). Denn sie besitzen denselben GI, haben aber äußerst unterschiedliche Auswirkungen auf den Blutzuckerspiegel.

Und so ergibt sich, dass eine große Karotte und eine Tasse Spagetti zwar denselben GI-Wert haben. Doch eine rohe Karotte hat nur 5 g Kohlenhydrate, da sie zum Großteil aus Wasser besteht, während in einer Tasse Spagetti 38 g Kohlenhydrate stecken. Dadurch hat eine große Möhre eine Glykämische Last (GL) von gerade einmal 2 – und eine Tasse Pasta eine GL von 16. Erst durch die Berechnung der GL wird es also möglich zu erkennen, dass eine Tasse Spagetti tatsächlich einen sehr viel stärkeren Effekt auf den Blutzuckerspiegel hat als eine große Karotte. Und auch bei manchen Früchten mit einem hohen GI sollte sich entgegen der landläufigen Meinung herausstellen, dass ihr Effekt auf den Blutzuckerspiegel in Wahrheit absolut akzeptabel ist. So hat eine Ananas einen GI von 66, aber nur eine GL von 6, und Wassermelonen einen GI von 72, aber nur eine GL von 4.[759]

Zu bedenken ist grundsätzlich auch, dass wir genetisch sicher nicht darauf ausgelegt sind, unseren Energiebedarf in erster Linie aus Fetten und Eiweißen zu ziehen. Dies kann man nicht zuletzt daran erkennen, dass unsere nächsten Verwandten im Tierreich, die Menschenaffen, zum Großteil oder gar in Gänze von pflanzlicher Kost leben, die im Schnitt keinen sonderlich hohen Fettanteil hat. Die ungeklärte Frage ist also, wie sich eine ketogene bzw. kohlenhydratreduzierte Kost über kurz oder lang auf die Gesundheit auswirkt. Zumal einige den Low-Carb-Ansatz mit einem Frei-Ticket für exzessiven Fleischkonsum verwechseln. Bezeichnend hierfür ist die Atkins-Diät, die eine ganze Industrie hinter sich vereint und Produkte anbietet wie „Low-Carb-Ketchup" oder Chips, die 60 Prozent weniger Kohlenhydrate enthalten als herkömmliche Chips, und auch zu den ketogenen Kostformen zählt.

Robert Atkins (1930–2003), US-amerikanischer Kardiologe, der im Alter von 72 übergewichtig an einem Herzinfarkt gestorben sein soll,⁷⁸⁰ gab gar das Motto „Steak statt Brot, Sahne statt Obst" aus. Doch diese Diäten zur Gewichtsreduktion, die auf einen hohen bzw. übersteigerten Fett- und Eiweißkonsum setzen, lassen offenbar nicht nur die Pfunde nicht besser purzeln als zum Beispiel fettarme Diäten, wie Studien ergaben. Sie sind schon nach kurzer Zeit mit erheblichen Nebenwirkungen verbunden.⁸⁵⁸ So kann es zu Verstopfung, Übersäuerung und hohen Cholesterinwerte kommen, was für das Krebsgeschehen oder auch für Leiden wie Arterienverkalkung alles andere als günstig ist. Zudem können sie die Bildung von Nierensteinen begünstigen.⁷⁰²

Es gibt selbstverständlich noch weitere Kostformen, die im Zusammenhang mit der Behandlung von Krebspatienten diskutiert werden. Es würde den Rahmen sprengen, hier alle Diäten in wissenschaftlich fundierter Form zu diskutieren. Im Grunde enthalten viele dieser Diät- bzw. Therapieformen wesentliche Elemente dessen, was wir bereits ausführlich dargelegt haben. So setzt die Breuß-Krebskur des österreichischen Heilpraktikers Rudolf Breuss (1899–1990) vor allem auf frisch gepresste Säften aus Gemüse wie roten und gelben Rüben, Möhren, Rettich, Sellerie und Kartoffeln, die Unmengen an Vitalstoffen enthalten. Ein Element, das wir auch bei den beschriebenen Therapien der Mediziner Maximilian Bircher-Benner und Max Gerson wiederfinden.

Oder nehmen wir die bekannte Öl-Eiweiß-Kost der Diplom-Chemikerin Johanna Budwig (1908–2003), deren Grundidee auch in der Therapie des Tumorwissenschaftlers Johannes F. Coy aufgegriffen wird. Auf die Omega-3-Fettsäuren, die in der Öl-Eiweiß-Kost eine große Rolle spielen, gehen wir später noch näher ein.

Von vielen etablierten Krebsmedizinern werden diese Ansätze oder Ideen gerne als Scharlatanerie verdammt. Jedem steht es frei, der Orthodoxie in ihrer Arroganz zu folgen. Dass man aber einer von der Pharmaindustrie dominierten Onkologie nicht blindlings vertrauen und vielmehr seinen eigenen Verstand benutzen sollte, wenn es darum geht, Krebs zu vermeiden und zu heilen, haben wir bereits hinreichend dargelegt.

Ein Paradebeispiel dafür, wie die konventionelle Medizin dazu neigt, an ihren althergebrachten falschen Thesen festzuhalten, ist zum Beispiel die Geschichte der Genetikerin und Nobelpreisträgerin Barbara McClintock (1902–1992). Jahrzehntelang hatte die offizielle Forschung McClintocks Konzept der „jumping genes" (der springenden Gene) bekämpft, weil man vom eigenen Modell, wonach das Gen-Gerüst vollkommen stabil ist, nicht lassen wollte. Dabei hatte man McClintock nicht nur ignoriert, ihr wurde regelrecht „mit Feindschaft" begegnet, wie sie erzählte.⁷⁵¹ „Im Nachhinein ist es schmerzhaft zu sehen, wie extrem fixiert viele Wissenschaftler auf die herrschenden Annahmen, auf die man sich stillschweigend geeinigt hat, sind", so McClintock 1973, kurz nachdem das Ärzteestablishment eingestanden hatte, dass McClintock Recht hat. „Man muss eben die richtige Zeit für einen konzeptionellen Wechsel abwarten."⁷⁵⁰

Nahrungsergänzungsmittel

Nahrungsergänzungsmittel können gegen Krebs helfen

Nahrungsergänzungsmittel – von Stutenmilch über Nonisaft, Aloe Vera und Vitamin C bis hin zu Himalaja-Salz – gelten vielerorts als sanfte, natürliche Möglichkeiten, zusätzlich zur therapeutischen Behandlung selbst etwas zu tun oder Krankheiten bis hin zu Krebs unterstützend oder sogar eigenständig zu behandeln. Betroffene erhoffen sich von diesen Produkten gerade auch in Bezug auf Krebs folgende Effekte:

- **Immunstärkung**
- **Normalisierung** eines aus dem Gleichgewicht geratenen Stoffwechsels
- **Arbeit an der Psyche**
- **Entgiftung/Reinigung**
- **Zufuhr** von fehlenden Nährstoffen

Wie ANGELA CLAUSEN von der Verbraucherzentrale Nordrhein-Westfalen recherchiert hat, wird eine ganze Reihe von Nahrungsergänzungsmitteln zur Behandlung von Krebs angeboten. Dazu zählen: Aprikosenkerne/Vitamin B_{17}/Amygdalin, Vitalpilze wie Shiitake, Kräuterextrakte (zum Beispiel PC-SPES), Sägepalme (Saw Palmetto), Coenzym Q_{10}, Lysin, Hydrazinsulfat, Essiac/Flor Essence, Cancell (Sheridan's Formula, Jim's Juice), Carnivora (Presssaft der Venusfliegenfalle), Miracle Mineral Supplement, Kaliumascorbat, Germanium, Selen,

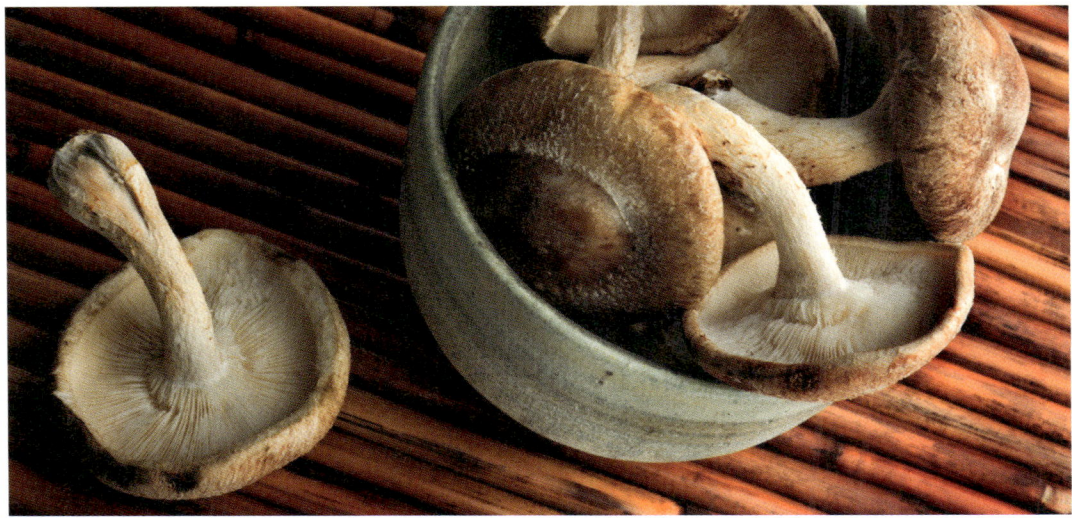

In der chinesischen Heilkunde gehören Heilpilze – nicht nur Shiitake – schon immer dazu. Inzwischen zeigen auch Studien, dass diese beliebten Pilze segensreiche Inhaltsstoffe besitzen.

Antioxidanzien, Knoblauchextrakte, Haifischknorpel, Melatonin, Lapacho, Grüntee, Ingwer, Graviola (Guanábana, Stachelannone), Traubenkernextrakt (OPC), Nonisaft, Aloe Vera, Gelee Royale. Was also kann man von diesen Mitteln erwarten? Diese Frage ist nicht durchgehend leicht zu beantworten, da es mitunter keine entsprechenden Studien gibt, welche die Wirksamkeit der Produkte untermauern.

Fest steht: Viele Präparate sollten tabu sein, etwa Haifischknorpel. Denn viele Haiarten zählen nicht nur zu den vom Aussterben bedrohten Tierarten, sondern es gibt auch keine Studie und auch keine Erfahrungsberichte, die fundiert belegen, dass Haiknorpel Krebs vorbeugen oder heilen helfen.[628] Im Gegenteil: An der Mayo Clinic in den USA fand man 2005 heraus, dass Probanden, die unter fortgeschrittenem Brust- und Dickdarmkrebs litten, sich nach der Einnahme von Haifischknorpel schlechter fühlten. Beobachtet wurden Nebenwirkungen wie Durchfall, Atemnot oder auch Knochenschmerzen.[734]

> ⚠ Als Krebspatient begibt man sich am besten in die Hände von erfahrenen und versierten biologisch-ganzheitlichen Therapeuten, die besonders auch die Unterstützung und den Aufbau den Immunsystems im Blick haben. Letztlich ist die Fülle an Nährstoffen so groß, dass wohl die allermeisten Laien kaum zu überschauen vermögen, in welchen Fällen welche Nahrungsergänzungsmittel bzw. Wirkstoffe in welcher Form (oral, intravenös, intramuskulär) und in welcher Dosierung verabreicht werden sollten.

Anders sieht es hingegen zum Beispiel bei Shiitakepilzen aus. Deren Wirkung ist in der Tat recht gut dokumentiert, wenn auch so mancher Therapeut eine mögliche Heilwirkung dieser Vitalpilze abstreitet. So schreibt der Medizinprofessor KARSTEN MÜNSTEDT in seinem 2008 erschienenen Buch „Patientenratgeber Krebs: Alternative Krebstherapien medizinisch bewertet" über Shiitakepilze: „In vielen Studien konnte gezeigt werden, dass Shiitakepilze den Sterbeprozess von entarteten Krebszellen einleiten. Getestet wurde dies an Brustkrebszellen in Zellversuchen. Die [in Shiitakepilzen enthaltenen] Lentinane sprechen bei Darmkrebs an und führen in Versuchen an Mäusen zu Zellreduktion." Bisherige Studien, so MÜNSTEDT, hätten aber keine Erfolge der Behandlung gezeigt.[773] Mit seinem letzten Satz liegt er jedoch offenbar falsch. So wurde in etlichen klinischen Studien an Patienten gezeigt, dass Lentinan – ein Stoff, der von Shiitakepilzen isoliert wird – helfen kann, das Leben von Krebskranken zu verlängern, ihre Lebensqualität zu bessern und für sie die Wahrscheinlichkeit zu senken, dass Tumoren wiederaufflammen.[658, 676, 863, 934, 996] Das Beispiel zeigt, wie wichtig es ist, selbst Patientenratgebern von Medizinprofessoren nicht blind zu vertrauen.

Im folgenden Text sind einige bedeutende Substanzen bzw. Therapien aufgelistet, bei denen positive Wirkungen im Zusammenhang mit Krebs in Studien festgestellt wurden.[991] Weitere werden auf den folgenden Seiten beschrieben.

VITAMIN C   Vitamin C ist ein wasserlösliches Vitamin, das eine starke Wirkung zum Abfangen von freien Radikalen besitzt. Es finden sich Studien, die Hinweise dafür geben, dass eine intravenöse Vitamin-C-Behandlung die Lebensqualität und die Lebensdauer von Patienten, die von der klassischen Krebstherapie als unheilbar eingestuft wurden, günstig beeinflussen können. Auch im Reagenzglas sowie am lebenden Objekt ist wiederholt gezeigt worden, dass Nitrate (z. B. als Dünger) und Nitrite (z. B. als Lebensmittelzusatzstoffe) in krebserregende Nitrosamine und Nitrosamide umgewandelt werden können – und dass Vitamin C diese Umwandlung blockieren kann [771, 946, 977] (mehr zu Vitamin C ab S. 258 ff.).

B-VITAMINE   Zu den B-Vitaminen zählen unter anderem Vitamin B1 (Thiamin), B_2 (Riboflavin), B_3 (Niacin), B_5 (Pantothensäure), B_9 (Folsäure) und B_{12}. Ohne B-Vitamine könnten Nerven, Haut, Haare und Blut ihre normalen Aufgaben nicht richtig erfüllen. Vitamin-B-Mangelzustände müssen deshalb unbedingt ausgeglichen werden. Solche Mangelzustände können zum Beispiel Folge einer Krebserkrankung und auch einer Chemotherapie sein.[771] Die Gabe von B-Vitaminen scheint also eine logische Konsequenz. Tatsächlich konnte gezeigt werden, dass die Gabe von Vitamin B_3 und Aspirin die Komplikationen einer Strahlenbehandlung minderten.[896] In einer anderen Arbeit wurde Frauen, die unter einer Zervixdysplasie (Vorstufe von Gebärmutterhalskrebs) litten, Folsäure gegeben. Nach drei Monaten zeigte sich eine signifikante Verbesserung bei diesen Frauen. In der Vergleichsgruppe, die keine Folsäure, sondern nur ein wirkungsloses Scheinpräparat (Placebo) verabreicht bekam, war dies hingegen bei keiner Frau der Fall; bei vier dieser Frauen hatte sich am Ende sogar Krebs entwickelt.[535]

SELEN   Selen ist ein essenzielles Spurenelement, das zusammen mit Glutathion die Zelle vor Oxidation schützt. Da Enzyme mit Selen an der Erbgut-Synthese beteiligt sind, kann ein Selenmangel zu Fehlregulationen und damit zum Entstehen von Krebs führen. Selen kommt somit eine besondere Rolle bei Krebs zu, und es kann in allen Stadien empfohlen werden. Es schützt vor Krebs und verhindert die weitere Ausbildung.[551]

ZINK   Zink ist ein zentral wichtiges Spurenelement und wichtiger Bestandteil von mehr als 50 Enzymen im menschlichen Körper. Es übernimmt eine zentrale Rolle im Zucker-, Fett- und Eiweißstoffwechsel und ist am Aufbau der Erbsubstanz beteiligt. Zinkmangel kann zum Beispiel durch das Schwermetall Kadmium begünstigt werden und so der Ausbildung von Krebs Vorschub leisten.[470, 924] Zink wird im Übrigen zum Großteil in der Zelle gespeichert, von daher sind herkömmliche Blutwerte nur bedingt aussagekräftig. Zu empfehlen sind Vollblut- oder Haarmineralanalysen.[777]

COENZYM Q_{10}   Dieses Ferment ist ein zentral wichtiges Antioxidans und unabdingbar für die Energieerzeugung in den Mitochondrien (Zellkraftwerke, deren Schädigung bei der Krebsentstehung eine entscheidende Rolle spielt). Bei vielen Erkrankungen, darunter Krebs, sind die Q_{10}-Werte erniedrigt. Studien haben ergeben, dass die Gabe von Q_{10} die Nebenwirkungen von Chemotherapie abfedern kann (Verhinderung von Herzschäden).[559]

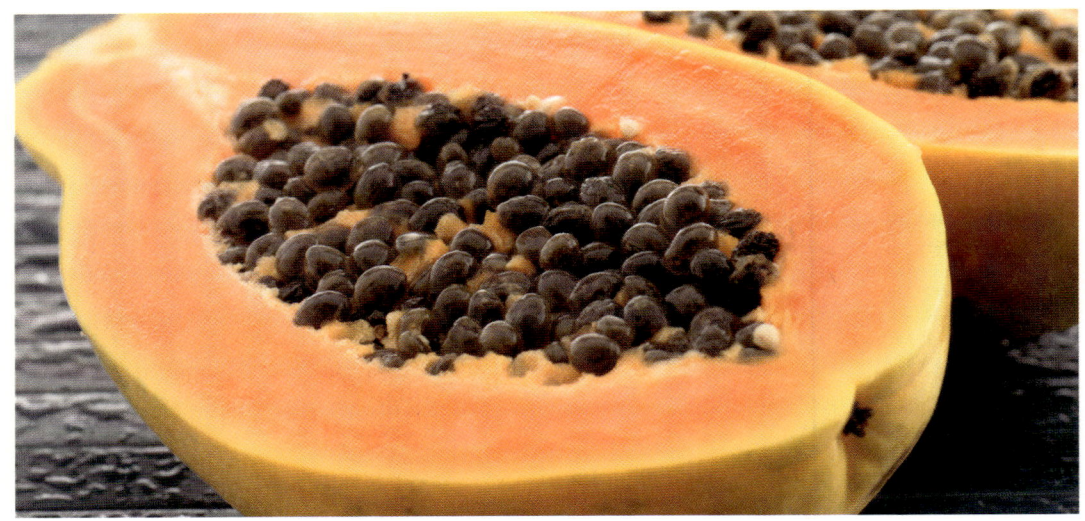
Diese exotische Papaya liefert wertvolle Enzyme, die auch in der Krebstherapie Verwendung finden.

ENZYME Bromelain ist der Name für zwei Enzyme aus der Familie der Cysteinproteasen, die 1957 im Stamm der Ananaspflanze entdeckt wurden. Sie werden seither aus dessen Frucht (Ananas) und der Pflanze selbst gewonnen. Neben Papain, das aus Papayas gewonnen wird, ist Bromelain das bekannteste Enzym. Enzyme wie Bromelain sind an fast allen Stoffwechselvorgängen beteiligt. Ohne Enzyme würde zum Beispiel die Verdauung nicht funktionieren, denn sie spalten Fette, Kohlenhydrate und Eiweiße. Daher ist auch Rohkost so wichtig, da nur in Lebensmitteln, die nicht über 40 bis 45 °C erhitzt wurden, die Enzyme noch intakt sind. Bromelain wirkt entzündungshemmend. Die Wirkung von Enzymtherapien (mit Enzymen bzw. Kombinationen aus Enzymen wie Bromelain, Papain, Trypsin und Chemotrypsin) wurde bei Patienten, die unter Brust-, Darm- und Knochenmarkkrebs litten, untersucht. Dabei zeigte sich, dass durch die Enzymgaben die Krankheitssymptome sowie die Nebenwirkungen der Medikamente (Brechreiz, Gewichtsverlust, Magendarmbeschwerden, Unruhe) merklich abgeschwächt und auch die Lebenszeit der Patienten verlängert werden konnte.[505]

MISTEL Medizinprofessor KARSTEN MÜNSTEDT schreibt in seinem Buch „Patientenratgeber Krebs: Alternative Krebstherapien medizinisch bewertet", dass „die anthroposophische Misteltherapie mehr mit Religion als mit Medizin zu tun hat. Daher ist sie aus wissenschaftlicher Sicht abzulehnen".[773] Das verwundert, denn es gibt solide Studien, die zeigen, dass das Mistelpräparat Iscador Krebszellen abtötet, immunstimulierend wirkt[650, 916] und das Leben von Patienten verlängern kann.[644, 645, 653] Unerwünschte bzw. ernsthafte Nebenwirkungen wurden dabei nicht festgestellt.[653, 693]

CURCUMIN Curcumin ist ein sekundärer Pflanzenstoff aus der Pflanze Kurkuma (Gelbwurz). Seit Mitte des 20. Jahrhunderts wurden umfangreiche Studien durchgeführt, die darauf hinweisen, dass Curcumin nicht nur vor Krebs schützen kann, sondern man mit dem Pflanzenstoff die Krankheit auch behandeln kann. Das Antikrebspotenzial von Curcumin rührt daher, dass es sämtliche Signalwege in Tumorzellen und Metastasen wirksam hemmen kann. Curcumin wird als starkes Antioxidans und entzündungshemmendes Mittel beschrieben. Klinische Studien an Menschen haben gezeigt, dass Curcumin in einer Menge von bis zu 10 g pro Tag verabreicht werden kann, ohne Nebenwirkungen zu erzeugen.[476,681,733] Die Wirkung von Curcumin kann damit erklärt werden, dass es als eine Art Ersatz für Cytochrom c fungiert. Dies ist von entscheidender Bedeutung, denn Cytochrom c ist ein Elektronenüberträgerprotein in den Mitochondrien, dort für den Elektronenfluss und damit entscheidend für die Energieproduktion verantwortlich. In Krebszellen wird Cytochrom c jedoch von dem Schutzenzym Hämoxygenase I abgebaut. Durch diesen Abbau kommt die mitochondriale Energiegewinnung zum Erliegen.[710]

ELEKTRISCHE FELDER Studien deuten darauf hin, dass man mit elektrischen Feldern – mit sogenannten Tumor Treating Fields (TTFields) – im Bereich von 100 bis 1.000 kHz Krebszellen in ihrem Wachstum hindern oder sogar zerstören kann. Die Tests wurden zuerst erfolgreich im Reagenzglas sowie an Mäusen und Ratten durchgeführt, dann aber auch an Patienten, die an Gehirntumoren (Glioblastomen) litten. Patienten, bei denen Elektroden zur Übermittlung der elektrischen Felder angesetzt wurden, lebten im Schnitt doppelt so lange wie die Probanden aus Kontrollgruppen. Ein Patient wurde sogar komplett tumorfrei.[877] Auch eine weitere Studie mit Patienten, die unter Krebs in fortgeschrittenem Stadium litten und schon intensive Anwendungen hinter sich hatten, verlief vielversprechend.[915] Weitere Studien an Versuchstieren haben gezeigt, dass mit solchen elektrischen Feldern auch die Metastasierung verhindert werden kann.[876] Die Nebenwirkungen waren bei allen Studien praktisch vernachlässigbar.

Die Liste der Substanzen, bei denen auch im Zusammenhang mit Krebs ein positiver Effekt beobachtet wurde, ist lang. Dazu zählen etwa die Vitamine E und K, die Mineralien Kalzium, Germanium, Lithium und Magnesium, verschiedene Kräuter wie Aloe Vera, grüner Tee und die chinesische Tragantwurzel und viele andere Präparate. Alle Stoffe hier detailliert zu besprechen, würde freilich den Rahmen dieses Buches sprengen.*

Natürlich wird es immer Therapeuten und Studien geben, die keine positiven Effekte bei der Misteltherapie oder beim Coenzym Q_{10} sehen. Davon sollte man sich aber nicht beirren lassen. Der Nutzen wird in der Regel von Menschen angezweifelt, die Chemotherapie und

---

* Wer tiefer in die Materie einsteigen möchte, dem seien zum Beispiel die Bücher „Cancer Therapy: The Independent Consumer's Guide to Non-Toxic Treatment & Prevention", „Antioxidants Against Cancer" und „Herbs against Cancer" des Krebsexperten RALPH MOSS empfohlen, in denen die Dinge fundiert mit Quellenangaben aufbereitet sind.

Bestrahlung als wirksam bezeichnen, obwohl deren Nutzen, wie in Kapitel 1 dargelegt, äußerst fragwürdig und dafür deren Schadenpotenzial erheblich ist. Und es darf bei all den Vitaminen, Mineralien, Kräutern, Enzymen, Pflanzenstoffen usw. nicht vergessen werden, dass jeder einzelne Stoff gerade in der biologisch-ganzheitlichen Krebsmedizin nur einen kleinen Teil eines großen Therapiepaketes ausmacht bzw. ausmachen sollte. Kein versierter ganzheitlich ausgerichteter Therapeut würde einem Krebspatienten nur Mistel oder nur Vitamin C oder nur Curcuma verabreichen. Die isolierte Betrachtungsweise, bei der die Suche nach dem Heilmittel – der „Magic Bullet" (siehe Einführungskapitel) – im Mittelpunkt steht, ist Sache der orthodoxen Schulmedizin, nicht aber der ganzheitlich ausgerichteten Heilkunde.

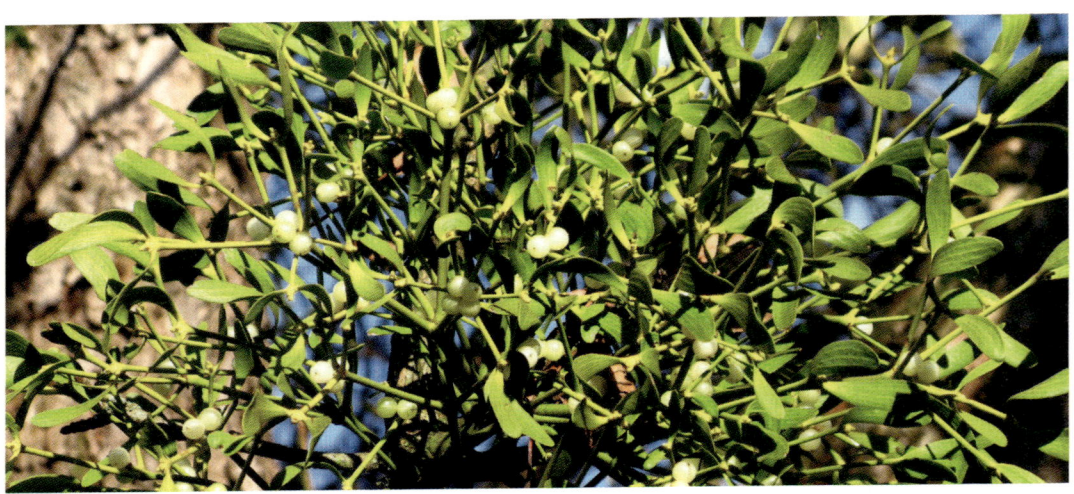

Studien haben gezeigt, dass die Gabe von Mistelpräparaten als begleitende Therapiemaßnahme das Immunsystem positiv unterstützen und Leben verlängern konnte.

Entsprechend rät auch die Gesellschaft für Biologische Krebsabwehr eV (GfBK), die größte Beratungsorganisation für ganzheitliche Medizin gegen Krebs im deutschsprachigen Raum, im Zusammenhang mit der Misteltherapie: „Sie sollte in Kombination mit anderen Maßnahmen der biologisch-ganzheitlichen Krebsbehandlung durchgeführt werden. [Dazu zählen] psychische Wegbegleitung, physische Aktivierung, Stoffwechselanregung durch entsprechende Diät- und Ernährungsberatung und Immunsteigerung durch gezielte Auswahl eventuell notwendiger weiterer Medikamente."[828]

Selbstverständlich kommt es – wie bei allen Arzneistoffen – auch bei Vitaminen und Kräutern oder anderen Nährstoffen stets auf die Dosis an; mehr hilft nicht immer mehr. Wird etwa Selen in hohen Mengen über sehr lange Zeiträume genommen, so kann es durchaus schädlich sein und womöglich sogar Krebs begünstigen.[723] Erste Zeichen für eine Überdosierung sind Knoblauchgeruch, Haarausfall oder Magenbeschwerden.

Auf jeden Fall empfiehlt es sich gerade auch für Krebspatienten, die sich in einer körperlich labilen Verfassung befinden, alle involvierten Ärzte, Heilpraktiker, Ernährungsberater etc. über sämtliche eingenommenen Produkte – egal ob Pulver, Säfte, Kapseln oder Injektionen – zu informieren. Der Arzt muss wissen, was der Heilpraktiker zusätzlich gibt und umgekehrt! Alle Behandler sollten darüber in Kenntnis gesetzt werden, was der Patient auf den Rat anderer hin einnimmt, auch wenn es sich um scheinbar harmlose Stutenmilch oder Apfelkerne handelt. Und dies nicht zuletzt deshalb, weil Wechselwirkungen zwischen den Präparaten auftreten können.

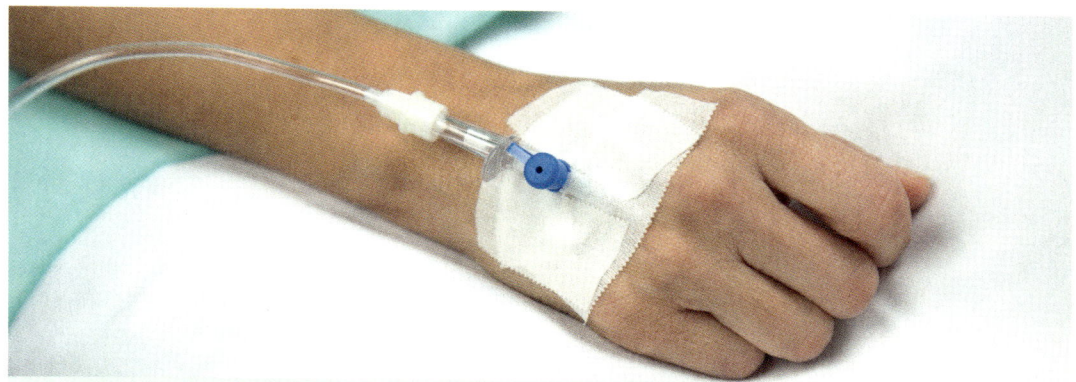

> Infusionen wirken, das soll hier noch einmal betont werden, meist viel effektiver als Pillen. Pillen müssen erst durch den Verdauungstrakt, weshalb die in ihnen enthaltenen Substanzen zum Teil oder in Gänze (auch durch teilweise bereits vorliegende Stoffwechselstörungen) abgefangen werden können, bevor sie bei den Zellen angelangt sind. Am besten ist es selbstverständlich, die Vitamine, Mineralien usw. über eine vollwertige, nährstoff- und vitalstoffreiche Nahrung zu sich zu nehmen. Keine Pillen und auch keine Infusionen können ein vollständiges unbehandeltes Lebensmittel ersetzen. Das Problem ist heutzutage allerdings, dass viele vor allem konventionell hergestellte Lebensmittel keine sonderlich hohe Nährstoffdichte mehr haben und zugleich voller Pestizide und anderer Giftstoffe sind, sodass der Körper schnell in ein Nährstoffdefizit geraten kann, das auf lange Sicht auch der Entstehung von Krebs Vorschub leistet.

Gerade bei Patienten, die bereits von Krebs betroffen sind, liegen mitunter so eklatante Nährstoffdefizite vor (Glutathionmangel, Vitamin-B-Mangel, Selenmangel, Zinkmangel etc.), dass sie in vielen Fällen selbst mit einer noch so vollwertigen und giftstofffreien Ernährung in Kürze nicht auszugleichen sind. Um diese Mangelzustände zu beheben – was zentral wichtig ist für die Gesundung der Patienten –, müssen die Depots durch die Verabreichung von konzentrierten Vitaminen, Mineralstoffen, Kräutern etc. mittels Injektionen wieder aufgefüllt werden.

Vitamin C: Symbol für den Kampf zwischen klassischer und ganzheitlicher Medizin

Ein Stoff, an dem sich die Geister wie bei kaum einem anderen scheiden, ist Vitamin C (auch Ascorbinsäure genannt). Gemeint ist nicht das Vitamin C, das in einem Lebensmittel gebunden ist, sondern in isolierter Form angeboten und als Pille, Infusion oder Lebensmittelzusatzstoff angeboten wird.

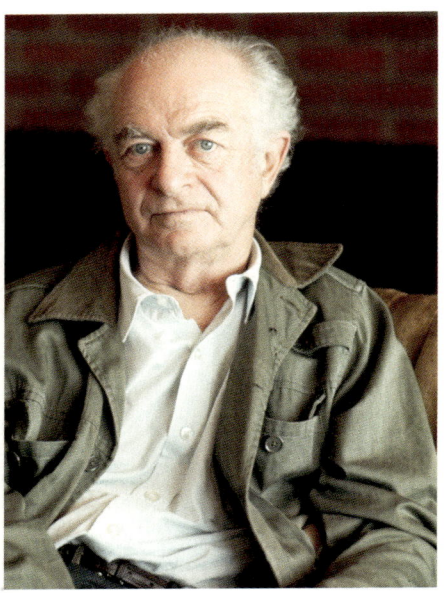

LINUS CARL PAULING (1901–1994) ist der Begründer der orthomolekularen Therapie.**

Seinen Ruhm verdankt Vitamin C dem Umstand, dass es entscheidend dazu beitrug, die Krankheit Skorbut zu besiegen. Skorbut war die Geißel der Seefahrer, die sich über Monate nur von Pökelfleisch und Zwieback ernährten. Das Übel kam schleichend, es dauert Monate, bis das Zahnfleisch zu bluten begann. Bleierne Müdigkeit befiel die Knochen, die ohnehin schmerzten, weil es zu Blutungen auch unter der Knochenhaut kam und sich die Gelenke entzündeten. An Füßen und Unterschenkeln wuchsen Geschwüre, die Kranken verloren ihre Haare und Zähne, Arme und Beine verfaulen, es folgten Halluzinationen, Blindheit und Tod. Im 18. Jahrhundert bewies dann ein britischer Schiffsarzt namens JAMES LIND (1716–1794), dass Zitrusfrüchte das Übel fernhalten.* Damit war der Skorbut besiegt, auch wenn man die genaue Ursache des Leidens – Vitamin-C-Mangel – erst viel später herausfand.[488]

Skorbut ist auch heute noch weltweit verbreitet, allerdings vor allem in Entwicklungsländern, wo die Krankheit eine häufige Begleiterscheinung von Unterernährung ist (andere Mangelkrankheiten sind etwa Beriberi oder Pellagra). In Industrieländern ist Skorbut hinge-

---

* Dass Zitrusfrüchte gegen Skorbut helfen, war mindestens seit 1600 bekannt, als ein Arzt der East India Company sie für diesen Zweck empfohlen hatte, doch hatte sich ihre Verwendung nie durchgesetzt. LIND war also nicht der Erste, der an Zitrusfrüchte zur Therapie des Skorbuts dachte, aber er war der Erste, der 1747 ihren Effekt in einem systematischen Versuch untersuchte. Es handelt sich dabei um eines der ersten Experimente in der Geschichte der Medizin.

** Zweck der von LINUS PAULING begründeten orthomolekularen Therapie (von griechisch orthós = richtig; und von lateinisch molekular = Baustein) ist es, den Körper mit Mikronährstoffen wie Vitaminen, Mineralien, Spurenelementen, Fettsäuren, Aminosäuren und sekundären Pflanzenstoffen zu versorgen, die üblicherweise im Körper vorhanden und für die Gesunderhaltung des ganzen Systems verantwortlich sind. PAULING hatte festgestellt, dass durch Veränderung der Konzentration dieser Stoffe (unter Berücksichtigung der Wechselwirkungen zwischen ihnen) der Organismus in die Lage versetzt wird, mit Krankheiten besser fertig zu werden.

gen seit längerem kein Thema mehr. Dabei hat der Vitamin-C-Bedarf zum Heranwachsen einer regelrechten Industrie beigetragen, die jährlich weltweit 100.000 Tonnen Ascorbinsäure produziert. Denn Vitamin C steckt in Brausetabletten und Katzenfutter, in Shampoos und Cremes, vor allem aber als Konservierungsstoff in Lebensmitteln, wo die Ascorbinsäure als E 300 geführt wird.[579]

Viele dieser Verwendungen sind nebenbei bemerkt kritikwürdig. Im Zentrum unseres Interesses steht jedoch die Verwendung von Vitamin C in der Medizin bzw. Krebsmedizin. Popularität gewann Vitamin C in diesem Zusammenhang durch den Chemie- und Friedens-Nobelpreisträger Linus Carl Pauling (1901–1994), der zusammen mit dem schottischen Chirurg Ewan Cameron (1922–1991) das Buch „Cancer and Vitamin C" verfasste, das 1979 erstmals erschien. Sie glauben, dass „Vitamin C wohl der bedeutendste aller Nährstoffe sein dürfte, um Krebs in den Griff zu kriegen".[771]

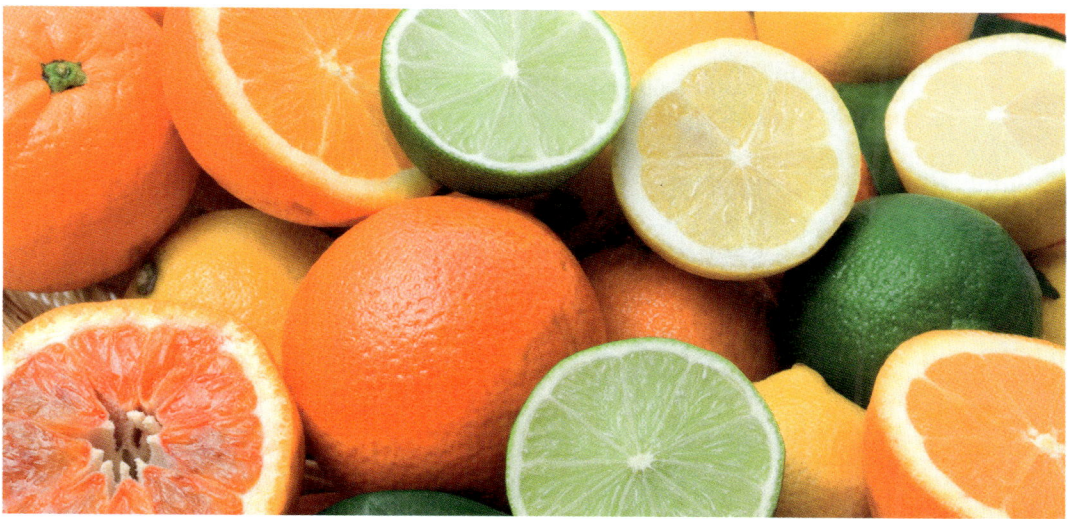

Zitrusfrüchte sind nach wie vor der Inbegriff für Vitamin-C-haltige Lebensmittel (auch wenn schwarze Johannisbeeren, rote Paprika, Brokkoli und Kiwis mehr Ascorbinsäure in sich tragen). Was die künstliche Herstellung von Vitamin C betrifft, so wird es heute allerdings nur noch in den wenigsten Fällen aus Zitrusfrüchten gewonnen, sondern wie viele andere isolierte Nährstoffe meist aus Mikroorganismen (Bakterien, Pilze und Hefen), die gentechnisch verändert wurden. In diesem Zusammenhang ist es sicherlich bedenkenswert, vor der Anwendung dieser Substanz zu prüfen, mit welchen Mitteln sie hergestellt wurde.

Auch heute findet Vitamin C in der Medizin seine Anwendung. Doch die Megadosen, die Pauling zur Behandlung schwerer Krankheiten wie Krebs vorgeschlagen hatte, in Höhe von 10, 20 oder noch mehr Gramm pro Tag – also mehr als das Tausendfache von dem, was nötig ist, um Skorbut zu behandeln –, finden bei konventionellen Medizinern keinen Anklang.

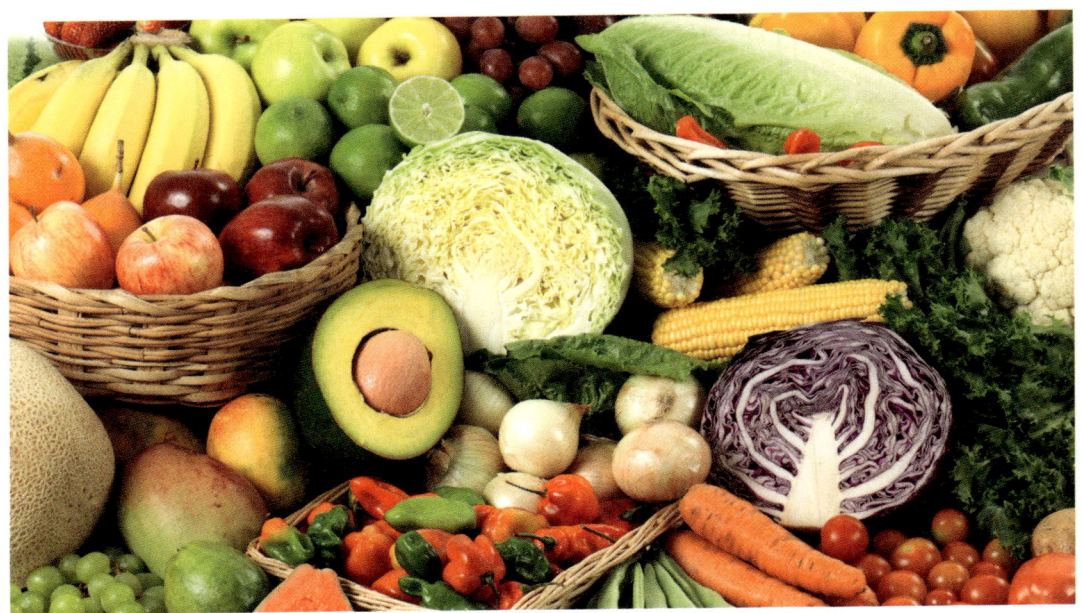

Am vorteilhaftesten ist es immer noch, den benötigten Nährstoffbedarf mit frischem Obst und Gemüse aufzufüllen (Ausnahmen sind akute Mangelzustände und Stoffwechselprobleme). Die Vitamine, Enzyme etc. sind dort nicht isoliert, sondern natürlich eingebunden. Somit dürfte die Wirkung dieser Nahrung durch die gegenseitige Unterstützung der im Verbund vorhandenen Nährstoffe, zum Beispiel eines ganzen Apfels, verbessert sein.

Zwei frühe bedeutende Arbeiten über Vitamin C und Krebs veröffentlichten Cameron und Pauling 1976 und 1978 in dem Magazin der prestigeträchtigen amerikanischen Nationalen Wissenschaftsakademie, dessen Mitglied Pauling war. Dabei stellte sich heraus, dass Patienten mit Krebs im Endstadium, die Vitamin C verabreicht bekommen hatten, lange und in vielen Fällen sogar Jahre überlebten, während die Krebspatienten in einer Vergleichsgruppe, die kein Vitamin C erhalten hatten, schon nach kurzer Zeit starben.[536]

Das klang zunächst verheißungsvoll. Doch Cameron und Pauling bekamen heftigen Gegenwind, als die berühmte Mayo-Klinik 1979 in Studien zu dem Schluss kam, dass Vitamin-C-Gaben keinen Einfluss auf das Krebsgeschehen hätten.[565] Pauling wandte ein, dass die Versuche wertlos seien, da die Patienten zuvor Chemotherapie erhalten hätten. Dadurch sei die Fähigkeit des Körpers, die Krankheit zu bekämpfen, unterminiert worden. Doch dann führte die Mayo-Klinik die Versuche erneut durch – an Patienten, die zuvor nicht mit Chemotherapie behandelt worden waren. Und erneut kamen die Wissenschaftler zu dem Schluss, Vitamin C sei kein wirksames Mittel im Kampf gegen den Krebs.[767]

Die Studienergebnisse und auch ihre Protagonisten machten in den US-Medien die Runde. Für PAULING war dies ein regelrechtes Desaster.[771] Doch er ging zum Gegenangriff über und meinte, dass die Studie der Mayo-Klinik grundlegende Mängel aufweisen würde. So wurden die Vitamin-C-Gaben bei den Patienten abgesetzt, sobald sich bei ihnen Anzeichen einer Verschlechterung ihres Zustandes zeigten. Im Schnitt wurde so Vitamin C gerade einmal zehn Wochen gegeben – was nicht dem entsprach, was CAMERON und PAULING empfahlen. Und in der Tat starb kein Krebspatient der Mayo-Klinik, während er Ascorbinsäure verabreicht bekam, sondern erst, nachdem Vitamin C abgesetzt worden war. Dabei könnte der bekannte „rebound effect" eine Rolle gespielt haben, so PAULING. Das heißt: Wenn man Vitamin C abrupt absetzt, kann es zu einer plötzlichen Verschlechterung des Zustands des Patienten kommen.[882]

Ein weiterer Punkt war, dass die Patienten in der Mayo-Studie Vitamin C als Pille einnahmen, während die Patienten in den Untersuchungen von PAULING und CAMERON die Ascorbinsäure auch als intravenöse Infusion erhalten hatten. Dies kann entscheidend sein, wie zum Beispiel eine Studie des US-Gesundheitsministeriums offenbart. Demnach kann der Körper eines Patienten um ein Vielfaches mehr Vitamin C aufnehmen und nutzen, wenn die Ascorbinsäure per Infusion und nicht oral gegeben wird. „Nur wenn Vitamin C intravenös verabreicht wird, kommt es zu so hohen Konzentrationen im Blut und Urin, dass ein Antitumoreffekt entstehen kann", so der Leiter der Studie MARK A. LEVINE. „Weil die Wirksamkeit von Vitamin C nicht beurteilt werden kann anhand von Untersuchungen, bei denen Ascorbinsäure oral verabreicht wird, sollte Vitamin C im Zusammenhang mit der Behandlung von Krebspatienten neu bewertet werden."[875]

Darüber hinaus hatten offenbar einige Patienten in der Kontrollgruppe der Mayo-Studie, die offiziell kein Vitamin C erhalten hatten, heimlich Ascorbinsäure eingenommen, wie auch das britische Fachmagazin *New Scientist* schrieb.[771] Erschwerend kam hinzu, dass ungefähr die Hälfte der Patienten, nachdem bei ihn Vitamin C abgesetzt worden war, mit dem toxischen Chemotherapeutikum 5-FU behandelt wurden – und dies, obwohl selbst Forscher von der Mayo-Klinik dieses Medikament im Zusammenhang mit Krebs als nutzlos eingestuft hatten. Pauling schlussfolgerte, dass die Mayo-Studien „so sehr mit Fehlern behaftet gewesen sind, dass sie nur als wertlos eingestuft werden können".[882] Der Streit um PAULINGS Thesen macht erneut deutlich, wie genau man gerade auch in der Medizinwissenschaft hinschauen muss, um zu den Fakten vorzudringen.

PAULINGS Arbeiten, in denen er aufzeigte, dass die hochdosierte Verabreichung von Vitamin C einen positiven Effekt für Krebspatienten haben kann, wurden im Übrigen von anderen Forschern bestätigt.[774] Dennoch stehen Vitamin-C-Gaben nach wie vor immer wieder in der Kritik. So erschien im September 2009 im Wissenschaftsmagazin *Nature* eine Arbeit, die zu dem Schluss kommt, dass hohe Vitamin-C-Dosen sogar Krebs auslösen könnten.[534] Die Arbeit wurde zum Beispiel von der Tageszeitung *Die Welt* aufgegriffen und mit der Schlagzeile „Die dunkle Seite des Vitamin C" versehen.[517] Doch es ist fraglich, ob diese Studie aussagekräftig ist, beruht sie doch auf Versuchen an Zellkulturen, die nicht unbedingt auf reale Bedingungen übertragen werden können.

> ⚠ Es wäre sicher falsch, Vitamin C als Teufelszeug zu verdammen, nur weil es einige Negativmeldungen gibt. Ebenso wenig ist es angebracht, Vitamin C zum Wundermittel zu stilisieren, mit dem Krebs im Nu besiegt werden kann. Gerade auch die hochdosierte Gabe von Vitamin C gehört immer in die Hände erfahrener Therapeuten. Diese sollten um die Wechselwirkungen mit im Körper möglicherweise vorhandenen Stoffen und um die physiologischen Hintergründe wissen, damit dieses Vitamin seine Arbeit auch zum Wohle des Patienten machen kann.

Bereits zwei Jahre zuvor, 2007, hatten Studien Vitamin C in Verruf gebracht. Forscher von der University of Glasgow hatten anhand eines Nachbaus des menschlichen Magens herausgefunden, dass Ascorbinsäure seine schützende Funktion verliert und stattdessen den Level an krebserregenden Substanzen um das Acht- bis 140-fache ansteigen lassen, sobald eine gewisse Menge an Fett anwesend ist.[555] Doch auch hier stellt sich die Frage, inwiefern diese Versuche auf reale Verdauungsbedingungen übertragen werden können.

Wie nicht nur PAULINGS Studien demonstrieren, können insbesondere Vitamin-C-Infusionen für Krebspatienten hilfreich sein – vor allem dann, wenn die Gaben in ein ganzheitliches Behandlungskonzept eingebunden sind. Die verantwortlichen Therapeuten sollten hierbei natürlich auch beachten, dass Ascorbinsäure unter bestimmten Bedingungen toxisch sein kann. Zum Beispiel, wenn bei einem Patienten Schwefelmangel (Mangel an Cystein, Glutathion) vorliegt.[777] „Einige Patienten klagen auch über Magenverstimmungen, Jucken im After oder Durchfall, nachdem ihnen hohe Vitamin-C-Dosen verabreicht worden sind", so der Krebsexperte RALPH MOSS. „Solchen Symptomen kann begegnet werden, indem man die Dosis herabsetzt oder indem man zur Calciumascorbat-Form von Vitamin C wechselt. Im Großen und Ganzen erscheint Vitamin C als eine sehr nicht-giftige Substanz."[771]

Grundsätzlich – wir können es nicht oft genug betont werden – ist selbstverständlich eine Ernährung mit reichlich frischem Obst und Gemüse (idealerweise aus kontrolliert-biologischem Anbau), die mit einem ausgewogenen Verhältnis an antioxidativen Vitaminen, Co-Enzymen, Spurenelementen und sekundären Pflanzenstoffen aufwartet, Vitaminpräparaten vorzuziehen. Isolierte Vitamine sollten – genau wie jedes andere Arzneimittel – nur dann zur Anwendung kommen, wenn es nachweislich angebracht ist.

Omega-3-Fettsäuren statt Frittiertem und Transfettsäuren

Omega-3-Fettsäuren werden als essenziell bezeichnet, das heißt, sie sind unabdingbar für die Gesundheit, können aber vom Körper nicht selber hergestellt werden. Aus diesem Grund müssen Omega-3-Fettsäuren über die Nahrung aufgenommen werden. Sie finden sich in fetten Meeresfischen wie Lachs, Thunfisch oder Heilbutt sowie in Meeresalgen oder Krill und in bestimmten Pflanzen wie Portulak und in Nussölen.

Unterschieden werden drei Typen von Omega-3-Fettsäuren: Alpha-Linolensäure (ALA), Eicosapentaensäure (EPA) und Docosahexaensäure (DHA). ALA findet sich vor allem in Leinöl, EPA und DHA besonders in Meeresfischen und -algen. Der menschliche Körper wandelt ALA in EPA und DHA um und macht die Omega-3-Fettsäuren so für sich nutzbar. Leinöl gilt besonders bei Vegetariern als primäre Omega-3-Quelle, da es rund viermal so viel Omega-3-Fettsäuren wie Omega-6-Fettsäuren, die tendenziell entzündungsfördernd sein sollen, enthält (in allen anderen Pflanzenölen inklusive Walnuss- und Rapsöl finden sich viel mehr Omega-6- als Omega-3-Fettsäuren). Wie Studien zeigen, vermag der Mensch das besonders in Leinöl zu findende ALA aber nur bedingt in EPA und kaum in DHA umzuwandeln.[775] So können Faktoren wie Diabetes, Stress, Rauchen, Alkohol, weißer Zucker und Transfettsäuren die Umwandlung von ALA in EPA und DHA stören. Die Umwandlung wird auch dadurch behindert, dass zu viel Linolsäure (linoleic acid, kurz LA), die zur Gruppe der Omega-6-Fettsäuren gehört, konsumiert wird.[910] Dies ist bei den allermeisten Menschen der Fall, Vegetarier und Veganer sind davon nicht ausgenommen. Denn in pflanzlichen Fetten – mit Ausnahme von Leinöl – stecken ja mehr Omega-6- als Omega-3-Fettsäuren.

> ⚠️ Omega-3-Fettsäuren sind wichtiger Bestandteil der Zellwände und finden sich in hohen Konzentrationen im Gehirn. Umfangreiche Studien weisen darauf hin, dass der Verzehr von Omega-3-Fettsäuren entzündungshemmend wirkt und selbst schweren Krankheiten wie Herzleiden und Krebs entgegenwirkt.[687, 833, 942, 944]

Erschwerend kommt hinzu, dass pflanzliche Öle wie Sonnenblumen- oder Olivenöl mit ihren vielen mehrfach ungesättigten Fettsäuren oft zum Braten verwendet werden. Besser würde man zum Beispiel natives Kokosöl (aus ökologischen Gründen nur aus kontrolliert biologischen Anbau) zum Braten verwenden, da es 92 Prozent gesättigte Fette enthält. Dies macht Kokosöl sehr hitzestabil und viel weniger anfällig für Oxidation. Erhitzt man hingegen Sonnenblumen-, Oliven-, Mais-, Soja- oder Rapsöl, so entstehen schädliche Stoffe, unter anderem Fettsäureradikale, welche die Zellwände angreifen können, und Transfettsäuren. Diese Transfettsäuren werden salopp auch „Killerfette" genannt, da sie im Verdacht stehen, die Entstehung von schweren Krankheiten wie Diabetes[914] und auch Krebs[974] zu begünstigen – und sie sind in fast allen verarbeiteten Produkten, die es im Supermarkt zu kaufen gibt, enthalten. Zum Beispiel in Fertiggerichten, Chips, Instant-Suppen, Margarinen, Soßen, Pommes, Speiseeis, Nuss-Nougat-Cremes, Mayonnaisen, Kuchen oder Keksen.

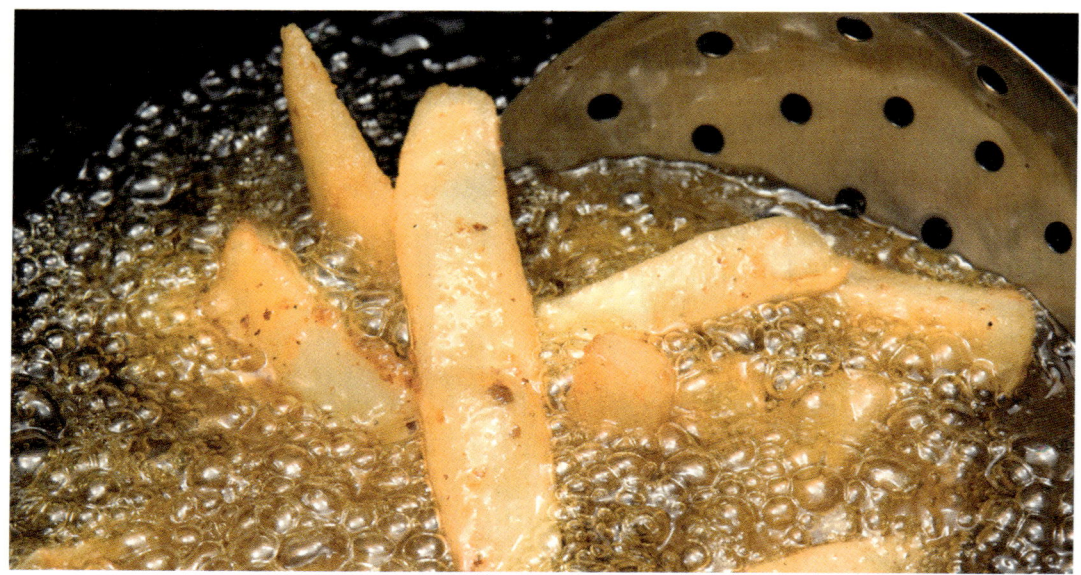

Stark erhitzte Öle und Fette bilden die sehr ungesunden Transfettsäuren, die im Körper eingebaut werden und wichtige Körperfunktionen zu hemmen in der Lage sind.

Eine Ernährung, die viele solcher Produkte enthält, ist meilenweit von der Ernährungsweise entfernt, an die wir genetisch angepasst sind.[775] Bis zum Beginn des Ackerbaus vor rund 10.000 Jahren lag das Verhältnis von Omega-3- zu Omega-6-Fettsäuren in unserer Ernährung noch bei 1:1 bis 1:2. Unsere Gene haben sich seither nicht geändert, das Verhältnis von Omega-3 zu Omega-6 in unserer Ernährung hingegen schon – in Richtung 1:25 bis 1:50.[943] Dies trifft ganz besonders auf die vergangenen 100 Jahre zu, die uns Zivilisationsmenschen immer mehr dazu gebracht hat, zu viel Fast Food und frittierte Produkte und zu wenig frisches Obst und Gemüse zu essen.[583] Hinzu kommt, dass unser kultiviertes Gemüse weniger Omega-3-Fette als Wildpflanzen enthält.[939, 941] Selbst tierische Lebensmittel wie Fleisch, Käse, Milch, Butter, Eier und Fisch, die auf industrielle Weise produziert werden, weisen heutzutage oft viel weniger Omega-3- und viel mehr tendenziell schädliche Fettsäuren auf als früher, weil die Kühe, Hühner und Zuchtfische nicht mehr natürlich, sondern auf nicht artgerechte Weise gehalten und vor allem gefüttert werden.[524, 546, 654, 815, 921, 940]

Ein gutes Beispiel, dass nicht allein das Verhältnis von Omega-3- und Omega-6-Fettsäuren für unsere Gesundheit ausschlaggebend ist, sind die Inuit[*]. In den 70er Jahren des 20. Jahrhunderts ist Wissenschaftlern aufgefallen, dass die arktischen Bevölkerungsgruppen extrem

---

[*] Die in den arktischen Gegenden lebenden Volksgruppen, bei uns auch als „Eskimos" bezeichnet, nennen sich selbst Inuit, was so viel heißt wie „Mensch".

viel Fett von Fischen und Walen aßen, ohne dass ihre Herzkranzgefäße irgendwelche krankhaften Anzeichen aufwiesen. Diese Beobachtung widersprach der gängigen Ansicht, wonach ein hoher Fettkonsum früher oder später Herzprobleme nach sich zieht. Und so schloss man, dass diese Menschen keine Herzprobleme hatten, vor allem weil in den tierischen Fetten, die sie verzehrten, hohe Mengen an DHA und EPA enthalten waren.[578, 583]

Experten machen in diesem Zusammenhang darauf aufmerksam, dass es von Vorteil gewesen sei, dass die Inuit das Fleisch und Fett und damit auch die Fettsäuren in rohem Zustand verzehrten. Abgesehen davon hat der hohe Konsum tierischer Produkte auch seine Nachteile. So wurde beobachtet, dass erwachsene Inuit noch früher und stärker als weiße US-Amerikaner mit Knochenschwund (Osteoporose) zu kämpfen haben und dass hierfür die vielen tierischen Eiweiße in der Ernährung einen Risikofaktor darstellen.[746] Sie weisen auch eine hohe Hirnblutungsrate[873] und eine relativ niedrige Lebenserwartung auf.[646, 674] Seit Mitte des 20. Jahrhunderts hat sich im Zuge der „Verwestlichung" der Lebensstil der Inuit deutlich verändert, wodurch sie zudem vermehrt von chronischen Krankheiten inklusive Krebs betroffen sind.[613]

Es macht also sicherlich keinen Sinn, nur auf die Omega-3-Fettsäuren zu blicken. Letztlich ist es die gesunde Ernährung als Ganzes, welche die positiven Gesundheitseffekte bewirkt.[567] „Wer sich bei der Vermeidung und Bekämpfung von Krankheiten ausschließlich an einer Omega-3-Nahrungsergänzung orientiert, handelt unweise", so der Fettsäureforscher SCOTT DOUGHMAN. „Faktoren wie die Vermeidung von Übergewicht und eine gesunde Ernährung sind ebenfalls von Bedeutung."[583]

> ⚠ Nicht allein das Verhältnis von Omega-3- zu Omega-6-Fettsäuren in unserer Ernährung entscheidet darüber, wie gesund bzw. krank wir sind. So nehmen Vegetarier und Veganer in der Regel weniger Omega-3-Fettsäuren zu sich als Fischesser und darüber hinaus auch noch viele Omega-6-Fettsäuren und schädliche Transfettsäuren. Dies könnte vermuten lassen, dass sie vermehrt an Herzkrankheiten leiden – tatsächlich jedoch sterben sie weniger an Herzleiden als Allesesser.[910] Ihr insgesamt gesünderer Lebensstil macht sich entsprechend bemerkbar.

Dennoch wirkt es sich gesundheitsfördernd aus, wenn man seinen Lebensstil und vor allem seine Ernährungsweise so gestaltet, dass man das Verhältnis von Omega-3- zu Omega-6-Fettsäuren wieder in eine natürliche Richtung schiebt (1:1 bis 1:2). Wer nicht bereit oder – zum Beispiel krankheitsbedingt – gerade nicht imstande ist, seine (Ess-)Gewohnheiten zu ändern, kann auch auf Omega-3-Nahrungsergänzungsmittel zurückgreifen. Angeboten werden sie in Form von Krill-, Robben- und Fischöl und von Algenöl.

„Algenöl ist eine geeignete Alternative zu Krill-, Robben- oder Fischöl", so ARTEMIS SIMOPOULOS, renommierter Omega-3-Forscher und Präsident der International Society of Nutrigenetics/Nutrigenomics (ISNN). Algen sind die eigentliche Quelle für DHA und EPA – entsprechend beziehen auch Fische und Krill diese Omega-3-Fettsäuren aus Algen. Und die aus Algen gewonnenen Öle stehen, was den Gehalt an DHA und EPA angeht, tierischen

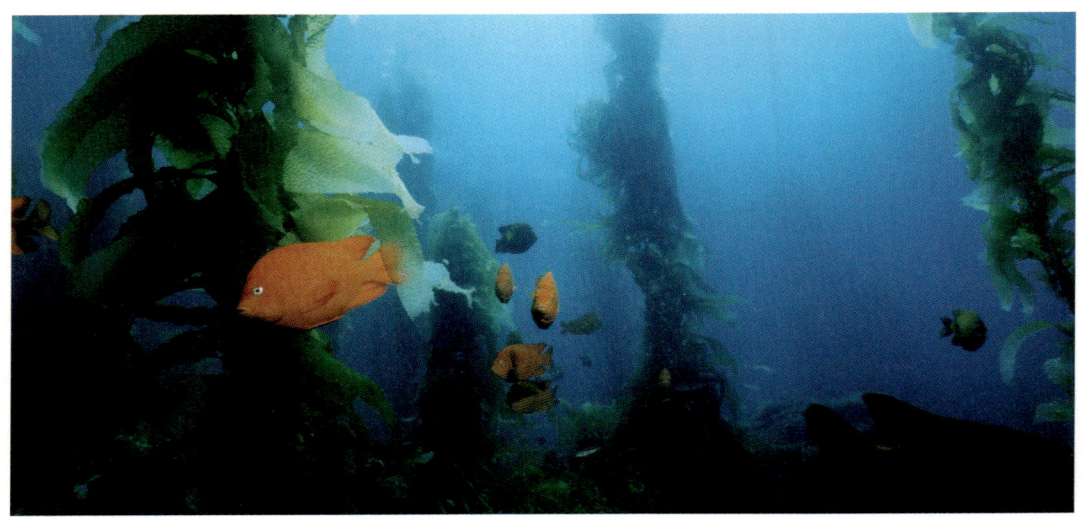

In den Weltmeeren bilden Algen die Nahrungsgrundlage für viele Meeresbewohner. Aus ihnen können aber auch Algenöle gewonnen werden, die wertvolle Omega-3-Fettsäuren besitzen.

Ölen [583] und auch fetten Fischen [487] in nichts nach. Algenöle zeichnen sich dadurch aus, dass sie schadstofffrei und von manchen Anbietern auch sehr schonend hergestellt werden – ein Aspekt, der bei den sehr empfindlichen mehrfach ungesättigten Fettsäuren von großer Bedeutung ist. Im Vergleich zu Krillöl, das stark beworben wird, ist Algenöl außerdem preisgünstiger. Und nicht zuletzt ist der Konsum von Algenölen – anders als der Verzehr von Krill-, Robben- und Fischölen – ökologisch unbedenklich, denn er lässt die Weltmeere und deren Bewohner unberührt.

„Ein Aspekt von enormer Wichtigkeit", so Sigrid Lüber, Präsidentin von OceanCare, einem Verein zum Schutz der Meeressäuger und ihrer Umwelt. Trägt der Verzehr von tierischen Ölen doch seinen Teil dazu bei, dass die Plünderung der Ozeane für die Zwecke des Menschen ungehindert voranschreitet und dass die Ausbeutung manchem als selbstverständlich und notwendig erscheinen mag. Doch hier ist ein Umdenken – hin zu einem nachhaltigen Umgang mit dem Meer und seinen Geschöpfen – dringend vonnöten.[678] Denn Fische und Robben, letztlich auch Krill, sterben oft nicht nur einen qualvollen Tod, indem sie langsam ersticken, ausbluten oder mit Keulen und Hacken erschlagen werden. Zudem befinden sich die Weltmeere und deren Bewohner insgesamt in einer prekären Situation, denn wenn sich hier nichts ändert, werden alle Bestände bis 2048 kollabiert sein.[994] Mit der Konsequenz, dass auch Meeressäugern wie Walen, Delphinen und Robben zunehmend die Nahrungsgrundlage entzogen wird. Am Ende wird auch der Mensch damit nicht glücklich werden.

Regulierung der Darmflora nicht vergessen!

Unseren Darm in Ordnung zu halten bzw. aufzubauen, ist von unschätzbarem Wert. Die Bedeutung des Darms hat inzwischen auch die etablierte Medizin erkannt.[696, 964] Der Darm ist das größte Immunorgan des Körpers. 80 Prozent aller Abwehrzellen sind im Darmbereich aktiv. Dabei handelt es sich um mehr als 1.000 verschiedene Arten von Mikroben, die zu rund 100 Billionen an den inneren Schleimhäuten des Darms nisten.[856] Die Gesamtheit dieser Mikroorganismen wird als „Darmflora" bezeichnet. Sie existieren von der Nahrung, die wir aufnehmen, und leben mit uns in einer Symbiose. Dafür leisten sie uns hervorragende Dienste.

So werden erst durch Darmbakterien viele Nahrungsbestandteile aufgeschlossen und für den menschlichen Körper verwertbar gemacht. Sie bilden selbst einige Vitamine und essenzielle Fettsäuren, die vor krebserregenden Schadstoffen schützen. Sie errichten an der Darmwand eine Abwehrfront gegen krankmachende Bakterien oder Pilze und verhindern, dass es zu Infektionen kommt. Durch das Zusammenwirken von Darmbakterien und Immunzellen erhält unser Abwehrsystem ständig neue Informationen und Impulse.

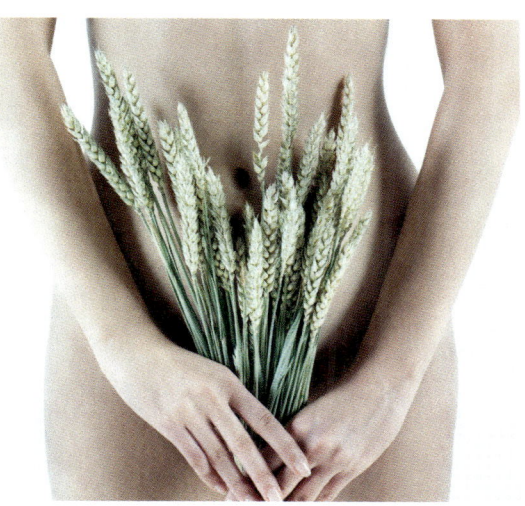

> ℹ️ Normalerweise kann die Darmflora kurzfristige Belastungen und Störungen ausgleichen. Massive oder lang anhaltende Schädigungen dagegen verändern die Darmflora soweit, dass deren Funktion als Abwehrorgan eingeschränkt wird. Dies kann zum Beispiel durch eine Fehlernährung über einen langen Zeitraum sowie durch Behandlungen mit Antibiotika, Chemotherapeutika, Kortison oder Bestrahlungen passieren. Durch falsche Ernährung oder aggressive Therapeutika werden vor allem die „nützlichen" Darmkeime geschädigt. Weniger nützliche oder gar schädliche Keime können sich hingegen vermehren.

Wird die gesunde Darmflora geschädigt, kann es zu einer Neigung zu Durchfällen und zu Verstopfung kommen. Auch Entzündungen des Darms werden so gefördert. Entsprechend wird der Organismus nicht mehr optimal mit Nährstoffen versorgt. Die negativen Folgen einer gestörten Darmflora bleiben oft nicht auf die Verdauung beschränkt. Fremdkeime scheiden giftige Stoffwechselprodukte aus. Diese Toxine und andere Schadstoffe können dann in den Körper gelangen und Erkrankungen begünstigen.

Anhand von Stuhlproben lässt sich nachweisen, welche Art von Darmschädigung vorliegt. Die Behandlung, die sogenannte Darmregulation (auch mikrobiologische Therapie, Symbioselenkung oder Darmsanierung genannt) erfolgt durch:

- **Umstellung der Ernährung** auf eine an Ballast- und Vitalstoffen reiche Kost.
- Gezielte **Beseitigung pathogener Keime*** im Darm, etwa durch Antipilzmittel.
- Gabe von Milchzucker, Vitaminen oder anderen Nahrungsergänzungen, um die **Verdauung und den Stoffwechsel zu normalisieren**.
- **Zufuhr von nützlichen Darmkeimen**, die eigentliche „probiotische" Therapie. Die Präparate enthalten die natürlichen Darmbakterien in vermehrungsfähiger Form.[862]
- In hartnäckigen Fällen werden **Impfungen mit Autovakzinen**** gemacht.

Die Behandlung hat keine nennenswerten Nebenwirkungen. Sie erfordert jedoch Geduld, da nicht in wenigen Wochen in Ordnung gebracht werden kann, was oft über Jahre durcheinander gewirbelt wurde. Meist dauert die die medikamentöse Behandlung einige Monate.

Sonnenlicht schützt vor Krebs – und Sport ist alles andere als Mord!

Im Sommer 2009 wurde in den USA erstmals für das ganze Land überprüft, wie es um die Vitamin-D-Versorgung bei jungen Amerikanern bestellt ist. Dabei fand man heraus, dass Zigmillionen amerikanischer Kinder erschreckend niedrige Vitamin-D-Spiegel aufwiesen.[707] Rund zehn Prozent der Ein- bis 21-jährigen – umgerechnet 7,6 Millionen Kinder, Jugendliche und junge Erwachsene – befanden sich in einem regelrechten Vitamin-D-Defizit. Bei weiteren 61 Prozent – umgerechnet an die 51 Millionen junger Amerikaner – waren die Werte leicht höher, aber immer noch unzureichend. „Die Werte sind absolut überraschend, zuerst konnten wir sie gar nicht glauben", so MICHAL L. MELAMED vom Albert Einstein College of Medicine in New York, einer der Autoren. „Ich denke, die Ergebnisse sind sehr beunruhigend."[955]

In Deutschland sieht die Situation nicht besser aus. So konnte das Robert-Koch-Institut anhand einer Untersuchung aufzeigen, dass die wünschenswerten Blutwerte an Vitamin D bei vielen Kindern und Jugendlichen, aber auch bei vielen älteren Menschen nicht erreicht werden. Dies ist ein deutlicher Hinweis darauf, dass nicht nur die Zufuhr über die Ernährung unzureichend ist, sondern dass auch die Vitamin-D-Synthese in der Haut, die durch Sonnenlicht angeregt wird, ebenfalls nicht ausreicht. Letzteres hat im Wesentlichen damit zu tun, dass sich Kinder und Jugendliche nicht oft genug im Freien bewegen und auch der berufliche Alltag den Kontakt mit der Sonne nicht in ausreichender Menge ermöglicht.

---

* zum Beispiel krankmachende Bakterien und Pilze

** Impfstoff, der aus den Darmkeimen des Patienten hergestellt wird.

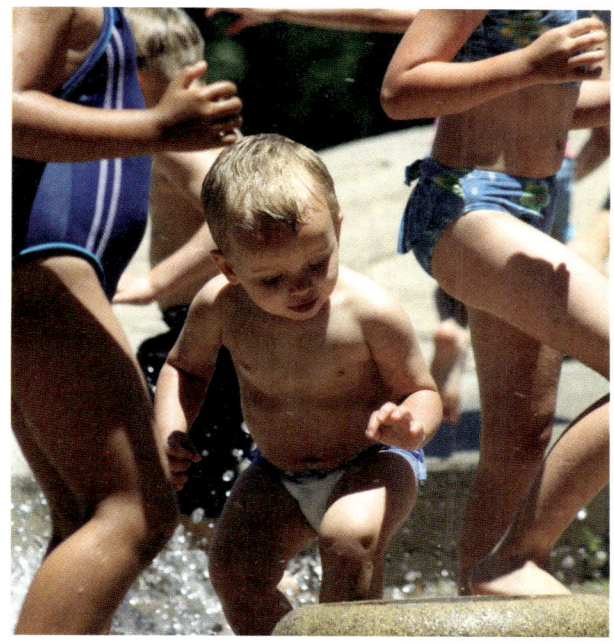

Heute leiden viele Kinder und Jugendliche an einem Vitamin-D-Mangel. Diesem können sie am besten begegnen, wenn sie sich an der frischen Luft aufhalten und Sonnenlicht an ihre Haut lassen. Dann kann der Körper selbst das wichtige Vitamin D herstellen und benötigt keine Pillen oder speziellen Kinderjoghurts.

„Bei alten Menschen ergibt sich dazu noch die besondere Problematik, dass die Synthese an Vitamin D in der Haut weit unter dem liegt, was in jüngeren Jahren möglich ist", so der Medizinprofessor HANS K. BIESALSKI von der Universität Hohenheim. „Dies zeigt sich in Studien eindrucksvoll daran, dass die normalerweise beobachteten jahreszeitlichen Schwankungen [des Vitamin-D-Levels] bei alten Menschen so nicht mehr auftreten wie bei jüngeren." [508]

Für Kinder und Jugendliche kann dies erhebliche Konsequenzen haben. Bedeutet doch eine Vitamin-D-Unterversorgung, dass sie ein deutlich erhöhtes Risiko für Osteoporose im späteren Alter und damit eine Einschränkung der Lebensqualität haben. Eine schlechtere Versorgung bei älteren Menschen erhöht das Risiko für Knochenbrüche, aber auch gleichzeitig die Krankheitsanfälligkeit gegenüber Infekten.

Doch anscheinend bewirkt das Vitamin noch weit mehr. Vitamin D ist verwandt mit hochwirksamen Hormonen wie Testosteron und Östrogen. In mehr als 30 Geweben wurden Rezeptoren gefunden, an denen das Vitamin andockt, um chemische Botschaften zu übertragen. Mehr als 1.000 Gene sind bekannt, die von Vitamin D aktiviert werden, um dann ihrerseits unzählige Proteine herzustellen.[539, 659] Immer mehr entpuppt es sich als entscheidender Faktor für die Aufrechterhaltung einer guten Gesundheit und selbst zur Vermeidung von Krebs.[638, 860] Gleichzeitig mehren sich die Hinweise, dass eine Unterversorgung mit Vitamin D auch schweren Leiden wie Herz-Kreislauf-Erkrankungen und bedeutenden Krebsarten (darunter Darmkrebs) Vorschub leistet.[478, 606, 859]

Viele Menschen sind sich dessen gar nicht bewusst. So hat sich in den vergangenen Jahrzehnten der Irrglaube verbreitet, Sonnenlicht – die bedeutendste und beste Quelle für eine körpereigene Vitamin-D-Produktion – mache die Haut schrumpelig, trage zur Hautalterung bei und erzeuge sogar Krebs. Dabei wurde eine solche Angst vor der Sonne erzeugt, dass

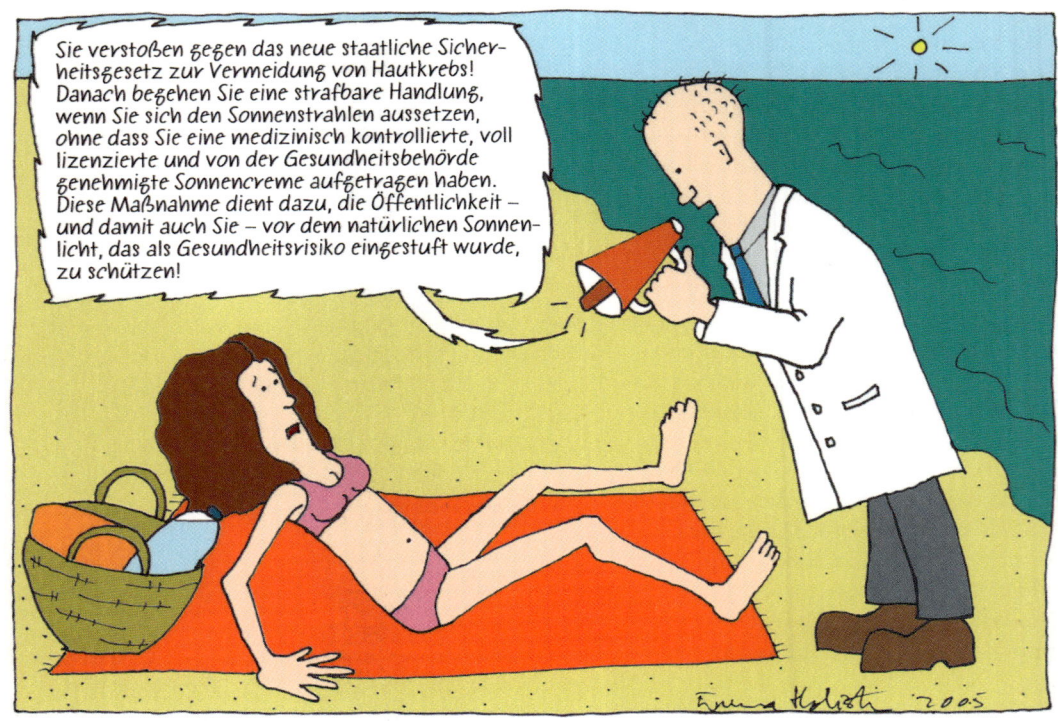

tragischerweise die positiven Wirkungen von Vitamin D aus dem öffentlichen Bewusstsein mehr oder weniger verschwunden sind. Natürlich ist es wichtig, Sonnenbrände zu vermeiden. Doch es ist alles andere als ratsam, sich vor der Sonne mit Sunblockern, die im Übrigen Östrogene, schädigende Mineralöle und den krebserregenden Konservierungsstoff Formaldehyd[798] enthalten können, permanent abzuschirmen oder sich vor dem Sonnenlicht zu verstecken.

So zeigt eine Studie, dass Frauen, die zum Zeitpunkt ihrer Brustkrebsdiagnose einen Vitamin-D-Mangel aufweisen, nicht nur viel wahrscheinlicher an der Krankheit sterben werden als Frauen, die über ausreichend Vitamin D verfügen. Zudem liegt bei den Brustkrebspatientinnen mit einem Vitamin-D-Defizit das Risiko doppelt so hoch, dass der Krebs streut. „Unsere Untersuchung offenbart, dass es eine Verbindung gibt zwischen dem Vitamin-D-Level und der Aggressivität eines Krebses", so JOELLEN WELSH, eine der Autorinnen, von der University of Albany.[647] Andere Analysen weisen in dieselbe Richtung.[633] Die erste groß angelegte placebokontrollierte Studie zum Thema Vitamin D und Krebs, veröffentlicht 2007 im *American Journal of Clinical Nutrition*, kommt gar zu dem Schluss, dass Frauen, die Kalzium und Vitamin D zusätzlich nehmen, ein 60 Prozent niedrigeres Risiko haben, an Krebs zu erkranken als Frauen, die dies nicht tun.[712]

Der Vitamin-D-Forscher WILLIAM B. GRANT, Leiter des Sunlight, Nutrition and Health Research Center in San Francisco, schätzt, dass rund 30 Prozent aller Krebstoten vermieden werden könnten, wenn die Vitamin-D-Spiegel angehoben würden.[618, 760] Vor diesem Hintergrund raten Experten wie PAMELA L. GOODWIN vom Mount Sinai Hospital in Toronto, das Vitamin-D-Niveau mit einem simplen Bluttest bestimmen zu lassen.[647] Um in den Genuss von genügend Vitamin D zu kommen, sollte man seine Haut täglich mindestens 20 Minuten – am besten deutlich mehr – den Sonnenstrahlen aussetzen. In Lebensmitteln ist Vitamin D generell in nur geringen Mengen enthalten. Die meisten pflanzlichen Lebensmittel enthalten kein vorgefertigtes Vitamin D (Ausnahmen bilden zum Beispiel Pilze und Spinat). In tierischen Lebensmitteln findet sich Vitamin D in größeren Mengen vor allem in fettem Fisch (Lach, Forelle, Thunfisch, Hering etc.).

> ⚠ Vitamin D steigert auch die Leistungsfähigkeit von Sportlern.[539] Und Sport ist, wie sich ebenfalls immer stärker herauskristallisiert, ein weiterer zentraler Bestandteil in der Prävention und Behandlung von Krebs.[669, 763] So beugt körperliche Aktivität nicht nur verschiedenen Krebserkrankungen vor, sie beeinflusst auch deren Verlauf und Heilung. „Krebs-Patienten, die regelmäßig Sport treiben, leben länger", sagt MARTIN HALLE, Medizinprofessor aus München und Mitglied im Berufsverband Deutscher Internisten (BDI).

Neben Sonnenlicht und Vitamin D ist außerdem eine ausreichende Bewegung wichtig. So ist aus Untersuchungen bekannt, dass die häufigsten Krebserkrankungen in Deutschland, Brust- und Darmkrebs, bei körperlich aktiven und schlanken Personen seltener vorkommen. Darüber hinaus kann regelmäßiger Sport das Leben von Krebspatienten verlängern. „Bei Darmkrebs-Patienten kann tägliche körperliche Aktivität die Sterblichkeitsrate um bis zu 30 % verringern", so PROFESSOR MARTIN HALLE. 45 Minuten in Form von schnellem Spazierengehen reichten dafür bereits aus. Auch Nebenwirkungen von Krebsbehandlungen wie das Chronische Müdigkeitssyndrom ließen sich so mildern.[846]

Bewegung verbessert sowohl die körperliche Leistungsfähigkeit als auch die seelische Ausgeglichenheit von Patienten mit Krebs. Diese Erfahrung steigert die Motivation zum Kampf gegen die Erkrankung und verhindert eine Ausgrenzung der Betroffenen. Sie werden so besser in ihr gesellschaftliches Umfeld eingebunden. Außerdem stärkt es das körpereigene Immunsystem[887] und wirkt Übergewicht entgegen, einem besonderen Risikofaktor für die Entstehung gerade von Darm- und Brustkrebs. „Nur wenige Therapiekonzepte für Krebs-Patienten berücksichtigen bislang jedoch den Zusammenhang zwischen Behandlungserfolg und körperlicher Aktivität", bedauert der Sportmediziner HALLE. Dabei könne Sport zusätzlich zu anderen bewährten Methoden die Lebensqualität von Krebs-Patienten relativ einfach und schonend verbessern.[846]

Homöopathie und Krebs

2005 präsentierte das Wissenschaftsmagazin *Lancet* eine Studie, in der die Wirkungen der Homöopathie in der Krebstherapie als „Placebo-Effekt" verunglimpft wurden.[590] Homöopathie anwendende Krebstherapeuten wurden damit in für die orthodoxe Medizin typischer Manier in die Ecke von Scharlatanen gerückt. Verwundern kann einen dies nicht, denn die Hardliner unter den Befürwortern der Chemotherapie und Bestrahlung schießen bevorzugt alles ab, was auch nur im Entferntesten nach Alternativmedizin aussieht.

Dabei wurde nicht nur in Studien gezeigt, dass zum Beispiel die homöopathischen Mittel Calendula und Traumeel S im Zusammenhang mit Krebs wirken, indem sie die Nebenwirkungen von Bestrahlung und Chemotherapie merklich abmildern.[686, 881] So erschien auch 2008 eine Arbeit mit verschiedenen Fallbeispielen, die vom Nationalen Krebsinstitut der USA – dem Hort der etablierten Krebsmedizin – überprüft wurden und zeigen, dass man mit homöopathischen Mitteln sogar Tumoren zum Verschwinden bringen kann.[494]

Woran es leider – wie so oft – mangelt, sind umfassende Studien mit einer Vielzahl an Probanden. Solange diese fehlen, haben es konventionelle Forscher natürlich leicht, die Wirksamkeit homöopathischer Mittel als nicht bewiesen abzutun. Doch die positiven Daten, die bislang vorliegen, sollten jeden zum Wohle der Patienten zumindest neugierig machen. Laut MICHAEL FRASS, Medizinprofessor und Leiter der Spezialambulanz „Homöopathie bei malignen Erkrankungen" und der Intensivstation der Knochenmarktransplantation an der Klinik für Innere Medizin in Wien, hat sich der Erfolg der Homöopathie bei Krebserkrankungen in fünf Bereichen gezeigt:

- Homöopathie kann helfen, die **Nebenwirkungen** einer Chemo- oder Strahlentherapie **zu mindern** und seelische wie auch **körperliche Blockaden aufzulösen**.
- Homöopathie kann helfen, **Zweiterkrankungen zu heilen**.
- Homöopathie kann helfen, die **Konstitution zu stärken** und dadurch das innere Wohlbefinden zu steigern.
- Homöopathie kann helfen, eine **Wiederherstellung der Physiologie** zu ermöglichen, was insbesondere bei Frauen nach einem hormonunabhängigen Brustkrebs mit dem Wiedereinsetzen der Regel ein wesentlicher Punkt ist.[989]

Auch der Mediziner JENS WURSTER von der Clinica St. Croce im schweizerischen Orselina ist von der Wirksamkeit der Homöopathie überzeugt. „Ich arbeite seit Mitte der 90er Jahre hier in der Klinik mit Krebskranken Patienten", so WURSTER. „Viele sind schon vorbehandelt, wurden bereits operiert und hatten das volle schulmedizinische Programm hinter sich. Dann kommen sie mit wieder aufgeflammtem Krebs zu uns. Und in nicht wenigen Fällen können wir selbst solchen Patienten noch helfen."

> ⓘ Die Homöopathie bietet weit mehr als nur weiße Kügelchen, denen die meisten Schulmediziner allenfalls einen Placebo-Effekt zusprechen, weil ihre Wirkungen mit heutigen Standardmethoden nicht nachweisbar sind. Eingebunden in ein ganzheitliches Krebstherapiekonzept, bei dem auch andere Verfahren zur Anwendung kommen, vermag sie aber tatsächlich zu einer Besserung beizutragen und die Selbstheilungskräfte des Körpers wieder zu aktivieren. Viele Misserfolge homöopathischer Gaben sind wohlgemerkt darauf zurückzuführen, dass die verwendeten feinstofflichen Substanzen kaum in einem Körper wirken können, der noch nicht entgiftet wurde und blockiert ist. Daran zeigt sich wieder einmal, dass eine ganzheitliche Betrachtungsweise, die mehrere Komponenten miteinander kombiniert, von enormer Bedeutung ist.

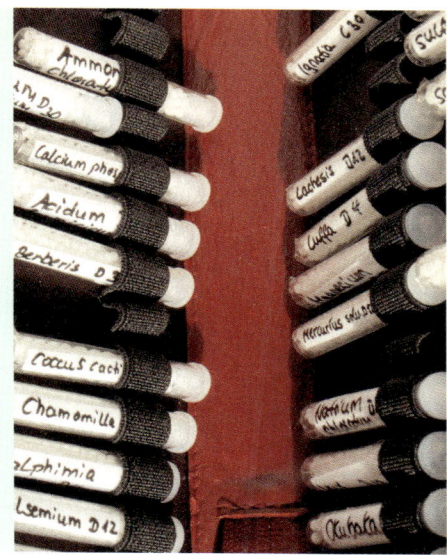

WURSTER und sein Team haben die Geschichten von vielen Patienten, die in die Clinica St. Croce kam, aufgenommen wurden, dokumentiert. Laut WURSTER kann sich das Ergebnis der Untersuchung sehen lassen, zeigt es doch, dass die homöopathisch behandelten Patienten mit fortgeschrittenen Tumorleiden eine signifikant bessere Lebensqualität aufweisen als die konventionell behandelten. Wer hierüber mehr wissen möchte, kann einen Blick in sein 2006 erschienenes Buch „Die homöopathische Behandlung und Heilung von Krebs und metastasierter Tumore" werfen, in dem er ein Dutzend Fallbeispiele schildert. „Wir sehen hier in der Klinik viele Erfolge", so WURSTER. „In einigen Fällen kommt es auch zur Heilung, in vielen anderen Fällen gelingt es uns, Patienten, die von der konventionellen Krebstherapie schon längst aufgegeben wurden, über Jahre zu begleiten und ihnen dabei eine entsprechende Lebensqualität zu bieten. Darunter sind etwa Patienten, die an Knochenmarkskrebs erkrankt waren und bei denen sich im Anschluss an eine Chemotherapie und Stammzelltransplantationen der Krebs wieder verschlimmerte und dann unter anderem Wirbelkörpereinbrüche hatten. Mithilfe der Homöopathie gelang es uns, sie beschwerdefrei zu bekommen. Eine Patientin, die wir seit acht Jahren beobachten, läuft jetzt täglich zehn Kilometer."

Der Mediziner MATTHIAS ROSTOCK vom Institut für Naturheilkunde am Universitätsspital Zürich hat einige Fälle von WURSTER genau studiert. „Mit der Aussage, dass die Homöopathie wirklich – als alleiniges Verfahren – Krebs heilen kann, wäre ich vorsichtig, denn eindeutige Beweise bzw. lückenlose Befunde dafür konnte ich nicht ausfindig machen", so ROSTOCK. „Die Homöopathie kann aber durchaus ihren Stellenwert haben, wenn es darum geht, die Nebenwirkungen der Chemotherapie abzumildern oder überhaupt die Lebensqualität der Patienten zu heben."

Um die Homöopathie für Krebspatienten nutzbar zu machen, erfordert es ohne Frage ein umfangreiches Wissen. Sie sollte idealerweise in ein ganzheitliches Behandlungskonzept eingebettet werden, das auch andere Therapiefelder wie eine Ernährungsumstellung, Schadstoffausleitung, Infusionen mit Selen, Glutathion etc., Bewegung, sanfte Sonnenbäder und Psychotherapie im Blick hat.

Hyperthermie

Die Anwendung von Wärme – Hyperthermie – bei den verschiedensten Erkrankungen hat eine lange Tradition. Der Begriff Hyperthermie stammt aus dem Griechischen und kann mit Überwärmung übersetzt werden. Die frühesten bekannten Anwendungen gehen auf die alten Ägypter und Griechen zurück, die Eisen im offenen Feuer zum Glühen brachten und damit oberflächlich sichtbare Geschwulste herausbrannten.[562] Schon der griechische Arzt und Philosoph PARMENIDES (540–480 v. Chr.) sagte: „Gebt mir die Macht, Fieber zu erzeugen, und ich heile jede Krankheit."

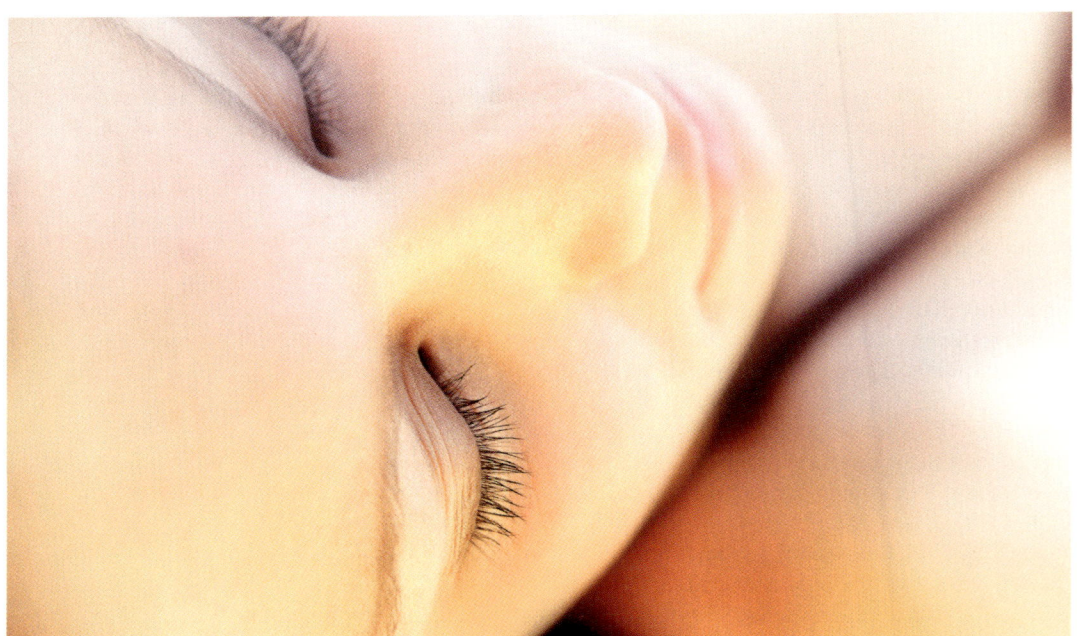

Bei der Hyperthermie wird die Körpertemperatur deutlich erhöht und somit künstlich Fieber erzeugt. Krebszellen sind besonders hitzeempfindlich, sodass sie durch dieses Verfahren geschädigt und vom Immunsystem des Körpers dann erkannt und bekämpft werden können.

Seit einiger Zeit hat auch die etablierte Krebsmedizin das Thema Hyperthermie für sich entdeckt.[604, 995] Die Temperaturerhöhung wird etwa durch Ultraschall, Infrarotstrahlen oder elektromagnetische Wellen (Radiowellen, Mikrowellen) erreicht; man kann auch Stoffe spritzen, die Fieber auslösen, oder eine erwärmte Flüssigkeit als Infusion geben.[773] Dabei wird das Gewebe auf 40 bis 44 °C erhitzt. Da Tumorzellen besonders hitzeempfindlich sind, kommt es im Falle einer Schädigung der Krebszellen zur Bildung von Hitzeschockeiweißen, die das Abwehrsystem des Körpers erkennt und bekämpft. Angrenzendes gesundes Gewebe kann dabei zwar auch eine Erwärmung erfahren, doch in der Regel kann die Wärme durch eine Durchblutungssteigerung leicht und problemlos abgeführt werden, sodass es zu keiner Schädigung kommt.

Bei der Hyperthermie, bei der Wärme von außen zugeführt wird, werden zwei Verfahren unterschieden: die lokale bzw. regionale und die Ganzkörperhyperthermie. Bei der Ganzkörperhyperthemie wird die Haut und damit der ganze Körper des Patienten im Liegen durch spezielle Leuchtröhren erwärmt. Bei der milden Variante geht die Temperatur bis auf 39 °C hinauf, bei der moderaten Version auf 39 bis 40,5 °C. Bei der extremen Ganzkörpertherapie geht es sogar bis auf knapp 43 °C. Die Prozedur dauert in der Regel einige Stunden und erfordert eine intensive Überwachung. Die Ganzkörperhyperthermie bietet sich an, wenn bereits Metastasen vorliegen, die weit verstreut liegen.

Bei der lokalen bzw. regionalen Hypothermie (auch lokoregionale Hyperthermie oder Teilkörperhyperthermie genannt) wird nicht der ganze Körper erwärmt, sondern nur der Abschnitt, in dem der Tumor lokalisiert ist. Dabei geht es hoch auf Temperaturen von rund 42 °C.

Die Effektivität der Hyperthermie hängt vor allem von der Temperatur ab, die während der Behandlung erreicht wird, von der Dauer der Behandlung und von der Beschaffenheit der Zellen bzw. des Gewebes.[664, 972] Um sicher zu stellen, dass die gewünschten Temperaturen erreicht, aber nicht überschritten werden, wird das Tumor- genau wie das umliegende gesunde Gewebe während der Wärmebehandlung überwacht.[604, 995]

Von der etablierten Krebsmedizin wird die Hyperthermie in der Regel nur in Kombination mit Bestrahlung und Chemotherapie verwendet. Doch „die Hyperthermie lässt sich auch mit biologisch-ganzheitlichem Therapiemethoden kombinieren", so der Heilpraktiker PETER LINHART in seinem Buch „Früherkennung – Möglichkeiten und Grenzen der ganzheitlichen Krebstherapie". Zumal einige Studien zeigen, dass die Hyperthermie in Kombination mit den konventionellen Verfahren das Leben der Patienten nicht verlängern konnte;[814] dabei ist keineswegs auszuschließen, dass die Chemotherapie und die Bestrahlung die positiven Wirkungen der Hyperthermie wieder zunichte gemacht haben.

Weitere Verfahren: Sauerstofftherapie, Ozon, Akupunktur und Bachblüten

Es gibt noch eine Reihe weiterer Verfahren, die von alternativmedizinisch bzw. biologisch-ganzheitlich orientierten Therapeuten angewendet werden. Es ist im Rahmen dieses Buches unmöglich, sie allesamt erschöpfend zu erörtern. Zumal mitunter die Problematik besteht, dass weder ausreichend solide Studien noch genügend schriftlich fixierte Erfahrungsberichte vorliegen, um die Werthaltigkeit einer Therapie fundiert einschätzen zu können. Wer genau hinsieht, findet allerdings recht gute Belege für die Wirksamkeit so mancher Behandlung.

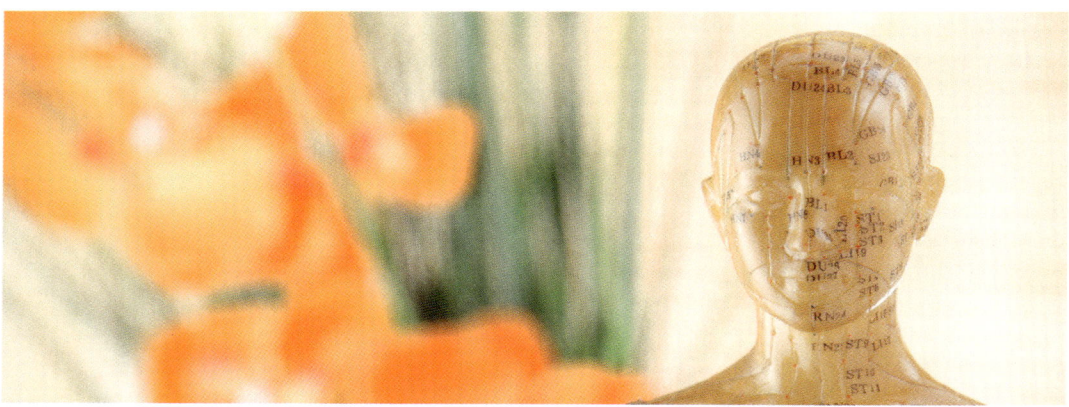

Therapien mit Sauerstoff

Zu den Verfahren, die von vielen alternativmedizinisch ausgerichteten Therapeuten angewendet werden, zählen Sauerstoff- und Ozonbehandlungen. Bekannte Formen der Sauerstofftherapie sind die Hyperbare Sauerstofftherapie, die Sauerstoff-Mehrschritt-Therapie und die Hämatogene Oxidationstherapie.

Die Hyperbare Sauerstofftherapie (HBO) wird auch von klassischen Einrichtungen durchgeführt, etwa vom Universitätsklinikum Düsseldorf. Die HBO ist eine medizinische Behandlungsmethode, bei der 100 Prozent reiner Sauerstoff unter Zuhilfenahme von Überdruck kontrolliert verabreicht wird. Dies hat eine Reihe von direkten und indirekten Effekten auf den menschlichen Körper. „Ein Gros dieser Effekte ist zum Zwecke der Linderung oder Heilung von Erkrankungen hilfreich, in ausgewählten Krankheitsfällen sogar sehr wirksam", wie die Universitätsklinik Düsseldorf auf ihrer Website ausführt. So soll eine HBO zum einen bewirken, dass Giftstoffe wie Kohlenmonoxid aus lebenswichtigen, sauerstoffabhängigen Eiweißen und Enzymen verdrängt wird, und zum anderen, dass die Blutgefäßneubildung in sauerstoffminderversorgten Körpergeweben gefördert wird. Beide Aspekte sind auch für Krebspatienten interessant.

So kann es in beschädigten Zellen bzw. Krebszellen zu einer Überproduktion von Kohlenmonoxid kommen. In Folge verschlimmert sich das Krebsgeschehen, denn das Kohlenmonoxid beschleunigt die Zellteilung und hemmt den programmierten Zelltod (Apoptose) – eine Eigenschaft, die gesunden Zellen eigen ist.[777] Studien zeigen, dass Kebszellen sich besonders bösartig entwickeln, wenn die Sauerstoffversorgung der Tumorzellen sehr schlecht bzw. blockiert ist. Dies liegt vor allem daran, dass in einem Tumor ein chaotisches Blutgefäßsystem existiert, das zwar die Tumorzellen in seiner unmittelbaren Nähe mit Sauerstoff und Nährstoffen versorgen kann, nicht aber die weiter entfernt liegenden Zellen. Folglich kommt es zu einem Sauerstoffmangel (in der Fachsprache Hypoxie). genannt. Dadurch bilden sich Krebszellen, die weniger Sauerstoff benötigen, um zu überleben – und die durch eine Chemo- und Strahlentherapie nicht abgetötet werden können. Die Prognose eines Krebspatienten ist daher umso schlechter, je weniger Sauerstoff in das Innere des Tumors gelangt.[665]

Die HBO wird bei vielen Erkrankungen angewandt, darunter bei Morbus Crohn und Colitis ulcerosa mit schweren, wiederholten Fistelbildungen, bei der Behandlung von Kindern und Jugendlichen mit Krebserkrankungen, bei bösartigen Tumoren der Kopf- und Halsregion oder auch bei Schädigungen, die bei Brustkrebs oder anderen Krebsarten durch eine Strahlentherapie verursacht wurden. Wie versierte ganzheitliche Therapeuten, so wendet auch die Uniklinik Düsseldorf die Sauerstofftherapie stets im Rahmen eines Therapieprogramms an, nie aber alleine.

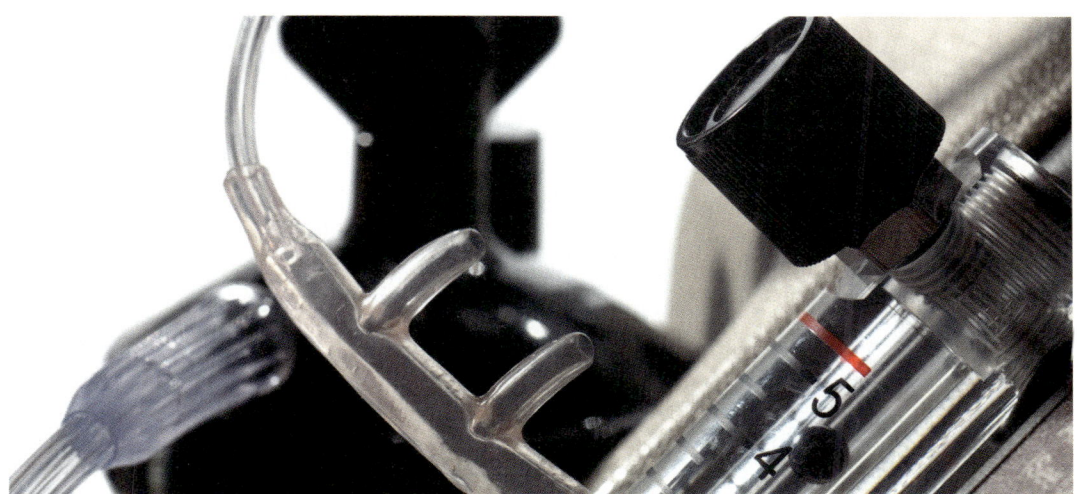

Das Bild zeigt einen Strömungsmesser eines medizinischen Sauerstoffgeräts. Wird die Sauerstofftherapie in ein ganzheitliches Konzept eingebunden, erscheint ihr Einsatz gerade bei Krebspatienten plausibel. Denn Tumorzellen können sich besonders bösartig entwickeln, wenn die Sauerstoffversorgung schlecht ist, was oft vorkommt. Zugleich kann mit der Sauerstofftherapie gesundes Gewebe gestärkt werden.

Bei der Sauerstoff-Mehrschritt-Therapie wird mitunter vorab eine Zuckerlösung in die Vene verabreicht und eine Hyperthermie (Wärmebehandlung) durchgeführt. Die Zuckerlösung dient dazu, den Krebszellen ein reichhaltiges Nahrungsangebot zu liefern, das sie dann zu reichlich Milchsäure vergären. Dadurch kann das um die Krebszellen liegende Gewebe zusätzlich übersäuern. Wenn dies der Fall ist, so bedeutet dies im Regelfall, dass die Krebszellen schlechter mit Blut versorgt werden und so in eine noch ungünstigere Stoffwechsellage geraten. Die Wärmebehandlung (Hyperthermie) verstärkt diesen Effekt noch. Die Krebszellen sollen dadurch zum Absterben gebracht werden. Zugleich soll die Sauerstofftherapie zur Stärkung und Stabilisierung des gesunden Gewebes führen, indem die Sauerstoffaufnahme im Gewebe gefördert wird.[773]

Bei der Hämatogenen Oxidationstherapie, kurz HOT, handelt es sich um eine spezielle Eigenbluttherapie, wobei dem Patienten zunächst 60 bis 80 ml Venenblut entnommen wird. Anschließend wird dieses mit Natriumzitrat ungerinnbar gemacht, in einem entsprechenden Gerät mit Sauerstoff aufgeschäumt, mit Ultraviolettlicht bestrahlt und intravenös zurückgegeben. Durch die Ultraviolettbestrahlung des Eigenblutes soll es zu zahlreichen positiven Effekten kommen, unter anderem zur Verbesserung der Fließeigenschaften des Blutes, zur Herabsetzung der Blutgerinnbarkeit und zur Steigerung der körpereigenen Abwehr. Außerdem soll die Bildung körpereigener sogenannter Radikalfänger gefördert und somit unserem Alterungsprozess sowie der Entstehung bekannter Wohlstandskrankheiten bis hin zum Krebs vorgebeugt werden.

Ein starres Therapieschema ist auch bei der HOT nicht zu empfehlen. Die Zahl der Einzelbehandlungen zu Beginn, die Abstände zwischen den Auffrischungen und die Gesamtdauer der Anwendungen sollten von erfahrenen HOT-Therapeuten immer individuell zusammen mit dem Patienten festgelegt werden und sind abhängig vom vorliegenden Krankheitsbild.[927]

Ozontherapie

Ozon wirkt desinfizierend und wird deswegen zur Trinkwasseraufbereitung und Schwimmbadentkeimung benutzt, sodass man auf giftiges Chlor verzichten kann. Erkrankungen der Körperoberfläche wie Ekzeme, schlecht heilende Wunden, Unterschenkelgeschwüre („offenes Bein"/Ulcus cruris) usw. können daher mit Ozon behandelt werden. Ozon hat einen direkten Einfluss auf oxidative Stressparameter, die bei vielen Erkrankungen ursächlich mit beteiligt sind.[516] Substanzen wie Harnsäure und Cholesterine, die der Körper ausscheiden sollte, können mithilfe von Ozon schneller und besser abgebaut werden. Dies konnten Blutuntersuchungen vor und nach Therapien nachweisen.

Der positive Effekt hat Therapeuten dazu veranlasst, Ozon bei Patienten einzusetzen, die unter chronischen Erkrankungen wie Krebs leiden. Diese Personen verfügen über einen angeschlagenen Stoffwechsel, der es ihnen nicht mehr ermöglicht, Stoffwechselabbauprodukte schnell genug wieder loszuwerden.⁶⁶¹ So deuten auch Studien darauf hin, dass sich Ozon bei Krebspatienten positiv auswirken kann.⁵⁵² Vor diesem Hintergrund schreibt der Mediziner VELIO ALVARO BOCCI von der Universität Siena 2004 in der Fachzeitschrift *Mediators of Inflammation*: „Während der vergangenen zehn Jahre wurde – entgegen aller Erwartungen – gezeigt, dass die umsichtige Anwendung von Ozon bei Patienten, die von chronischen Infektionen, Gefäßleiden oder von Erkrankungen des Bewegungsapparates und Kiefers betroffen sind, so eindrucksvolle Ergebnisse hervorgebracht hat, dass es bedauerlich ist, dass das Medizinestablishment die Ozontherapie nach wie vor ignoriert."⁵¹⁵

Akupunktur

Die Akupunktur ist ein Teilgebiet der traditionellen chinesischen Medizin (TCM) und gehört zu den ältesten Heilmethoden der Welt. In der inneren Mongolei wurden Steinnadeln gefunden, die auf das Jahr 3.000 v. Chr. datiert werden. Die Idee der Akupunktur besteht darin, durch Einstiche mit Nadeln an genau festgelegten Punkten der Haut Störungen im Körperinneren zu beseitigen oder zumindest zu lindern.

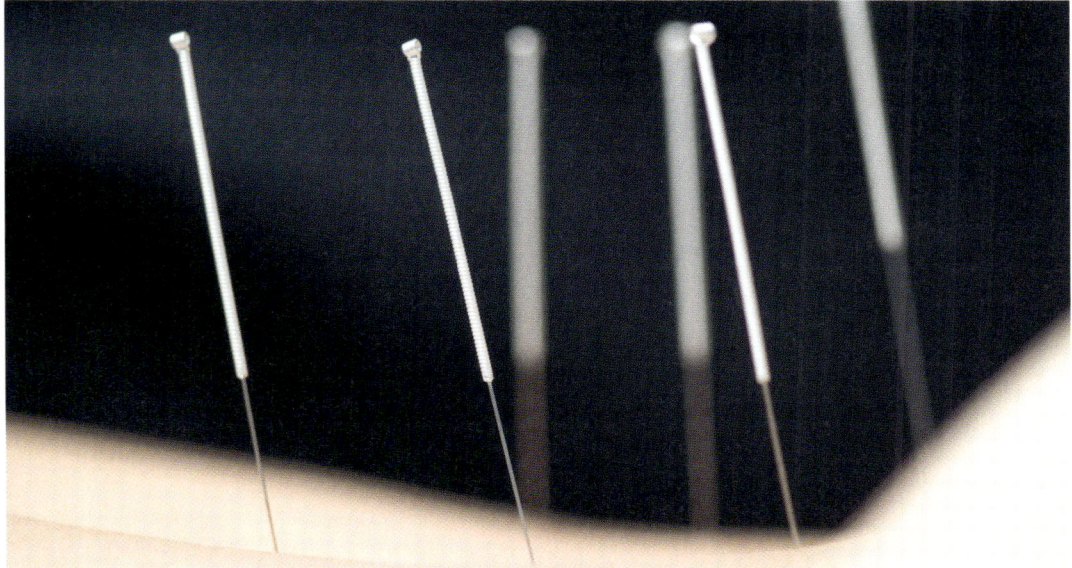

Das Prinzip der Akupunktur besteht darin, dass durch dünne Nadeln bestimmte Akupunkturpunkte, die auf Energiebahnen – sogenannten Meridianen – liegen, stimuliert werden. Dadurch soll der Energiefluss (in der traditionellen chinesischen Medizin »Qi« genannt) positiv beeinflusst werden. Die Akupunktur nimmt für sich in Anspruch, viele aus dem Gleichgewicht geratene Prozesse wieder in Balance bringen zu können. Viele Patienten berichten von positiven Wirkungen.

Klinische Studien haben eine Wirksamkeit der Akupunktur bei bestimmten Beschwerden nachgewiesen (etwa bei Knieschmerzen). Die Methode wird deshalb seit 2007 teilweise von den deutschen Krankenkassen bezahlt. Primär zielt die Akupunktur auf die Beseitigung von chronischen Schmerzen ab, von denen gerade auch Krebspatienten häufig stark betroffen sind. Hier kann die Akupunktur, wie auch Studien zeigen, unter Umständen gute Dienste leisten.[973, 997] Allerdings hält die Wirkung mitunter nicht lange an, sodass wiederholt behandelt werden muss.

Bachblütentherapie

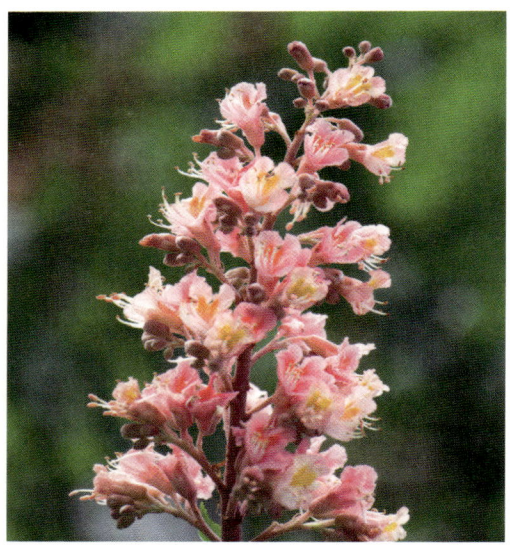

Gemäß Bachblütentherapie beruht jede körperliche Krankheit auf einer seelischen Gleichgewichtsstörung. Um Heilung zu erreichen, bedient man sich bestimmter Blütenessenzen, darunter einer Essenz, die aus der oben abgebildeten Blüte – der Roten Kastanie – hergestellt wird.

Das Repertoire der möglichen Therapien umfasst auch sehr sanfte Behandlungs- bzw. Begleitmaßnahmen. Dazu gehört die Bachblütentherapie, die von der Gesellschaft für biologische Krebsabwehr (GfBK) als sinnvoll erachtet wird. Die Bachblütentherapie geht auf den britischen Arzt EDWARD BACH (1886–1936) zurück und soll nicht nur bei psychischen Krisen, sondern auch bei chronischen Krankheiten bis hin zu Krebs unterstützend wirken. „Die Bachblütentherapie hat sich seit über fünfzig Jahren in den angelsächsischen Ländern bewährt", heißt es von Seiten der GfBK. „Wie bei vielen Naturheilverfahren ist zwar ganz offensichtlich, dass es vielen Patienten durch diese Therapie besser geht. Mit naturwissenschaftlichen Messverfahren lässt sich jedoch nicht vollkommen erklären, warum dies der Fall ist." In einigen Studien über die Bachblüten-Therapie hat sich gezeigt, dass sie allenfalls an einen Placebo-Effekt[*]* heranreicht.[600, 965] Allerdings können auch Placebos durchaus ihre Wirkung haben.[523, 685]

---

[*] Bekommt ein Patient anstelle eines Medikaments eine Pille verabreicht, die nur aus reinem Zucker besteht und damit rein chemisch betrachtet wirkungslos ist, so kann es dennoch geschehen, dass der Patient – tief im Glauben, ein wirkungsvolles Medikament erhalten zu haben – schon nach kurzer Zeit eine Linderung seiner Symptome sowie eine deutliche Verbesserung seines Gesundheitszustandes spürt. In diesem Fall spricht man von einem Placebo-Effekt.

Inwiefern sind Mikroben an der Krebsentstehung beteiligt?

Krebspatienten sind oft von Mirkobeninfektionen betroffen. Damit sind nicht Viren gemeint (zum Thema Viren und Krebs siehe Kapitel 3), sondern vor allem Bakterien und Pilze. Dies gilt vor allem für Patienten, die sich einer Chemotherapie unterziehen.[521, 880] Diese Infektionen können ohne Frage den Krankheitsprozess beschleunigen, nicht zuletzt indem die Mikroben selbst starke Toxine ausscheiden, die den Körper des ohnehin schon geschwächten Krebspatienten zusätzlich erheblich belasten können. Das Tragische an der Vorgehensweise der konservativen Schulmedizin ist jedoch, dass sie die Bakterien und Pilze praktisch ausschließlich mit Antibiotika und Antipilzmitteln bekämpft.[561] Tragisch deshalb, weil diese Wirkstoffe selber immunsuppressiv (die Immunabwehr unterdrückend) sind, das heißt sie können den Gesundheitszustand des Patienten stark nach unten ziehen und so zu dessen vorzeitigem Ableben führen.

Sicher können in manchen Fällen die Medikamentengaben helfen. Das bekannteste Beispiel ist wohl die Behandlung mit Antibiotika, nachdem bei einem Magen- oder Zwölffingerdarmgeschwür das Bakterium Helicobacter pylori nachgewiesen wurde. Hierzu wird eine Antibiotika-Kombination zusammen mit einem sogenannten Protonenpumpenhemmer, der die Bildung von Magensäure unterdrücken soll, über eine Woche verabreicht, um so das Geschwür zum Abheilen zu bringen. Doch bei den allermeisten Krebserkrankungen ist eine solche Antibiotika-Kur nicht erfolgreich.

Bemerkenswert ist im Übrigen, dass auch von etablierten Krebsärzten im Rahmen einer Helicobacter-Behandlung mit Antibiotika empfohlen wird, schleimhautschädigende Faktoren wie Rauchen, Alkohol, säurehaltige Getränke, Kaffee, fettiges, scharfes, salziges Essen und Schmerzmedikamente zu meiden. Dies verdeutlicht, dass Mikroben eben nicht die alleinige bzw. eigentliche Ursache sind. Zumal Schätzungen zufolge die Hälfte der Weltbevölkerung das Bakterium Helicobacter pylori in sich trägt,[566] ohne dass diese Menschen an Magenkrebs erkranken.

> ⚠ Erinnern wir uns, was der berühmte LOUIS PASTEUR auf seinem Sterbebett gesagt hat: „Die Mikrobe ist nichts, der Nährboden ist alles."[1117] Das heißt nichts anderes, als dass der Nährboden darüber entscheidet, welche Mikrobenarten sich ausbreiten können. Welche Beschaffenheit der Nährboden – also die Schleimhäute unseres Körpers – hat, hängt wiederum davon ab, welche Giftstoffe in unseren Körper dringen, wie wir uns ernähren etc. „Die Ernährung hat ohne Frage einen sehr großen Einfluss auf viele Krankheiten und sie bestimmt die Kommunikation unter den 100 Billionen Mikroorganismen im Darm", wie auch JEREMY NICHOLSON, Professor für Biochemie am Imperial College London, in der Fachzeitschrift *Nature Biotechnology* konstatiert.[856]

Wer also beim Fokus auf die krankmachenden bzw. krebserregenden Mikroben stehen bleibt, wird irregeleitet, da er nur ihre Bekämpfung vor Augen hat. Richtig wäre es hingegen, nach ihrer Ursache zu suchen und nach den entscheidenden Dingen zu fragen: Aus welchen Gründen sind bestimmte Bakterien oder auch Pilze bei einem Patienten in so starker Zahl vorhanden? Welche Rolle spielt das individuelle Verhalten in Bezug auf Ernährung, Drogen- und Medikamentenkonsum, Belastung mit Schwermetallen und anderen Giften, Bewegungsverhalten, Psychostress etc.? „Ob es nun die Methode ist, die Tiere in der Wildnis tötet, oder diejenige, die Bakterien in der Darmflora killt – es ist immer riskant, sich in die natürliche Balance der Naturkräfte einzumischen", wie der Mikrobiologe und Pulitzer-Preisträger RENÉ DUBOS (1901–1982) dazu treffend anmerkte.[586]

Der Grundfehler, den die konventionelle Medizin begeht (wie wir bereits in der Einführung gezeigt haben), ist also, dass sie einem monokausalen und eindimensionalen Denkmodell anhängt, das durch die Mikrobiologie entscheidend geformt wurde und noch wird. Sie erklärt ganz einfach bestimmte Mikroorganismen zur Ursache von ganz bestimmten Krankheiten, darunter von Massenleiden wie Cholera, Keuchhusten oder Tuberkulose.[632]

So wurde mit der Mikrobentheorie der „Markstein gelegt für die Grundformel der modernen Biomedizin mit ihrem monokausal-mikrobiellen Ansatz und ihrer Suche nach den Wunderpillen, den ‚Magic Bullets': Eine Krankheit, eine Ursache, ein Heilmittel", so der amerikanische Soziologieprofessor STEVEN EPSTEIN.[599] Um dies zu verstehen, muss man sich vor Augen führen, dass die Jagd nach Mikroben am Ende des 19. Jahrhunderts bei den Menschen zunehmend für genau den Nervenkitzel sorgte, den zuvor die Physiker und Chemiker ausgelöst hatten. So geriet die Welt 1783 ins Staunen, als die Brüder MONTGOLFIER in Paris das „Wunder" vollbrachten, einen Heißluftballon in den Himmel steigen zu lassen.[632] Die Problematik liegt hier im Glauben, die „Wunder" der Physiker und Chemiker ließen sich einfach auf lebende Organismen übertragen. Dies ist aber letztlich viel zu einfach gedacht, da die Geschehnisse im lebenden menschlichen Körper viel komplexer sind als der Flug eines Heißluftballons.

Nicht nur die starke Simplifizierung, die der Mikrobentheorie anhaftet, ruft zum Widerspruch auf.[632] Bei genauer Betrachtung entpuppen sich entscheidende Grundannahmen der Mikrobentheorie als reiner Mythos. EDWARD KASS (1917–1990), Medizin-Professor an der Harvard University, machte dies zum Gegenstand seiner Auftaktrede einer Versammlung der Amerikanischen Gesellschaft für Infektionskrankheiten im Jahre 1970. Es war die Zeit des Vietnam-Kriegs, als viele Menschen in den USA und weltweit gegen das Establishment rebellierten. Vielleicht hat dieser Zeitgeist KASS beflügelt, Dinge offen anzusprechen, obwohl sie im krassen Gegensatz zu den Ansichten der meisten seiner Zuhörer gestanden haben dürften.

So legte KASS im Einzelnen dar, dass es nicht die Medizinwissenschaft und somit auch nicht die Mikrobenjäger waren, denen wir es maßgeblich zu verdanken haben, dass Massenkrankheiten wie Tuberkulose, Diphtherie, Masern, Keuchhusten oder Lungenentzündungen eingedämmt wurden. Zeigt doch die Datenlage unzweifelhaft, dass die Todesraten für diese sogenannten Infektionskrankheiten schon seit der Mitte des 19. Jahrhunderts merklich zurückgegangen waren – und damit lange vor der Zeit, als die Mikrobenjäger und Medizi-

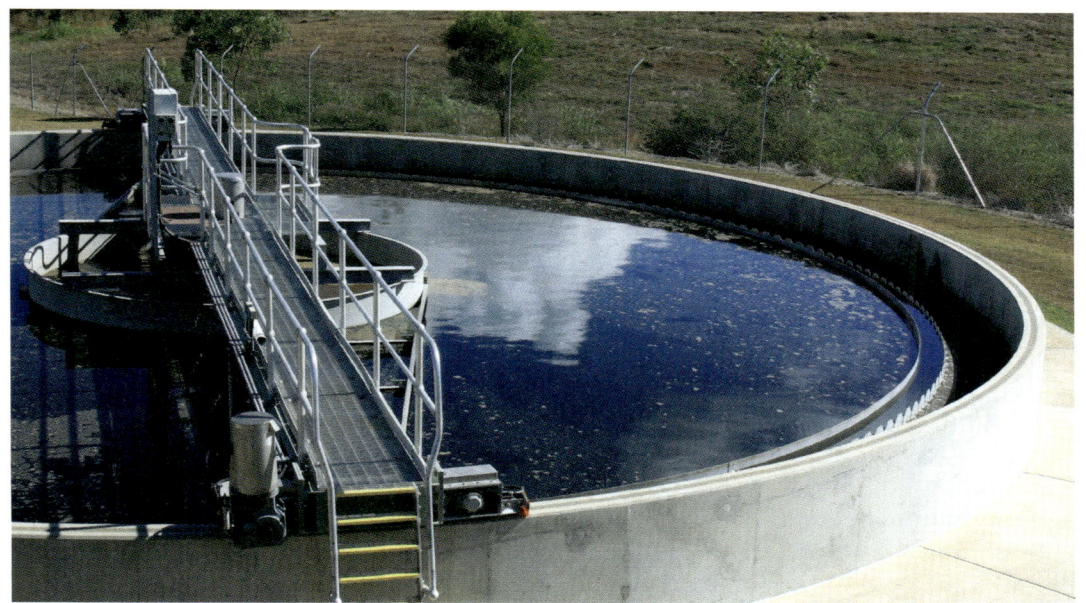

Es ist vor allem den Verbesserungen der Hygiene, wie beispielsweise der Errichtung von Kläranlagen, zu verdanken und nicht etwa den Impfungen oder der Jagd auf Mikroben, dass die sogenannten Infektionskrankheiten zurückgegangen sind.

ner so richtig aktiv wurden. Und so gebührt die monumentale Leistung, die Massenleiden zurückgedrängt und die Lebenserwartung erhöht zu haben, vor allem der Anhebung des allgemeinen Lebensstandards (verbesserte Ernährung, Errichtung von Kläranlagen etc.), die in den Industrieländern genau in der Mitte des 19. Jahrhunderts deutlich an Fahrt gewann[632] – und nicht etwa der Abtötung von Mikroben.

Entsprechend sind auch Bakterien und Pilze allgegenwärtig (in der Luft, in unserer Nahrung, auf unseren Schleimhäuten) – und doch sind wir nicht permanent krank.[907] Zudem werden nicht alle krank, wenn zum Beispiel in einem Kindergarten eine allgemein als ansteckend erachtete Krankheit wie Masern „ausbricht", wie man gemeinhin sagt. Ein klarer Beleg dafür, dass Mikroben, wie krankmachend ihr Potenzial auch immer sein mag, nicht die alleinige Krankheitsursache darstellen können.

Wer dies durchdenkt, den können auch Meldungen aus der Forschung nicht verwundern, wonach es mit der Gabe von Bakterienkulturen (Probiotika) gelungen ist, Darmtumoren entgegenzuwirken. So hatten Professor HIDEKI ISHIKAWA vom Hyogo College of Medicine im japanischen Osaka und seine Mitarbeiter 380 an Dickdarmkrebs erkrankte 40- bis 65jährige Frauen und Männer über vier Jahre mit Probiotika behandelt. Die Patienten erhielten zusätzlich zu einer fettreduzierten Kost täglich entweder ein Gramm Probiotikum mit 10^{10} Keimen von Lactobacillus casei des Stammes Shirota oder Weizenkleie-Kekse, beides oder keines von beidem. Verglichen mit Patienten, die keine zusätzliche Behandlung erhalten hatten, war das Risiko für die Probanden in der Probiotikum-Gruppe, an mittelgradigen bis schweren Tumoren zu erkranken, nach vier Jahren um 35 Prozent geringer.[675]

So sind auch die Ausführungen der russischen Wissenschaftlerin TAMARA LEBEDEWA mit Vorsicht zu betrachten, deren Theorien zu Krebs in so manchen alternativmedizinischen Kreisen für Furore gesorgt haben und die besagen, dass ein „Erreger" für Krebs verantwortlich sei.[716] Demnach bestehen Tumoren nicht aus entarteten Körperzellen, sondern sind Kolonien aus dem einzelligen Parasiten Trichomonas vaginalis. Doch die Theorie steht auf wackeligen Füßen, nicht zuletzt weil Krebszellen körpereigenen Ursprungs sind, was sowohl mit zellbiologischen als auch mit molekularbiologischen Methoden eindeutig nachweisbar ist – und weshalb es sich demzufolge nicht um Trichomonaden handeln kann. Aus den in LEBEDEWAS Büchern präsentierten Untersuchungsergebnissen gehen zudem wesentliche Details nicht hervor, beispielsweise die Reinheit ihrer Gewebeproben. Das Positive, das man dennoch LEBEDEWAS Theorien abgewinnen kann, ist, dass sie die Bedeutung der Stärkung des Immunsystems für Krebspatienten hervorhebt. So ist die Reinigung des Körpers von Giftstoffen sowie die Zufuhr von Vitaminen, Mineralien und Spurenelementen Teil ihres Therapiekonzepts.

Giftstoffe? Nein Danke!

Um einem Zellstress und damit der Ausbildung von Krebszellen und Metastasen entgegenzuwirken, sollten krebserregende Stoffe so weit es geht vermieden werden. Vielen, wenn nicht gar den meisten Menschen ist kaum bewusst, welche Unmengen von kanzerogenen Substanzen täglich und ständig auf uns Zivilisationsmenschen niederprasseln. Dadurch werden unsere Entgiftungsleistungen permanent herausgefordert – und dies auf eine Weise, auf die wir genetisch gar nicht angepasst sind, denn viele dieser Toxine kannte der menschliche Körper bis vor kurzem überhaupt nicht.

Dass Tabakrauch krebserregende Stoffe enthält, Raucher im Schnitt eine deutlich geringere Lebenserwartung haben[831] und auch Kinder von Rauchern einem erhöhten Krankheitsrisiko ausgesetzt sind,[854] ist zwar wissenschaftlich gut dokumentiert und gehört heute fast zur Allgemeinbildung. Aber wie steht es um das Wissen, dass Lifestyledrogen wie Cannabis,[925] Marihuana und Crack[498, 743] oder die in Schwulenkreisen verbreiteten Poppers[655] kanzerogen wirken können? Und bei einer ganzen Reihe weiterer Faktoren ist vielen Menschen sicher nicht klar, dass sie eine Krebsentstehung begünstigen.

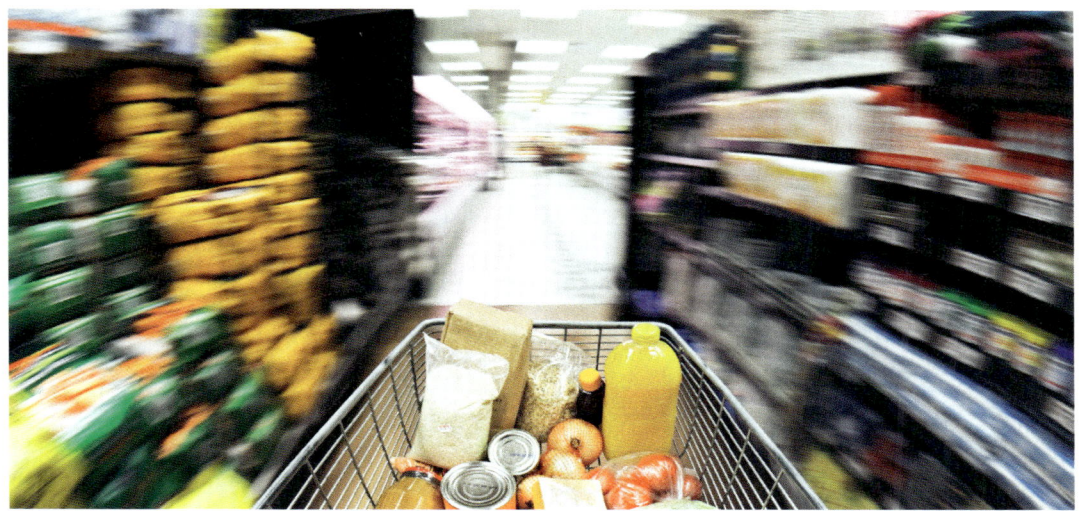

Giftstoffe, die unseren Organismus zunehmend belasten, sind nicht nur in Abgasen oder Müll wiederzufinden. Sie stecken auch in ganz alltäglichen Produkten und Lebensmitteln, die nicht aus kontrolliert biologischem Anbau stammen.

Dazu zählen Nahrungszusatzstoffe wie der Süßstoff Aspartam, Alkohol und ganz besonders auch Quecksilber und andere Schwermetalle. Dabei kann es zu einer Verkettung von unglücklichen Umständen kommen. Wenn zum Beispiel eine Blei- und/oder Quecksilberbelastung ein Kind unruhig werden lässt, so reagiert der Durchschnittsmediziner heutzutage oft darauf, indem er Medikamente wie Ritalin verabreicht, die jedoch ihrerseits erbgutschädigend und damit krebserregend wirken können.[569, 980] Dasselbe gilt für Krebsmedikamente selbst (wie in Kapitel 1 erläutert) und auch für andere Präparate, darunter Antidepressiva.[932] Doch darauf wird kaum aufmerksam gemacht.

Nicht weniger bedenklich im Hinblick auf Krebs sind die folgenden Punkte: Antihaftbeschichtetes Kochgeschirr (Teflon), dessen Toxine sich selbst in Muttermilch wiederfinden;[486, 847] Plastikmüll, der durch die Ozeane treibt und dadurch potenziell krebserregende Stoffe über die ganze Welt verteilt;[513] gentechnisch veränderte Lebensmittel;[532, 848] Feinstaub aus Laserdruckern;[908] herkömmliche Limonaden mit kanzerogener Benzoesäure;[781] krebserregende Stoffe wie Acrylamid[668] und Glycidamid[803] in Kartoffelchips und Pommes; künstliche Hormone für Beschwerden in den Wechseljahren;[549, 648] Pestizide in konventionell angebautem Obst und Gemüse[663, 883] sowie Krebsgifte in Düngemitteln;[694] extrem giftige Industriechemikalien wie Dioxin und Polychlorierte Biphenyle (PCBs) in konventionellen Fleisch- und Milchprodukten, Eiern und Fisch sowie in Kosmetika wie Anti-Aging-Cremes; Mobilfunkstrahlen; Strahlenbelastungen aus Atomkraftwerken; Nanopartikel; Lichtverschmutzung und Zahnstörfelder.

⚠️ Die Europäische Kommission hat immerhin im Sommer 2009 einen historischen Schritt nach vorne gemacht und zum ersten Mal betont, dass chemische Substanzen wie Pestizide oder durch Autos, Industrieanlagen, Laserdrucker usw. verursachter Feinstaub für die Krebsentstehung genau so bedeutend sind wie Rauchen und die Ernährung.[786] Doch so sehr dies zu begrüßen ist, so zeigt es abermals, dass die offiziellen Institutionen eine viel zu lange Leitung haben, wenn es darum geht, im Gesundheitsbereich die Probleme an der Wurzel zu packen. Denn kritische, unabhängige Experten machen schon seit Jahrzehnten auf die kanzerogenen Eigenschaften von derlei Industriegiften aufmerksam.

„Da sich immer stärker herausstellt, dass der gestrige ‚Triumph der modernen Chemie' in Wahrheit eine tödliche Bedrohung für die Natur ist, ist es legitim zu fragen, über was die Öffentlichkeit sonst noch alles nicht Bescheid weiß", so DENIS HAYES, bekannter US-amerikanischer Umweltaktivist und Begründer des Tags der Erde (Earth Day), der international jährlich am 22. April begangen wird.[569] Wie sehr HAYES damit den Nagel auf den Kopf trifft, soll im Folgenden anhand einiger Beispiele skizziert werden.

Rauchen und Krebs – wie die Wahrheit unterdrückt wird

Dass mächtige Industrien alles daran setzen, ihre Interessen mit allen erdenklichen Mitteln durchzusetzen, ohne sich dabei um die Gesundheit der Menschen zu kümmern, wurde der Menschheit in den 1990er Jahren am Beispiel der Tabakindustrie vor Augen geführt. Bis dahin war über die korrumpierenden Aktivitäten der Tabakindustrie wenig bekannt. Über den Einfluss der Tabakkonzerne auf Personen aus Politik, Wirtschaft, Wissenschaft und Medien wurde eher spekuliert, fehlte es doch an Zeugen oder Dokumenten, mit denen man den Vorwurf hätte beweisen können. Dies änderte sich 1994, als STANTON GLANTZ, Medizinprofessor an der University of California San Francisco, in den Besitz von 10.000 internen Dokumenten der Tabakkonzerne Brown & Williamson und British American Tobacco (BAT) kam.

Infolgedessen führten US-Bundesstaaten zahlreiche Schadensersatzprozesse gegen die Tabakindustrie. 1998 einigte man sich (40 US-Bundesstaaten, der District of Columbia und fünf US-amerikanische Territorien) mit der US-Tabakindustrie auf ein Master Settlement Agreement.[812] In diesem Zusammenhang verpflichtete sich die US-Tabakindustrie, den Klägern während 25 Jahren mehr als 200 Mrd. US-$ zu zahlen. Zudem willigte sie ein, ihre Werbung nicht mehr an Jugendliche zu richten.

Im Zuge der Prozesse stellt sich heraus, dass das Vorgehen der Tabakindustrie in allen US-Bundesstaaten ähnlich war: Politiker, Wissenschaftler und Journalisten wurden durch Aufträge, Beraterverträge, Einladungen zu Konferenzen und Sponsoring von Events dafür belohnt, dass sie sich für die Anliegen der Tabakindustrie instrumentalisieren ließen. Der Einfluss der Tabakindustrie auf die schweizerische und deutsche Politik in den 1980er und 1990er Jahren konnte aufgrund dieser Dokumente ebenfalls belegt werden. Geändert hat sich möglicherweise wenig, wenn man bedenkt, dass noch im Jahr 2009 der deutsche Bundespräsident HORST KÖHLER mit der Tabakindustrie enge Verbindungen pflegte, wie das ARD-Politmagazin *Report Mainz* recherchierte.[830]

Auch der Einfluss der Tabakindustrie auf die Filmindustrie in Hollywood zeigt, dass die Konzerne nicht müde werden, selbst mit perfiden Methoden zu versuchen, ihre Interessen durchzusetzen. Nachdem herausgekommen war, dass der Zigarettenriese Philip Morris dafür bezahlt hatte, dass seine Marke Marlboro in dem 1980 ausgestrahlten Streifen „Superman II" platziert wurde, trat zwar der US-Kongress zusammen und beschloss, dass die Tabakindustrie ihren freiwilligen Werbecode verbessern und die Platzierung von Zigarettenmarken in Filmen verbieten sollte. In der Realität änderte sich jedoch nichts, sprich in Jugend- und Erwachsenenfilmen gab es immer noch genau so viele Produktplatzierungen.

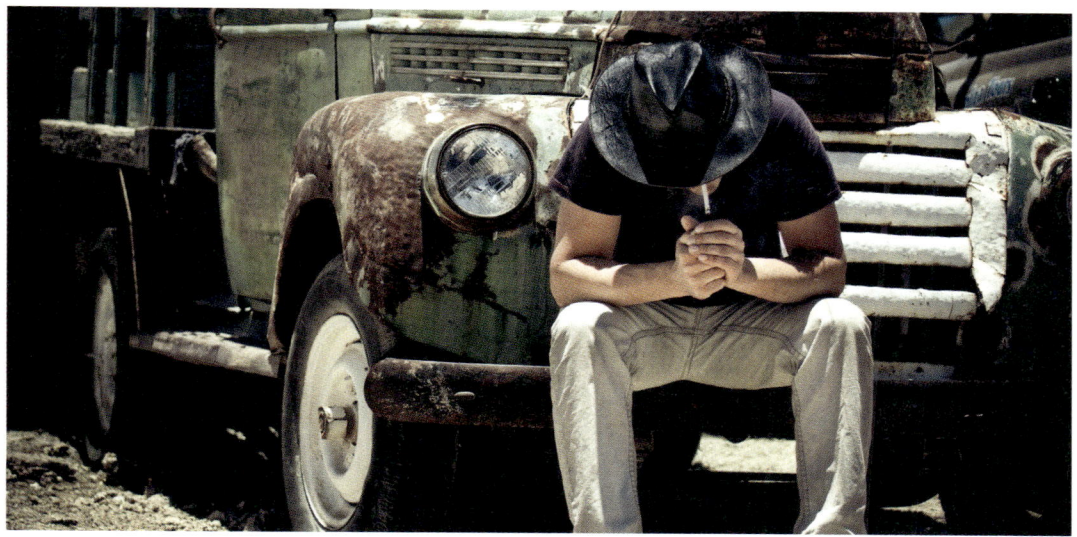

Die Tabakindustrie hat es tatsächlich fertig gebracht, dass heute in Hollywoodstreifen das Rauchen wieder ein positives Image hat, das Ungebundenheit, Coolness und Rebellentum symbolisiert.

Mit der Übereinkunft zwischen den US-Behörden und der Tabakindustrie im Jahr 1998 (Master Settlement Agreement) wurde dann direkte und indirekte Zigarettenwerbung für Jugendliche sowie die bezahlte Platzierung von Produkten in Filmen verboten. Doch im Wesentlichen bezog sich diese Übereinkunft nur auf die Niederlassungen der Zigarettenkonzerne in den Vereinigten Staaten, zum Beispiel Philip Morris USA, sodass die Vereinbarungen zwischen den Tabakfirmen und der Filmindustrie einfach von den internationalen Unternehmenssparten abgewickelt wurden, etwa von Philip Morris International.

> ⚠ Seit Anfang der 1990er Jahre hat der Anteil der Filmsequenzen, in denen geraucht wird, rapide zugenommen. Damit wurde ein Abwärtstrend umgekehrt, der sich seit den 1950er Jahren vollzogen hatte. 2002 war der ursprünglich hohe Rauchlevel in US-Filmen wieder erreicht. Bedenklich daran ist, dass – wie Untersuchungen zeigen – Jugendliche und Erwachsene durch das Rauchen in Filmen dazu ermuntert werden, verstärkt zur Zigarette zu greifen. Hintergrund ist vor allem, dass mit dem Rauchen positiv besetzte Images wie hoher Sozialstatus, Glamour, Unabhängigkeit und Rebellentum, Entspannung und Stressabbau, Romantik, Sozialisation und Partyatmosphäre, unabhängiges Denken und Vertrauen vermittelt werden.[542, 917]

Wie die Wissenschaftler ANNEMARIE CHARLESWORTH und STANTON GLANTZ vom Center for Tobacco Control Research and Education der University of California, San Francisco, in einer Arbeit feststellte, die 2006 im Fachmagazin *Clinics In Occupational And Environmental Medicine* veröffentlicht wurde, hatte das Master Settlement Agreement innerhalb der ersten beiden Jahre seines Inkraftseins „wenig Auswirkungen auf das Rauchen oder die Platzierung von Marken in Jugendfilmen". Die Zeitspanne, in der in Filmen geraucht wurde, nahm sogar um 50 Prozent zu, und in Filmen, die für Personen ab 13 Jahren gedacht sind, wurden nach wie vor Zigaretten positioniert.[543, 581]

Ursprünglich wurde angenommen, dass die Platzierungen von Glimmstängeln bereits 1990 ihr Ende gefunden hatte, doch interne Dokumente der Tabakindustrie offenbarten, dass die Filmproduzenten nicht auf ihre „Nebeneinkünfte" verzichten wollten. Dabei bevorzugten sie Bargeld, Schmuck oder andere nicht nachverfolgbare Arten der Bezahlung für derartige Product Placements. Darüber hinaus benutzte die Tabakindustrie andere Wege, um ihre Zigaretten zu bewerben, indem etwa Berühmtheiten dazu bewegt wurden, die entsprechende Marke in der Öffentlichkeit beziehungsweise zu bestimmten medial gut verwertbaren Anlässen zu rauchen. Eine weitere Präsenz in der Öffentlichkeit verschafften die Tabakfirmen ihren Markennamen, indem sie bestimmte Showveranstaltungen sponserten.

Der Aspartam-Skandal

Was in Bezug auf die Machenschaften der Tabakkonzerne ans Licht der Öffentlichkeit kam, dürfte nur die berühmte Spitze des Eisbergs sein. Eine Geschichte, die dringend nach Aufbereitung verlangt, ist die des Süßstoffs Aspartam, der als Lebensmittelzusatzstoff mit E 951 deklariert oder auch unter dem Markennamen Nutrasweet® geführt wird. Aspartam ist einer der am meisten verwendeten Zusatzstoffe auf der Welt. Das Unternehmen Nutrasweet gibt auf seiner Website an, dass der Süßstoff auf allen sechs Kontinenten in mehr als 100 Ländern zugelassen und in mehr als 5.000 Produkten enthalten sei – darunter in Softdrinks, Eiscremes und Kaugummis.[813]

Entdeckt wurde der Süßstoff, der 180-mal so süß ist wie Zucker und praktisch keine Kalorien hat, im Jahr 1965 zufällig von einem Pharmazeuten des US-Unternehmens G. D. Searle. Zwei Jahre später begann Searle mit den Sicherheitstests, die notwendig waren, um die Zulassung der amerikanischen Lebensmittel- und Medikamentenzulassungsbehörde FDA zu erlangen. In diesem Zusammenhang sprach das Unternehmen den Forscher HARRY WAISMAN an, der daraufhin den Süßstoff an sieben jungen Affen testete. Das Ergebnis war, dass von diesen Äffchen, nachdem sie mit Aspartam versetzte Milch über einen Zeitraum von einem Jahr getrunken hatten, eines gestorben war und fünf unter schweren epileptischen Anfällen litten. Im Frühjahr 1971 verstarb WAISMAN – und seine Arbeiten wurden nie zu Ende geführt.

Im selben Jahr informierte JOHN OLNEY, Professor für Neuropathologie und Psychiatrie an der Washington University in St. Louis, die Firma Searle darüber, dass gemäß seinen Studien Asparaginsäure – einer der Hauptbestandteile von Aspartam – bei jungen Versuchsmäusen Löcher in die Gehirne „gebrannt" hätte. Eine von Searles Wissenschaftlerinnen, ANN REYNOLDS, bestätigt OLNEYS Befunde in vergleichbaren Studien.[966]

Ohne diese für Aspartam wenig schmeichelhaften Studien zu erwähnen, beantragt Searle jedoch 1973 die Zulassung von Aspartam bei der FDA. Zwar konstatierte MARTHA FREEMAN, eine Wissenschaftlerin der US-amerikanischen Behörde für Lebens- und Arzneimittelsicherheit FDA, dass die Informationen, die Searle zu den Sicherheitsprüfungen von Aspartam beigesteuert hatte, nicht angemessen waren, woraufhin sie empfahl, Aspartam nicht für den Markt zuzulassen.[966] Dennoch erteilte die FDA dem Süßstoff Aspartam 1974 eine begrenzte Zulassung als Zusatzstoff für Trockenfutter.

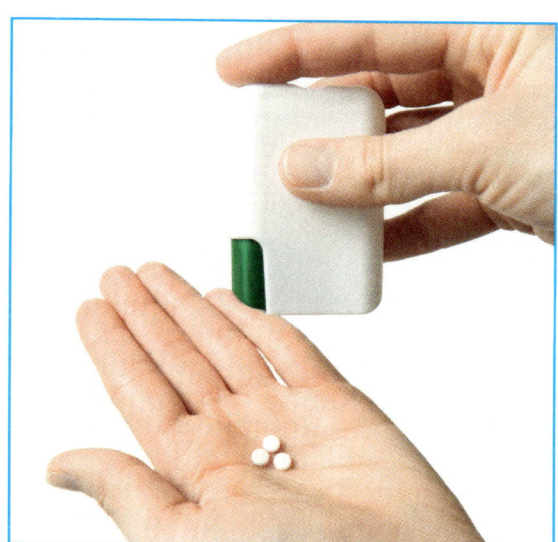

Mit dem Süßstoff Aspartam werden Milliarden umgesetzt. Dies wurde möglich, weil bei seiner Zulassung unliebsame Studien bewusst außer Acht gelassen wurden.

Anfang 1977 regte RICHARD MERRILL, damaliger Chefberater der FDA, bei der US-Staatsanwaltschaft an, juristisch auszuloten, ob der Hauptproduzent von Aspartam, G. D. Searle, dafür angeklagt werden soll, dass er bei den Sicherheitstests wissentlich „Ergebnisse falsch dargestellt, Fakten verheimlicht und falsche Aussagen gemacht hat". Doch diese Untersuchung hat nie stattgefunden. „Dies spricht Bände und zeigt, wie schwierig es ist, Informationen von unabhängigen Stellen zu bekommen über Produkte, die kommerziell lukrativ sind", so DEVRA DAVIS, Professorin am Krebsinstitut der Universität Pittsburgh, in ihrem Buch „The Secret History of the War on Cancer".[569]

Doch wie konnte dies geschehen? Der Grund hierfür ist offenbar, dass das Unternehmen Searle, kurz nachdem Richard Merrill eine Überprüfung möglicher Manipulationsaktivitäten des Aspartam-Herstellers vorgeschlagen hatte, die graue Politeminenz Donald Rumsfeld angeheuert hatte, der sich für Searle auf höchster Politebene ins Zeug legen sollte. Mit Rumsfeld hatte Searle eine exzellente Wahl getroffen, hatte dieser doch gerade erst sein Amt als US-Verteidigungsminister geräumt. Damit verfügte er zum einen noch über erstklassige Beziehungen zu höchsten Entscheidungsträgern in Washington, zum anderen konnte er sich ungehemmt der freien Wirtschaft zuwenden.

Zu welch skrupellosem Verhalten der Republikaner Rumsfeld in der Lage ist, hat er auch in jüngster Zeit demonstriert, als er es in seiner zweiten Amtszeit als US-Verteidigungsminister unter George W. Bush möglich machte, dass der Rüstungsfirma Halliburton milliardenschwere und offenbar völlig überteuerte Aufträge zugeschanzt wurden.[992] Außerdem setzte sich Rumsfeld als führendes Mitglied der Bush-Regierung im Zuge der Vogelgrippepanik dafür ein, dass 2005 mit Unsummen von Steuergeldern das Grippemedikament Tamiflu eingekauft wurde. Pikant daran ist, dass Tamiflu gegen das, was Vogelgrippe genannt wurde, keine nachweisbare Wirksamkeit besitzt. Fest steht nur, dass es schwere und offenbar auch tödliche Nebenwirkungen verursacht hat. Zudem bereicherte sich Rumsfeld durch die Tamiflu-Einkäufe persönlich, denn er hielt große Aktienpakete an der Biotechfirma Gilead, die Tamiflu ursprünglich entwickelt hatte und deren Aktienkurs durch die massiven Tamiflu-Einkäufe nach oben schnellte.[598]

Nachdem der offizielle FDA-Bericht zum Süßstoff Aspartam – der sogenannte Bressler-Report – Ende der 1970er Jahre veröffentlicht worden war, wurden eklatante Unregelmäßigkeiten bei den Sicherheitstests, die Searle für die Zulassung vorgelegt hatte, bekannt. Eine weitere Untersuchung der FDA bestätigte die Ergebnisse des Bressler-Reports. „Es ist undenkbar, dass irgendein angesehener Toxikologe Searles Studien nicht als undeutbar und wertlos einstufen würde", so das Fazit der FDA-Ermittlerin Jacqueline Verrett. Rumsfeld erzählte Ende des Jahres 1980 bei einem Vertriebsmeeting von Searle, dass er seine Verbindungen spielen lassen würde und so innerhalb eines Jahres die Zulassung von Aspartam bewerkstelligen werde.[569, 966]

Kurz darauf, am 22. Januar 1981 – einen Tag nach Amtsbeginn des neuen US-Präsidenten, des Republikaners Ronald Reagan – beantragte Searle erneut die Zulassung von Aspartam. Und trotz weiterer Berichte, die alle die Sicherheit des Süßstoffs in Frage stellten, erteilte die FDA Aspartam im Juli 1981 die Zulassung für die Verwendung in Trockenprodukten – und kurz darauf unter anderem auch für die Verwendung als Süßstoff für den Tischgebrauch sowie in Tabletten, Frühstücksflocken, Kaugummis, Pulverkaffee, Tee, Gelatine und Puddings.[966]

Wie es soweit kommen konnte, wird aus dem Bericht der Nachrichtenagentur United Press International aus dem Jahr 1987 deutlich, wonach zu diesem Zeitpunkt mehr als zehn Regierungsbeamte, die in die Zulassung des Süßstoffs eingebunden waren, mit oder für die Aspartam-Industrie arbeiteten. Einer von ihnen war ARTHUR HULL HAYES, zum Zulassungszeitpunkt kein Geringerer als der Bevollmächtigte der FDA, der zu Burson-Marsteller, einer international tätigen PR-Agentur, gewechselt hatte. Diese war damals die wichtigste Public-Relations-Firma für Searle und auch den Gentechkonzern Monsanto. Monsanto hatte Searle 1985 gekauft; daraufhin wurde aus Searle die Monsanto-Tochterfirma Nutrasweet.

Das US-Militär war derweil wenig angetan von Aspartam. Anfang der 1990er warnte das Magazin der amerikanischen Luftwaffe *Flying Safety* ebenso wie das Magazin *Navy Physiology* der US-Marine vor dem Süßstoff, weil dieser ernsthafte Gehirnprobleme bei Piloten verursachen könnte. Dennoch war der Zuckerersatz kurz darauf, im Jahr 1996, für jeglichen Gebrauch zugelassen. Dies verwundert umso mehr, wenn man sich vor Augen hält, dass weder bewiesen war noch ist, ob bei jenen, die den kalorienarmen Süßstoff bzw. Produkte, die ihn enthalten, konsumieren, überhaupt eine Gewichtsreduzierung erfolgt. Ein Grund hierfür könnte sein, „dass Aspartam womöglich ein Zuckerdefizit erzeugt. Dies wiederum führt dazu, dass die Betroffenen ein verstärktes Verlangen nach Zucker haben und somit auf andere Zuckerquellen ausweichen", so die Krebsforscherin DEVRA DAVIS.[569]

Doch damit nicht genug: Der bereits erwähnte US-amerikanische Neuropathologe JOHN OLNEY nahm sich in den 1990er Jahren erneut des Themas Aspartam an und warf dabei im *Journal of Neuropathology and Experimental Neurology* die These auf, dass Aspartam mitverantwortlich zeichnen könnte für die gestiegenen Hirntumorraten bei Menschen.[866, 867] Und obgleich er in seinem Ton moderat blieb, forderten die Rechtsanwälte von Monsanto die Redaktion des Fachmagazins dazu auf, OLNEYS Arbeit nicht zu publizieren – letztlich vergeblich.

> Sehr schlecht scheint es um den Nachweis der Sicherheit von Aspartam bestellt zu sein. So begutachtete RALPH G. WALTON, ein Psychiatrieprofessor an der Northeastern Ohio University, 1996 für das TV-Magazin *60 Minutes* 165 Studien zu dem Süßstoff, die über einen Zeitraum von 20 Jahren in verschiedenen Zeitschriften veröffentlicht worden waren. Dabei sollte sich herausstellen, dass alle Studien, in denen Aspartam als sicher eingestuft wurde, von der Industrie gesponsert worden waren. Jede Untersuchung hingegen, welche die Sicherheit von Aspartam in Frage stellte, waren von Wissenschaftlern ohne Verbindungen zur Wirtschaft erstellt worden.

„Gehirntumoren benötigen in der Regel um die 30 Jahre, um sich zu manifestieren", so DAVIS. „Das heißt: Sollte Aspartam der Entstehung von Gehirn- oder anderen Tumoren Vorschub leisten, so könnte es sein, dass man dies in den betroffenen Personen noch nicht sieht."[569] Bei Ratten jedoch wurde ein solches Langzeitexperiment durchgeführt. In einer einmaligen Studie des Cesare Maltoni Cancer Research Center im italienischen Bologna erhielten 1800 Nager, als sie acht Wochen alt waren, bis zu ihrem Tod, der im Schnitt im Alter von drei Jahren eintrat, zusammen mit ihrem Futter Aspartam. Dabei stellte sich heraus, dass der künstliche Süßstoff bei den Tieren in statistisch signifikanter Weise Krebs erzeugte. Die Forscher schlussfolgerten: „Die Resultate unseres Mega-Experiments verdeutlichen, dass Aspartam selbst in geringen Dosierungen von 20 Milligramm pro Kilogramm Körpergewicht pro Tag – was viel weniger ist als die aktuell als akzeptabel eingestufte tägliche Dosis – ein multipotenter krebserregender Stoff ist. Dies kann nur heißen, dass eine Neubewertung der derzeitigen Richtlinien hinsichtlich des Gebrauchs und Konsums von Aspartam dringend geboten ist und keinen Aufschub erlaubt." [951]

Wie niedrig die erwähnte Dosis von 20 mg/kg ist, die bei Versuchsratten Krebs verursachte, zeigt sich, wenn man folgende auf den Menschen übertragene Rechnung aufmacht: Ein Kind, das 25 kg wiegt, würde demnach schon bei 500 mg Aspartam pro Tag (= 20 mg/kg mal 25 kg) in die Krebsgefahrenzone vorstoßen. Und 500 mg sind schnell erreicht, denn schon zwei Dosen Diätlimonade enthalten 400 mg Aspartam. Wenn das Kind dann noch zwei Joghurts isst, die durchaus 250 mg Aspartam enthalten können, so wäre es schon bei 750 mg Aspartam angelangt – und hätte allein dadurch die 500-mg-Marke deutlich überschritten.[569]

Alkohol: Sind schon kleine Mengen krebserregend?

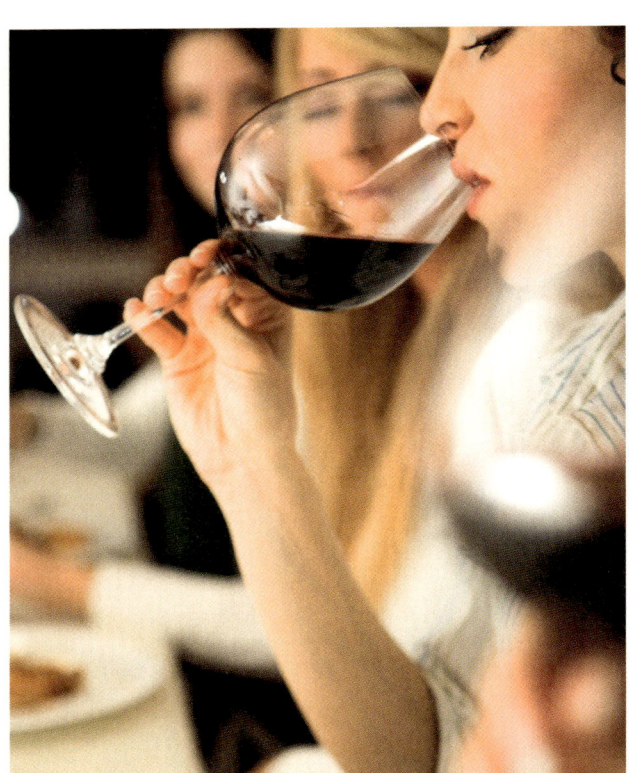

Bereits geringe Mengen Alkohol könnten schädlich sein, weil sie zumindest bei Frauen das Krebsrisiko erhöhen. Das geben Forscher um NAOMI ALLEN von der University of Oxford 2009 im *Journal of the National Cancer Institute* zu bedenken.[480] In ihrer Arbeit haben sie die Daten von knapp 1,3 Millionen Britinnen ausgewertet, die von 1996 bis 2001 an Brustkrebs-Vorsorgeuntersuchungen teilgenommen hatten. Bei Befragungen gab ein Viertel der Frauen an, keinen Alkohol zu trinken. Der überwiegende Rest erklärte, weniger als drei alkoholische Getränke am Tag zu sich zu nehmen, was etwa zehn Gramm reinem Alkohol entspricht.

Besonders für Frauen sollen bereits kleine Mengen an Alkohol mit einem zusätzlichen Risiko verbunden sein, an Krebs zu erkranken. Das ergab eine 2009 publizierte Studie.

Als die Forscher die gesundheitliche Entwicklung der Frauen in den Jahren nach der Befragung untersuchten, konnten sie einen klaren Trend beobachten: Jedes täglich zusätzlich konsumierte Glas erhöhte das Risiko für Darm-, Brust- und Leberkrebs. Bei Raucherinnen stieg auch das Risiko für Krebs in Rachen und Speiseröhre. Für bestimmte Krebsarten sinkt die Krebsgefahr allerdings mit wachsendem Alkoholkonsum leicht, darunter Schilddrüsen- und Nierenkarzinome sowie Non-Hodgkin-Lymphome. In der untersuchten Gruppe waren nach durchschnittlich sieben Jahren fast 69.000 Krebsfälle zu verzeichnen.

Die Art des Getränks scheint dabei keine Rolle zu spielen; ob Wein, Bier oder Schnaps – die Krebsgefahr ist offenbar gleich hoch. Nach Ansicht der Forscher besteht kein allzu großes, aber klar bemerkbares Risiko. In Industrieländern erkranken im Schnitt 118 von 1.000 Frauen an einer der betrachteten Krebsarten. Jedes zusätzliche Glas pro Tag erhöht diese Zahl statistisch um elf Brustkrebsfälle und vier weitere Fälle mit anderen Krebsarten. Insgesamt bringen die Wissenschaftler 13 Prozent der britischen Krebsfälle mit Alkohol in Zusammenhang.

Bislang wurde moderater Alkoholgenuss als eher problemlos angesehen, zum Teil sogar mit positiven Folgen für das Herz-Kreislauf-System in Verbindung gebracht. In Bezug auf Krebs scheint diese Empfehlung allerdings problematisch zu sein. Deswegen warnen US-Forscher vom National Heart, Lung and Blood Institute, dass es keine auch noch so kleine Alkoholmenge gebe, deren Genuss gefahrlos sei.[799]

Die unterschätzte Gefahr von Quecksilber und anderen Schwermetallen

Arsen, Kadmium, Blei, Quecksilber und andere Schwermetalle verursachen Strangbrüche im Erbgut von Zellen [722] und können nicht zuletzt deswegen krebserregend sein.[506, 588] Die Geschichte von Amalgam, das zu rund 50 Prozent aus Quecksilber besteht und die primäre Quelle für die Belastung mit diesem hochtoxischen Metall beim Menschen darstellt,[811] ist dabei besonders erzählenswert. Sie verdeutlicht, wie sehr auch in diesem Fall das Medizinestablishment über Jahrzehnte abzuwiegeln versucht.

Einen Meinungskampf um Amalgam gibt es praktisch seit Beginn seiner Verwendung. So hatten die französischen Brüder CRAWCOUR 1831 ihr „revolutionäres" Füllmaterial aus metallischem Quecksilber und gefeilten Silbermünzen in London angeboten – so erfolgreich, dass zwei der Brüder nach New York gingen und dort Amalgam 1833 als billige Alternative zu Goldlegierungen bekannt machten. Ohne jede medizinische Ausbildung, aber in einer eleganten Praxis stopften sie die Mischung aus Silber und Quecksilber in die kariösen Zahnlöcher ihrer Patienten. In kurzer Zeit hatten die CRAWCOURS ein Vermögen gemacht, und ihre mühelose und einträgliche Behandlungsweise fand schnell Nachahmer. Doch als Folge der Verwendung von Amalgam wurden Vergiftungssymptome, Zahnfleischerkrankungen und andere Leiden beobachtet, sodass sich zunehmend Widerstand von Seiten vieler Zahnärzte regte – bis es 1840 schließlich zum Verbot von Amalgam kam.

> Seit Beginn des 19. Jahrhunderts verwendet die Zahnmedizin Amalgam. Es ist preisgünstig, leicht modellierbar und langlebiger als Füllungen aus Kunststoff. Doch Amalgam besteht zu rund 50 Prozent aus dem giftigen Schwermetall Quecksilber. Immer mehr Studien zeigen auf, dass zahlreiche Krankheiten – darunter schwere Leiden wie Alzheimer und Autismus bis hin zu Krebs – durch das aus den Amalgamfüllungen austretende Quecksilber zumindest mitverursacht werden können. Dennoch findet Amalgam nach wie vor in den allermeisten Ländern Verwendung. Auch deutsche Patienten bekommen noch Jahr für Jahr die quecksilberhaltigen Füllungen. Dabei hat sich im Februar 2009 selbst die UN-Umweltministerkonferenz für ein weltweites Verbot von Quecksilber ausgesprochen. Der Grund dafür ist, dass die Verfechter von Amalgamfüllungen die entscheidenden „Schlachten" im „Amalgamkrieg", der in der wissenschaftlichen Literatur, den Massenmedien, vor Gerichten und in Zahnarztpraxen geführt wird, letztlich immer wieder für sich entscheiden konnten.

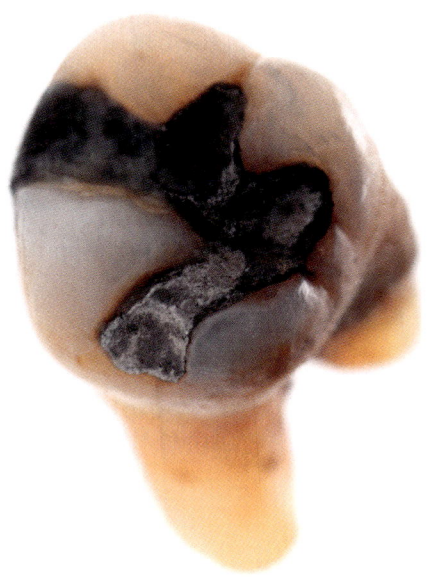

Die im selben Jahr gegründete American Society of Dental Surgeons schloss sogar Mitglieder aus, die Amalgam verwendeten. Doch der Widerstand der ausgeschlossenen Mitglieder, die sich zu der heute mächtigsten Zahnärztegesellschaft American Dental Association (ADA) zusammenschlossen – mit dem Ziel, die Verbreitung von Amalgam zu fördern – wurde größer. Zudem wuchs der wirtschaftliche Druck, da die Karieshäufigkeit infolge des stark vermehrten Konsums von nun billigem Zucker rapide zunahm. Und so wurde das Verbot 1855 wieder aufgehoben.

Seither haben seriöse Wissenschaftler immer wieder versucht, auf die Giftigkeit von Amalgam aufmerksam zu machen. „In der 30er Jahren des 20. Jahrhunderts etwa zeigte Professor ALFRED STOCK, Leiter des Kaiser-Wilhelm-Instituts für Chemie in Berlin und selber Betroffener einer Quecksilbervergiftung, in Studien auf, dass Quecksilber aus Amalgamfüllungen austreten kann und vom Körper aufgenommen wird", so JOACHIM MUTTER, Umweltmediziner und Autor des Buches „Amalgam – Risiko für die Menschheit".[776] „Er riet daher, auf Amalgam zu verzichten." STOCK damals: „Es wird einmal festgestellt werden, dass die Verwendung von Amalgam ein schweres Vergehen an der Menschheit war." Doch es kam bald zum Protest der deutschen Zahnärzteschaft. Und bis heute ist es den Amalgambefürwortern immer wieder gelungen, die Kritik an Amalgam in der öffentlichen Debatte zum Verstummen zu bringen.[593]

Doch wer das Thema ganz nüchtern betrachtet, reibt sich in Anbetracht des Umstand die Augen, dass Amalgam in Deutschland nicht verboten und das einzige Füllmaterial ist, das noch von den Kassen voll erstattet wird. So hat Schweden per 1. Juni 2009 sogar ein Totalverbot für den Gebrauch von Quecksilber beschlossen, weil enorme Gefahren von dem Schwermetall ausgehen. „Das Verbot bedeutet, dass der Gebrauch von Amalgamfüllungen[, die zu rund 50 Prozent aus Quecksilber bestehen,] nicht mehr gestattet sein wird und dass es nicht mehr möglich sein wird, quecksilberhaltige Produkte auf dem schwedischen Markt zu vertreiben", so Umweltminister Andreas Carlgrenes. „Schweden ist damit jetzt führend auf dem Weg, die Umwelt vor Quecksilber, das nicht abbaubar ist, zu schützen. Unser Verbot ist als starkes Signal zu verstehen für andere Länder und als Beitrag Schwedens zu den Bestrebungen der EU und der Vereinten Nationen, die Verwendung von Quecksilber sowie dessen Ausfluss in die Umwelt zu reduzieren."[804]

Richard Fischer, ehemaliger Präsident der International Academy of Oral Medicine & Toxicology (IAOMT), macht in einer Aussage vor dem US-Repräsentantenhaus auf folgenden zentralen Aspekt aufmerksam: „Auch wurde Quecksilber aus allen sonstigen medizinischen Anwendungen verbannt, warum also sollten wir annehmen, dass es ungefährlich ist, sobald es in den menschlichen Mund implantiert wird?".[608] Darüber hinaus wurde die Freisetzung von Quecksilber aus Amalgam vor allem in Form von Dämpfen, die wohlgemerkt unsichtbar, geschmack- und geruchlos sind, sowie dessen Speicherung in den Organen in zahlreichen Forschungsarbeiten belegt. Diese Studien wurden in wissenschaftlich anerkannten Fachjournalen veröffentlicht. Als Beispiele seien hier genannt:

- Nachdem man **Schafen Amalgamfüllungen** eingesetzt hatte, wurde überprüft, wohin das Quecksilber wandert. Dazu wurde das Quecksilber radioaktiv markiert, sodass die Verteilung mit einer Spezialkamera (Gammakamera) beobachtet werden konnte. Schon vier Wochen nach dem Legen der Amalgamfüllungen fanden sich hohe Mengen an Quecksilber in Lunge, Darm und Kiefer und später in Nieren, Leber, Gehirn, Hypophyse, Schilddrüse, Nebennieren, Bauchspeicheldrüsen und Eierstöcken – wobei die Blut- und Urinspiegel keine erhöhten Quecksilbermengen aufwiesen. Daher geben Blut- und Urinuntersuchungen keinen Anhaltspunkt für die Quecksilberbelastung, da das Schwermetall im Gewebe verbleibt und sich dort festsetzt.[735]
- Das Wiederholen dieser Versuchsanordnung bei **Affen** führte zu demselben Ergebnis.[735]
- Derselbe Versuch wurde an **trächtigen Schafen** durchgeführt. Dabei lagerten mütterliches wie fetales Gewebe bereits nach wenigen Tagen Quecksilber ein. Der Quecksilbergehalt der Feten nahm während der Trächtigkeit und ebenso bei den Lämmern durch das spätere Säugen kontinuierlich zu.[736]
- Dass auch bei uns **Menschen** Mütter das Quecksilber aus ihren Amalgamfüllungen auf höchst bedenkliche Weise auf ihre **Föten** übertragen, wurde von Professor Gustav Drasch vom Institut für Rechtsmedizin der Universität München aufgezeigt.[584]

- Nieren und Gehirne von 34 Leichen – 29 **Amalgamträger**, fünf **ohne Amalgam** – wurden auf ihren Quecksilbergehalt untersucht. Die Organe der Amalgamträger wiesen mehr Quecksilber auf als die der amalgamfreien Personen.[861]
- Eine Studie an Leichen aus dem Jahr 2006 ergab, dass die Gehirne, Nieren und Schilddrüsen von **Personen mit mehr als zwölf Amalgamfüllungen** „signifikant höhere Quecksilbermengen" aufwiesen als die Gehirne der Probanden aus der Kontrollgruppe, die null bis drei Amalgamfüllungen hatten. Die Gehirne waren besonders belastet, hier war der Quecksilbergehalt um das Zehnfache erhöht.[649]

Dass Einlagerungen von Quecksilber und anderen Schwermetallen auch die Entstehung von Krebs und andere schwere körperliche Schäden wie Geburtsdefekte und Unfruchtbarkeit begünstigen können, wurde in vielen Studien gezeigt.[553, 611, 729, 1004]

> ▼ Das Problem mit den Schwermetallen – allen voran Quecksilber – ist, dass es im Körper eingelagert wird und jahrzehntelang dort verweilt. Zuerst sollte man also alles daran setzen, die Belastungen so gering wie möglich halten. Dazu gehört, frische Luft zu atmen und Essen aus kontrolliert-biologischem Anbau zu verzehren – und im Falle von Quecksilber bestehende Amalgamplomben mit größter Sorgfalt und unter Schutzmaßnahmen entfernen zu lassen. Darüber hinaus empfiehlt es sich, Schwermetalle professionell auszuleiten (mit Schwermetallbindern wie DMPS und DMSA, Chlorella-Algen etc.). Das Buch „Amalgam – Risiko für die Menschheit" von dem Mediziner JOACHIM MUTTER enthält hierzu detaillierte Informationen.

Andere Forschungen weisen darauf hin, dass eine hohe Belastung mit Metallen wie Eisen, Nickel, Chrom, Kupfer und Blei in einem engen Zusammenhang mit der Bildung von zellschädigenden freien Radikalen und Oxidationen von Fetten (Lipidperoxidationen) steht, zudem begünstigen sie Brüche an Erbgutsträngen in den Zellen und das Tumorwachstum. Um diesen Zusammenhang näher zu untersuchen, überprüfte eine Gruppe von Wissenschaftlern der Spezialklinik Neukirchen den Gehalt von Schwermetallen in Proben von Brustkrebsgewebe. Dabei fanden sich Konzentrationen an Eisen, Nickel, Chrom, Kadmium, Quecksilber und Blei, die deutlich höher waren als in gesunden Vergleichsproben. „Diese Ergebnisse deuten darauf hin, dass die Ansammlung von Metallen in Brustgewebe in engem Zusammenhang steht mit dem Krebsgeschehen", so ELEONORE BLAUROCK-BUSCH, eine der Autorinnen der Studie.

Die Belastung durch Metalle hat verschiedenste Quellen. Die mit Abstand bedeutendste Quelle für Quecksilber ist, wie gesagt, Amalgam; die zweitwichtigste ist Fisch.[827] Auch andere Schwermetalle wie Kadmium sind weit verbreitet. Es stammt zum Teil aus der Natur, zum Beispiel aus verwittertem Gestein oder von Vulkanausbrüchen. Zum anderen ist es seit vielen Jahren durch Bergbau, Industrie oder Landwirtschaft zusätzlich in die Böden und Sedimente der Gewässer gelangt. Auch über die Luft wird Kadmium in der Umwelt verbreitet. Die Konzentrationen sind regional unterschiedlich. Kadmium kann sich in Pflanzen und Tieren anreichern und wird so vom Menschen über verschiedene Lebensmittel aufgenommen. Das Schwermetall führt zu Nierenschäden, wenn es über längere Zeit in größeren Mengen aufgenommen wird, und ist zudem als krebserzeugend für den Menschen eingestuft. Unter den Lebensmitteln weisen die höchsten Kadmiumgehalte Innereien, Meeresfrüchte, Wildpilze und Ölsaaten auf.[783]

Wichtig für alle Amalgamträger ist es zu wissen, dass das aus Amalgamfüllungen entweichende Quecksilber (Korrosion, Abrieb, Verdampfungsprozesse) in der Regel keine akuten Vergiftungszustände auslösen kann, aber über die Zeit chronische Schäden verursacht. Eine chronische Vergiftung ist immer das Produkt von Giftmenge und Intensität mal Zeit – und die Zeitspanne für die Wirkung ist hier wegen der jahrelangen Tragezeit dieser Füllungen sehr groß. Starke Vergiftungen treten allerdings häufig auf, wenn die Amalgamplomben unsachgemäß entfernt werden und dadurch reichlich Quecksilberstaub in den Patienten gelangt. Daher sind bei der Entfernung der Füllungen besondere Vorsichtsmaßnahmen zu beachten (Bohrer mit sehr niedriger Drehzahl, Kofferdamm, Atemschutzmasken, Selengaben etc.).

Zahnstörfelder und Krebs

Verlagerte Weisheitszähne, nach Zemententfernungen unvollständig verheilte Wunden (zumal wenn unauffällige große, chronisch entzündete Prozesse vorlagen), aber auch eingewachsene Fremdmaterialien (Quecksilber, Palladium aus Amalgamplomben und Goldlegierungen) stellen zusammen mit Zahn-, Kiefer- oder Zahnfleischentzündungen sogenannte Störfelder dar, die es zu entfernen gilt, besonders wenn der Körper noch an anderer Stelle durch krankhaftes Geschehen belastet ist. Es ist bekannt, dass selbst wurzelbehandelte tote Zähne von Bakterien und Pilzen befallen sein können. Diese Mikroorganismen produzieren Gifte, die sich über das Blutgefäßsystem im ganzen Körper verteilen und dadurch das Immunsystem belasten. Systemerkrankungen wie Herzleiden, Diabetes, niedriges Geburtsgewicht und Gehirnabszesse können die Folge sein.[571, 572, 718, 732, 868, 869] Auch für die Entstehung von Krebs können diese Kiefertoxine eine Rolle spielen, da sie die Mitochondrien schädigen können.[719]

Wurzeltot bedeutet, dass der Zahn durch Zahnfäule, durch mechanische Einwirkung oder durch Wurzelbehandlung mit Wurzelkanalsäuberung und anschließender Wurzelkanalfüllung vom Stoffwechsel abgeschnitten wurde. Dadurch sterben die organischen, vitalen (lebenden) Zahnmarkanteile aus den Wurzelkanalverzweigungen und aus den winzigen Zahnbeinkanälchen ab, werden von Bakterien zersetzt, wodurch sich sehr giftige Stoffe (Mercaptane, Thioäther, Indol, Scatol etc.) bilden können.[853]

Die toten Zähne werden bei der Wurzelbehandlung desinfiziert (mit modernen Behandlungsmethoden sogar noch effektiver als mit der herkömmlichen Wurzelkanaldesinfektion). Die Frage ist nur, ob die Desinfektion ausreicht, um den toten Zahn auch auf lange Sicht infektionsfrei zu halten. Wie Studien zeigen, ist diesbezüglich Skepsis angebracht. So ist der zentrale Hauptkanal des Nervs immer von Millionen Dentintubuli – das sind die kleinen Kanäle im Zahn, welche die Oberfläche des Zahns mit den Nerven im Inneren verbinden – umgeben. Dadurch besteht die Gefahr, dass unter Umständen nicht alle Mikroorganismen durch die Sterilisation abgetötet werden[769] oder dass sich in den feinen Kanälchen früher oder später Bakterien und Pilze wieder ausbreiten.[514, 541, 770] Dabei können die Bakterien auch in die tiefen Schichten des Wurzelkanaldentins eindringen.[483]

> ⚠ **Auf dem Röntgenbild sind Kieferknochenschädigungen oft nicht zu erkennen.** So zeigten Untersuchung an wurzelgefüllten Zähnen von Toten, dass rund ein Viertel der Röntgenaufnahmen von den Zähnen unauffällig waren – und die Gewebeuntersuchung dennoch Zeichen von Entzündungsprozessen ergab.[761] Andere Untersuchungen weisen in dieselbe Richtung.[531, 728, 929] „Dies zeigt, dass wir Zahnärzte mitunter nicht in der Lage sind, mithilfe von Röntgenaufnahmen sicher abzuklären, ob eine Zahnwurzel wirklich steril ist oder nicht", so der ganzheitlich orientierte Zahnarzt JOHANN LECHNER.

Diese schädlichen Mikroorganismen können mit der Zeit auch in jene Kieferknochenareale einwandern, welche die mit Amalgamplomben gefüllten oder toten Zähne umgeben, und sich dort festsetzen. Die ganzheitliche Zahnheilkunde spricht hier von chronischer Kieferostitis – im Fachjargon auch Neuralgia Inducing Cavitational Osteonecrosis, kurz NICO, genannt. „Dabei handelt es sich um eine degenerative Schädigung des Kieferknochens, die Hohlräume erzeugt und Knochenzellen zum Absterben bringt", so der Münchener Zahnarzt JOHANN LECHNER, der seit vielen Jahren derartige Störfelder behandelt und Tausende Kieferknochengewebeproben von seinen Patienten hat untersuchen lassen.[717]

Die ganzheitliche Zahnmedizin versucht diesem Problem mit einer Reihe von Verfahren beizukommen. So kann mithilfe eines sogenannten TOPAS-Tests festgestellt werden, ob Toxine aus toten Zähnen aussickern. Mittels eines speziellen Cavitat-Ultraschallgerätes ist es möglich, Kieferknochendefekte sichtbar zu machen (siehe Abbildung).[809] LECHNER ist übrigens nicht der einzige, der Kieferstörfelder bzw. Kieferknochendefekte behandelt, die auf Röntgenbildern oft nicht zu erkennen sind. Die Dentisten HELGE ROLF RUNTE aus Wannweil (Nähe Tübingen) oder DETLEF SCHULTZ aus Hamburg arbeiten ebenfalls seit vielen Jahren auf diesem Gebiet.

Die klassische Zahnmedizin hält von diesen Verfahren in der Regel wenig bis gar nichts. Doch leider hat sie, wenn man sich mit ihr auf eine Diskussion über die Thematik einlässt, der ganzheitlichen Betrachtungs- und Herangehensweise argumentativ nicht viel entgegenzubringen. Zudem berichten Patienten, bei denen Kieferknochendegeneration diagnostiziert und operativ behandelt wurden, von Heilerfolgen. Selbst Menschen, die unter heftigen Gesichtsschmerzen bis hin zur Trigeminusneuralgie litten, konnte so geholfen werden.[720] Viele dieser Patienten haben eine regelrechte Ärzteodyssee hinter sich und wurden mit Schmerzmitteln, Kortison oder gar Psychopharmaka behandelt, ohne dass die tatsächliche Ursache ihres Leids erkannt wurde.

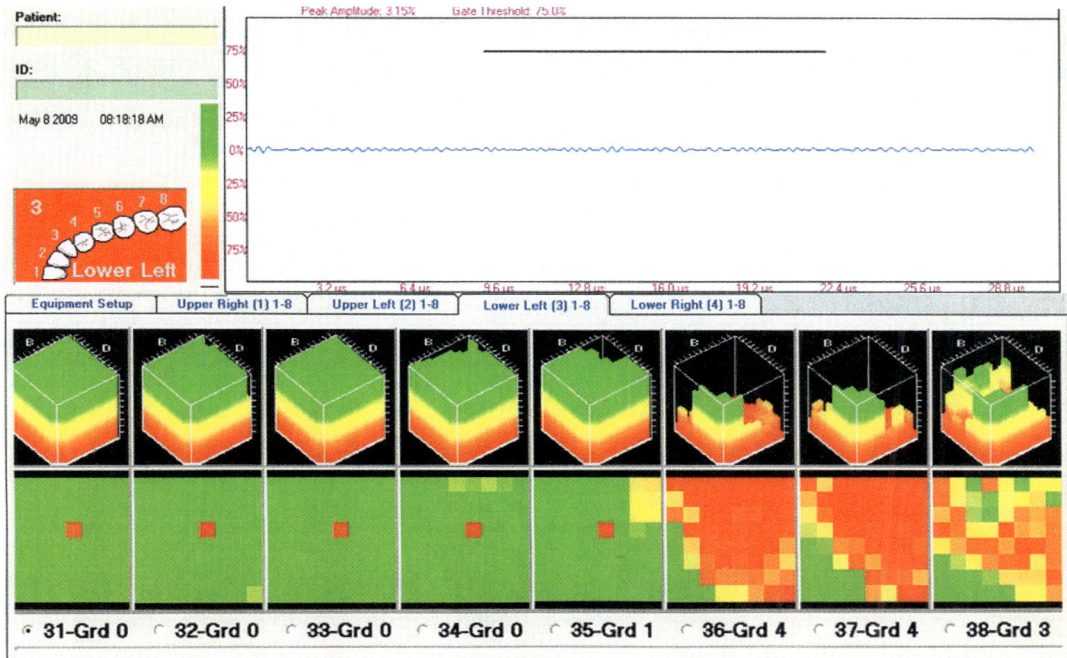

Das Bild zeigt eine sogenannte Cavitat-Ultraschall-Aufnahme vom unteren linken Kieferbereich, die sichtbar machen kann, was auf einem Röntgenbild oft nicht zu erkennen. Für die Untersuchung wird der Ultraschall-Scanner des Cavitat-Geräts an den Kiefer angelegt. Je nachdem, wie fest oder porös der Knochen ist, werden daraufhin an einen angeschlossenen Computer unterschiedliche Signale gesandt, die grafisch aufbereitet werden. Gesunde und feste Knochenstrukturen erscheinen dabei im Computerbildschirm grün, degenerierter/aufgelöster Kieferknochen gelb oder orange und das Endstadium einer Kieferknochenentzündung (Kieferostitis) in Rot.

Krebserregende Stoffe in Kosmetika

Wenn man die Lifestylemagazine aufschlägt oder den Fernseher einschaltet, so kann man sich vor Werbung kaum noch retten. Dabei werden Kosmetika besonders intensiv beworben. In einer Analyse des Kosmetikmarktes aus dem Jahr 2006 heißt es: „Das Beauty-Business erhöht seit Jahren seine Investitionen in Werbung und zählt aktuell zu den fünf werbeintensivsten Wirtschaftszweigen. Die Anzahl der im TV beworbenen Haar- und Gesichtspflegeprodukte erreichte 2005 Rekordwerte."[826] Und selbst im Wirtschaftskrisenjahr 2009 konnte die Branche verkünden, dass die Nachfrage nach Pflegeprodukten weiter ansteigt. Ganz vorne in diesem lukrativen Milliarden-Markt tummeln sich Konzerne wie Unilever, Beiersdorf und Procter & Gamble.[1000]

Die Produktpalette ist kilometerlang und für alles scheint es „Wundermittel" zu geben: Von Antifaltencremes über Pasten gegen Unreinheiten und müde Haut sowie Gels und Emulsionen gegen trockene Haut und fahle Haut. Ein Glasfläschchen darf bei diesen Produkten auch gerne 300 € kosten. Konsumgläubige Menschen legen ohne zu zucken kleine Vermögen auf den Tisch, versichern ihnen doch weißbekittelte Fernsehapotheker und -ärzte in der Reklame, dass die Wirksamkeit der Produkte wissenschaftlich untermauert sei.

Doch Falten wollen einfach nicht weggehen und der Alterungsprozess wird nicht gestoppt. Studien, welche die Effektivität der Kosmetika stützen sollen, werden in der Regel von den Herstellern selber direkt oder indirekt finanziert. Mit anderen Worten: Diese Untersuchungen sind aus Sicht des Verbrauchers nicht sonderlich viel bis gar nichts wert und ein wichtiges Marketinginstrument der Firmen.

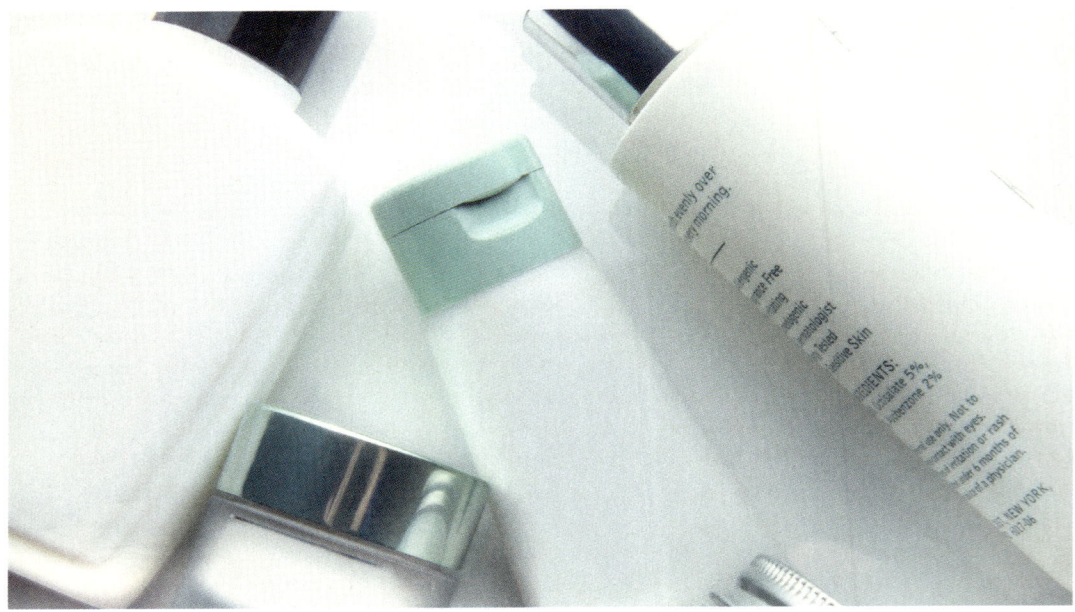

Teuer und nutzlos? Viele Produkte der Kosmetikindustrie sind groß in der Anzahl ihrer potenziell schädlichen Inhaltsstoffe, dafür aber klein in der tatsächlichen Wirkung.

So zeigt der Blick in die Kosmetikindustrie-unabhängige Forschung, wie gefährlich Kosmetikprodukte sein können. Einen umfassenden Überblick über die Risiken von Anti-Aging-Cremes, Lippenstiften, Nagellacken, Mundwassern etc. liefert die Broschüre „Dangerous Beauty: Cosmetics and Personal Care" des australischen Umweltwissenschaftlers PETER DINGLE.[580] „Weniger Kosmetika zu verwenden, ist nicht nur finanziell interessant, sondern auch einer der einfachsten Wege, seine Belastung mit Chemikalien zu reduzieren", so DINGLE.

Auch der Deutsche Lebensmittelchemikertag in Dresden präsentierte 2006 erwähnenswerte Ergebnisse. So wurden in einer ganzen Reihe von Kosmetikprodukten krebserregende Nitrosamine gefunden.[778] Das Kosmetik-Labor im Bayerischen Landesamt für Gesundheit und Lebensmittelsicherheit hatte zwischen 2001 und 2005 mehr als 400 Proben analysiert. Mit dem Ergebnis, dass in 22 Prozent der untersuchten Proben Nitrosamine nachweisbar waren. Mit anderen Worten: Jedes fünfte untersuchte Kosmetikum enthielt die unerwünschten Krebsgifte. Besonders belastet waren den Analysen zufolge Mascaras (Wimperntuschen) und Eyeliner. Beanstandungen gab es zudem bei zahlreichen Shampoos, Haargels und Duschbädern.

Dass Nitrosamine in Kosmetika enthalten sind, liegt übrigens daran, dass mit verunreinigten Rohstoffen gearbeitet wird, etwa mit dem häufig verwendeten Emulgator Triethanolamin. Zum anderen wird nicht selten bei der Zubereitung der Mittel grob fahrlässig gehandelt. So kann es passieren, dass Nitrosamine erst dadurch im Produkt entstehen, weil bestimmte Konservierungsstoffe zusammen mit dem genannten Emulgator reagieren.

Nicht weniger bedenklich ist, was eine Untersuchung von 33 Markenlippenstiften Ende 2007 in den USA zutage förderte: Mehr als die Hälfte davon enthielten das Schwermetall Blei. In einem Drittel dieser Lippenstifte war sogar mehr Blei enthalten, als die US-Lebensmittel- und Medikamentenzulassungsbehörde FDA für Nahrungsmittel als tolerabel bezeichnet.

Einige Hersteller spielen den Sachverhalt einfach herunter und behaupten, der Gehalt an Blei in den Lippenstiften sei zu gering, um Gesundheitsschäden zu verursachen. „Das ist natürlich Nonsens", so der Experte für Industriegifte, PETER DINGLE. „Wir wissen seit nunmehr 200 Jahren, dass Blei giftig ist – und dass es selbst in niedrigster Konzentration für den menschlichen Körper toxisch ist. Zumal es ja bei Weitem nicht das einzige Industriegift ist, das auf uns einwirkt. Es ist geradezu aberwitzig, dass man überhaupt Blei in Kosmetika findet. Seit Mitte des 20. Jahrhunderts wurde alles unternommen, Blei aus allem herauszuholen, unter anderem aus Benzin – und jetzt tun es Hersteller in Lippenstifte. Das ist verrückt."[990]

In die Kritik geraten sind auch Deodorants, für die in Deutschland mittlerweile mehrere 100 Mio. € im Jahr ausgeben werden. Bedenklich ist das vor allem deswegen, weil fast alle Deoroller Aluminium enthalten. Das Metall sorgt dafür, dass sich die Poren verengen, was wiederum zu Folge hat, dass man weniger Schweiß absondert – doch zugleich steht es im Verdacht, nicht nur Allergien, sondern womöglich sogar Brustkrebs entstehen zu lassen.[603]

Die Diskussion darüber, ob Deos und Achselenthaarung etwas mit Krebs zu tun haben, wird schon seit längerem geführt. Doch vom Medizinestablishment werden die Befürchtungen immer wieder als pure Spekulation oder als „Mythos" abgetan. Die US-Behörde FDA sagte sogar, es handele sich um eine „falsche Panikmache". *CBS News* hat sich der Thematik Ende 2005 nochmals angenommen und dabei versucht herauszubekommen, ob die Aussage der FDA wirklich stichhaltig ist.[709]

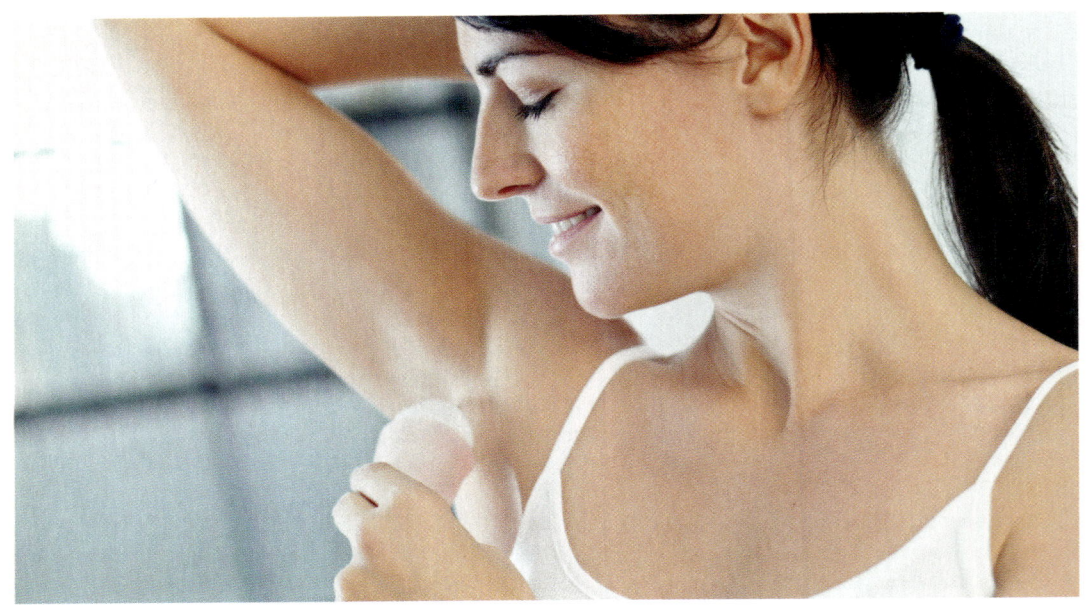

Studien zeigen, dass die Zunahme von Brustkrebs in Zusammenhang stehen könnte mit der steigenden Verwendung von Deodorants, die potenziell kanzerogene Substanzen enthalten.

Dabei gestattete die FDA es *CBS News* nicht einmal, mit einem der FDA-Experten ein Interview zu führen. Stattdessen ließ man verlauten: „Die FDA ist sich der Bedenken bewusst, die da lauten, Antitranspirants plus Rasieren könnte ein erhöhtes Risiko für Brustkrebs bedeuten. Die FDA ist weiterhin dabei, wissenschaftliche Literatur ausfindig zu machen, welche die möglichen Nebenwirkungen untersuchen. Zwar gibt es viele Studien, welche die Thematik diskutieren, doch unglücklicherweise sind in nur wenigen Arbeiten die Daten zusammengetragen und analysiert worden. Zusammenfassend lässt sich sagen, dass aus den Studien nicht klar hervorgeht, ob Antiperspirants in irgendeiner Weise zur Entstehung von Brustkrebs beitragen können. Die FDA hofft, dass in naher Zukunft Studien durchgeführt werden können, die klar zeigen, wie es um einen Zusammenhang bestellt ist." Fest steht, dass in den USA seit Ende 2004 auf allen aluminiumhaltigen Deos Warnhinweise der FDA prangen wie: „Nicht auf brüchiger Haut verwenden!"; „Wenn Sie Probleme mit den Nieren haben, fragen Sie vor dem Gebrauch des Deos Ihren Arzt!", „Stoppen Sie den Gebrauch, wenn sich Ausschlag bildet oder Hautirritationen auftreten!"

Die milliardenschwere Deo-Industrie sagt dennoch gerne offiziell, ihre Produkte seien hundertprozentig sicher. Die CBS-Journalistin AHARYL ATTKISSON fragte daher genauer nach – und zwar bei einem gewissen JOHN BAILEY, Leiter der Abteilung Kosmetische Chemie bei der Vereinigung der US-Kosmetikhersteller: „Wurde dieses Thema definitiv ad acta gelegt?", so ATTKISSON; und BAILEY antwortet: „Ich denke, dass die Produkte sicher sind, und ich denke, dass die beste Wissenschaft angewendet wird, um sagen zu können, dass die Präparate sicher sind." ATTKISSON: „Aber Sie sagen nicht ,ja' oder ,nein'." BAILEY: „Es ist keine Ja- oder Nein-Antwort."

Der Immunologe KRIS MCGRATH von der Northwestern University hingegen bezieht eine klare Position. Die CBS-Reporterin ATTKISSON zitiert ihn mit den Worten: „Ich persönlich denke, dass es eine sehr starke Verbindung gibt zwischen den Gewohnheiten in Sachen Unterarmhygiene und Brustkrebs". MCGRATH wurde auf das Thema verstärkt aufmerksam, als seine eigene Frau, die sich besonders gerne unter den Achsel rasierte und Antiperspirants benutzte, Brustkrebs bekam. „1987 wurde bei ihr der Krebs diagnostiziert, 1989 verstarb sie", erzählt MCGRATH.

MCGRATH führte eigene Untersuchungen durch, die einen Zusammenhang zwischen Achselrasur und Deonutzung mit Krebs nahelegen. Aber will er uns damit nun sagen, dass alle Fälle von Brustkrebs in Verbindung stehen könnten mit Antitranspirants und Rasieren? „Absolut nicht", so der Immunologe. „Brustkrebs gibt es seit HIPPOKRATES. Aber wenn man sich die Umsatzzahlen für Deodorants anschaut und diese mit den Brutkrebsraten in den USA vergleicht, so zeigt sich, dass beide in gleicher Weise gestiegen sind. Dies ist kein schlüssiger Beweis, aber genug Stoff, um umfangreiche Studien durchzuführen" – und besser keine metallhaltigen Deos zu kaufen, bis der Sachverhalt endgültig geklärt ist.

> ⚠️ Die Industrie und alle, die von der vorgebrachten Kritik an Deos nichts halten, berufen sich vor allem auf eine 2002 im *Journal of the National Cancer Institute* erschienene Studie. Danach konnte kein Zusammenhang zwischen Deos und Brustkrebs festgestellt werden.[765] Bei der Untersuchung wurde allerdings nicht darauf geachtet, wie oft sich eine Frau rasiert und Deos benutzt, doch genau diesen Aspekt hält der Immunologe KRIS MCGRATH für entscheidend. Dies ist nachvollziehbar, wenn man bedenkt, dass in der Toxikologie* in der Regel die Dosis und Anwendungsdauer starken Einfluss darauf haben, wie schädlich ein Stoff letztlich ist. MCGRATH entschloss sich daher, seine eigenen Studien mit Brustkrebs-Patienten durchzuführen, und kam zu folgendem Ergebnis: Je mehr die Frauen sich rasierten und Antischweißmittel benutzten, desto früher bekamen sie Brustkrebs.
>
> ___
> * Wissenschaft der Giftstoffe

Mobilfunkstrahlung und Krebs

Ende der 1950er Jahre berichteten Forscher aus Connecticut (New England, USA) in der Zeitschrift *Nature* erstmals, dass elektromagnetische Strahlung Chromosomenschäden verursachen kann. „Die beobachteten Effekte ähneln solchen, die durch ionisierende Strahlung [= Röntgen- oder radioaktive Strahlung] oder c-mitotische Substanzen [= chemische Gifte, die bei der Zellteilung unumkehrbare Erbgut- bzw. Chromosomenschäden erzeugen können] hervorgerufen werden", so die Autoren.[660] Chromosomenschäden sind, wie in Kapitel 1 dargelegt, kennzeichnend für Krebszellen.

> **i** Eine Analyse der University of Washington offenbarte, dass 33 von 42 Studien, in denen elektromagnetische Strahlung als unbedenklich eingestuft worden waren, von der Industrie finanziert waren. Im Gegensatz dazu wurden nur drei von 43 Arbeiten, in denen ein biologischer Effekt der Strahlung gefunden worden war, von der Wirtschaft gesponsert. Und von diesen drei Studien wurde eine[890] nur deshalb publiziert, weil sich der Forscher JERRY PHILLIPS über das Ansinnen des Auftraggebers – den Mobilfunkriesen Motorola –, die Ergebnisse nicht öffentlich zu machen, hinwegsetzen konnte.[839]

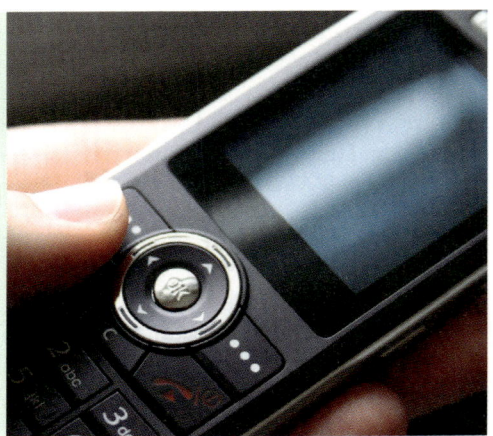

Seither ist ein halbes Jahrhundert vergangen und es wurden dutzende Studien durchgeführt, in denen untersucht wurde, ob elektromagnetische Strahlung – zu der auch Mobilfunkstrahlen zählen – tatsächlich erbgutschädigend und damit auch krebserregend wirkt. Auf den ersten Blick ergibt sich ein verwirrendes Bild, denn viele Untersuchungen kommen zu dem Schluss, dass elektromagnetische Strahlung eine kanzerogene Wirkung hat – und andere nicht.

Um die unübersichtliche Lage endlich zu klären, trugen HENRY LAI, Strahlenforscher von der University of Washington, und LOUIS SLESIN, Umweltwissenschaftler und Herausgeber der *Microwave News* (www.microwavenews.com), im Jahr 2006 alle Studien zusammen, die sie zu dieser Fragestellung finden konnten. Sie glichen deren Ergebnisse mit der Herkunft der Forschungsgelder ab.[839] Insgesamt fanden sie 85 Studien, die seit Anfang der 1990er in wissenschaftlichen Fachzeitungen publiziert worden waren. In 43 dieser Arbeiten wurde das Fazit gezogen, dass elektromagnetische Strahlung (Mobilfunkstrahlung) einen „biologischen" Effekt auf das Erbgut hat. Demgegenüber fand man in 42 Arbeiten keinen Effekt – wobei diese allerdings in der Mehrzahl von der Wirtschaft finanziert waren (siehe Infokasten).

Das Institut für Sozial- und Präventivmedizin der Universität Bern untersuchte ebenfalls, ob ein Zusammenhang existiert zwischen der Herkunft der Gelder und dem Ergebnis einer Studie. Analysiert wurden 59 Studien, die zwischen 1995 und 2005 publiziert worden waren – und man kam zu demselben Resultat: Studien, die keine Finanzierung von der Industrie erhalten hatten, fanden zehnmal häufiger statistisch signifikante Effekte der Mobilfunkstrahlung als solche Forschungsarbeiten, die ausschließlich von der Industrie bezahlt worden waren.[673] Die Unterschiede konnten nach Aussagen eines der Autoren, des Medizinprofessors MATTHIAS EGGER, nicht mit der Methodik oder der Studienqualität erklärt werden. Vielmehr müssten sie auf die unterschiedliche Finanzierungsart zurückgeführt werden.[800]

Unterdessen erhärten einschlägige Arbeiten den Verdacht, dass Mobilfunkstrahlung gesundheitsschädlich sein kann:
- 2003 bestätigt eine Studie, die von drei niederländischen Ministerien in Auftrag gegeben wurde, – die sogenannte TNO-Studie –, dass Mobilfunkstrahlen als Sofortwirkung unter anderem Tinnitus, Kopfschmerzen und Übelkeit auslösen können.[1006]
- Im August 2007 erscheint im *Journal of the Australasian College of Nutritional & Environmental Medicine* die Arbeit "Wireless Radiation in the Etiology and Treatment of Autism". Die Studie, die über einen Zeitraum von mehr als fünf Jahren durchgeführt wurde und an der Kinder teilnahmen, die unter Autismus und ähnlichen Zellmembranstörungen litten, zeigt, dass elektromagnetische Strahlung eine negative Wirkung auf Zellmembranen hat. Und zwar in dem Sinne, dass durch ihre Einwirkung zum Beispiel Schwermetalle, die als (Mit)Ursache von Autismus diskutiert werden, vom Körper schlechter ausgeschieden werden und sich so leichter im Gewebe anreichern können.[744]
- Im September 2007 setzt die Europäische Umweltagentur (EEA) unter Berufung auf einen umfassenden Report der BioInitiative Working Group, in dem auf mehr als 600 Seiten mehr als 2.000 Studien ausgewertet wurden, elektromagnetische Strahlung mit Asbest gleich. Zugleich wird „eindringlich vor den Gefahren elektromagnetischer Strahlung, die beispielsweise durch WLAN-Netzwerke oder Mobiltelefone und ihre Masten ausgesendet wird, gewarnt". Zudem, so die EEA, komme „ein aktueller britischer Report zu dem Schluss, dass nicht ausgeschlossen werden könne, dass die Verwendung von Mobiltelefonen Krebs auslöst".[795]
- 2008 belegt eine Studie des Fraunhofer Instituts für Toxikologie und Experimentelle Medizin Hannover am Beispiel von Mäusen die tumorfördernde Wirkung von UMTS-Strahlung.[968]
- Im Mai 2008 erscheint die Arbeit eines Teams um den Wiener Mobilfunkforschers Hugo Rüdiger. Diese kommt zu dem Ergebnis, dass eine UMTS-Exposition in einigen menschlichen Zellen in vitro (im Reagenzglas) genetische Veränderungen verursachen kann.[911]

Anfang 2009 fand ein Team um den schwedischen Onkologen Lennart Hardell heraus, dass Kinder unter 20, die mehr als ein Jahr ein Mobiltelefon benutzt haben, ein mehr als fünffach erhöhtes Risiko haben einen bösartigen Hirntumor zu entwickeln.[790] Dies veranlasste eine internationale Gruppe von Wissenschaftlern dazu, einen Appell an Kanada und andere Länder zu richten, strengere Sicherheitsvorschriften für den Mobiltelefongebrauch einzuführen. Der Appell wurde im Fachjournal *Pathophysiology* veröffentlicht.[652]

David O. Carpenter, Direktor des Instituts für Gesundheit und Umwelt der Universität im kanadischen Albany und einer der Co-Autoren der Studie, sagte dazu in einem Interview: „Die Ergebnisse von 15 Studien von Gesundheitsforschern in sechs verschiedenen Ländern, die ihr Augenmerk auf die Auswirkungen von elektromagnetischen Feldern und Hochfrequenzstrahlung auf lebende Zellen und auf die Gesundheit von Menschen legten, sollte den Regierungsbehörden den Anstoß für Vorsorgemaßnahmen geben. Der Beweis, so wie ich ihn sehe, ist stark genug, dass die gegenwärtigen Richtlinien – in Kanada, den Vereinigten

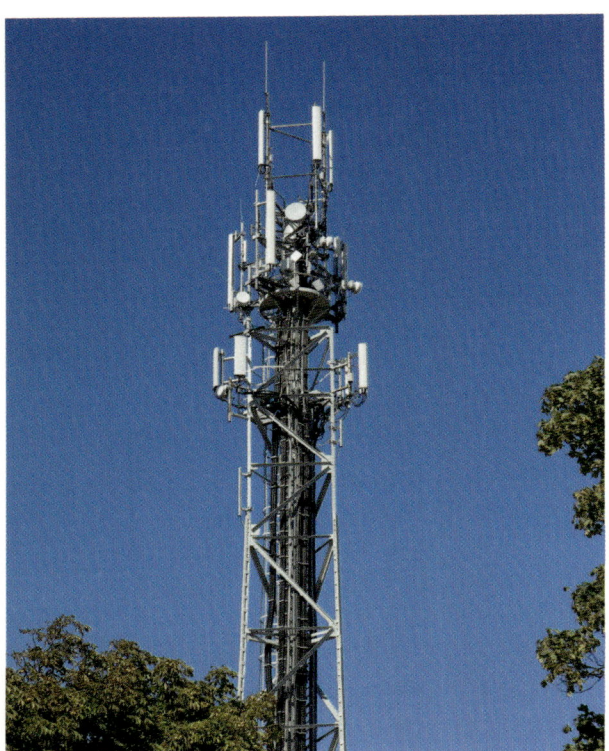

Immer mehr Studien weisen auf die Gefährlichkeit von Mobilfunkstrahlung hin. Dennoch scheint es kein Einschreiten von offizieller Seite gegen die verstärkte Errichtung von Handymasten und den Netzausbau zu geben.

Staaten und allen anderen Ländern – für den Schutz der menschlichen Gesundheit nicht genügen. Ich denke, dass wir vor einem größeren Zukunftsproblem stehen, weil die Tatsache, dass junge Kinder dauernd am Mobiltelefon hängen und wir im Begriff sind, selbst eine Hirntumor-Epidemie zu produzieren, genau dieselbe Geschichte ist, wie wir sie mit dem Rauchen und Lungenkrebs erlebt haben."[790]

Unterdessen verdichten sich die Hinweise darauf, dass Strahlen von Handys, Schnurlostelefonen in der Wohnung, drahtloses Internet und Mobilfunkantennen Gehirntumoren Vorschub leisten. So veröffentlichte Ende August 2009 eine Gruppe von mobilfunkkritischen Organisationen einen umfassenden Report zum Thema, der von zahlreichen Experten unterstützt wird, darunter von dem bereits erwähnten DAVID O. CARPENTER, dem Biophysiker MARTIN BLANK von der Columbia University, dem Onkologen RONALD B. HERBERMAN von der University of Pittsburgh, dem Mediziner HORST EGER von der Bayerischen Ärztekammer und dem britische Krebsforscher IAN GIBSON. Das Papier mit dem Titel „Mobiltelefone und Gehirntumoren – 15 Gründe zur Besorgnis" diskutiert den Stand der Forschung, skizziert die Beeinflussung der öffentlichen Meinung durch die Mobilfunkindustrie und kommt zu dem Schluss:

▸ Mobilfunkstrahlung schädigt die **Erbsubstanz** – und dies ist unbestritten eine Ursache von Krebs.
▸ Selbst die Studien der Industrie zeigen, dass Handys das **Gehirnkrebsrisiko** erhöhen.
▸ Das höchste Risiko tragen **Kinder** – und je jünger ein Kind ist, wenn es beginnt, Mobiltelefone zu nutzen, umso höher ist sein Risiko, an Gehirnkrebs zu erkranken.[768]

Kurz darauf erschien in der Fachzeitschrift *Surgical Neurology* eine Übersichtsarbeit, die elf Langzeitstudien auswertete und folgendes Fazit zog: „Unsere Ergebnisse zeigen an, dass Menschen, die zehn Jahre oder länger ein Mobiltelefon verwenden, ihr Risiko verdoppeln, an der Seite des Kopfes, mit der telefoniert wird, an Gehirnkrebs zu erkranken", so Vini Khurana, Neurochirurg an der Australian National University im australischen Canberra und Leiter der Studie.[690]

Diejenigen, die keine Gefahren durch die Mobilfunkstrahlung sehen, bringen gerne vor, dass die Strahlung zu wenig Energie hätte, um Zellen zu schädigen bzw. deren Erbgut zu brechen. Die Mobilfunkforscher Franz Adlkofer, Michael Kundi und Hugo Rüdiger antworten in einem gemeinsamen Artikel auf diesen Einwand: „Die vorliegenden in-vitro-Forschungsergebnisse belegen sowohl ein gentoxisches als auch ein die Genfunktion modulierendes Potenzial von elektromagnetischen Feldern im Hochfrequenzbereich [= Mobilfunkstrahlen]. Sie bilden damit die theoretische Grundlage für die Annahme eines Tumorrisikos, wie es sich in epidemiologischen Studien bereits andeutet. Das immer wieder genannte Argument, dass an der gentoxischen Wirkung von hochfrequenten elektromagnetischen Feldern schon deshalb gezweifelt werden muss, weil der Energiegehalt der Strahlung bei weitem nicht ausreicht, um eine chemische Bindung aufzubrechen, ist ohne Substanz. Die nachgewiesenen gentoxischen Wirkungen kommen auf indirektem Wege zustande. Sie sind mit hoher Wahrscheinlichkeit auf eine unmittelbar nach Beginn der Bestrahlung einsetzende Radikalbildung zurückzuführen, wie in Studien gezeigt werden konnte. Auf der Grundlage dieses Wissens erscheint uns der Ausschluss eines Gesundheitsrisikos zum jetzigen Zeitpunkt als ein unverantwortliches Unterfangen."[475]

Karl Richter von der Kompetenzinitiative zum Schutz von Mensch, Umwelt und Demokratie ergänzt: „Beschrieben wurde außerdem, dass Mobilfunkstrahlung die Reparaturmechanismen der menschlichen Zellen hemmen können – mit der Folge, dass dadurch Zellschädigungen nicht mehr repariert werden können und auch der geregelte Zelltod, die Apoptose, nicht mehr stattfinden kann". „Dies kann letztlich zu einer bösartigen Zellentartung und damit zum Krebs führen. Im Übrigen ist es beim Mobilfunk wie mit dem Rauchen und dem Sonnenbaden: Da bekommt man von einem Sonnenbrand und einer Zigarette in der Regel auch keinen Krebs."[852]

Wer sich nun fragt, warum in den Mainstreammedien über die Gefahren von Mobilfunkstrahlung wenig bis gar nicht berichtet wird, der sollte die unkritische Einstellung von vielen Journalisten genau wie die Anzeigenmacht der Mobilfunkhersteller bedenken. Die Medienfachzeitschrift *message* beschreibt 2007 in ihrem Beitrag „Funkstille über Strahlungsschäden", wie offenbar die Furcht vor sinkenden Werbeinnahmen die Medien dazu bringt, nicht kritisch über Mobilfunk und Mobilfunkstrahlung zu berichten (siehe Seite 102, Kapitel 2).

Auch der *Spiegel* hat in mehreren Beiträgen mobilfunkkritische Forscher regelrecht diffamiert und als Fälscher abgestempelt. Darin berief man sich auf Personen, die der Telekommunikationsindustrie nahe stehen. Fest steht zudem, dass in diesem Medium Mobilfunkgiganten wie Vodafone regelmäßig Anzeigen schalten. Und unter den Prämien für die Werbung neuer *Spiegel*-Abonnenten finden sich zwei Handys.[592]

Meiden Sie besser die Nähe von Atomkraftwerken

Ob es riskant ist bzw. die Entstehung von Krebs begünstigen kann, wenn man in der Nähe von Atomkraftwerken (AKWs) wohnt, wird seit Jahren kontrovers diskutiert.[785] In jüngster Zeit hat sich allerdings der Verdacht erhärtet, dass es gesundheitsschädlich sein kann, wenn man sein Leben zu nahe an einem AKW verbringt.

So kam Ende 2007 eine vom Bundesamt für Strahlenschutz (BfS) in Auftrag gegebene epidemiologische „Studie zu Kinderkrebs in der Umgebung von Kernkraftwerken" – kurz KiKK-Studie – an die Öffentlichkeit. Sie ergab, dass bei Kleinkindern, die im Umkreis von fünf Kilometern von einem AKW leben, die Krebsrate um 60 Prozent und die Leukämierate auf mehr als das Doppelte ansteigt. Das BfS hatte sich durch Analysen von Dr. Alfred Körblein, Physiker am Umweltinstitut München, und auf Drängen der Ulmer Ärzteinitiative für eine Neuauswertung der Daten des Kinderkrebsregisters entschieden. „Die Hinweise auf einen Zusammenhang zwischen radioaktiven Emissionen aus Atomkraftwerken und Krebserkrankungen bei Kleinkindern im Nahbereich um AKWs sind deutlich", wie das Umweltinstitut München konstatiert. „Das Risiko nimmt mit der Nähe des Wohnorts zum Atomkraftwerk statistisch signifikant zu."

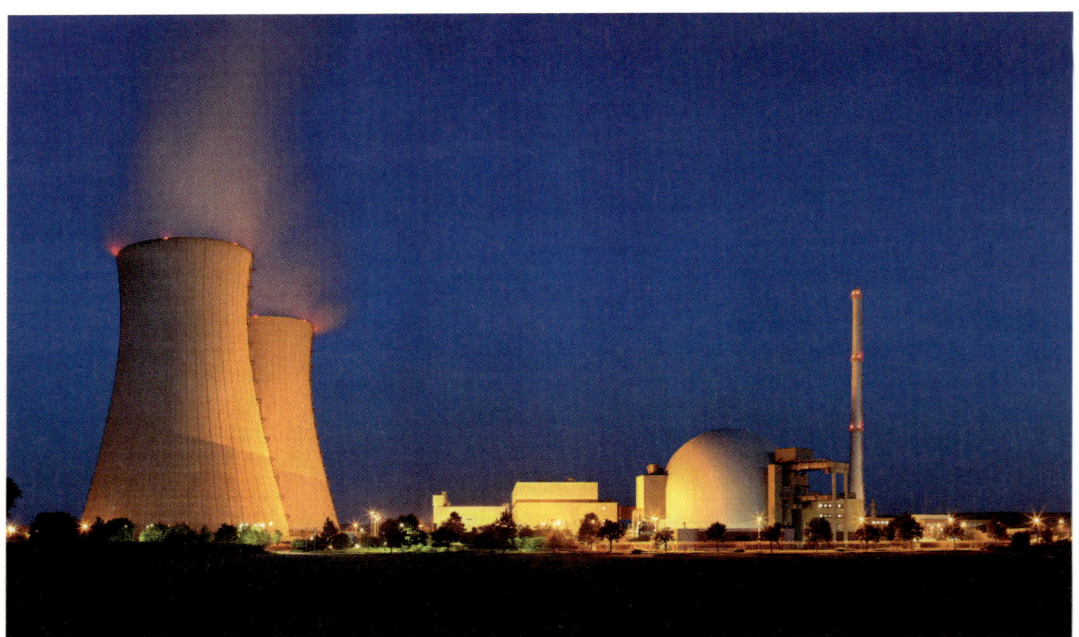

Eine im Jahr 2007 veröffentlichte Studie kam zu dem Schluss, dass es ein erhöhtes Leukämierisiko bei Kleinkindern gibt, die in der Nähe von Atomkraftwerken leben.

Die Forschung ist nun gefordert zu überprüfen, ob die im Strahlenschutz verwendeten Berechnungsgrundlagen korrekt sind und ob unser Wissen über die Wirkung niedriger Strahlendosen Lücken aufweist. Denn schließlich beruht unser heutiges Verständnis über die Strahlenwirkung vor allem auf den Daten von Hiroshima und Nagasaki. „Die Klärung dieser Fragen eilt, da jedes Kind, das im Nahbereich eines AKWs an Krebs erkrankt, ein Kind zuviel ist", so das Umweltinstitut, das vor diesem Hintergrund nicht nur dezidierte Studien fordert, sondern auch, dass die Beweislast umgekehrt wird. Das heißt: Nicht die Eltern und Kinder sollten beweisen müssen, dass radioaktive Strahlung die Ursache der Erkrankung ist, sondern die Betreiber sollten belegen müssen, dass die Emissionen nicht als Ursache infrage kommen.

Wasser auf die Mühlen der AKW-Kritiker schaufelte auch eine Meta-Analyse des Epidemiologen EBERHARD GREISER, das von der Bundestagsfraktion Bündnis 90/Die Grünen in Auftrag gegeben worden war und im September 2009 der Öffentlichkeit präsentiert wurde.[642] Im Umkreis von 20 bis 50 Kilometern um Atommeiler sei das Leukämierisiko bei Kindern unter fünf Jahren um 19 Prozent, unter 15 Jahren um 13 Prozent erhöht, so GREISER. Die Aussagen zu den Krebsgefahren seien bei Kindern bis 14 Jahren am sichersten, weil für diese Altersgruppe die Zahl der einbezogenen Atommeiler der fünf untersuchten Länder am größten ist. So wurden in der Nähe von insgesamt 80 Kernkraftwerken bei 3742 Kinder unter 15 Jahren Leukämie festgestellt. Darunter waren allein 2096 im Kleinkindalter von bis vier Jahren. Auch bei älteren Kindern und Jugendlichen wurde die Blutkrankheit erfasst. GREISER räumte allerdings ein, dass mit schwindender Zahl der hierbei einbezogenen Kraftwerke der Zusammenhang von Radioaktivität und Krankheiten unsicherer werde. Von einem letztlich gültigen Beweis will der Forscher nicht sprechen.

Die atomkritische Ärzteorganisation IPPNW (Internationale Ärzte für die Verhütung des Atomkrieges, Ärzte in sozialer Verantwortung e.V.) forderte im Zuge dessen vom Bundestag, den Strahlenschutz in Deutschland zu verbessern, und beklagt zugleich: „Die Atomlobby, die Bundesregierung und einige der beteiligten Wissenschaftler lassen bis heute keine Gelegenheit aus, die Ergebnisse in der Öffentlichkeit zu verharmlosen. Obwohl wissenschaftliche Hinweise für Kinderkrebserkrankungen durch den ‚Normalbetrieb' von Atomkraftwerken bereits seit Jahren vorliegen und die schwerwiegenden, neuen Indizien einen Zusammenhang zwischen Atomenergie, Strahlung und Krebsentstehung nahe legen, sieht die Bundesregierung keinen Handlungsbedarf."[819] Wie lange es dauern kann, bis sich die Politik zu Verboten oder Entscheidungen durchringt bzw. sich gegen diese sperrt, hat die Vergangenheit mit vielen Beispielen gezeigt (Asbest, Rauchen, Blei etc.).

Das Krebspotenzial von Nanopartikeln

Nanopartikel oder Nanoteilchen bezeichnen einen Verbund von wenigen bis einigen tausend Atomen oder Molekülen. Der Name bezieht sich auf ihre Größe, die typischerweise bei 1 bis 100 Nanometern liegt. Ein Nanometer ist ein Milliardstel Meter klein, also gerade einmal 0,000 000 001 Meter. Die Vorsilbe „nano" leitet sich aus dem Griechischen „nanos" für „Zwerg" oder „zwergenhaft" ab.

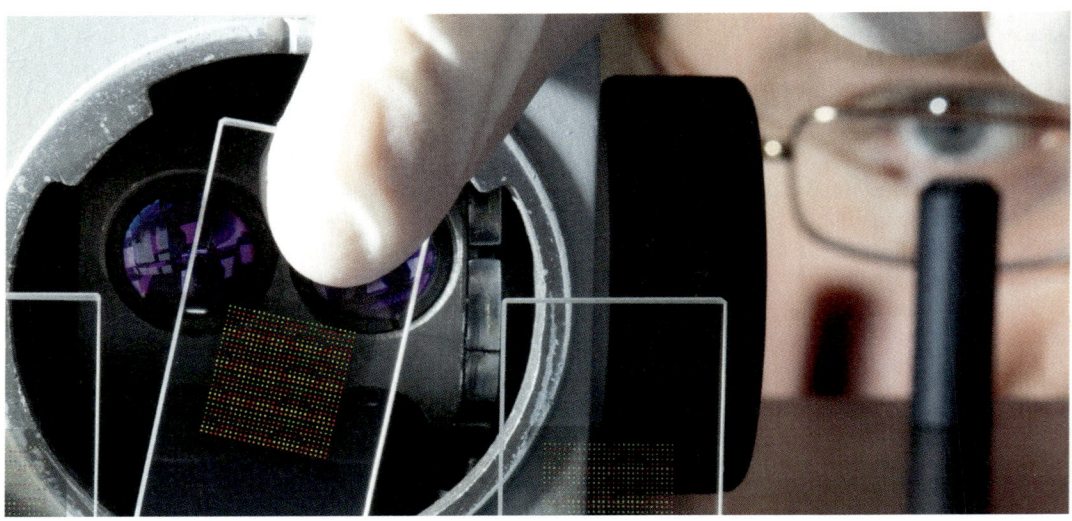

Mithilfe der Nanotechnologie können beispielsweise winzige Computerchips erstellt werden, die es ermöglichen, die Geräte immer mehr zu verkleinern. Der Öffentlichkeit wird diese neue Technologie meist als Segen verkauft. Doch es mehren sich die Anzeichen dafür, dass Nanopartikel Gesundheitsgefahren bergen und so zum Fluch werden könnten.

Nanopartikel können sowohl auf natürlichem Wege (etwa durch einen Vulkanausbruch oder Waldbrand) als auch durch vom Menschen verursachte Einflüsse wie Kfz- und Industrieabgase in die Umwelt gelangen. Synthetische Nanopartikel sind künstlich hergestellte Teilchen, die gezielt mit neuen Eigenschaften oder Funktionalitäten ausgestattet sind (elektrische Leitfähigkeit, chemische Reaktivität usw.) und daher für verschiedene Industrien von großem Interesse sind.

Für Nanopartikel gibt es diverse Anwendungsgebiete. So verspricht man sich von ihnen, viele Gebrauchsgegenstände zu optimieren, indem man zum Beispiel Kleber verbessert, Oberflächen härter macht oder leistungsfähigere und kleinere Computer baut. In der Medizin, so heißt es, könne man mit Hilfe von Nanopartikeln einen zielgerichteten Transport von Medikamenten im Körper oder sogar eine verbesserte Form der Krebstherapie erzielen.[706]

Das hohe Nutzenpotenzial hat einen drastischen Anstieg in Herstellung und Anwendung der unterschiedlichsten Arten von Nanopartikeln zur Folge, doch es eröffnet sich auch ein breites Spektrum an möglichen Gefahren für Mensch und Natur. So warnte das Umweltbundesamt im Oktober 2009 in einem 28-seitigen Papier – „Nanotechnik für Mensch und Umwelt: Chancen fördern und Risiken mindern" – vor „gravierenden Wissenslücken" zum Risikopotenzial der neuen Technologie.[500] *Spiegel Online* nutzte den Bericht für die Schlagzeile: „Experiment an Mäusen: Nanoröhren schädigen Lungengewebe".[796]

Während das Umweltbundesamt Aufklärungsarbeit leistet, kümmern sich Forscher derweil darum, die möglichen Auswirkungen von Nanopartikeln auf den menschlichen Körper zu erforschen. Eine Studie, die amerikanische Forscher im britischen Fachblatt *Nature Nanotechnology* veröffentlichten, macht erneut auf die Risiken der Nanotechnologie aufmerksam.[522] Den Ergebnissen der Forschergruppe um JAMES BONNER zufolge können bestimmte Kohlenstoffnanoröhren das Lungengewebe von Mäusen durchdringen und sich im Lungenfell anlagern. Damit verhalten sie sich ähnlich wie krebserregende Asbestfasern.

Die Wissenschaftler der North Carolina State University in Raleigh hatten Labormäuse sechs Stunden lang Luft inhalieren lassen, die sie einmal mit einer hohen (30 Milligramm pro Kubikmeter) und einmal mit einer niedrigen Konzentration (einen Milligramm pro Kubikmeter) spezieller Kohlenstoffnanoröhren versetzt hatten. Dabei handelte es sich um mehrwandige Nanoröhrchen aus Kohlenstoff, kurz MWCNT (multiwalled carbon nanotubes, Abbildung eines solchen Modells siehe Infokasten unten). Sie messen nur wenige Nanometer im Durchmesser. Zusätzlich machten die Forscher einen Kontrollversuch mit kompakten Partikeln reinen Kohlenstoffs. Den gaben sie den Mäusen in der gleichen hohen Konzentration wie die Nanoröhrchen zum Atmen.

 Ergebnisse von Untersuchungen belegen, dass inhalierte Nanoröhrchen eine pathologische Reaktion in Lungengewebe hervorrufen, wie der Forscher JAMES BONNER in Versuchen an Mäusen herausgefunden hat. Zwar waren die Immunreaktion sowie die Schädigungen des Lungenfellgewebes nach drei Monaten nicht mehr nachweisbar. Doch muss man hierbei berücksichtigen, dass die Mäuse nur ein einziges Mal die Nanopartikel-Luft inhaliert hatten. Man kann also nicht sagen, ob sich das Lungengewebe auch dann wieder erholen würde, wenn solche Nanoröhrchen öfter oder gar regelmäßig eingeatmet werden.

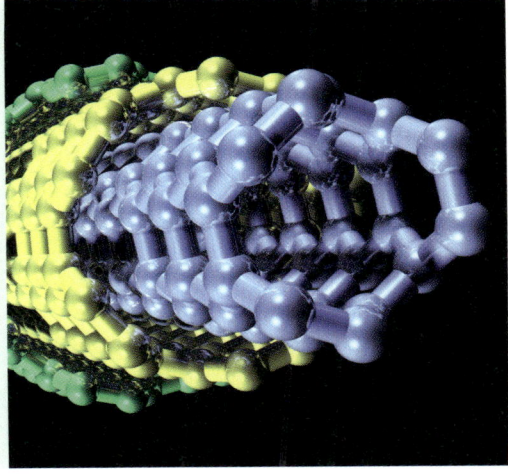

Danach untersuchten die Forscher das Lungengewebe der Mäuse und fanden heraus, dass die MWCNT-Nanopartikel im Fall der hohen Konzentration von Makrophagen, einer speziellen Art weißer Blutkörperchen, aufgenommen und zur Außenwand der Lunge transportiert worden waren. Dort kam es zu sogenannten Fibrosen, sprich das Gewebe wurde geschädigt und vernarbte. Die Vernarbung begann schon zwei Wochen, nachdem die Tiere die Partikel eingeatmet hatten. Außerdem entdeckten die Forscher, dass die Nanoröhrchen im Lungenfell eingelagert wurden und dort Entzündungsherde entstanden.

Weil die winzigen Kohlenstoffnanoröhren Ähnlichkeiten mit Asbestfasern aufweisen, stehen sie schon länger im Verdacht, ähnlich schädliche Wirkungen zu haben. Hinweise darauf liefern verschiedene Untersuchungen. Eine im September 2009 publizierte Arbeit aus China etwa hatte über schwere Lungenschäden bei chinesischen Arbeiterinnen einer Fabrik berichtet, die mit einer Farbe aus Nanopartikeln gearbeitet hatten.[952] In einem Versuch von Forschern der Universität Edinburgh – veröffentlicht ein Jahr zuvor in *Nature Nanotechnology* – konnte ebenfalls nachgewiesen werden, dass Nanoröhren im Körper eine ähnliche Wirkung wie Asbestfasern entfalten.[582] Allerdings hatten die Wissenschaftler Nanopartikel in die Bauchhöhle von Mäusen injiziert. Die neueren Versuche zeigen, dass Nanopartikel – ähnlich wie Asbestfasern – auch durch die Lunge aufgenommen und nicht effektiv entsorgt werden. Dies spricht für erhöhte Vorsicht beim Aufbau neuer Technologien mit den winzigen Nanoröhrchen, wie auch die Forscher schlussfolgern.

Bemerkenswert ist in diesem Zusammenhang auch, was das deutsche Umweltbundesamt in seinem erwähnten Bericht schreibt: „Für Partikel, die in die Zelle gelangen, ist eine Vielzahl von Interaktionen mit Zellbestandteilen denkbar. Es ist vorstellbar, dass Partikel in den Mitochondrien mit der Atmungskette interagieren und damit die Energieproduktion stören und zur Produktion reaktiver Sauerstoffspezies führen können." Nanopartikel mit einem Durchmesser von weniger als 30 Nanometern könnten sogar, so das Umweltbundesamt, in den Zellkern gelangen, wobei kleinste Nanopartikel (kleiner als zwei Nanometer) sich in die DNS-Doppelhelix einlagern könnten.[500] Dies ist deshalb so erwähnenswert, weil Störungen bzw. Schädigungen der Mitochondrien und Zellkerne, wie bereits ausführlich dargelegt, die bestimmenden Merkmale von Krebs darstellen.

Lichtverschmutzung

Jeden Abend vollzieht sich an Deutschlands Himmel ein seltsames Schauspiel. Die Sonne geht unter – und dennoch bleibt es hell. Die letzten Sonnenstrahlen leuchten noch, da knipsen die Deutschen schon Milliarden Glühbirnen, Neonröhren und Scheinwerfer an. Bankentürme glimmen, Straßenzüge leuchten, Werbetafeln erstrahlen, ebenso Kirchen, Schlösser und Ruinen. Gleißendes Licht ergreift Flughäfen, Atomkraftwerke und Fußballplätze. Trotz Klima- und Wirtschaftskrise und hoher Strompreise kommen laufend Abertausende neuer Lichtquellen dazu. So wird es in Deutschland von Nacht zu Nacht heller.

Die Folge ist, dass der Nachthimmel voll von Streulicht ist. Eine von Menschen aufgekochte Photonensuppe flutet Dörfer und Städte und versperrt den freien Blick auf die Sterne. Insekten, Vögel und viele andere Tiere werden in die Irre geleitet, Ökosysteme leiden, auch Menschen kommen zu Schaden - gesundheitlich wie kulturell.

Über Jahrtausende waren die Gestirne für den Menschen ein natürliches Navigationssystem, mehr noch: Sie haben sie inspiriert zu Kalendern, Geschichten, Legenden, Mythen und Religionen. „Die changierende Himmelskuppel war stets Teil der Landschaft und gleichzeitig Teil der Kultur", schreibt MARCO EVERS Anfang 2009 in seinem *Spiegel*-Artikel "Der Tod der Nacht". „Doch dann blendete die Industriegesellschaft das Firmament per Knopfdruck aus. Der 24-Stunden-Tag kam – und der Nachthimmel wrackte ab wie ein von Touristen ruiniertes Korallenriff."⁶⁰²

Der *Spiegel* gehört zu den ersten Medien Deutschlands, die das Thema Lichtverschmutzung aufgegriffen haben. Und dies scheint auch dringend nötig, denn ihr Einfluss ist dramatischer als der Industriemensch glauben mag. In Vergessenheit geraten ist dabei, dass alles Leben auf Erden seit Äonen geprägt ist vom Wechsel zwischen Tag und Nacht. Vielerorts ist die Nacht abhanden gekommen. Dieser Verlust, klagt KLEMENT TOCKNER, Direktor des Berliner Leibniz-Instituts für Gewässerökologie und Binnenfischerei (IGB), „bringt eine dramatische Verringerung der Artenvielfalt mit sich". Besonders stark seien Gewässer betroffen: „Das einscheinende Licht verstärkt das Algenwachstum und verändert das Nahrungsnetz im gesamten See."

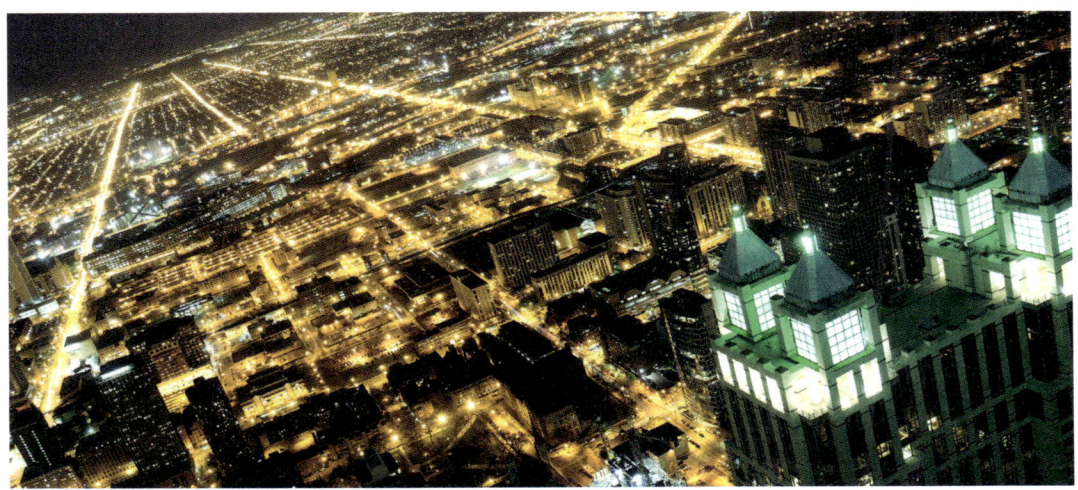

Besonders in Großstädten wie Chicago wird die Nacht zum Tag gemacht. Dies fordert nicht nur Todesopfer in der Tierwelt, sondern es bringt die natürlichen Rhythmen des Menschen durcheinander, die für den Erhalt seiner Gesundheit so wichtig sind.

Tödliche Folgen hat das Licht in der Nacht hingegen für zahlreiche Tiere. Manche Arten finden keinen Schutz mehr in der Dunkelheit und werden umso eher Opfer ihrer Fressfeinde. Milliarden Insekten sterben jedes Jahr an Straßenlaternen – oder in den Netzen der dort in unnatürlichen Massen lebenden Spinnen. „Viele Vögel werden auf Nachtflügen vom Lichtsmog verwirrt und kollidieren mit hell strahlenden Hochhäusern", schreib EVERS. „Lichtempfindliche Frösche brechen die Balz ab und erzeugen so weniger oder keinen Nachwuchs. Frisch geschlüpfte Meeresschildkröten krabbeln dem Licht nach auf die Straße statt ins Meer. Salamander bleiben mangels Dunkelheit länger in ihrem Versteck – und finden dann nicht mehr genug Zeit zur Nahrungssuche." [602]

Auch an uns Menschen scheint die Lichtverschmutzung nicht spurlos vorüberzugehen. Vor allem in den hell beleuchteten Städten bestimmt weniger der natürliche Tag-und-Nacht-Rhythmus, sondern vielmehr elektrisches Licht die Wach- und Schlafzeiten jedes Einzelnen. Problematisch dabei ist, dass der Mensch mit dem Kunstlicht in seinen Hormonhaushalt eingreift, vor allem in Bezug auf die Produktion des Schlafhormons Melatonin, das auch hilft, Krebszellen auszuschalten. So liefern Studien Hinweise darauf, dass Menschen, die oft in Nachtschichten arbeiten, ein erhöhtes Risiko tragen, einen niedrigeren Melatoninspiegel zu haben und unter anderem deswegen an Brust- oder Darmkrebs zu erkranken.[485, 637, 975] „Beim Lärm", sagt der Osnabrücker Astronom ANDREAS HÄNEL, „kennt man die Gesundheitsproblematik. Beim Licht fangen wir erst an, den Zusammenhang zu verstehen." [602]

Denken Sie frühzeitig an eine psychologische Begleitung

Krebs trifft Männer wie Frauen, Junge und Alte, lebenslustige und eher in sich gekehrte Menschen. Von daher könnte man meinen, die Psyche habe keinen Einfluss auf das Krebsgeschehen. Ganz so weit sollte man jedoch nicht gehen. So dürfte ein Leben, das voller Hektik, Angespanntheit und Negativstress ist, für die körperliche Gesundheit nicht gerade förderlich sein. In der Tat hat auch die Wissenschaft fundierte Hinweise darauf gefunden, dass Psychostress das Immunsystem und vor allem die natürlichen Killerzellen beeinträchtigt und dadurch der Entstehung von Krebszellen zumindest Vorschub leisten kann.[482, 691]

Psychoonkologen wie ANETTE BRECHTEL von der Universität Heidelberg raten jedoch davon ab, vorschnell den Schluss zu ziehen, psychischer Stress hätte den Krebs verursacht. Ihren Recherchen zufolge gibt es „aktuell keine eindeutigen Hinweise darauf, dass die Psyche einen Einfluss auf die Krebsentstehung hat." Gemäß BRECHTEL kann eine psychologische Begleitung von Krebspatienten durchaus sinnvoll sein, doch sie empfiehlt, den oftmals überstrapazierten Zusammenhang von Psychotherapie und Überlebenszeit – nach dem Motto: Wenn man es nur richtig macht, also sich emotional mit sich beschäftigt, Kampfgeist entwickelt, seine Emotionen auslebt, über Bedürfnisse spricht etc., dann überlebt man auch länger oder gesundet gar – kritisch zu hinterfragen.

Die große Herausforderung besteht darin, Menschen, denen die Diagnose Krebs gestellt wurde, dabei zu unterstützen, nicht oder nicht zu sehr in eine psychische Stresssituation zu geraten. Viele Krebspatienten verfallen in Depressionen, was ihre Überlebenschancen beeinträchtigen kann. Zu diesem Ergebnis kommen auch kanadische Forscher in einer 2009 im Fachmagazin *Cancer* veröffentlichten Analyse, in der 26 frühere Studien und damit insgesamt mehr als 9000 Patientendaten ausgewertet wurden. Demnach liegt die Sterberate bei Krebspatienten, die Symptome einer Depression zeigen, um bis zu 25 Prozent höher als bei psychisch stabilen Patienten. Krebskranke, bei denen bereits eine leichte bis schwere Depression diagnostiziert wurde, weisen sogar eine um bis zu 39 Prozent höhere Sterberate auf.[918]

> ⚠ Problematisch an einem vorschnellen Schluss, die psychische Verfassung hätte Auswirkungen auf die Tumorentstehung, ist, dass Krebspatienten dabei schnell Schuldgefühle bekommen und sich womöglich die Befehle erteilen: Ich muss positiv denken! Ich darf nicht weinen! Wenn ich depressiv werde, wird mein Krebs fortschreiten! „Dann entsteht nur eine zusätzliche Belastung, welche die Patienten nicht brauchen und die sich eher nachteilig auf das Befinden und auf die Lebensqualität auswirkt", so die Psychoonkologin ANETTE BRECHTEL. „Eine zentrale Botschaft für die Patienten ist, dass sie selbst nicht ‚schuld' haben an ihrer Erkrankung, sondern dass es sich bei der Krebserkrankung um ein multifaktorielles Geschehen handelt. Zudem muss es darum gehen, handlungsfähig zu bleiben, das eigene Wohlbefinden zu stärken und die Belastungen so zu reduzieren, dass die Lebensqualität möglichst erhalten bleiben kann."

Das Forscher-Team von der University of British Columbia forderte, Krebspatienten sorgfältig auch auf Anzeichen psychologischer Probleme zu beobachten. „Ich würde mir wünschen, dass zur Standard-Krebsbehandlung künftig auch eine psychosoziale Betreuung der Patienten gehört", sagte Forschungsleiterin JILLIAN SATIN.[821] Dieser Wunsch hat seine Berechtigung, wenn man bedenkt, dass zwar rund neun von zehn Patienten und fast genau so viele Onkologen der Auffassung sind, dass psychologische Faktoren die Ausbildung von Krebs begünstigen,[724] jedoch Schätzungen zufolge nicht einmal ein Drittel der Betroffenen Hilfe in Anspruch nehmen, um die psychischen Belastungen zu bewältigen.[834]

Anfang 2009 wurde daher ein bundesweites Verzeichnis von Psychoonkologen in ganz Deutschland initiiert. Das Adressverzeichnis nennt sich „Sprechstunde für die Seele". Die Fachärzte sind nach Postleitzahlen geordnet. Darin sind die Therapeuten farblich gekennzeichnet, sodass die Patienten leicht erkennen können, welche Therapie der Arzt anbietet oder welche Weiterbildungen er hat. Ein weiteres Kapitel beinhaltet Adressen von Selbsthilfeorganisationen und Fachverbänden.

Allerdings ist das Projekt von dem Pharmariesen GlaxoSmithKline, der auch im Geschäft mit Krebsmedikamenten aktiv ist, gesponsert. Es besteht zumindest der Verdacht, dass Patienten, die unabhängige Beratung bzw. eine biologisch-ganzheitliche Therapie anstreben, hier möglicherweise nicht fündig werden. Selbsthilfegruppen sind leider ebenfalls selten ein guter Ansprechpartner, da viele von ihnen mittlerweile von der Pharmaindustrie unterwandert sind, wie etwa Gerd Glaeske und Kirsten Schubert vom Zentrum für Sozialpolitik der Universität Bremen in Forschungsarbeiten aufgezeigt haben.[835]

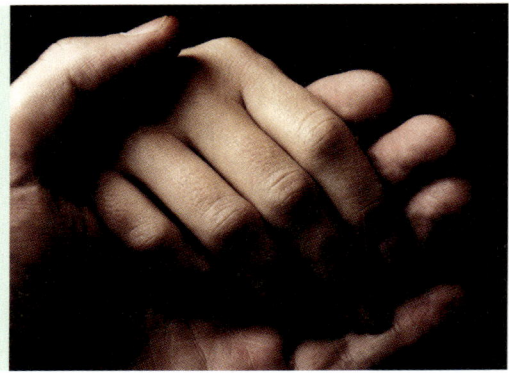

> **i** Am besten, Sie wenden sich an jemanden, der in Ihrer Nähe ist, der Ihnen persönlich liegt und zu dem Sie volles Vertrauen haben können. Scheuen Sie sich dabei nicht, Ihren ganz persönlichen Weg zu gehen, auch wenn Personen in Ihrem Umfeld Sie lieber in eine andere Richtung drängen wollen. Es geht allein um Ihre Gesundheit. Legen Sie Wert auf ein partnerschaftliches Miteinander bei der Therapie – nur wo Vertrauen ist, kann Gutes entstehen.

Die Psychotherapie im Sinne einer spezifischen Psychotherapie oder auch im Sinne eines Arzt-Patienten-Gesprächs sollte idealerweise frühzeitig beginnen. Man sieht oft Patienten mit chronischen Sorgen, Kummer, Belastungen, „Fehlverhalten" in Bezug auf Lebensführung und Ernährung. Hier braucht es Zeit, Geduld, Einfühlsamkeit, um den Patienten ohne erhobenen Zeigefinger auf wichtige Dinge aufmerksam zu machen – und zwar so, dass jeder dann selbst eine Entscheidung zur Veränderung bewusst und mündig treffen kann. Das sind Prozesse, die Zeit und viele Gespräche benötigen. Leider wird ein solcher persönlicher Zeitaufwand in der klassischen Medizin heute nur noch selten betrieben.

Ein weiterer wichtiger Aspekt einer guten psychologischen Betreuung sollte sein, der Furcht bzw. Todesangst, die in der herrschenden Medizinkultur und gerade auch in der Krebsmedizin geschürt wird, entgegenzuwirken. Es ist wichtig, den Patienten immer wissen zu lassen, dass eine berechtigte Hoffnung auf Besserung besteht, sofern er gewillt ist, mit einer tendenziell positiven Einstellung mitzumachen. Bei den Patienten und Angehörigen die Ängste zu verringern, ist in der heutigen Medizin wohl mit am schwierigsten zu bewerkstelligen.

Es ist zudem hilfreich, Patienten dazu zu bewegen, ihren Gesundheitszustand zu akzeptieren als etwas, das zum persönlichen, individuellen Lebenslauf gehört und nicht einfach fremdverschuldet, eigenverschuldet oder als göttliche Strafe plötzlich über einen hereingebrochen ist. Je nach Situation kann es dabei hilfreich sein, besondere Ereignisse oder Gewohnheiten im Lebenslauf zu beleuchten, ohne jedoch zu sehr zu analysieren oder in der Vergangenheit zu graben. Zugleich wirkt es stützend, auf einen Zukunftsausblick – der ja Hoffnung schon in sich trägt – hinzuarbeiten.

Wünschenswert ist es, Patienten eine neuartige Selbstwahrnehmung in Bezug auf ihr eigenes Gefühlsleben und ihre eigenen Gewohnheiten zu ermöglichen, sodass sie die möglichen Schädigungen im Leben welcher Art auch immer – durch toxische Substanzen, vergiftende Gedanken, aggressive Mitmenschen etc. – erkennen können. Selbst eine schwere Krankheit kann die große Chance bieten, neue Aufgaben und Aktivitäten, Einsichten, Entwicklungen für sich zu entdecken und eine neues positives Gefühl für Sinn, Zeit und Spiritualität zu entwickeln. Bei manchen Patienten geschehen solche Prozesse im Übrigen auch durch künstlerische Arbeit, durch Musizieren, durch Körpertherapien wie Wassershiatsu oder auch Entgiftungskuren (Leber, Darm etc.) und nicht zwingend nur durch eine Psychotherapie. Auch hier ist es sinnvoll mit offenen Augen und Ohren die Möglichkeiten zu erkennen, die sich einem bieten, um eine Besserung in ganzheitlichem Sinne zu erlangen.

„Letzte Skepsis. – Was sind denn zuletzt die Wahrheiten des Menschen? – Es sind die unwiderlegbaren Irrtümer des Menschen."
FRIEDRICH NIETZSCHE[857]

Über die Autoren

Der freie Journalist Torsten Engelbrecht erhielt 2009 den Alternativen Medienpreis der Nürnberger Medienakademie und der Münchener Stiftung Journalistenakademie Dr. Hooffacker. Er hat zahlreiche Beiträge für verschiedene Publikationen verfasst, darunter *Medical Hypotheses, Süddeutsche Zeitung, Frankfurter Allgemeine Sonntagszeitung, Neue Zürcher Zeitung* und *Neue Zürcher Zeitung am Sonntag, Geo Saison, Wochenzeitung, message, Ecologist, Greenpeace Magazin, Publik-Forum, Welt am Sonntag, Die Bank, Freitag* und *taz*. 2006 erschien sein erfolgreiches Buch „Virus-Wahn", das er zusammen mit Dr. med. Claus Köhnlein geschrieben hat.

Der Internist Dr. med. Claus Köhnlein beschäftigte sich in den zehn Jahren seiner fachärztlichen Ausbildung neben der Endokrinologie (Lehre von den Hormonen) vorwiegend mit der Behandlung von immunologischen Krankheiten wie der Autoimmunerkrankung Lupus erythematodes und Krebs. In dieser Zeit sammelte er viel Erfahrung im Umgang mit Chemotherapie und in deren Beurteilung. Er berät neben seiner allgemeinärztlichen Tätigkeit speziell AIDS- und Krebspatienten.

Inez Maria Pandit, M.D., wurde als Ärztin für Allgemeinmedizin (Family, Community and Preventive Medicine) in den Vereinigten Staaten ausgebildet. Als Assistenzärztin arbeitete sie in der Pathologie und Tumordiagnostik. Zu ihrem klinischen Alltag als Allgemeinmedizinerin gehörten Untersuchungen und Beratungen zur Krebsvorsorge bzw. Früherkennung (z. B. Screening für Gebärmutterhalskrebs, Brust-, Darm-, Prostata- und Hautkrebserkrankungen) sowie die stationäre Betreuung von Krebspatienten zusammen mit Onkologen.

Juliane Sacher, Fachärztin für Allgemeinmedizin, ist mit Schwerpunkt Krebs und AIDS in eigener Praxis niedergelassen. Nach Staatsexamen und Klinikzeit befasste sie sich ab 1976 mit umwelt- und ernährungsbedingten Krankheiten und deren nicht-toxischen Behandlungsmöglichkeiten. Sie ist Gründungsmitglied der Interdisziplinären Gesellschaft für Umweltmedizin (IGUMED). Mit ihren Behandlungskonzepten konnte sie bereits Hunderten von Betroffenen erfolgreich helfen.

PERSONENVERZEICHNIS

Abel, Ulrich 23, 75, 84, 121, 155
Adlkofer, Franz 307
Allen, Naomi 292
Alving, Barbara 108
Anderson, Garth 58
Angell, Marcia 88, 97 f.
Angier, Natalie 17
Applegate, Christina 40
Arens, William 143
Armstrong, Lance 14, 56 f., 77, 158
Atkins, Robert 250
Attkisson, Aharyl 302 f.

Babès, Aureli 138
Bach, Edward 280
Bailey, John 302 f.
Baltimore, David 50, 84, 117
Barré-Sinoussi, Françoise 118
Barry, Michael J. 183
Beard, Howard 33
Begley, Sharon 8, 12
Béliveau, Richard 205
Bernhard, Wilhelm 115
Berz, Reinhold 188, 190
Bialy, Harvey 29
Biesalski, Hans K. 269
Bircher-Benner, Maximilian 218, 250
Blackburn, Elizabeth 141
Blake, Michael 222
Blank, Martin 306
Blaurock-Busch, Eleonore 296
Blech, Jörg 72
Bocci, Velio Alvaro 279
Boeing, Heiner 227
Bonner, James 311
Boveri, Theodor 27 f., 47
Brach, Marion 85
Bragg, William Henry 163
Brandt, Allan 8, 15
Brauchle, Alfred 218
Brawley, Otis 105
Brechtel, Anette 314 f.

Brenner, David J. 175
Breuß, Rudolf 250
Brix, Fred 164
Brooks, Peter 83
Budwig, Johanna 250
Burda, Felix 179 f.
Bush, George W. 290
Butler, Declan 107, 108

Cameron, Ewan 259 ff.
Campbell, T. Colin 207, 230 f., 239
Carlgrenes, Andreas 295
Carpenter, David O. 305 f.
Castle, Philip 123
Castronovo, Vincent 202
Cavalli, Franco 10
Chabner, Bruce 87, 105
Chargaff, Erwin 76
Charlesworth, Annemarie 288
Charlton, Bruce 83
Chelcun, Brian 9, 47
Chermann, Jean-Claude 118
Chittenden, Russell Henry 230
Clark, R. Lee 17
Clausen, Angela 251
Cook Little, Clarence 99 f.
Coy, Johannes F. 32 f., 245, 247, 250
Crawcour, Gebr. 293

Davidson, Richard 8, 22, 43
Davis, Devra 42 f., 62, 68, 137, 139, 205, 289, 291
de Harven, Etienne 113 ff.
de Léry, Jean 150
Debus, Jürgen 164
Denis Gingras 205
Descartes, René 150
Dingle, Peter 300 f.
Djulbegovic, Benjamin 94
Donsbach, Wolfgang 94 f.
Doughman, Scott 265
Drasch, Gustav 295

Dubben, Hans-Hermann 155, 182
Dubos, René 19, 53, 111, 282
Duesberg, Peter 25, 47

Ebringer, Alan 145
Edison, Thomas 52
Eger, Horst 306
Egger, Matthias 304
Ehrlich, Paul 15, 73 f., 112
Epstein, Samuel 11, 15, 55
Epstein, Steven 282
Esser, Christian 89
Etzioni, Ruth 15
Evers, Marco 313 f.
Ewing, James 138

Faguet, Guy 76
Fawcett, Farrah 56, 60
Fesenfeld, Günter 183
Fiala, Christian 109, 132, 135
Fischer, Richard 295
Fitton, Tom 134
Ford, Gerald 118
Frank, Markus 90 f.
Frass, Michael 272
Freeman, Martha 289
Freud, Sigmund 84
Fryda, Waltraud 33

Gajdusek, Carleton 142 ff.
Gallo, Robert 120, 122
Galon, Jérôme 204 f.
Gelsinger, Jesse 52
Gerhardus, Ansgar 128 f.
Gigerenzer, Gerd 178, 191 f.
Glaeske, Gerd 128, 316
Glantz, Stanton 286, 288
Goethe, Johann Wolfgang 112
Gofman, John William 177
Golub, Edward 110
Goodwin, Pamela L. 271
Goody, Jade 72

PERSONENVERZEICHNIS

Gøtzsche, Peter C.	178
Gradmann, Christoph	141
Grant, William B.	271
Grassley, Charles E.	65
Greenberg, Daniel S.	97
Greider, Carol W.	141
Greiser, Eberhard	309
Haas, Thomas	232
Hagen, Cosma Shiva	232
Haguenau, Françoise	115
Hahnemann, Samuel	148
Haley, Boyd	204
Halle, Martin	271
Hänel, Andreas	314
Hanleys, James	70
Hansen, Michele	47
Hardell, Lennart	305
Harper, Diane	124
Harris, Henry	23, 26
Hayes, Denis	286
Heeg, Evelyn	39 f.
Heim, Aribert	71
Herberman, Ronald B.	306
Herrmann, Friedhelm	85
Hildebrand, Gar	222
Hippokrates	205, 303
Hirschfeld, Steven	38, 94
Hirte, Martin	124
Hofmann, Friedrich	127
Holst, Susanne	170
Holyoke, Douglas	79
Hölzel, Dieter	9, 156
Hooning, Maartje J.	160
Horton, Richard	98
Hounsfield, Godfrey N.	174
Hull Hayes, Arthur	291
Hunt, Kelly	40
Ishikawa, Hideki	283
Issels, Josef	33

Jolie, Angelina	232
Joop, Jette	170
Judson, Horace	21, 81, 84
Kaiser, Werner Alois	184 f.
Kass, Edward	282
Kern, Scott	92
Khurana, Vini	307
Klitschko, Wladimir	170, 179
Knappauf, Herbert	49
Koch, Klaus	180, 193
Koch, Robert	110, 141 f.
Koebnick, Corinna	152
Köhler, Horst	287
Kohlstädt, Sibylle	78
Kolata, Gina	65
Körblein, Alfred	308
Kramer, Barnett	165
Krawinkel, Michael	208
Kremer, Heinrich	33, 50, 198, 214, 225, 248
Krischker, Barbara	225 f.
Kronberger jr., Leo	223 f.
Krugman, Paul	84
Kundi, Michael	307
Lai, Henry	304
Landenberger, Martin	33, 206
Langosch, Angelika	218
Lau, Joseph	70
Lawson, Ray N.	187
Leaf, Clifton	14 f., 104 ff.
Lebedewa, Tamara	284
Lechner, Johann	298
Lechner, Peter	223 f.
Lengauer, Christoph	29 f.
Leplus, R.	115
Levine, Mark A.	261
Lévi-Strauss, Claude	150
Lewis, David	118
Lind, James	258
Lindemann, Albrecht	85

Linhart, Peter	275
Linseisen, Jakob	211
Lippman-Hand, Abby	70
Llovet, Joseph	63
Locigno, Roberto	202
Loibner, Johann	110
Lüber, Sigrid	266
Lüllmann, Heinz	147
Lwoff, André	113
Maar, Christa	179 f.
Macdonald Sinclair, Hugh	209
Macdonald, Helen	240
Macfarlane Burnet, Sir Frank	48, 55, 107, 114
Maes, Wolfgang	168
Maier, Sepp	170
Maischberger, Sandra	179
Max Gerson	33, 219 ff., 229, 250
McCann, Susan	214 f.
McCarrison, Sir Robert	150, 208 ff.
McClintock, Barbara	120 f., 250
McCollum, Elmer Verner	209
McGrath, Kris	303
McKeehan, Wallace	26
McKenna, Anna	77
McKeown, Thomas	150
McLeod Cormack, Allan	174
Melamed, Michal L.	268
Melnik, Bodo	233 f., 237 f.
Merrill, Richard	289 f.
Mertelsmann, Roland	85
Miklos, George L. Gabor	18, 30, 36 ff., 42, 46, 51, 56, 59 f., 92, 107 f., 141, 171, 207
Montagnier, Luc	117 f., 120
Montgolfier, Gebr.	282
Moss, Ralph	12, 14, 17, 67, 79, 85, 94, 97, 220 f., 255, 262
Mühlhauser, Ingrid	126, 134, 178 f., 191
Mullis, Kary	119 f.

Münstedt, Karsten	252, 254	
Mutter, Joachim	34, 198, 202, 242, 245, 294, 296	
Négrier, Sylvie	154	
Netzer, Günter	170	
Newton, Isaac	18	
Nicholson, Jeremy	281	
Nielsen, Margrethe	178	
Nietzsche, Friedrich	317	
Nixon, Richard	11 f., 17	
Noble, Mark	69	
Null, Gary	66	
Olney, John	289, 291	
Ornish, Dean	230	
Oster, Wolfgang	85	
Papanicolaou, George	138	
Paracelsus	73, 147 f.	
Parmenides	274	
Parran, Thomas	11	
Pasteur, Louis	84, 110, 112, 281	
Patterson, James	11, 16, 74 f.	
Pauling, Linus Carl	49, 258 ff.	
Pazdur, Richard	88	
Pearce, Homer	105	
Perry, Rick	123	
Petry, Karl Ulrich	139	
Phillips, Jerry	304	
Poisson, Roger	85	
Pooth, Verona	179	
Popper, Sir Karl Raimund	82	
Prusiner, Stanley	142 ff.	
Rabinovitch, Dina	61, 64	
Raffle, Angela	140	
Randerath, Astrid	89	
Rau, Thomas	148 f., 151, 194 ff.	
Reagan, Ronald	119, 290	
Regelson, William	223 f.	
Reineke, Ninja	169	
Relman, Arnold	89	
Rhoads, Cornelius P. „Dusty"	15 f.	
Richardson, Robert C.	230	
Richerson, Peter	50	
Richter, Karl	103, 307	
Ristow, Michael	32	
Ronco, Guglielmo	139	
Röntgen, Wilhelm Conrad	176	
Rostock, Matthias	273	
Roth, Michael	183	
Roth, Uli	183	
Rothman, David	126	
Rothman, Sheila	126	
Rüdiger, Hugo	305, 307	
Ruge, Nina	179	
Rumsfeld, Donald	290	
Runte, Helge Rolf	298	
Sacher, Juliane	157, 248	
Saltz, Leonard	65	
Sasieni, Peter	139	
Satin, Jillian	315	
Sauerbruch, Ernst Ferdinand	152, 223	
Schauenstein, Walther	137	
Schavan, Annette	125	
Schipper, Harvey	21	
Schlechter, Alan	108	
Schmitt, Heinz-Josef	131	
Scholkmann, Felix	24	
Scholz, Roland	141, 143	
Schubert, Kirsten	316	
Schultz, Detlef	298	
Schumacher, Michael	179	
Schweiger, Petra	132	
Schweitzer, Albert	224	
Scobey, Ralph	121	
Semler, Edmund	211, 228, 230 f.	
Serhal, Paul	41	
Sharav, Vera	88, 99	
Siegloch, Klaus-Peter	170	
Sikora, Karol	87	
Simopoulos, Artemis	265	
Smith, Richard	83	
Spencer, David	118	
Spiegelman, Sol	116 f.	
Spork, Peter	50 f.	
Stefanick, Marcia	14	
Stein, Jürgen	208	
Stock, Alfred	294	
Stoner, Gary	217	
Sudbø, Jon	85	
Sultan, Sonia	50	
Sutcliffe, Alastair	46	
Swayze, Patrick	71	
Swing, Raymond Gram	222	
Szostak, Jack W.	141	
Szyf, Moshe	51	
Tallberg, Thomas	33 f., 36, 49, 80 f., 153, 206	
Tarin, David	92	
Temin, Howard	117	
Tibshirani, Robert	108	
Tockner, Klement	313	
Tolzin, Hans	121 f.	
Tracey, Michael	67	
Truman, Harry S.	175	
van Leeuwenhoek, Antoni	113	
Velculescu, Victor	38	
Vennstroem, Bjoern	140	
Verrett, Jacqueline	290	
Vogelstein, Bert	29	
Vogt, Peter	25	
von Eschenbach, Andrew	17	
von Hohenheim, Theophrastus Bombastus	siehe Paracelsus	
von Rosen, Jürgen Freiherr	7	
von Rosen, Martin Freiherr	7	
Wagner, Karl-Heinz	243	
Waisman, Harry	289	
Walker, Alexander R.P.	243	

PERSONENVERZEICHNIS

Walshe, Walter Hayle	138	Welsh, JoEllen	270	Witt, Katarina	232
Walton, Ralph G.	291	Wendt, Lothar	228 f., 231	Worlitschek, Michael	244
Warburg, Otto	31, 241, 244	Whatley, Stephen	147	Wurster, Jens	272 f.
Watson, James	52	Wicha, Max	62, 106		
Wattenberg, Lee W.	221	Wild, Dorothea	66	Zhang, Yuesheng	216
Weber, Walter	49	Willett, Walter	248	Zhivotovsky, Boris	31
Weiger, Hubert	169	Wilson, James	93	zur Hausen, Harald	19, 121 f., 125, 127, 140
Weinberg, Robert	90, 104 f.	Wischmann, Tewes	45		

STICHWORTVERZEICHNIS

ABCB5 (Zelloberflächenprotein) 90 ff.
Acrylamid 34, 285
Adenosintriphosphat (ATP) 31 f., 36, 214, 244
AHRP, siehe Alliance for Human Research Protection
Akupunktur 196, 276, 279 f.
AKW, siehe Atomkraftwerke
Alkohol 44, 47, 121, 147, 235, 239, 241, 263, 281, 285, 292 f.
Alliance for Human Research Protection (AHRP) 88, 99
Aloe Vera 251 f., 255
Alphaliponsäure 157
Aluminium 131 f., 301 f.
Amalgam 166, 168, 195, 226, 293 ff.
Aminosäuren 20, 33 f., 49, 80, 131, 149, 157, 192, 201, 203, 231, 245, 247, 258
Anthocyane 216 f.
Antibiotika 34, 52 ff., 67, 11, 120, 154, 267, 281
Antidepressiva 70, 285
Antioxidanzien 34, 79, 157 f., 160, 200, 202, 247, 252 f., 255, 262
Apoptose 33, 214, 238, 277, 307
Arsen 34, 73 f., 121, 293
Asbest 25, 28, 168, 305, 309, 311 f.
Aspartam 41, 195, 285, 288 f.
Atkins-Diät 249 f.
Atlas der Krebsgene, siehe Human Cancer Genome Project
Atomkraftwerke 285, 308 f., 312
ATP, siehe Adenosintriphosphat
Augenkrebs 81, 163
Avastin 37, 62, 64 f., 67, 79, 89, 103

Axitinib 63
Azaciditini 51

Bachblütentherapie 276, 280
Backpulver (Natrumbikarbonat) 242, 244
Bakterien 16, 19, 52 ff., 109 ff., 195, 200 f., 259, 267 f., 281 ff., 297 f.
Basalzellenkarzinom 238
Basenbad 244
Baseninfusionen 158, 244
Bauchspeicheldrüsenkrebs 57, 63, 71, 213
Beriberi 258
Bestrahlung 9 f., 14, 21, 33 f., 57, 60, 62, 70, 72, 78 f., 81, 106, 153, 155, 159 ff., 165, 173 f., 179, 183, 187, 191, 193, 207, 222 f., 225, 229, 241, 247, 253, 256, 272, 275, 277
Bestrahlungen, Nebenwirkungen 14, 159 f., 201, 267
Beta-Karotin 221
Betrug in der Wissenschaft 21, 23, 81 ff., 96, 141
Bioimmuntherapie 33, 36, 49, 55, 80 f., 206
Blasenkrebs 13, 161 f., 214, 216 f., 248
Blei 25, 34, 73, 167 ff., 195, 208, 285, 293, 296, 301, 309
Blut-Hirn-Schranke 186
Blutkrebs, aggressiv, siehe Myelodysplastisches Syndrom
BRCA1-Gen 24, 39 ff., 172
Breuß-Diät 206, 250
Brokkoli 213 ff., 259
Brustamputation, siehe Mastektomie
Brustkrebs 13 ff., 23 f., 27, 37 ff., 48, 61 ff., 70, 72 f., 76, 84 f., 103, 115, 154 ff., 160, 173 f., 184, 187, 189, 211 f, 238 f., 252, 254, 270 ff., 277, 293, 296, 301 ff., 314

Brustkrebsfrüherkennung 170, 172 f., 177 ff., 182, 184, 187 ff.
BSE 141, 143 ff.
Buchdruck 18
Bund für Umwelt und Naturschutz
Deutschland (BUND) 168 f.
BUND, *siehe Bund für Umwelt und Naturschutz Deutschland*
Burkitt-Lymphom 28

Cannabis 284
cartesianisches Weltbild 150
CD133 (Zelloberflächenprotein) 92
CDC4-Gen 29
Cervarix 121, 124, 126, 128, 131 f., 134, 136
chemobrain, *siehe Chemo-Gehirn*
Chemo-Gehirn 69
Chemotherapie, Geschichte 73 ff., 79, 84, 97, 112
Chemotherapie, Nebenwirkungen 7, 14, 34 f., 60, 67, 69 ff., 75, 77, 79 f., 120, 156, 158 f., 198, 201, 205, 223, 241, 253, 267, 272 f., 275, 281
Cholera 19, 109, 282
Chromosomenschäden (als Merkmal von Krebszellen) 9, 20, 25 ff., 35 ff., 47, 56, 61, 92 ff., 212, 245, 303
Chronisches Müdigkeitssyndrom 131, 196, 271
Coenzym Q_{10} 34, 157, 226, 251, 253, 255
Colon-Hydro-Therapie 226
Computertomographie (CT) 44, 160, 171, 174 ff., 181, 184 f., 187, 191 f.
Conflict of Interest (CoI) Consultancy-Services 83
Council for Tobacco Research (CTR) 100
Crack 284
CT, *siehe Computertomographie*
CTR, *siehe Council for Tobacco Research*
Curcumin 156 f., 173, 255 f.

Dampflokomotive 18
Darmflora 53, 111 f., 157, 160, 194 f., 219 f., 226, 242, 267 f., 281 f.
Darmkrebs 23, 27, 29, 37, 49, 57, 60, 64 f., 72, 79, 87, 170, 179 f., 204 f., 212, 217, 227, 239, 243, 252, 254, 269, 271, 281, 283, 293, 314

Darmkrebsvorsorge 1479 f., 184
Darmpolypen 180 f.
Darmspiegelung, *siehe Koloskopie*
Deodorants 301 ff.
Deoxyribonucleic acid, *siehe DNA*
Designer-Baby 39, 41 f., 45 f.
Desoxyribonukleinsäure, *siehe DNA*
Dickdarmkrebs 15, 32, 205, 211, 227, 252, 283
Diclofenac 61
Dioxin 25, 57, 285
DNA (Deoxyribonucleic acid, auf deutsch Desoxyribonukleinsäure) 25, 27, 36, 46, 50 ff., 57 ff., 75, 93, 112, 115, 117, 120, 141, 145, 198, 212, 217, 230, 244, 253, 293, 296, 303 f., 306 f.

Eierstockkrebs 69, 212
Eiweiß, tierisches 22, 168, 207 f., 227 ff., 237, 239 f., 249 f., 265
elektrische Felder zur Krebstherapie 255
elektromagnetische Strahlung 28, 34, 99, 102, 166, 168, 186 f., 195, 202, 241, 245, 275, 285, 303 ff.
Elektronenmikroskopie 113 ff., 122, 138
Enzyme 52, 79, 117 f., 120, 141, 158, 162, 203, 212, 214, 253 ff., 260, 262, 276
Epigenetik 51
Erbgut, *siehe DNA*
Eskimos, *siehe Inuit*
EU-Chemikalienverordnung, *siehe REACH*

Fast Track Drug Approval Process 88
Feindbilddenken in der Medizin 7, 27, 31, 76, 112, 121, 250, 307
Feinstaub 55, 100, 195, 241, 285 f.
Fluoruracil (5-FU) 69, 79, 87, 261
Formaldehyd 168, 270
Forschungsbudgets 10, 12, 15, 18, 26, 38, 55, 63, 76, 85, 94, 116, 119, 141, 147, 304
freie Radikale 33 ff., 149, 159, 200 ff., 213 ff., 217, 228, 253, 263, 296, 307
5-FU, *siehe Fluoruracil*
5-Jahres-Überlebensrate 57, 162, 205

STICHWORTVERZEICHNIS

Galvanotherapie 226
Gardasil 121, 123 ff., 128, 130 ff.
Gebärmutterentfernung, *siehe Hysterektomie*
Gebärmutterhalskrebs 10, 134 f., 19, 49, 62, 72, 109, 121 ff., 125, 127 ff., 135 ff., 142
Gebärmutterhalskrebs, Geschichte 137 f.
Gebärmutterhalskrebsimpfung 10, 14, 19, 109, 121, 123 ff., 130 ff., 170
Gehirntumoren 13, 37 f., 65, 106, 165, 184, 192, 247, 255, 291, 305 ff.
Generika 125
Genmutations-Hypothese zu Krebs 9, 12, 20, 23 ff., 29, 37, 36 ff., 41 f., 49 ff., 58, 61, 100, 109, 165
Gentest 41 f., 45
Gentherapie 51 f., 93
Gerson-Therapie 33, 218 ff., 227
Gesellschaft für Biologische Krebsabwehr (GfBK) 239, 256, 280
GfBK, *siehe Gesellschaft für Biologische Krebsabwehr*
GI, *siehe Glykämischer Index*
GL, *siehe Glykämische Last*
Glioblastom 247, 255
Global 2000 168
Glukose 30 ff., 244 ff.
Glutathion 33 f., 157, 173, 200 ff., 247, 253, 257, 262, 274
Glykämische Last (GL) 248 f.
Glykämischer Index (GI) 248 f.
Golfkriegssyndrom 131
Gravitation 18
Grüntee 252, 255
Gürtelrose, *siehe Herpes zoster*

Haifischknorpel 252
Handynutzung, *siehe Mobilfunkstrahlung*
Hautkrebs 13, 57, 81, 90, 177, 238, 269
Heilpilze 157, 160, 251 f.
Helicobacter pylori 281
HER2-Rezeptor 156
HER2-Protein 65, 156
Herceptin 37 f., 61 f., 65, 79, 103 f., 156
Herpes simplex 121
Herpes zoster 121
Himbeeren, schwarze 217

Hirntumoren, *siehe Gehirntumoren*
Hiroshima-Atombombe 16, 175
Hochdosis-Chemotherapie 23, 84, 86
Hodenkrebs 13 f., 42, 57
Hodgkin-Krankheit 115
Homöopathie 149, 196, 272 ff.
Hormonbehandlung, *siehe Hormontherapie*
Hormonpräparate, *siehe Hormontherapie*
Hormontherapie 9, 14, 44, 46 f., 70, 80, 188, 226, 285
HPV, *siehe Humanes Papillomavirus*
HPV-Impfung, *siehe Gebärmutterhalskrebsimpfung*
Human Cancer Genome Project 37 ff., 50
Humanes Papillomavirus (HPV) 109, 120 ff., 127, 135 f., 140, 142
Hyperbare Sauerstofftherapie, *siehe Sauerstofftherapie*
Hypernephrom 81, 212
Hyperthermie 226, 248, 274 f., 278
Hysterektomie 140

iatrogene Todesfälle 66
ICSI, *siehe Intrazytoplasmatische Spermieninjektion*
Immunabwehr, Systeme 32, 59, 75, 104 f., 111, 198 ff., 202 f., 205, 245
Immunsystem, Stärkung 22, 49, 80, 148, 152 f., 157 f., 160, 170, 173, 194, 198 f., 203 f., 210, 251 f., 254, 256, 271, 284
Imprinting-Krankheiten 46 f.
Infusionen, Überlegenheit von 157 f., 174, 203, 244, 247 f., 257, 261 f.
Institut für Qualität und Wirtschaftlichkeit im Gesundheitswesen (IQWiG) 70, 180, 193
Intellectual Echo Chamber of Economists 97
Interessenkonflikte in der Impfforschung 52 f., 84, 88, 96, 123, 125, 129
Intrazytoplasmatische Spermieninjektion (ICSI) 44 f.
Inuit 264 f.
In-vitro-Fertilistion (IVF) 45 f.
In-vitro-Maturation 46
Ionenstrahl-Therapie 21, 162 ff.
IQWiG, *siehe Institut für Qualität und Wirtschaftlichkeit im Gesundheitswesen*
Isothiocyanate 214 ff.
IVF, *siehe In-vitro-Fertilistion*

Judicial Watch	134
Kadmium	57, 195, 253, 293, 296 f.
Kaffeeeinlauf	33, 219, 220 f., 224, 226
Karolinska Universitätskrankenhaus	28
Karolinska-Institut	31
Karzinogene	22, 25, 28 f., 43, 47 f., 57, 69, 72 f., 99, 160, 166, 168, 171, 173 ff., 191 f., 195, 208, 217, 221, 223, 233, 239, 253, 262, 267, 270, 284 ff., 292 ff., 299, 301, 304, 311
ketogene Diät	247 ff.
Knochenkrebs	106, 165, 184
Knochenmarkkrebs	69, 77, 108, 212, 254, 273
kohlenhydratreduzierte Kost	206, 240, 244 ff.
Kokosöl, natives	263
Koloskopie	170, 179, 180 f., 171
Koloskopie, virtuelle	181
Kompetenzinitiative zum Schutz von Mensch, Umwelt und Demokratie	103, 307
Kosmetika	168 f., 285, 299 ff.
Kosten der Krebstherapie	12, 67, 87, 164
Krebsfrüherkennung; Big Business	170 f., 179, 183, 191 f.
Krebsgene	9, 12, 20, 22 ff., 26, 36 ff., 41 ff., 51, 55, 58, 61, 166
Krebsmedikamente, kanzerogene	14, 66, 68 ff., 285
Krebsneuerkrankungen	10, 13, 163, 177, 187, 205
Krebsprävention	22, 28, 313, 34, 52, 55, 106, 108, 135, 148, 166, 170, 177, 194, 198, 204, 214, 225, 271
Krebsstammzellen	90 ff., 273
Krebszellen, Verschiedenheit und Flexibilität	20, 23 f., 56, 58, 92 f., 141
Krieg gegen den Krebs, *siehe War on Cancer*	
künstliche Befruchtung	39, 41 f., 44 ff., 145
Kuhmilch	111, 116, 121, 207, 210, 227, 232 ff., 264, 285
Labormäuse	26, 56, 74, 91 f., 104 ff., 115, 247, 252, 255, 289, 305, 311 f.
langsame Viren, Theorie	114, 142 f.
Lantus (Insulinpräparat)	70 f.
Leberkrebs	13, 32, 63, 106, 184, 293
Lebermetastasen	60, 165, 224
Leukämie	13 f., 23, 34, 49, 69, 73, 79, 114 f., 120, 158, 212, 227, 308 f.
Lichtmikroskop	113
Lichtverschmutzung	282, 312 ff.
Lippenstifte	300 f.
Livial (Hormonpräparat)	70
Lomustin	79
Luftröhrenkrebs	79
Lungenentzündung	54, 75, 111, 160, 282
Lungenkrebs	13 ff., 27, 37, 39, 64, 72, 75, 100, 106, 165, 168, 184, 211, 239, 306, 311 f.
Lymphdrüsenkrebs	13, 27, 59, 75, 108, 115, 212, 293
Lymphknoten, Entfernung	9, 155 f.
Lymphom, follikuläres	108
Lymphome	13, 28, 75, 108, 212, 293
Lymphsystem	59, 108, 212
Mabthera	64
Maden zur Wundheilung	112
Magenamputation	9, 47
Magengeschwür	281
Magenkrebs	200, 211, 281
Magic Bullet	8, 15, 17 f., 21, 74, 90, 94, 106, 129, 162 f., 256, 282
Magnesium	34 f., 244, 255
Magnetresonanz-Tomographie	184 ff., 247
Mammakarzinom, *siehe Brustkrebs*	
Mammographie	160, 171, 173 f., 177 ff., 184 f., 187, 190 ff.
Marihuana	284
Marketing der Pharmafirmen	64, 73, 76, 84, 88, 98 f., 126, 135, 166, 170, 223,
Marketingausgaben der Pharmakonzerne	88
Massenmedien, *siehe Medien*	
Mastektomie	9, 39 f., 154 f., 160, 178, 185
MDS, *siehe Myelodysplastisches Syndrom*	
mechanistisches Weltbild, *siehe cartesianisches Weltbild*	
median overall survival time	62 f.
Medien	9, 17, 21, 26, 30, 39, 41 f., 71, 76, 89, 94 ff., 102 ff., 116 ff., 123, 126 ff., 167 f., 171, 183, 223, 261, 286, 294, 307
Medienschlagzeilen, abstruse	100 ff., 116
medizinisch-industrieller Komplex	6, 67, 84
Melanom, malignes	13, 81
Melanom, uveales	81
Melatonin	202 f., 252, 314
Melphalan	69

STICHWORTVERZEICHNIS

Metastasen	22, 38, 49, 56, 60 f., 65, 72, 76, 105, 153, 156, 159, 171, 187, 224, 255, 275, 284
Metastasierung	9, 30, 33, 39, 44, 55 f., 58 ff., 69, 72, 81, 93, 106, 115, 156, 159, 193, 205, 214, 224, 255, 273
Metastasierung nach einer OP	153, 156
Me-too-Produkte	89
Mikrobentheorie	109 f., 112, 140, 166, 195, 281 ff.
Mikroskopie	113 ff., 122, 138, 194, 210, 232
Milch, siehe Kuhmilch	
Milchsäure	31 ff., 59, 242, 244 ff., 278
Misteltherapie	153, 160, 248, 254 ff.
Mitochondrien	9, 20, 25, 30 ff., 47, 54 f., 59, 157, 198, 202 f., 206, 212, 217, 226, 245 f., 253, 255, 297, 312
Mobilfunkstrahlung	34, 102, 166, 1668, 186, 195, 241, 285, 303 ff.
monokausales Denkmodell der Medizin	15, 19, 18, 22, 282
„More is Better"-Glaubenssatz	86
Morphin	61, 225
MRT, siehe Magnetresonanz-Tomographie	
multiples Myelom	68
Muttermilch	111, 116 f., 166, 188, 231, 236, 285
MWCNT (multiwalled carbon nanotubes), siehe Nanopartikel	
Myelodysplastische Syndrom	51
Nährboden für Mikroben	110 ff., 281
Nanopartikel	34, 285, 310 ff.
Nanotubes, siehe Nanopartikel	
Natrumbikarbonat, siehe Backpulver	
Nebenwirkungen der Gebärmutterhalskrebsimpfung	128, 130 ff.
Nexavar	63
Nierenkrebs	13, 63 f., 81, 212, 293
Nitrosamine	228, 253, 301
nitrosativer Stress	34
Non-Hodgkin-Lymphom	13, 212, 293
OceanCare	266
Öl-Eiweiß-Kost	250
Omega-3-Fettsäuren	196, 245, 247, 250, 263 ff.
Omega-6-Fettsäuren	263 ff.
Omnitarg	61
Onkogene	23, 26
Op-Eds	98
Operationen im Zusammenhang mit Krebs	9, 14, 22, 29, 57, 62, 72, 140, 153 ff., 159 ff., 171 ff., 179, 183, 185, 187, 193, 196, 203, 222, 225 f., 247 f., 272
OSR, siehe Oxidative Stress Relief	
Osteoporose	188, 240, 265, 269
Oxidative Stress Relief (OSR)	204
oxidativer Stress	34 f., 120, 217, 226, 278
Ozontherapie	158, 276, 278 f.
p53-Gen	29 f.
Papsmear-Test, siehe Pap-Test	
Pap-Test	28, 49, 62, 109, 135 ff., 170, 172, 190
Pap-Test, Geschichte	138
Paracetamol	203
Paxil (Antidepressivum)	70
PCB, siehe Polychlorierte Biphenyle	
PDUFA, siehe Prescription Drug User Fee Act	
Peer-Review-System	66, 81 ff., 96, 222
Pellagra	258
Pestizide	18, 20, 28, 34 f., 41, 112, 166, 195, 198, 203, 223, 239, 241, 257, 285 f.
Pharmaceutical Research and Manufacturers of America (PhRMA)	97 f.
Pharmakonzerne, Macht	19, 21, 47, 55, 63, 67, 76, 83 ff., 94 ff., 102, 106, 123 ff., 148, 208, 232, 250, 315
PhRMA, siehe Pharmaceutical Research and Manufacturers of America	
pH-Wert des Blutes	241
pH-Wert im Darm	243
Pilze (Mikroben)	19, 109 ff., 195, 200, 202, 259*, 267 f., 281, 283, 297 f.
Placebostudien	78 ff., 130 ff., 162, 270
Plaques	143, 145, 234
Polychlorierte Biphenyle (PCB)	34, 285
Polysorbat 80	131 f.
Poppers	284
Präimplantationsdiagnostik	41 f.
Prescription Drug User Fee Act (PDUFA)	88 f.
Primärtumor	38 f., 56 ff., 106, 156, 171
Prionen	143 ff., 147

Probiotika	268, 283 f.	Speiseröhrenkrebs	211 f., 217, 293
progression free survival time	62	Spontanheilung, *siehe Spontanremissionen*	
prophylaktische Amputationen	9, 39 f., 47, 140, 154, 157	Spontanremissionen	36, 48 f., 165
Prostatakrebs	13, 15, 23, 27, 72, 80, 120, 155, 161, 182 f., 211, 214, 239	Sport	8, 20, 22, 44, 47, 51, 55, 78 f., 157, 182, 194, 199, 204, 206, 212, 246, 248, 259, 268, 271, 274, 282
Prostatakrebs-Früherkennung	155, 170, 182 f., 192	Stammzellen-Hype	90 ff.
Prozac (Antidepressivum)	70	Ständige Impfkommission (STIKO)	124, 127 ff
PSA-Test	155, 182 f., 191 f.	STIKO, *siehe Ständige Impfkommission*	
Psychotherapie	79, 225, 274, 314 ff.	Strahlenbelastung	44, 160, 171, 175, 177, 181, 184, 191, 202, 241, 245, 285
Publication Bias	99, 115		
		Strahlenbelastung, steigende	44, 174
Quecksilber	34, 73, 166, 168 f., 195, 198, 203, 285, 293 ff.	Surrogatmarker	117
		Syphilis	73
Rauchen	14, 41, 47 f., 51, 99 f., 123, 135 f., 166 ff., 176 f., 195, 208, 214, 222 f., 235, 263, 281, 284, 286 ff., 293, 306 ff.	**T**abakgenuss, *siehe Rauchen*	
REACH (EU-Chemikalienverordnung)	169	Tabakindustrie	99 f., 167, 222 f., 286 ff
Reprints	98 f.	Tabakrauch, *siehe Rauchen*	
Resistenz gegenüber Krebsmedikamenten	28 ff., 33, 57, 59 ff., 90, 92 f., 214, 277	Tamiflu	290
		Tamoxifen	70
Reverse Transkriptase	117 f.	Taxol	73
Ritalin	285	Teflon	169, 285
Robert-Koch-Institut	124, 128, 131, 268	TH0-Zellen	199
Rohkost	202, 210 f., 214 ff., 221, 231, 249, 254, 265	TH1-Zellen	198 ff., 202 f.
Röntgenstrahlen	24, 29, 43 f., 174 ff., 179, 184 f., 191 f., 303	TH2-Zellen	198 ff., 202 f.
Röntgenstrahlen, Geschichte	176	Thermographie	187 ff.
		TIRC, *siehe Tobacco Industry Research Committee*	
Salvarsan 606 (zur Syphilisbehandlung)	73	Tobacco Industry Research Committee (TIRC)	99 f., 223
Sauerstofftherapie	149, 276 ff.	Todesraten	6, 10, 43, 48, 137, 177, 187, 271, 282
Säureschutzmantel von Krebszellen	32, 245 f.	Transfettsäuren	34, 263 ff.
Schilddrüsenamputation	9, 47	Transparency International	84
Schilddrüsenkrebs	13, 47, 212, 293	Traubenzucker, *siehe Glukose*	
Schucoskop	176 f.	Tuberkulose	19, 109 f., 141, 200, 220, 223, 282
Schweinepest-Desaster von 1976	118	Tumorschrumpfung, Aussagekraft der	62, 106
Selen	34 f., 81, 157 f., 160, 215, 217, 251, 253, 256 f., 274, 297	Tumorsuppressor-Gene	24, 26
Semustine	79	Tumorunterdrücker-Gene, *siehe Tumorsuppressor-Gene*	
Senfgas	74 ff.	Tykerb	61
Shiitakepilze	251 f.		
Skorbut	258 f.	**Ü**bergewicht	123, 135 f., 177, 199, 205 f., 212, 222, 234 f., 238, 250, 265, 271
Slow Viruses, siehe langsame Viren			
solide Tumoren	23	Überlebenszeit	6 f., 15, 51, 57, 62 ff., 80 f., 86, 91, 108, 155, 158, 213, 245, 260, 314 f.
Sonnenlicht	20, 43 f., 50, 176, 194, 204, 206, 217, 248, 268 ff., 307		
		Übersäuerung	158, 195, 239 ff., 250, 278

STICHWORTVERZEICHNIS

Vioxx (Arthritis-Medikament)	95 f., 125, 151
Viren als Krankheitsauslöser, Geschichte	19, 109 ff., 142
Viren, endogene	120
virtuelle Darmspiegelung, *siehe Koloskopie, virtuelle*	
Vitamin A	215, 221
Vitamin B	34, 157 f., 161 f., 215, 251, 253, 257
Vitamin C	157 f., 161, 215, 251, 253, 256, 258 ff.
Vitamin D	20, 22, 44, 268 ff.
Vitamin E	35, 201, 215, 255
Vitamin K	255
Voodoo-Wissenschaft	37, 207
Vorsichtsprinzip	71, 168, 170, 208
War against/on Cancer	11 f., 15, 17, 20 f., 23, 37 f., 42, 55, 76, 97, 104, 107, 170, 289
Warburg-Effekt	31 f., 241, 244
Werbung mit Prominenten	170, 179. 232
World Wide Fund for Nature (WWF)	169
Wunderpille, Glaube an die	15, 18, 52, 62, 88, 93, 106, 282
Xeloda	61
Xenotransplantation	91 f.
Zahnstörfelder	168, 194, 285, 297 f.
Zervixkarzinom, *siehe Gebärmutterhalskrebs*	
Zigaretten, *siehe Rauchen*	
Zink	34, 158, 162, 217, 253, 257
Zocor (Blutfettsenker)	125
Zöliakie	226
Zytostatika	67

QUELLEN EINFÜHRUNG

Einführung
Krebsforschung: 100 Jahre voller Versprechen und „Magic Bullets" – und immer noch keine Medizin in Sicht, die tatsächlich heilt

1 Abramson, John: The Effect of Conflict of Interest on Biomedical Research and Clinical Practice Guidelines: Can We Trust the Evidence in Evidence-Based Medicine?; *The Journal of the American Board of Family Practice,* September 2005 (S. 414–418).

2 Bailar III, John et al.: Cancer Undefeated; *New England Journal of Medicine,* 29.Mai 1997 (S. 1569).

3 Begley, Sharon: New Statistics Show Increase, Not Decline, in Cancer Rates; *Wall Street Journal,* 16.Oktober 2002.

4 Begley, Sharon: We Fought Cancer… and Cancer Won. After billions spent on research and decades of hit-or-miss treatments, it's time to rethink the war on cancer; *Newsweek,* 15.September 2008.

5 Brandt, Allan: No Magic Bullet: A Social History Of Venereal Disease In The United States Since 1880; Oxford University Press, 1985.

6 Cavalli, Franco: „Krebs ist ein Problem der armen Länder", *Spiegel,* 1.September 2008 (S. 152).

7 Charlton, Bruce: The need for a new specialist professional research system of "pure" medical science; *Plos Medicine,* 13.Juli 2005 (S. 285).

8 Chitale, Radga: Going Under the Knife to Head Off Cancer: Prophylactic Surgery One Option for Those at Risk of Cancer; *ABC News,* 2.März 2009.

9 Chlebowski, Rowan et al.: Breast cancer after use of estrogen plus progestin in postmenopausal women; *New England Journal of Medicine,* 5.Februar 2009 (S. 573–587).

10 Davis, Devra: The Secret History of the War on Cancer; Basic Books, 2007 (S. 107)

11 Dralle, Henning et al.: Prophylaktische Thyreoidektomie; *Deutsches Ärzteblatt,* 5.April 1996 (S. A899–A901).

12 Dubos, René, Mirage of Health: Utopias, Progress, and Biological Change; Harper & Brothers, 1959 (S. 86).

13 Engelbrecht, Torsten, „Die Industrie macht Druck", Interview mit Marcia Angell, Ex-Chefin des *New England Journal of Medicine,* über redaktionelle Unabhängigkeit, Wissenschaftsbetrug und den (Un)Sinn von Peer Review; *Message,* 3/2005 (S. 66–69).

14 Engelbrecht, Torsten. Moden, Mäuse, Metastasen: Die Theorie der Krebsstammzellen lässt viele auf eine Wundermedizin hoffen. Doch das Konzept steht auf tönernen Füßen; *Wochenzeitung,* 14. August 2008 (S. 23).

15 Epstein, Samuel. Cancer-Gate: How to Win the Losing Cancer War; Baywood Publishing, New York (S. 112).

16 Epstein, Steven, Impure Science – AIDS, Activism and the Politics of Knowledge; University of California Press, 1996.

17 Farmer, Ben: Magic Bullet for Cancer; *Daily Mail,* 31. Juli 2006.

18 Golub, Edward: The Limits of Medicine: How Science Shapes Our Hope for the Cure; The University of Chicago Press, 1997.

19 Gutierrez, David: Slight Drop in Breast Cancer Because So Many Women Stopped Using Dangerous HRT Drugs; *Natural News,* 30. April 2009.

20 Harris, Henry: A long view of fashions in cancer research; BioEssays, August 2005 (S. 833).

21 Hawkes, Nigel: „Magic Bullet" devised to beat cancer; *The Times,* 30. Oktober 2007.

22 Heeg, Evelyn: Oben ohne: Die Entscheidung zu leben; Krüger Verlag, 2009.

23 Henschel, Uta: Altersforschung: Das Geheimnis der Methusalem-Tiere; *Spiegel Online,* 21. November 2005.

24 Hölzel, Dieter et al.: Sind elektive Lymphknotendissektionen in der Karzinomchirurgie noch zeitgemäß?; *Zentralblatt der Chirurgie,* Bd. 133 (S. 1).

25 Ioannidis, John: Why most published research findings are false; *Plos Medicine,* August 2005 (S. 124).

26 Judson, Horace: The Great Betrayal. Fraud in Science; Harcourt, 2004.

27 Kaiser, Jocelyn: War on Cancer: NCI Goal Aims for Cancer Victory by 2015; *Science,* 28. Februar 2003 (S. 1297).

28 Krimsky, Sheldon: Science in the Private Interest. Has The Lure Of Profits Corrupted Biomedical Research?; Rowman & Littlefield, 2004.

29 Laurance, Jeremy: The war against cancer has been lost; *The Independent,* 18. September 2003

30 Leaf, Clifton: Why We're Losing the War on Cancer (and how to win it); *Fortune,* 22. März 2004.

31 Lichtenstein, Paul et al.: Environmental and Heritable Factors in the Causation of Cancer; *New England Journal of Medicine,* 13. Juli 2000 (S. 78–85).

32 Lossau, Norbert: Forscher vor Durchbruch bei Krebsbekämpfung; *Die Welt,* 24. Januar 2008.

33 Marcuse, Herbert: Der eindimensionale Mensch; Sammlung Luchterhand, 1988 (S. 32).

34 Martineau, Daniel et al.: Cancer in Wildlife, a Case Study: Beluga from the St. Lawrence Estuary, Québec, Canada; *Environmental Health Perspectives,* März 2002 (S. 285).

35 Martinson, Brian: Scientists behaving badly; *Nature,* 9. Juni 2005 (S. 737–738).

36 Miklos, George Gabor: The Human Cancer Genome Project – one more misstep in the war on cancer; *Nature Biotechnology,* Mai 2005.

37 Moss, Ralph: Cancer Therapy: The Independent Consumer's Guide to Non-Toxic Teatment & Prevention; Equinox Press, 1992.

38 Moss, Ralph: Fragwürdige Chemotherapie: Entscheidungshilfen für die Krebsbehandlung; Karl F. Haug Verlag, 1997.

39 Moynihan, Ray: Who pays for the pizza? Redefining the relationships between doctors and drug companies; *British Medical Journal,* 31. Mai 2003 (S. 1189–1192).

40 Mutter, Joachim: Gesund statt chronisch krank! Der ganzheitliche Weg: Vorbeugung und Heilung sind möglich; fit fürs Leben Verlag in der NaturaViva Verlags GmbH, 2009 (S. 394–407).

41 N.N.: Clean living way to beat cancer; *BBC News,* 26. Februar 2009.

QUELLEN   EINFÜHRUNG / KAPITEL 1

42 N.N.: Gardasil Adverse Events Include Deaths, Seizures, Judicial Watch Says; *FDAnews,* 11.Oktober 2007.

43 N.N.: Globale Prognose: Krebs wird Todesursache Nummer eins; *Spiegel Online,* 10.Dezember 2008.

44 N.N. „Magic Bullet" could make it easier to treat cancer; *Daily Telegraph,* 10.März 2009.

45 N.N.: Medikamente und Krebsrisiko (1): Gefahr auf Rezept?; *krebsinformationsdienst.de*

46 N.N.: Porto Ricochet; *Time,* 15.Februar 1932.

47 N.N.: TV-Serie „Columbo", Folge „Mord in der Botschaft" („A case of immunity"), USA 1975.

48 Nixon, Richard: State of the Union Address, 22.Januar 1971.

49 Patterson, James: The Dread Disease: Cancer and Modern American Culture; Harvard University Press, 1987.

50 Schipper, Harvey: Treating cancer: is kill cure?; *Annals of the Academy of Medicine,* Singapore, Mai 1994 (S. 382).

51 Sharav, Vera: Scientific Fraud & Corruption on Both sides of Atlantic: Merck/Proctor & Gamble, Pressemitteilung der Alliance for Human Research Protection (AHRP), 11.Dezember 2005.

52 Smith, Anthony/Robinson, Alan: MitoMiner, an Integrated Database for the Storage and Analysis of Mitochondrial Proteomics Data, *Molecular & Cellular Proteomics,* Juni 2009 (S.1324–37).

53 Strebhardt, Klaus/Ullrich Axel: Paul Ehrlich's magic bullet concept: 100 years of progress; *Nature Reviews Cancer,* Juni 2008 (S. 473–480).

54 Taylor, Rosie: Cash Interest taint drug advice; Nature, 20.Oktober 2005 (S. 1070–1071).

55 Washburn, Jennifer: University, Inc: The Corporate Corruption of Higher Education; Basic Books, 2005.

56 Ziegler et al.: Migration patterns and breast cancer risk in Asian-American women; *Journal of the National Cancer Institute,* 17.November 1993 (S. 1819–1827).

Kapitel 1
Wie die Wissenschaft im „Krieg gegen den Krebs" an den Fakten vorbeiforscht – und dennoch gut verdient

57 Aaltonen, Kirsimari et al.: Familial breast cancers without mutations in BRCA1 or BRCA2 have low cyclin E and high cyclin D1 in contrast to cancers in BRCA mutation carriers; *Clinical Cancer Research,* 1.April 2008 (S. 1976–1983).

58 Abel, Ulrich: Chemotherapie of advanced epithelial cancer – a critical review; *Biomedicine & Pharmacotherapy,* 1992 (S. 439–452).

59 Abel, Ulrich/Windeler, Jürgen: Irrtümer in der Bewertung medizinischer Interventionen – Ursachen und Konsequenzen; in „Naturheilverfahren und unkonventionelle Medizinische Richtungen", Springer-Verlag, 2002.

60 Adams, Mike: How to Slash World Cancer Rates By 90 Percent: Healthy Foods, Exercise and Vitamin D; *Natural News,* 26. Februar 2009.

61 Akagi, Tsuyoshi et al.: Refractory nature of normal human diploid fibroblasts with respect to oncogene-mediated transformation; *Proceedings of the National Academy of Sciences USA,* 11. November 2003 (S. 13567–13572).

62 Allen, Naomi: Moderate Alcohol Intake and Cancer Incidence in Women; *Journal of the National Cancer Institute,* 4.März 2009 (S. 296–305).

63 Angell, Marcia: The Truth About the Drug Companies. How They Deceive Us And What To Do About It; Random House, 2004.

64 Bahnsen, Ulrich: Krebs auf Diät; *Die Zeit,* 5. Juni 2003.

65 Baltimore, David: Our genome unveiled; *Nature,* 15. Februar 2001 (S. 816).

66 Bandelt, Hans-Jürgen: The brave new era of human genetic testing; *BioEssays*, November 2008 (S. 1246–1251).

67 Bates, David: Drugs and adverse drug reactions: how worried should we be?; *Journal of the American Medical Association*, 15. April 1998 (S. 1216–7).

68 Bates, David et al.: Incidence of adverse drug events and potential adverse drug events. Implications for prevention. ADE Prevention Study Group; *Journal of the American Medical Association*, 5. Juli 1995 (S. 29–34).

69 Beckman, Mary: Tumor Complexity Prompts Caution About Sequencing; *Journal of the National Cancer Institute*, 20. Dezember 2006 (S. 1758–1759).

70 Begley, Sharon: This is no way to cure cancer; *Newsweek*, 27. März 2007.

71 Berger, Eric: Cancer: Looking beyond mutations: Newest field of research sees more complex reasons behind a genetic puzzle; *Houston Chronicle*, 27. Juni 2005

72 Besser, Richard: Get Smart: Know When Antibiotics Work; Website des Centers for Disease Control and Prevention (CDC).

73 Blech, Jörg: Giftkur ohne Nutzen; *Spiegel*, 4. Oktober 2004 (S. 160–162).

74 Bonetta, Laura: Going on a cancer gene hunt; *Cell*, 2. Dezember 2005 (S. 735–737).

75 Bouchie, Aaron: Cancer trials get set for biomarkers; *Nature Biotechnology*, Januar 2004 (S. 6–7).

76 Boveri, Theodor: Zur Frage der Entstehung Maligner Tumoren; Verlag Gustav Fischer, 1914.

77 Brodde, Kirsten: Horoskop vom Hausarzt; *Greenpeace Magazin*, September/Oktober 2005 (S. 32–39).

78 Burnet, Sir Frank Macfarlane. Genes, Dreams and Realities; Medical and Technical Publishing, 1971.

79 Chabner, Bruce/Roberts Jr, Thomas: Chemotherapy and the war on cancer; *Nature Reviews Cancer*, Januar 2005.

80 Challis, G./Stam, H.: The spontaneous regression of cancer. A review of cases from 1900 to 1987; *Acta Oncologica*, 5/1990 (S. 545–550).

81 Chargaff, Erwin: Das Feuer des Heraklit; Luchterhand, 1989 (S. 224).

82 Charlton, Bruce: Conflicts of interest in medical science: peer usage, peer review and "CoI consultancy"; *Medical Hypotheses*, 25. Juni 2004 (S. 181–186).

83 Chitale, Radga: Going Under the Knife to Head Off Cancer: Prophylactic Surgery One Option for Those at Risk of Cancer; *ABC News*, 2. März 2009.

84 Chlebowski, Rowan et al.: Breast cancer after use of estrogen plus progestin in postmenopausal women; *New England Journal of Medicine*, 5. Februar 2009 (S. 573–587).

85 Couzin, Jennifer: Cancer research. Probing the roots of race and cancer; *Science*, 2. Februar 2007 (S. 592–594).

86 Coy, Johannes/Möller, Dieter: Wenn Krebszellen gären, wird's gefährlich; *Arzt Zahnarzt Naturheilverfahren*, 2/2009.

87 Dalerba, Piero et al.: Phenotypic characterization of human colorectal cancer stem cells; *Proceedings of the National Academy of Sciences USA*, 12. Juni 2007 (S. 10158–10163).

88 Davis, Devra. The Secret History of the War on Cancer; Basic Books, 2007.

89 Dean, Michael et al.: Tumour stem cells and drug resistance; *Nature Reviews Cancer*, April 2005 (S. 275–284).

90 Dick, John: Breast cancer stem cells revealed; *Proceedings of the National Academy of Sciences USA*, 1. April 2003 (S. 3547–3549).

91 Dickinson, James: FDA seeks to double effort on confusing drug names; *Dickinson's FDA Review*, März 2000 (S. 13–14).

92 Dirks, Peter: Cancer: stem cells and brain tumours; *Nature*, 7. Dezember 2006 (S. 687–688).

93 Dralle, Henning et al.: Prophylaktische Thyreoidektomie; *Deutsches Ärzteblatt*, 5. April 1996 (S. A899–A901).

94 Dubos, René: Mirage of Health: Utopias, Progress, and Biological Change; Harper & Brothers, 1959.

95 Duesberg, Peter: Chromosomal Chaos and Cancer; *Scientific American,* 13. April 2007.

96 Duesberg, Peter: Multistep Carcinogenesis: A Chain Reaction of Aneuploidizations; *Cell Cycle,* Mai/Juni 2003 (S. 204).

97 Duesberg, Peter: Theodor-Boveri-Lecture: The Cancer Karyotype: what it is and what it does; Biozentrum der Universität Würzburg, Hörsaal A101, 7. Juli 2008.

98 Duesberg, Peter et al.: Aneuploidy Precedes and Segregates with Chemical Carcinogenesis; *Cancer Genetics and Cytogenetics,* Juni 2000 (S. 83–93).

99 Duesberg, Peter et al.: Cancer drug resistance: the central role of the karyotype; *Drug Resistance Updates,* Februar–April 2007 (S. 51–58).

100 Duesberg, Peter et al.: Explaining the high mutation rates of cancer cells to drug and multidrug resistance by chromosome reassortments that are catalyzed by aneuploidy; *Proceedings of the National Academy of Sciences USA,* 19. Dezember 2000 (S. 14295–14300).

101 Duesberg, Peter et al.: Origin of multidrug resistance in cells with and without multidrug resistance genes: chromosome reassortments catalyzed by aneuploidy; *Proceedings of the National Academy of Sciences USA,* 25. September 2001 (S. 11283–11288).

102 Duesberg, Peter et al. The Chromosomal Basis of Cancer; *Cellular Oncology,* 2005 (S. 293–318).

103 Elenbaas, Brian et al.: Human breast cancer cells generated by oncogenic transformation of primary mammary epithelial cells; *Genes and Development,* 15/2001 (S. 50–65).

104 Ellenberg, Susan/Temple, Robert: Placebo-Controlled Trials and Active-Control in the Evaluation of New Treatments; *Annals of Internal Medicine,* 19. September 2000.

105 Engelbrecht, Torsten: „Die Industrie macht Druck", Interview mit Marcia Angell, Ex-Chefin des *New England Journal of Medicine,* über redaktionelle Unabhängigkeit, Wissenschaftsbetrug und den (Un)Sinn von Peer Review; *Message,* 3/2005.

106 Engelbrecht, Torsten: Moden, Mäuse, Metastasen: Die Theorie der Krebsstammzellen lässt viele auf eine Wundermedizin hoffen. Doch das Konzept steht auf tönernen Füßen; *Wochenzeitung,* 14. August 2008 (S. 23).

107 Engelbrecht, Torsten: Risiken und Todesfälle eingeschlossen; *Freitag,* 3. Dezember 2004.

108 Engelbrecht, Torsten: Schuss auf den Matrosen; *Freitag,* 27. April 2005.

109 Epstein, Samuel: U. S. National cancer Institute. Misguided policies, funding lucrative drug treatments, caving in to corporate interests; siehe www.preventcancer.com.

110 Erban, John/Lau, Joseph: On the Toxicity of Chemotherapy for Breast Cancer – the Need for Vigilance; *Journal of the National Cancer Institute,* 16. August 2006 (S. 1096–1097).

111 Esser, Christian/Randerath, Astrid: Das Pharma-Kartell: Wie Patienten betrogen werden; *Frontal 21,* ZDF, 8. Dezember 2008.

112 Faguet, Guy: The War on Cancer: An Anatomy of Failure, a Blueprint for the Future; Springer, 2005.

113 Fischer, Karin et al.: Inhibitory effect of tumor cell-derived lactic acid on human T cells; *Blood,* 1. Mai 2007 (S. 3812–3819).

114 Fisher, Bernard et al.: Five-year results of a randomized clinical trial comparing total mastectomy and segmental mastectomy with or without radiation in the treatment of breast cancer; *New England Journal of Medicine,* 14. März 1985 (S. 665–673).

115 Forkner, Claude: Leukemia and allied disorders; Macmillan, New York, 1938.

116 Fox, Janet: Gene therapy safety issues come to fore; *Nature Biotechnology,* Dezember 1999 (S. 1153).

117 Frank, Markus et al.: Identification of cells initiating human melanomas; *Nature,* 17. Januar 2008 (S. 345–9).

118 Freedman, David: Chasing Cancer: New directions in research may finally break the stalement; *Newsweek,* 19. September 2006.

119 Frey, Charles: Randomized Study of 5-FU and CCNU in Pancreatic Cancer: Report of the Veterans

Administration Surgical Adjuvant Cancer Chemotherapy Study Group; *Cancer,* 1. Januar 1981 (S. 27–31).

120 Gardiner, Harris: New Drug Points Up Problems in Developing Cancer Cures; *New York Times,* 21. Dezember 2005.

121 Gardner, Amanda: Breakthrough Liver Cancer Treatment Found; sexualhealth.e-healthsource.com, 4. Juni 2007.

122 Garland, Cesric et al.: The Role of Vitamin D in Cancer Prevention; *American Journal of Public Health,* Februar 2006 (S. 252–262).

123 Gibbs, Wayt: Untangling the Roots of Cancer; *Scientific American,* Juli 2003.

124 Goldberg, Carey: Cancer stem cells might hold the clue to melanoma growth – Killing cells fight tumors in lab mice; *Boston Globe,* 17. Januar 2008.

125 Goldstein, Jacob: Richard Pazdur: FDA's Cancer Czar; *Wall Street Journal,* 12. März 2008.

126 Grady Denis: Doctor doctors data – surgeon Roger Poisson admits falsifying data in landmark breast-cancer study; *Discover,* 1. Januar 1995.

127 Graninger, Wolfgang et al.: Hepatoxizität von Antibiotika; *Österreichische Ärztezeitung,* Supplementum, Juli 2008 (S. 3).

128 Grant, Bob: Merck published fake journal; *The Scientist,* 30. April 2009.

129 Grayson, Audrey: Americans' Radiation Exposure Rises 6-Fold in 29 Years; *ABC News,* 6. März 2009.

130 Greenberg, Daniel: Science for Sale. The Perils, Rewards, and Delusions of Campus Capitalism; *University of Chicago Press,* 2007 (S. 104–106).

131 Greenman, Chris et al.: Patterns of somatic mutation in human cancer genomes; *Nature,* 8. März 2007 (S. 153–158).

132 Gunnarsdottir, Holmfridur et al.: Occupational Risk Factors for Breast Cancer among Nurses; *International Journal of Occupational and Environmental Health,* Oktober 1997 (S. 254–258).

133 Hahn, William et al.: Creation of human tumour cells with defined genetic elements; *Nature,* 29. Juli 1999 (S. 464–468).

134 Handel, Ted: Thomas Edison Home & Laboratory (Ft. Meyers, FL); Besuchsbericht, New Mexico Institute of Mining and Technology, 22. Mai 1998 (siehe http://infohost.nmt.edu/~bridge/032298.html).

135 Hanley, James/Lippman-Hand, Abby: If nothing goes wrong, is everything all right? Interpreting zero numerators; *Journal of the American Medical Association,* 1. April 1983 (S. 1743–1755).

136 Harris, Henry: A long view of fashions in cancer research; *BioEssays,* August 2005.

137 Harris, Henry: Tumour suppression: Putting on the brakes; *Nature,* 15. Januar 2004 (S. 201).

138 Heeg, Evelyn: Oben ohne: Die Entscheidung zu leben; Krüger Verlag, 2009.

139 Henschel, Uta: Altersforschung: Das Geheimnis der Methusalem-Tiere; *Spiegel Online,* 21. November 2005.

140 Herper, Matthew: Drug May Be Breakthrough For Liver Cancer; *Forbes,* 6. April 2007.

141 Holyoke, Douglas et al.: Adjuvant therapy of colon cancer – results of a prospectively randomized trial. Gastrointestinal Tumor Study Group; *New England Journal of Medicine,* 22. März 1984 (S. 737–743).

142 Hölzel, Dieter: Metastasiertes Mammakarzinom: Keine Lebensverlängerung seit 20 Jahren; *Deutsches Ärzteblatt,* 7. Oktober 2005 (S. A7212).

143 Hryniuk, William: More is better; *Journal of Clinical Oncology,* September 1988 (S. 1365–1367).

144 Hudis, Clifford: Trastuzumab – mechanism of action and use in clinical practice; *New England Journal of Medicine.* Juli 2007 (S. 39–51).

145 Hunt, Kelly et al.: Predictors of contralateral breast cancer in patients with unilateral breast cancer undergoing contralateral prophylactic mastectomy; Cancer, 1. März 2009 (S. 962–971).

146 Judson, Horace: The Great Betrayal. Fraud in Science; Harcourt, 2004.

147 Kapopva, Maria: Combined spectral karyotyping, comparative genomic hybridization, and in vitro apoptyping of a panel of Burkitt's lymphoma-derived B cell lines reveals an unexpected complexity of chromosomal aberrations and a recurrence of specific abnormalities in chemoresistant cell lines; *International Journal of Oncology,* März 2006 (S. 605–617).

148 Kenemans, Peter et al.: Safety and efficacy of tibolone in breast-cancer patients with vasomotor symptoms: a double-blind, randomised, non-inferiority trial; *Lancet Oncology,* Februar 2009 (S. 135–146).

149 Kern, Scott/Shibata, Darryl: The Fuzzy Math of Solid Tumor Stem Cells: A Perspective; *Cancer Research,* Oktober 2007 (S. 8985–8988).

150 Klein, Christoph et al.: Genetic heterogeneity of single disseminated tumour cells in minimal residual cancer; *Lancet,* 31. August 2002 (S. 683–689).

151 Klein, Christoph: Gene expression signatures, cancer cell evolution and metastatic progression; *Cell Cycle,* Januar 2004 (S. 29–31).

152 Klein, Christoph/Hölzel, Dieter: Spotlight on Cancer Cell Dormancy: Systemic Cancer Progression and Tumor Dormancy, Mathematical Models Meet Single Cell Genomics; *Cell Cycle,* 15. August 2006 (S. 1788–1798).

153 Klein-Szanto, Andres: Carcinogenic effects of chemotherapeutic compounds; Progress in Clinical and Biological Research, 1992 (S. 167–174).

154 Kolata, Gina: Picture Emerging on Genetic Risks of IVF; *New York Times,* 17. Februar 2009.

155 Kolata, Gina: Scientists Weigh Stem Cells' Role as Cancer Cause; *New York Times,* 21. Dezember 2007.

156 Kolata, Gina/Pollack, Andrew: Costly Cancer Drug Offers Hope, but Also a Dilemma; *New York Times,* 6. Juli 2008.

157 Koshland, Daniel: Molecule of the year, 24. Dezember 1993; *Science,* 1993 (S. 1953).

158 Kremer, Heinrich: Das Konzept der Cellsymbiosistherapie: Der Ausweg aus der therapeutischen Sackgasse; *Orthomolekulare Medizin & Ernährung,* Juli 2007.

159 Krugman, Paul: Drugs, Devices and Doctors; *New York Times,* 16. Dezember 2005.

160 Kuchenbuch, Peter. Hungertod für Tumorzellen, *Financial Times Deutschland,* 18. Mai 2005.

161 Kupczik, Ingrid: Rätselhafte Heilung. Selten, aber kein Wunder: Spontanheilungen sind ein viel zu wenig erforschtes Phänomen; *Welt am Sonntag,* 23. Januar 2005 (S. 70).

162 LaBarge, Mark/Bissell, Mina: Is CD133 a marker of metastatic colon cancer stem cells?; *Journal of Clinical Investigation,* Juni 2008 (S. 2021–2024).

163 Laing, Alexander et al.: Treatment of Inoperable Carcinoma of Bronchus; *Lancet,* 13. Dezember 1975 (S. 1161–1164).

164 Lajer, Henrik/Daugaard, Gedske: Cisplatin and hypomagnesemia; *Cancer Treatment Reviews,* Februar 1999 (S. 47–58).

165 Landenberger, Martin: Bioimmuntherapie – Modell zur Krebsbehandlung. Eine stressbedingte chronisch-entzündliche Mitochondriopathie; Andreas Leffler Medienverlag, 2009.

166 Lazarou, Jason: Incidence of adverse drug reactions in hospitalized patients: a meta-analysis of prospective studies; *The Journal of the American Medical Association,* 15. April 1998 (S. 1200–1205).

167 Leaf, Clifton. Why We're Losing the War on Cancer [and how to win it]; *Fortune,* 22. März 2004.

168 Leape, Lucian: Error in medicine; *Journal of the American Medical Association,* 21. Dezember 1994 (S. 1851–1857).

169 Lengauer, Christoph/Rajagopalan, Harith: Progress Aneuploidy and cancer; *Nature,* 18. November 2004 (S. 338–341).

170 Leschziner, Guy et al.: ABCB1 genotype and PGP expression, function and therapeutic drug response: a critical review and recommendations for future research; *The Pharmacogenomics Journal,* Juni 2007 (S. 154–179).

171 Li, Ruhong et al.: Chromosomal alterations cause the high rates and wide ranges of drug resistance in cancer cells; *Cancer Genetics and Cytogenetics,* November 2005 (S. 44–56).

172 Li, Ruhong et al.: Correspondence re: D. Zimonjic et al., Derivation of human tumor cells in vitro without widespread genomic instability; *Cancer Research,* 61/2001 (S. 8838–8844) und *Cancer Research,* 62/November 2002 (S. 6345–6348).

173 Lichtenstein, Paul et al.: Environmental and Heritable Factors in the Causation of Cancer; *New England Journal of Medicine*, 13. Juli 2000 (S. 78–85).

174 Lindsley, Dan et al.: Segmental Aneuploidy and the Genetic Gross Structure of the Drosophila Genome; *Genetics*, Mai 1972 (S. 157–184).

175 Longley, Daniel et al.: Drug resistance, predictive markers and pharmacogenomics in colorectal cancer; *Biochimica et Biophysica Acta*, Dezember 2006 (S. 184–196).

176 Lu, Huasheng et al.: Hypoxia-inducible factor 1 activation by aerobic glycolysis implicates the Warburg effect in carcinogenesis; *Journal of Biological Chemistry*, 28. Juni 2002 (S. 23111–23115).

177 Mänz, Christina: TV-Star Jade Goody († 27) erliegt dem Krebs; *Bild*, 22. März 2009.

178 Marchione, Marylin: Study: Drug combos may raise breast cancer risk; *Associated Press*, 31. Mai 2009.

179 Martineau, Daniel et al.: Cancer in Wildlife, a Case Study: Beluga from the St. Lawrence Estuary, Québec, Canada; *Environmental Health Perspectives*, März 2002 (S. 285).

180 Martin-Moreno, Jose/Magnússon, Gudjón: The causes of cancer and policies for prevention (Kapitel 3 in: Coleman, Michel et al.: WHO: Responding to the challenge of Cancer in Europe); Institute of Public Health of the Republic of Slovenia, 2008.

181 Martinson, Brian: Scientists behaving badly; *Nature*, 9. Juni 2005 (S. 737–738).

182 McCarthy, Michael: Lies, Damn lies, and scientific research (Rezension des Buches „The Great Betrayal: Fraud in Science" von Horace Judson, Harcourt, 2004); *Lancet*, 6. November 2004.

183 McMillan, Trevor/ Hart, Ian: Can cancer chemotherapy enhance the malignant behaviour of tumours?; *Cancer Metastasis Reviews*, 1987 (S. 503–519).

184 Miklos, George Gabor et al.: Cancer Stem Cells: Fact or Fiction – Many Issues Still Must Be Addressed before Betting the Farm on CSCs; *Genetic Engeneering & Biotechnology News*, 1. Mai 2008.

185 Miklos, George Gabor: The Human Cancer Genome Project – one more misstep in the war on cancer; *Nature Biotechnology*, Mai 2005.

186 Miklos, George Gabor/Haines, Ian: Paclitaxel plus Bevacizumab for Metastatic Breast Cancer; *New England Journal of Medicine*, 10. April 2008 (S. 1637).

187 Miller, Alvin/Miller Donald: Could a CT Scan Endanger Your Child? Radiation from ‚Routine' Test May Raise Cancer Risk in Kids; *ABC News*, 15. Januar 2008.

188 Miller, Kathy et al.: Paclitaxel plus Bevacizumab versus Paclitaxel Alone for Metastatic Breast Cancer; *New England Journal of Medicine*, 27. Dezember 2007 (S. 2666–2676).

189 Morgan, Gareth et al.: The contribution of cytotoxic chemotherapy to 5-year survival in adult malignancies; *Clinical Oncology*, Dezember 2004 (S. 549–560).

190 Morgan, Tom: UK's first genetically-selected baby born; *The Independent*, 9. Januar 2009.

191 Mort, Diana et al.: For better, for worse? A review of the care of patients who died within 30 days of receiving systemic anti-cancer therapy; National Confidential Enquiry into Patient Outcome and Deaths, 2008.

192 Moss, Ralph. Fragwürdige Chemotherapie: Entscheidungshilfen für die Krebsbehandlung; Karl F. Haug Verlag, 1997.

193 Moy, Beverly et al.: Lapatinib; *Nature Reviews Drug Discovery*, Juni 2007 (S. 431–432).

194 Moynihan, Ray: Who pays for the pizza? Redefining the relationships between doctors and drug companies. 1: Entanglement; *British Medical Journal*, 31. Mai 2003 (S. 1189–1192).

195 Mutter, Joachim: Gesund statt chronisch krank! Der ganzheitliche Weg: Vorbeugung und Heilung sind möglich, fit fürs Leben Verlag in der NaturaViva Verlags GmbH, 2009.

196 N.N.: Berüchtigter Nazi-Arzt „Dr. Tod" starb an Krebs; *Focus*, 2. Februar 2009.

197 N.N.: Cancer study patients „made up"; *BBC News*, 16. Januar 2006.

198 N.N.: Clean living way to beat cancer; *BBC News*, 26. Februar 2009.
199 N.N.: Deutsches Institut für Ernährungsforschung Potsdam-Rehbrücke (DIFE), World Cancer Research Fund, American Institute for Cancer Research, Krebsprävention durch Ernährung, 1999.
200 N.N.: „Die Atomwaffe des kleinen Mannes", *Spiegel*, 26. September 1988 (S. 161).
201 N.N.: Doctors signed Merck's Vioxx studies, *The Australian*, 9. April 2009:
202 N.N.: Drug overdose "was manslaughter", *BBC News*, 25. September 2009:
203 N.N.: Editor's Summary. Cancer and cell division, *Nature*, 13. Oktober 2005:
204 N.N.: Farrah Fawcett ist tot: Der letzte Kampf des Engels, *sueddeutsche.de*, 25. Juni 2009:
205 N.N.: Geschichte über das Departement Chemie, University of Basel, Department of Chemistry (siehe http://www.chemie.unibas.ch/history/index.html).
206 N.N.: Global Corruption Report 2006. Special Focus: Corruption and Health, Part 1: The causes of corruption in the health sector: a focus on health care systems; Transparency International, 1. Februar 2006.
207 N.N.: House of Commons Health Committee. The Influence of the Pharmaceutical Industry, Forth Report of Session 2004–05, Volume 1, 22. März 2005.
208 N.N.: http://bfriends.brigitte.de/foren/brustkrebs/27626-nebenwirkungen-von-herceptin.html.
209 N.N.: http://de.wikipedia.org/wiki/Jade_Goody.
210 N.N.: http://www.guardian.co.uk/profile/dinarabinovitch.
211 N.N.: Insulinanalogon Glargin steigert möglicherweise das Krebsrisiko; IQWiG, 26. Juni 2009.
212 N.N.: Krebsforscher im Zwielicht: Der Fall Herrmann und Brach; *Scinexx*, 13. Februar 2000.
213 N.N.: Krebsmedikamente: zielgenau statt Schrotschuss-Taktik; Pressemitteilung des Deutschen Krebsforschungszentrum (DKFZ), 8. Januar 2009.
214 N.N.: Krebs-Therapie am Tegernsee; *bild.de*, 13. Juni 2008.
215 N.N.: Krebsverdacht bei Diabetesmittel: Sanofi-Aventis weist Studien zurück; *ftd.de,* 30. Juni 2009.

216 N.N.: Milliardengeschäft Krebsmedikamente: Wie die Pharmaindustrie mit Scheininnovationen Kasse macht; *Report Mainz*, SWR, 21. Januar 2008.
217 N.N.: Rhythmusstörungen: Risiko-Gene für plötzlichen Herztod entdeckt; *Spiegel Online*, 23. März 2009.
218 N.N.: Roche setzte in den ersten neun Monaten 2008 das zweistellige Verkaufswachstum fort; Pressemitteilung von Roche, Basel, 21. Oktober 2008.
219 N.N.: Roche: Überdurchschnittlich höhere F&E-Ausgaben – Riesenpotenzial Avastin (2. AF); *swissinfo.ch*, 4. Februar 2009.
220 N.N.: Roche: Umsatz gesteigert, Prognose bekräftigt; *manager-magazin.de*, 16. April 2009.
221 N.N.: Schöne Grüße aus dem Labor; *Menschen bei Maischberger*, ARD, 18. November 2008.
222 N.N.: Surgery on Jade Goody "went well"; *BBC News*, 13. September 2008.
223 N.N.: Two hats are worse than one: The case of Dr. Poisson, University of Toronto (siehe http://www.utoronto.ca/cip/Poisson%20case1.htm).
224 N.N.: U.S. Food and Drug Administration, Antibiotic Resistance (siehe http://www.fda.gov/oc/opacom/hottopics/anti_resist.html).
225 N.N.: Vergärung statt Verbrennung: 80 Jahre alte Warburg-Hypothese bewiesen; *Deutsches Ärzteblatt*, 10. Januar 2006.
226 N.N.: Wieso dauert die Zulassung neuer Krebsmedikamente bei uns so lange?; SWR „Themenwoche Krebs", 3. bis 9. April 2006.
227 N.N.: Zweite Brust nur bei Risiko-Patientinnen gefährdet: Mammakarzinom – Präventive Mastektomie häufig unnötig; *aerztlichepraxis.de*, 26. Januar 2009.
228 Nahta, Rita/Esteva, Francisco: HER2 therapy: molecular mechanisms of trastuzumab resistance; *Breast Cancer Research*, 6. November 2006 (S. 215).
229 Nazıroglu, Mustafa et al.: Selenium and high dose vitamin E administration protects cisplatin-induced oxidative damage to renal, liver and lens tissues in rats; *Toxicology*, 15. Februar 2004 (S. 221–30).

230 Nelson, Christian et al.: Chemotherapy and cognitive deficits: mechanisms, findings, and potential interventions; *Palliative & Supportive Care,* September 2007 (S. 273–280).

231 Noble, Mark et al.: Systemic 5-fluorouracil treatment causes a syndrome of delayed myelin destruction in the central nervous system; *Journal of Biology,* 22. April 2008.

232 Null, Gary et al.: Death by medicine, Nutrition Institute of America, 2004.

233 O'Brien, Charles et al.: A human colon cancer cell capable of initiating tumour growth in immunodeficient mice; *Nature,* 4. Januar 2007 (S. 106-110).

234 Oliver, Robyn et al.: Radiotherapy versus single-dose carboplatin in adjuvant treatment of stage I seminoma: a randomised trial; *Lancet,* 23.–29. Juli 2005 (S. 293–300).

235 Pakhmode, Vivek: Spontaneous regression of oral cancer; *Journal of Oral and Maxillofacial Pathology,* Januar/Juni 2007 (S. 2–4).

236 Paracelsus. Septem Defensiones: Die Selbstverteidigung eines Aussenseiters; Schwabe & Co AG Verlag, Basel 2003.

237 Patterson, James. The Dread Disease: Cancer and Modern American Culture; Harvard University Press, 1987.

238 Pauling, Linus/Cameron, Ewan: Spontaneous Regression of Cancer (Kapitel 12 in ihrem Buch: Cancer and Vitamin C); Camino Books; 1993.

239 Pellman, David et al.: Cytokinesis failure generating tetraploids promotes tumorigenesis in p53-null cells; *Nature,* 13. Oktober 2005 (S. 1043–147).

240 Perrone, Matthew: FDA Panel Votes Against New Avastin Use; *Washington Post,* 6. Dezember 2007.

241 Perry, Michael/Yarbro, John: Toxicity of Chemotherapy; Grune & Stratton, 1984.

242 Pollack, Andrew: Cancer Drug May Elude Many Women Who Need It; New York Times, 12. Juni 2007.

243 Popper, Karl: Logik der Forschung; Mohr, Tübingen, 1976 (6. Aufl).

244 Porterfield, Deborah et al.: Cervical Cancer in North Carolina: Incidence, Mortality and Risk Factors; *North Carolina Medical Journal,* Januar/Februar 2003 (S. 11).

245 Propping, Peter: Extrakorporale Befruchtung; *Deutsches Ärzteblatt,* 7. Januar 2008 (S. 9–10).

246 Rabinovitch, Dina: Take Off Your Party Dress: When Life's Too Busy for Breast Cancer; Simon & Schuster, März 2007.

247 Rajalingam, Krishnaraj et al.: X-linked and cellular IAPs modulate the stability of C-RAF kinase and cell motility; *Nature Cell Biology,* 16. November 2008 (S. 1447–1455).

248 Rao, Jammi N./Sant Cassia, L.J..: Ethics of undisclosed payments to doctors recruiting patients in clinical trials; *British Medical Journal,* 6. Juli 2006 (S. 36–37).

249 Rapley, Elizabeth et al.: A genome-wide association study of testicular germ cell tumor; *Nature Genetics,* Juli 2009 (S. 807–810).

250 Reefhuis, Jennita et al.: Assisted reproductive technology and major structural birth defects in the United States; *Human Reproduction,* Februar 2009 (S. 360–366).

251 Reimer, Ronald: Risk of a Second Malignancy Related to the Use of Cytotoxic Chemotherapy; *Cancer Journal for Clinicians,* 1982 (S. 286–292).

252 Rennert, Gad. et al.: Clinical Outcomes of Breast Cancer in Carriers of BRCA1 and BRCA2 Mutations; *New England Journal of Medicine,* 12. Juli 2007 (S. 115–123).

253 Ricci-Vitiani, Lucia et al.: Identification and expansion of human colon-cancer-initiating cells; *Nature,* 4. Januar 2007 (S.111-115).

254 Rinsky, et al.: Benzene and leukemia. An epidemiologic risk assessment; *New England Journal of Medicine,* 23. April 1987 (S. 1044–1050).

255 Ristow, Michael et al.: Induction of oxidative metabolism by mitochondrial frataxin inhibits cancer growth: Otto Warburg revisited; *Journal of Biological Chemistry,* 13. Januar 2006 (S. 977–981).

256 Ristow, Michael et al.: Targeted disruption of hepatic frataxin expression causes impaired mitochondrial function, decreased life span and tumor growth in mice; *Human Molecular Genetics,* 15. Dezember 2005 (S. 3857–3864).

257 Rose, Sam: A Proposal for a New Direction to Treat Cancer; *Journal of Theroretical Biology,* 7. November 1998 (S. 111–128).

258 Sattler, Ulrike et al.: Laktat und Redoxstatus in malignen Tumoren; *Der Anaesthesist,* Mai 2007 (S. 38–41).

259 Sawicki, Peter et al.: Risk of malignancies in patients with diabetes treated with human insulin or insulin analogues: a cohort study; *Diabetologia,* 2009.

260 Schlatterer, Christina: Krebs – auch ein Problem des umliegenden Gewebes. Die benachbarten Zellen können über Bildung und Verhalten von Tumoren entscheiden; *Neue Zürcher Zeitung,* 6. Juni 2007.

261 Schmidt, Charlie: Drug makers chase cancer stem cells; *Nature Biotechnology,* April 2008 (S. 366–367).

262 Schmidt-Kittler, Oleg et al.: From latent disseminated cells to overt metastasis: Genetic analysis of systemic breast cancer progression; *Proceedings of the National Academy of Sciences,* 24. Juni 2003 (S. 7737–7742).

263 Scholkmann, Felix: Irrtümer und Halbwahrheiten in der Genetik: Was Sie unbedingt darüber wissen sollten, Teil 1; *ZeitGeist,* Heft 2/2006 (S. 68–71).

264 Scholkmann, Felix: Irrtümer und Halbwahrheiten in der Genetik: Was Sie unbedingt darüber wissen sollten, Teil 2; *ZeitGeist,* Heft 1/2007.

265 Schulte von Drach, Markus: Chemische Waffen: Haut- und Nervenkampfstoffe; *sueddeutsche.de,* 25. September 2002.

266 Schütte, Gisela: Pharmaforschung: Hamburg wird zur Spitzenadresse Europas; *Welt Online,* 3. September 2007.

267 Sharav, Vera: Disease Mongering Conference/Plos Special Issue; Pressemitteilung der Alliance for Human Research Protection AHRP, 10. April 2006.

268 Sharav, Vera: Eli Lilly finances World Health Org (WHO) promoting psychotropic drugs. The Credibility of the World Health Organisation is in doubt since its financial ties to Eli Lilly and Johnson and Johnson; Pressemitteilung der Alliance for Human Research Protection (AHRP), 20. August 2005.

269 Shmelkov, Sergey: CD133 expression is not restricted to stem cells, and both CD133+ and CD133- metastatic colon cancer cells initiate tumors; *Journal of Clinical Investigation,* Juni 2008 (S. 2111–2120).

270 Sikora, Karol. Drugs for cancer (Kapitel 5 in: Coleman, Michel et al.: WHO: Responding to the challenge of Cancer in Europe); Institute of Public Health of the Republic of Slovenia, 2008.

271 Singh, Anita: Christina Applegate has double mastectomy; *Daily Telegraph,* 19. August 2008.

272 Sjöblom, Tobias et al.: The Consensus Coding Sequences of Human Breast and Colorectal Cancers; *Science,* 13. Oktober 2006 (S. 268–274).

273 Smith, Richard: Medical Journals Are an Extension of the Marketing Arm of Pharmaceutical Companies; *PLoS Medicine,* 17. Mai 2005.

274 Smith, Richard: The Future of Peer Review, 1999 (in: Godlee, Fiona; Jefferson, Tom: Peer Review in Health Sciences); BMJ Books, 2003.

275 Spork, Peter: Den Krebs einfach abschalten; *stuttgarter-zeitung.de,* 26. Januar 2010.

276 Spork, Peter: Der zweite Code. Epigenetik – oder wie wir unser Erbgut steuern können; Rowohlt Verlag, 2009.

277 Stern, Robert et al.: Lactate stimulates fibroblast expression of hyaluronan and CD44: the Warburg effect revisited; *Experimental Cell Research,* 15. Mai 2002 (S. 24–31).

278 Stratton, Michael R. et al.: Prevalence of BRCA1 and BRCA2 Gene Mutations in Patients With Early-Onset Breast Cancer; *Journal of the National Cancer Institute,* Juni 1999 (S. 943–949).

279 Sudbø, Jon et al.: On-steroidal anti-inflammatory drugs and the risk of oral cancer: a nested case-control study; *Lancet,* 15. Oktober 2005 (S. 1359–1366).

280 Suh Dong-Churl: Clinical and economic impact of adverse drug reactions in hospitalized patients; The Annals of Pharmacotherapy, Dezember 2000 (S. 1373–1379).

281 Sultan, Sonia: Plant developmental responses to the environment: eco-devo insights, Current Opinion; *Plant Biology,* 24. Oktober 2009 (Online-Version).

282 Tai, Mei-Hui et al.: Oct4 expression in adult human stem cells: evidence in support of the stem cell theory of carcinogenesis; *Carcinogenesis,* Februar 2005 (S. 495–502).

283 Tallberg, Thomas: Biological food supplementation combined with specific autologous cancer immuno-therapy in patients suffering from renal carcinoma or malignant melanoma; *NAFAS Science,* 6/2001 (S. 3–17).

284 Tallberg, Thomas: Development of a Combined Biological and Immunological Cancer Therapy Modality… a review of bio-immuntherapy; Journal of the *Australasian College of Nutritional & Environmental Medicine,* April 2003 (S. 3–21).

285 Tallberg, Thomas: Mitochondria seem to regulate the genome in the chromosomes they have phylogenetically created (S. 36-38 in: Westermarck, Thomas et al.: Trends in Biomedicine in Finland, 2000).

286 Tallberg, Thomas et al.: Complete disappearance of human malignant histiocytoma cells following dietary biotherapy, leading to activation of inductional control mediated by mitochondria; *Journal of the Australasian College of Nutritional and Environmental Medicine,* Band 15, 1996 (S. 5–10).

287 Tallberg, Thomas et al.: Experimental and clinical studies on cancer immunotherapy (in: Karl Friedrich Klippel: Present Status of Non-Toxic Concepts in Cancer); Karger Publishers, 1987 (S. 237–263).

288 Tallberg, Thomas et al.: Improvement of the recurrence-free interval using biological adjuvant therapy in uveal melanoma; *Anticancer Research,* Mai/Juni 2000 (S. 1969–1976).

289 Tallberg, Thomas et al.: Postoperative active specific immunotherapy with supportive measures in patients suffering from recurrent metastasized melanoma; *Journal of Surgical Oncology,* Oktober 1986 (S. 115–119).

290 Tallberg, Thomas et al.: Studies on Mitochondrial Regulation of the Genome; *Deutsche Zeitschrift für Onkologie,* 2002 (S. 128–139).

291 Tarin, David: New insights into the pathogenesis of breast cancer metastasis; *Breast Disease,* 2006/2007 (S. 13–25).

292 Torsoli, Albertina: Sanofi Shares Slump. Analysts Cut Ratings on Lantus (Update3); *bloomberg.com,* 26. Juni 2009.

293 Tracey, Michael: Mere Smoke of Opinion. AIDS and the making of the public mind; *Continuum,* Sommer/Herbst 2001.

294 Traufetter, Gerald: Eingriff ins Erbgut; *Spiegel Online,* 30. Juni 2009.

295 Trosko, James: The role of stem cells and gap junctional intercellular communication in carcinogenesis; *Journal of Biochemistry and Molecular Biology,* 31. Januar 2003 (S. 43–48).

296 Trotti, Andy/Bentzen, SM: The need for adverse effects reporting standards in oncology clinical trials, J*ournal of Clinical Oncology,* 1. Januar 2004 (S. 19–22).

297 Tuttle, Todd et al.: Increasing use of contralateral prophylactic mastectomy for breast cancer patients: a trend toward more aggressive surgical treatment; *Journal of Clinical Oncology,* 20. November 2007 (S. 5203–5209).

298 Vincent, Charles et al.: Reasons for not reporting adverse incidents: an empirical study; *Journal of Evaluation in Clinical Practice,* Februar 1999 (S. 13–21).

299 Vogelstein, Bert et al.: Chromosome 17 deletions and p53 gene mutations in colorectal carcinomas; *Science,* 14. April 1989 (S. 217–221).

300 Warburg, Otto et al.: Über den Stoffwechsel der Tumoren; *Biochemische Zeitschrift,* Band 152/1924 (S. 309–344).

301 Ward, Philip: The American Reception of salvarsan; *Journal of the History of Medicine and Allied Sciences,* Januar 1981 (S. 44–62).

302 Weijer, Charles: The breast cancer research scandal: addressing the issues; *Canadian Medical Association Journal,* 15. April 1995 (S. 1195–1197).

303 Weiss, Raymond et al.: High-dose chemotherapy for high-risk primary breast cancer: an onsite review of the Bezwoda study; *Lancet,* 18. März 2000 (S. 999–1003).

304 Weiss, Raymond et al.: An on-site audit of the South African Trial of High-Dose Chemotherapy for metastatic breast cancer and associated publications; *Journal of Clinical Oncology,* 1. Juni 2001 (S. 2771–2777).

305 Wicha, Max/Boman, Bruce: Cancer Stem Cells – A Step Toward the Cure; *Journal of Clinical Oncology,* 10. Juni 2008 (S. 2796–2799).

306 Wild, Dorothea/Bradley; Elizabeth: The gap between nurses and residents in a community hospital's error-reporting system; *Joint Commission journal on quality and patient safety,* Januar 2005 (S. 13–20).

307 Wilson, James: Medicine. A history lesson for stem cells; *Science,* 8. Mai 2009 (S. 727–728).

308 Wolz, Lea: Ungewollt kinderlos: Wenn der Traum vom leiblichen Kind platzt, Interview mit Dr. Tewes Wischmann; *Stern Online,* 18. Februar 2009.

309 Xu, RH et al.: Inhibition of glycolysis in cancer cells: A novel strategy to overcome drug resistance associated with mitochondrial respiratory defect and hypoxia; *Cancer Research,* 15. Januar 2005 (S. 613–621).

310 Xu, Xiaojun et al.: Transketolase-like protein 1 (TKTL1) is required for rapid cell growth and full viability of human tumor cells; *International Journal of Cancer,* 15. März 2009 (S. 1330–1337).

311 Zhivotovsky, Boris/Orrenius, Sten: The Warburg Effect returns to the cancer stage; *Seminars in Cancer Biology,* Februar 2008 (S. 1–3).

312 Ziegler, Regina et al.: Migration patterns and breast cancer risk in Asian-American women; *Journal of the National Cancer Institute,* 17. November 1993 (S. 1819–1827).

313 Zimonjic, Drazen et al.: Derivation of Human Tumor Cells in Vitro without Widespread Genomic Instability; *Cancer Research,* 15. Dezember 2001 (S. 8838–8844).

Kapitel 2
Patienten im Spannungsfeld von Medienhype und Klinikrealität

314 Begley, Sharon: We Fought Cancer… and Cancer Won; *Newsweek,* 15. September 2008.

315 Burnet, Sir Frank Macfarlane: Genes, Dreams and Realities; Medical and Technical Publishing, 1971 (S. 145).

316 Butler, Declan: Crossing The Valley Of Death; *Nature,* 12. Juni 2008 (S. 840–842).

317 Dave, Sandeep et al.: Prediction of survival in follicular lymphoma based on molecular features of tumor-infiltrating immune cells; *New England Journal of Medicine,* 18. November 2004 (S. 2159–2169).

318 Davis, Devra: The Secret History of the War on Cancer; Basic Books, 2007.

319 Donsbach, Wolfgang et al.: Entzauberung eines Berufs: Was die Deutschen vom Journalismus erwarten und wie sie enttäuscht werden; UVK Verlagsgesellschaft, 2009.

320 Eaton, Lynn: Editor claims drug companies have a „parasitic" relationship with journals; *British Medical Journal,* 1. Januar 2005 (S. 9).

321 Engelbrecht, Torsten: "Big Pharma macht Druck", Interview mit Marcia Angell, Ex-Chefin des *New England Journal of Medicine,* über redaktionelle Unabhängigkeit, Wissenschaftsbetrug und den (Un)Sinn von Peer Review; *Message,* Juli 2005.

322 Engelbrecht, Torsten: Der Spiegel diffamiert mobilfunkkritische Forscher mit unbewiesenen Infos als Fälscher – und beruft sich dabei auf Personen, die der Telekomindustrie nahe stehen; *www.SPIEGELblog.net,* 2. Januar 2009.

323 Engelbrecht, Torsten: Moden, Mäuse, Metastasen: Die Theorie der Krebsstammzellen lässt viele auf eine Wundermedizin hoffen. Doch das Konzept steht auf tönernen Füßen; *Wochenzeitung,* 14. August 2008 (S. 23).

324 Esser, Christian/Randerath, Astrid: Das Pharma-Kartell: Wie Patienten betrogen werden; *Frontal 21,* ZDF, 8. Dezember 2008.

325 Freedman, David: Chasing Cancer: New directions in research may finally break the stalement; *Newsweek,* 19. September 2006.

326 Gardiner, Harris: New Drug Points Up Problems in Developing Cancer Cures; *New York Times,* 21. Dezember 2005.

327 Greenberg, David: A critical look at cancer coverage; *Columbia Journalism Review,* Januar/Februar 1975 (S. 40–44).

328 Hensley, Scott/Abboud, Leila: Medical Research Has "Black Hole": Negative Results Often Fail To Get Published in Journals; Some Blame Drug Industry; *Wall Street Journal,* 4. Juni 2004 (S. B3).

329 Judson, Horace: The Great Betrayal. Fraud in Science; Harcourt, 2004 (S. 23–25).

330 Kolata, Gina: Scientists Weigh Stem Cells' Role as Cancer Cause; *New York Times,* 21. Dezember 2007.

331 Koren, Gideon/Klein, Nigel: Bias against negative studies in newspaper reports of medical research; *Journal of the American Medical Association,* 2. Oktober 1991 (S. 1824–1826).

332 Krüger, Uwe: Funkstille über Strahlungsschäden; *Message,* 1/2007.

333 Leaf, Clifton: Why We're Losing the War on Cancer [and how to win it]; *Fortune,* 22. März 2004.

334 Moss, Ralph. Fragwürdige Chemotherapie: Entscheidungshilfen für die Krebsbehandlung; Karl F. Haug Verlag, 1997.

335 N.N.: Brustkrebs: Erhöhtes Krebsrisiko für Linkshänderinnen; *Spiegel Online,* 26. September 2005.

336 N.N.: Dr. Clarence Little Cancer Researcher, Dies at 83; *New York Times,* 23. Dezember 1971 (S. 28).

337 N.N.: Gebärmutterhalskrebs: Sperma kann Tumoren wachsen lassen; *Spiegel Online,* 4. September 2006.

338 N.N.: http://www.kompetenzinitiative.de/demokratie/medienkritik/index.html

339 N.N.: Manipulierte Hühner: Schottische Hennen lege Anti-Krebs-Eier; *Spiegel Online,* 15. Januar 2007.

340 Radü, Jens: Wachhund im Elfenbeinturm: Investigativer Wissenschaftsjournalismus als mögliche Kontrollinstanz des Wissenschaftssystems; Universität Dortmund, Institut für Journalistik, Juli 2006.

341 Sharav, Vera: „Black Hole" of medical research – Negative Results Don't get Published – JAMA, WSJ; Pressemitteilung der Alliance for Human Research Protection (AHRP), 5. Juni 2005.

342 Steiner, Markus: Journalismus in der Vertrauenskrise; *pressetext.de,* 19. Mai 2009.

343 Stoecklein, Nikolas et al.: Direct Genetic Analysis of Single Disseminated Cancer Cells for Prediction of Outcome and Therapy Selection in Esophageal Cancer; *Cancer Cell,* Mai 2008 (S. 441–453).

344 Tibshirani, Robert et al.: Immune Signatures in Follicular Lymphoma; *New England Journal of Medicine,* 7. April 2005 (S. 1496–1497).

Kapitel 3
Gebärmutterhalskrebs-Impfung: nutzlos, riskant, teuer

345 Abel, Ulrich/Windeler, Jürgen: Irrtümer in der Bewertung medizinischer Interventionen – Ursachen und Konsequenzen (in: Naturheilverfahren und unkonventionelle Medizinische Richtungen; Springer-Verlag, 2002 [S. 11]).

346 Achenbach, Anja: Gesundheitswirtschaft: Kampagne mit Grünem Kreuz; *Financial Times Deutschland,* 14. Oktober 2008.

347 Adams, Mike: The Great HPV Vaccine Hoax Exposed; *naturalnews.com.*

348 Anderson, Robert: Transmission dynamics and epidemiology of BSE in British cattle; *Nature,* 29. August 1996 (S. 781).

349 Appleby, Paul et al.: Cervical cancer and hormonal contraceptives: collaborative reanalysis of individual data for 16.573 women with cervical cancer and 35.509 women without cervical cancer from 24 epidemiological studies; *Lancet,* 10. November 2007 (S. 1609–1621).

350 Arens, William: The Man-Eating Myth; Oxford University Press, 1979.

351 Baltimore, David: Viral RNA-dependent DNA polymerase: RNA-dependent DNA Polymerase in Virions of RNA Tumor Viruses; *Nature,* 27. Juni 1970 (S. 1209–1211).

352 Bartens, Werner: Gebärmutterhalskrebs: Impfen gegen die Angst; *Süddeutsche Zeitung,* 20. August 2009.

353 Berndt, Ulrike: Impfkommission in der Kritik: Ungereimtheiten und Widersprüche; *Süddeutsche Zeitung,* 19. Juni 2009.

354 Bernhard, W./Leplus, R.: Fine structure of the normal and malignant human lymph node; Pergamon Press, 1964.

355 Blake, Matthew: Gov. Perry Establishes HPV Vaccination Program for Young Women; Associated Press, 3. Februar 2007.

356 Briseno, Cinthia: Medizin-Nobelpreis. Jäger der ewigen Jugend; *Spiegel Online,* 5. Oktober 2009.

357 Burnet, Sir Macfarlane: Genes, Dreams and Realities; Medical and Technical Publishing, 1971 (S. 139–140, 144).

358 Castle, Philip et al.: Short term persistence of human papillomavirus and risk of cervical precancer and cancer: population based cohort study: *British Medical Journal,* 8. August 2009 (S. b2569).

359 Coors, Esther: Polysorbate 80 in medical products and nonimmunologic anaphylactoid reactions; *Annals of Allergy, Asthma and Immunology,* Dezember 2005 (S. 593–599).

360 Damouni, Sasha/Czobor, Klara: Merck's Gardasil vaccine encounters skepticism from some physicians regarding wide-scale use, long-term safety and efficacy; *Financial Times,* 22. Februar 2008.

361 Davis, Devra. The Secret History of the War on Cancer; Basic Books, 2007.

362 de Harven, Etienne: Of Mice And Men. Viral Etiology Of Human Cancer: A historical perspective; *Continuum,* Sommer/Herbst 2001.

363 de Harven, Etienne: Remarks on Viruses, Leukemia and Electron Microscopy, in: Methodological approaches to the study of leukemias; a symposium held at the Wistar Institute of Anatomy and Biology, 5. und 6. April 1965 (in Defendi, Vittorio: The Wistar Institute Symposium Monograph, September 1965, S. 147–156).

364 de Harven, Etienne: Structure of critical point dried oncornaviruses; *Virology,* Oktober 1973 (S. 535–540).

365 de Harven, Etienne: Structure of virus particles partially purified from the blood of leukemic mice; *Virology,* Mai 1964 (S. 119–124):

366 de Harven, Etienne: The Recollections of an Electron Microscopist; *Reappraising AIDS,* November/Dezember 1998.

367 Dubos, René: Mirage of Health: Utopias, Progress, and Biological Change; Harper & Brothers, 1959.

368 Duesberg, Peter: Inventing the AIDS Virus; Regnery Publishing, 1996.

369 Ebringer, Alan et al.: Bovine spongiform encephalopathy (BSE): Comparison between the "prion" hypothesis and the autoimmune theory; *Journal of Nutritional & Environmental Medicine,* 8/1998 (S. 265–276).

370 Ebringer, Alan: BSE as an autoimmune disease; Immunology News, Band 4/1997 (S. 149–150).

371 Edelman, Susan/Golding, Bruce: Fed's Warning Shot Gardasil Cancer Vaccine Probed for Link to 18 Deaths; *New York Post,* 6. Juli 2008.

372 Ehgartner, Bert: Lob der Krankheit: Warum es gesund ist, ab und zu krank zu sein; Lübbe, 2008.

373 Engelbrecht, Torsten: persönliches Interview, 8. Februar 2006.

374 Engelbrecht, Torsten: Spiegel Online bezeichnet HPV-Impfstoff fälschlicherweise als „hochwirksam"; *Spiegelblog,* 2. Dezember 2008.

375 Engelbrecht, Torsten/Köhnlein, Claus: Auch das Nobelpreiskomitee kann den Medizinnobelpreis für Montagnier und zur Hausen wissenschaftlich nicht begründen, 3. Oktober 2008 (siehe http://www.torstenengelbrecht.com/de/download/Kommentar_Nobelpreis_Montagnier_zur_Hausen_031108.pdf).

376 Engelbrecht, Torsten/Köhnlein, Claus: Virus-Wahn; emu-Verlag, 2008.

377 Enserink, Martin: Virology. Old guard urges virologists to go back to basics; *Science,* 6. Juli 2001 (S. 24).

378 Fiala, Christian/Schweiger, Petra: Impfen gegen Krebs – Wirklichkeit oder Wunschtraum?; 5. September 2007.

379 Gajdová, M. et al.: Delayed effects of neonatal exposure to Tween 80 on female reproductive organs in rats; *Food and Chemical Toxicology,* März 1993 (S. 183–190).

380 Gajdusek, Carleton: Unconventional Viruses and the Origin and Disappearance of Kuru; Nobelpreisrede, 13. Dezember 1976 (siehe S. 316 unter http://nobelprize.org/medicine/laureates/1976/gajdusek-lecture.pdf).

381 Gerhardus, Ansgar et al.: Wissenschaftler/innen fordern Neubewertung der HPV-Impfung und ein Ende der irreführenden Informationen; Universität Bielefeld, 25. November 2008.

382 Golub, Edward: The Limits of Medicine: How Science Shapes Our Hope for the Cure; The University of Chicago Press, 1997.

383 Goodman, Jordan/Walsh, Vivien: The Story of Taxol: Nature and Politics in the Pursuit of an Anti-Cancer Drug; Cambridge University Press, 2001.

384 Gordon, Irit et al.: Phosmet induces up-regulation of surface levels of the cellular prion protein; *Neuroreport,* 11. Mai 1998 (S. 1391–1395).

385 Gradmann, Cristoph: Krankheit im Labor. Robert Koch und die medizinische Bakteriologie; Wallstein, 2005.

386 Guglielmo, Ronco et al.: Cervical screening according to age and HPV status; *British Medical Journal,* 28. Juli 2009 (S. b3005)

387 Halter, Hans: „Wir müssen den steinigen Weg gehen"; *Spiegel,* 18/1986.

388 Hein, Thomas: Impfungen bei Gebärmutterhalskrebs: Eine neue Attacke auf Patienten; *impf-report,* Januar/Februar 2007 (S. 18).

389 Hildeshein, Allan et al.: Effect of Human Papillomavirus 16/18 L1 Viruslike Particle Vaccine Among Young Women With Preexisting Infection, A Randomized Trial; *Journal of the American Medical Association,* 15. August 2007 (S. 750–751).

390 Hirte, Martin: Die HPV-Imfpung; *individuelle-impfentscheidung.de.*

391 Hohmann, Christina: Humane Papillomaviren: Erste Impfung gegen Zervixkarzinom; *Pharmazeutische Zeitung,* 28/2006.

392 Kawahara, Masahiro: Effects of aluminum on the nervous system and its possible link with neurodegenerative diseases; *Journal of Alzheimer's Dieases,* 2/2005 (S. 171–182).

393 Koch, Klaus: Nobelpreis für Prionenforschung: Eine gewagte These wird geadelt; *Deutsches Ärzteblatt,* 17. Oktober 1997.

394 Köhnlein, Claus: BSE (Leserbrief zum Artikel von Sucharit Bhakdi: Prionen und der „BSEWahnsinn": Eine kritische Bestandsaufnahme); *Deutsches Ärzteblatt*, 13. September 2002 (S. A2404).

395 Kolata, Gina: Anthropologists Suggest Cannibalism Is A Myth; *Science*, 20. Juni 1986 (S. 1497–1500).

396 Kremer, Heinrich: Die stille Revolution der Krebs- und AIDS-Medizin; Ehlers, 2006 (S. 11–99, 169–208).

397 Kubitschek, Jochen: Es muß nicht Balsam-Essig sein – mit billigem Speise-Essig gegen Gebärmutterhalskrebs; *frauenheilkunde.medizin-2000.de*.

398 Langbein, Kurt/Ehgartner, Bert: Das Medizinkartell: Die sieben Todsünden der Gesundheitsindustrie; Piper, 2003.

399 le Ker, Heike: Gebärmutterhalskrebs: Impfkommission bleibt bei umstrittener Empfehlung; *Spiegel Online*, 10. August 2009.

400 le Ker, Heike: Krebsvirenforscher zur Hausen: Nobelpreis für den beharrlichen Zweifler; *Spiegel Online*, 6. Oktober 2008.

401 le Ker, Heike: „Wir hätten Tausende Tote auf dem Gewissen gehabt"; *Spiegel Online*, 27. November 2008.

402 Lehn, Birgitta vom: Gebärmutterhalskrebs: Experimente am Gesunden; *Frankfurter Rundschau*, 16. April 2009.

403 Leisewitz, André et al.: Erarbeitung von Bewertungsgrundlagen zur Substitution umweltrelevanter Flammschutzmittel; Umweltforschungsplan des Bundesministers für Umwelt, Naturschutz und Reaktorsicherheit, Forschungsbericht 204 08 542 (alt) 297 44 542 (neu), Dezember 2000.

404 Lüllmann, Heinz: Pharmakologie und Toxikologie; Thieme, 2003 (S. 504).

405 Malamud: Bewusstlosigkeit und Tod: zum falschen Zeitpunkt, Lob der Krankheit: Randbemerkungen zur Medizin, 24. Februar 2009 (siehe http://med.blogger.de/stories/1345775/).

406 McClintock, Barbara: Letter from Barbara McClintock to J. R. S. Fincham, 16. Mai 1973 (siehe http://profiles.nlm.nih.gov/LL/B/B/G/C/_/llbbgc.pdf).

407 McClintock, Barbara: The Significance of Responses of The Genome to Challenge; Nobelpreisrede, 8. Dezember 1983.

408 McFarlane-Anderson, Norma et al.: Cervical Dysplasia and Cancer and the Use of Hormonal Contraceptives in Jamaican Women; *BMC Women's Health*, Mai 2008.

409 McNeil Jr., Donald. D: Carleton Gajdusek, Who Won Nobel for Work on Brain Disease, Is Dead at 85; *New York Times*, 15. Dezember 2008 (S. A33).

410 Montagnier, Luc/Barré-Sinoussi, Françoise/Chermann, Jean-Claude: Isolation of a T-lymphotropic retrovirus from a patient at risk for acquired immune deficiency syndrome (AIDS); *Science*, 20. Mai 1983 (S. 868–871).

411 Müller-Jung, Joachim: Impfen gegen Krebs – in der Apotheke wird ein Traum wahr; *Frankfurter Allgemeine Zeitung*, 11. Oktober 2006 (S. N1).

412 Mullis, Kary: Dancing Naked in the Mind Field; Vintage Books, 1998 (S. 177).

413 N.N.: American Cancer Society: Detailed Guide: Cervical Cancer; What Are the Risk Factors for Cervical Cancer? (siehe http://www.cancer.org).

414 N.N.: CDC Fact Sheet, Centers for Disease Control and Prevention, USA: Genital HPV Infection (siehe www.cdc.gov/std/HPV/STDFact-HPV.htm).

415 N.N.: FDA Approves Expanded Use of HPV Test, Pressemitteilung der FDA, 31. März 2003 (siehe http://www.fda.gov/bbs/topics/NEWS/2003/NEW00890.html).

416 N.N.: FDA: Erste UAW-Verdachtsfälle nach HPV-Impfung mit Gardasil®; *aerzteblatt.de*, 25. Mai 2007.

417 N.N.: Frauenärzte fordern: Krebs-Impfung vor dem ersten Sex; *Bild*, 11. Oktober 2006.

418 N.N.: Future II Study Group. Quadrivalent vaccine against human papillomavirus to prevent high-grade cervical lesions; *New England Journal of Medicine*, 10. Mai 2008 (S. 1915–1927).

419 N.N.: Gardasil Patienteninformation der Firma Merck (siehe http://www.gardasil.com/images/ppi_german.pdf).

420 N.N.: Gemeinsame Stellungnahme der Fachgesellschaften Gesellschaft für Virologie (GfV; Präsident: Prof. Klenk), Deutsche Gesellschaft für Gynäkologie und Geburtshilfe (DGGG; Präsident: Prof. Diedrich), Gesellschaft für Medizinische Biometrie, Epidemiologie und Informatik (GMDS; Präsident: Prof. Wichmann) und Deutsche Arbeitsgemeinschaft Epidemiologie (DAE; Vorsitzender: Prof. Hense) zum Fragenkatalog mit dem Thema „Früherkennung des Zervixkarzinoms" für den Bundesausschuss der Ärzte und Krankenkassen Arbeitsausschuss „Prävention" (siehe http://www.g-f-v.org/docs/1128937104.pdf).
421 N.N.: HPV-Impfstoff Gardasil: Nutzen zu hoch eingeschätzt?; *arznei-telegramm,* 6/2007 (S. 57–59).
422 N.N.: http://garlan.rethinkingaids.info/Cases/Parenzee/Gallo-Transcript.pdf (S. 76).
423 N.N.: http://www.health.state.ny.us/nysdoh/consumer/women/hyster.htm.
424 N.N.: http://www.judicialwatch.org/gardasil
425 N.N.: http://www.kremer-pigmente.de/64000.htm.
426 N.N.: http://www.merck.com/product/usa/pi_circulars/g/gardasil/gardasil_ppi.pdf (S. 2).
427 N.N.: http://www.netdoktor.de/Medikamente/Rund-ums-Medikament/Placebo-Wirksam-ohne-Wirkstoff-2006.html.
428 N.N.: Jetzt wird das Pestizid als BSE-Auslöser diskutiert; *Ärzte Zeitung,* 15. April 1998.
429 N.N.: Kannibalismus: Grässliche Gebahren; *Spiegel,* 14. Januar 1980 (S. 182–184).
430 N.N.: Maggots eat away need for wound surgery; *ABC News Online,* 13. Mai 2005.
431 N.N.: Mitglieder der Ständigen Impfkommission (STIKO) Selbstauskünfte; Website des Robert-Koch-Instituts.
432 N.N.: Red Cross Knew of AIDS Blood Threat; *San Francisco Chronicle,* 16. Mai 1994.
433 N.N.: Research on AIDS virus and cancer wins Nobel Medicine Prize; AFP, 6. Oktober 2008.
434 N.N.: Rezension des Buches „Leben auf dem Menschen" von Jörg Blech; *Spektrum der Wissenschaft,* 11/2001.
435 N.N.: Richtlinien und Empfehlungen: Empfehlungen zur Impfung gegen humane Papillomaviren (HPV); Schweizerisches Bundesamt für Gesundheit (BAG), Februar 2008 (S. 11).
436 N.N.: Texas governor orders STD vaccine for all girls: Decision comes after maker of cervical cancer shot doubled lobbying efforts; Associated Press/msnbc, 3. Februar 2007.
437 N.N.: The Nobel Prize in Physiology or Medicine 1975, Nobelprize.org (siehe nobelprize.org/medicine/laureates/1975/).
438 N.N.: Wikipedia-Website über Barbara McClintock (siehe http://en.wikipedia.org/wiki/Barbara_McClintock).
439 N.N.: Zweiter HPV-Impfstoff Cervarix; *arznei-telegramm,* 11/2007 (S. 101).
440 Oberling, Charles: Krebs: das Rätsel seiner Entstehung; Rowohlt, 1959.
441 Paavonen, Jorma et al.: Efficacy of a prophylactic adjuvanted bivalent L1 virus-like-particle vaccine against infection with human papillomavirus types 16 and 18 in young women: an interim analysis of a phase III double-blind, randomised controlled trial; *Lancet,* 30. Juni 2007 (S. 2161–2170).
442 Papadopulos-Eleopulos, Eleni/Turner, Valendar: Reappraisal of AIDS: Is the Oxidation caused by the risk factors the primary cause?; *Medical Hypotheses,* März 1988 (S. 151–162).
443 Perl, Daniel/Moalem, Sharon: Aluminum and Alzheimer's disease, a personal perspective after 25 years; *Journal of Alzheimer's Disease,* 3/2006 (S. 291–300).
444 Pettypiece, Shannon: Merck Profit Jumps 94 Percent on AstraZeneca Payment (Update7); *Bloomberg.com,* 21. April 2008.
445 Raffle, Angela: Outcomes of screening to prevent cancer: analysis of cumulative incidence of cervical abnormality and modelling of cases and deaths prevented; *British Medical Journal,* 26. April 2003 (S. 901–904).

446 Rosenthal, Elizabeth: The Evidence Gap: Drug Makers' Push Leads to Cancer Vaccines' Rise; *New York Times,* 19. August 2008.

447 Rothman, Sheila/Rothman, David: Marketing HPV vaccine: implications for adolescent health and medical professionalism; *Journal of the American Medical Association,* 19. August 2009 (S. 781–786).

448 Sanesi, Peter et al.: Effectiveness of cervical screening with age: population based case-control study of prospectively recorded data; *British Medical Journal,* 28. Juli 2009 (S. b2968).

449 Sawin, Clark: George N. Papanicolaou and t; *Endocrinologist,* Juli/August 2002 (S. 267–272).

450 Scholz, Roland: Phantom BSE-Gefahr. Irrwege von Wissenschaft und Politik im BSE-Skandal; Berenkamp, 2005.

451 Scobey, Ralph: Is Human Poliomyelitis Caused By An Exogenous Virus?; *Archives of Pediatrics,* April Band 71/1954 (S. 111–123).

452 Shaw, Chris et al.: Aluminum adjuvant linked to Gulf War illness induces motor neuron death in mice; *Neuromolecular Medicine,* 2007 (S. 83–100).

453 Singh, Ila et al.: XMRV is present in malignant prostatic epithelium and is associated with prostate cancer, especially high-grade tumors; *Proceedings of the National Academy of Sciences USA,* 22. September 2009 (S. 16351–16356).

454 Sinoussi Françoise/Chermann, Jean-Claude: Purification and partial differentiation of the particles of murine sarcoma virus (M. MSV) according to their sedimentation rates in sucrose density gradients; *Spectra,* Band 4/1973 (S. 237–243).

455 Slade, Barbara et al.: Postlicensure Safety Surveillance for Quadrivalent Human Papillomavirus Recombinant Vaccine; *Journal of the American Medical Association,* 19. August 2009 (S. 750–757).

456 Smith, Aaron: Merck and the Vioxx rut: No. 2 U.S. drugmaker works to balance legal fights, patent loss with strong pipeline; *CNNMoney.com,* 4. Juli 2006.

457 Smith, Aaron: Protecting kids against STDs: Merck says its new vaccine may prevent cervical cancer, but will parents allow vaccinations?; *CNNMoney.com,* 19. Mai 2005.

458 Smith, Peter: Geographical distribution of variant Creutzfeldt-Jakob disease in Great Britain; *Lancet,* 31. März 2001 (S. 1994–2000).

459 Stollorz, Volker, Der große Irrtum des Doktor Koch; *Frankfurter Allgemeine Sonntagszeitung,* 25. September 2005.

460 Strahm, Barbara: Vom Bioterror zum Thema gemacht. Jenseits von Hysterie und Panikmache: Ein sachlicher Blick in die Geschichte der Pockenerkrankung und Pockenimpfung; *Die Tagespost,* 22. Februar 2003.

461 Temin, Howard/Baltimore, David: RNA-directed DNA synthesis and RNA tumor viruses; *Advances in Virus Research,* Band 17/1972 (S. 129–186).

462 Temin, Howard: RNA-dependent DNA polymerase in virions of Rous sarcoma virus, *Nature,* 27. Juni 1970 (S. 1211–1213).

463 Tolzin, Hans: Nur eines ist sicher – die Nebenwirkungen; aktualisiert am 2. April 2009 (siehe http://www.impfkritik.de/Zervix-Karzinom).

464 Wade, Nicholas: Scientists and the Press: Cancer Scare Story that Wasn't; *Science,* 12. November 1971.

465 Walshe, Walter Hayle: Physical Diagnosis of Diseases of the Lungs; Tylor & Walton, London, 1843.

466 Wecht, Cyril: The Swine Flu Immunization Program: Scientific Venture or Political Folly?; *Legal Medicine Annual,* 1978 (S. 227–244).

467 Weihe, Wolfgang: Klinische Studien und Statistik: Von der Wahrscheinlichkeit des Irrtums; *Deutsches Ärzteblatt,* 26. März 2004 (S. C681).

468 Whatley, Stephen: Phosmet induces up-regulation of surface levels of the cellular prion protein; *Neuroreport,* 11. Mai 1998 (S. 1391–1395).

Kapitel 4
Die Zukunft der Krebsmedizin: präventiv, ganzheitlich, immunstärkend

469 Abel, Ulrich/Windeler, Jürgen: Irrtümer in der Bewertung medizinischer Interventionen – Ursachen und Konsequenzen (in: Naturheilverfahren und unkonventionelle Medizinische Richtungen; Springer-Verlag, 2002 [S. 7–8]).

470 Abnet, Christian et al.: Zinc concentration in esophageal biopsy specimens measured by X-ray fluorescence and esophageal cancer risk; *Journal of the National Cancer Institute,* 16. Februar 2005 (S. 301–306).

471 Adams, Mike: Americans Exposed to Atomic Bomb Levels of Radiation through Medical Imaging, CT Scans, Mammograms; *NaturalNews.com,* 4. März 2009.

472 Adams, Mike: Black raspberries shown to be highly effective in preventing cancer; *Naturalnews.com,* 11. März 2007.

473 Adebamowo, Clement et al.: Milk consumption and acne in adolescent girls; *Dermatology Online Journal,* 30. Mai 2006 (S. 1–12).

474 Adebamowo, Clemet et al.: Milk consumption and acne in teenaged boys; *Journal of the American Academy of Dermatology,* Mai 2008 (S. 787–793).

475 Adlkofer, Franz et al.: Mobilfunk, eine Technik ohne Risiko für die Gesundheit der Menschen?; *Umwelt – Medizin – Gesellschaft,* 2/2008 (S.118).

476 Aggarwal, Bharat et al.: Anticancer potential of curcumin: preclinical and clinical studies; *Anticancer Research,* Januar/Februar 2003 (S. 363–398).

477 Aggarwal, Bharat et al.: Curcumin suppresses the paclitaxel-induced nuclear factor-kappaB pathway in breast cancer cells and inhibits lung metastasis of human breast cancer in nude mice; *Clinical Cancer Research,* 15. Oktober 2005 (S. 7490–7498).

478 Ahonen, Merja et al.: Prostate cancer risk and prediagnostic serum 25-hydroxyvitamin D levels (Finland); *Cancer Causes & Control,* Oktober 2000 (S. 8478–52).

479 Akcadus, Mustafa et al.: The relationship among intrauterine growth, insulinlike growth factor I (IGF-I), IGF-binding protein-3, and bone mineral status in newborn infants; *American Journal of Perinatology,* November 2006 (S. 473–480).

480 Allen, Naomi et al.: Moderate Alcohol Intake and Cancer Incidence in Women; *Journal of the National Cancer Institute,* 4. März 2009 (S. 296–305).

481 Amis Jr., Stephen et al.: American College of Radiology White Paper on Radiation Dose in Medicine; *Journal of the College of Radiology,* Mai 2007 (S. 272–284).

482 Andersen, Barbara et al.: Stress and immune responses after surgical treatment for regional breast cancer; *Journal of the National Cancer Institute U.S.A.,* 7. Januar 1998 (S. 30–36).

483 Ando, N./Hoshino, E.: Predominant obligate anaerobes invading the deep layers of root canal dentin; *International Endodontic Journal,* Januar 1990 (S. 20–27).

484 Andriole, Gerald et al.: Mortality Results from a Randomized Prostate-Cancer Screening Trial; *New England Journal of Medicine,* 26. März 2009 (S. 1310–1319).

485 Anisimov, Vladimir: Light pollution, reproductive function and cancer risk; *Neuro Endocrinology Letters,* Februar–April 2006 (S. 35-52).

486 Arcaro, Kathleen et al.: Perfluorinated compounds in human milk from Massachusetts, U.S.A.; *Environmental Science & Technology,* April 2008 (S. 3096–3101).

487 Arterburn, Linda et al.: Algal-oil capsules and cooked salmon: nutritionally equivalent sources of docosahaexenoic acid; *Journal of the American Dietetic Association,* Juli 2008 (S. 1204–1249).

488 Bächi, Beat: Vitamin C für alle! Pharmazeutische Produktion, Vermarktung und Gesundheitspolitik 1933–1953; Chronos, 2009.

489 Baguley, Diane/Glasgow, Gavin: Subacute sclerosing panencephalitis and Salk vaccine; *Lancet,* 6. Oktober 1973 (S. 763–765).

490 Bahnsen, Ulrich: Test oder Tombola?; *Die Zeit*, 14. August 2008.
491 Baillet, François et al.: Treatment of radiofibrosis with liposomal superoxide dismutase. Preliminary results of 50 cases; *Free Radical Research Communications*, 6/1986 (S. 387–394).
492 Baines, Cornelia: Mammography Screening: Are Women Really Given Informed Consent?; Journal of the National Cancer Institute, 15. Oktober 2003 (S. 1508–1511).
493 Baker, Sherry: Breast Cancer Rates Soar after Mammograms and Some Cancers may Heal Naturally; *Naturalnews.com*, 24. November 2008.
494 Banjeri, Prasanta et al.: Cancer patients treated with the Banerji protocols utilising homoeopathic medicine: A Best Case Series, Program of the National Cancer Institute USA; *Oncology Reports*, Juli 2008 (S. 69–74).
495 Barañano, Kristin/Hartman, Adam: The ketogenic diet: uses in epilepsy and other neurologic illnesses; *Current Treatment Options in Neurology,* November 2008 (S. 410–419).
496 Bar-Joseph, Gadi et al.: Improved resuscitation outcome in emergency medical systems with increased usage of sodium bicarbonate during cardiopulmonary resuscitation; *Acta Anaesthesiolica Scandinavica,* Januar 2005 (S. 6–15).
497 Barry, Michael: Screening for Prostate Cancer – The Controversy That Refuses to Die; *New England Journal of Medicine,* 26. März 2009 (S. 1351–1354).
498 Barsky, Sanford et al.: Histopathologic and molecular alterations in bronchial epithelium in habitual smokers of marijuana, cocaine, and/or tobacco; *Journal of the National Cancer Institute,* 19. August 1998 (S. 1198–1205).
499 Baum, Michael et al.: Does surgery unfavourably perturb the "natural history" of early breast cancer by accelerating the appearance of distant metastases?; *European Journal of Cancer,* März 2005 (S. 508–15).
500 Becker, Heidi et al.: Nanotechnik für Mensch und Umwelt: Chancen fördern und Risiken mindern; Umweltbundesamt, Oktober 2009.

501 Béliveau, Richard/Gingras, Denis: Krebszellen mögen keine Himbeeren. Nahrungsmittel gegen Krebs – Das Immunsystem stärken und gezielt vorbeugen; Kösel-Verlag, 2007.
502 Bertell, Rosalie et al.: Pediatric CT research elevates public health concerns: low-dose radiation issues are highly politicized; *International Journal of Health Services,* 3/2007 (S. 419–439).
503 Berz, Reinhold: Was ist MammaVision? Ein neuer Ansatz zur Erhaltung der Brustgesundheit; *Krebs als Chance* (Beiheft des Magazins *Provokant*), 3/2009 (S. 7).
504 Bethge, Philip: Kampf der Giftzwerge; Spiegel, 14. November, 2005 (S. 136–138).
505 Beuth, Josef: Proteolytic enzyme therapy in evidence-based complementary oncology: fact or fiction?; *Integrative Cancer Therapies*, Dezember 2008 (S. 311–316).
506 Beyersmann, Detmar: Effects of carcinogenic metals on gene expression; *Toxicology Letters*, 28. Februar 2002 (S. 63–68).
507 Bianchini, Franba/Vainio, Harri: Allium vegetables and organosulfur compounds: do they help prevent cancer?; *Environmental Health Perspectives,* September 2001 (S. 893–902).
508 Biesalski, Hans: Erstes Hohenheimer Ernährungsgespräch: Unzureichende Vitamin-D-Versorgung in Deutschland. Vortrags-Fazit, 27. März 2009.
509 Bingham, Sheila et al.: Effect of processed and red meat on endogenous nitrosation and DNA damage; *Carcinogenesis,* August 2009 (S. 1402–1407).
510 Bircher-Benner, Maximilian: Diätetische Heilbehandlung; Hippokrates Verlag, 1935.
511 Bishop, Beata. Organic food in cancer therapy; Nutrition and Health, 2/1988 (S. 105–109).
512 Bjorksten, Bengt: Effects of intestinal microflora and the environment on the development of asthma and allergy; *Springer Seminars in Immunopathology*, 25. Februar 2004 (S. 257–70).
513 Blawat, K.: Giftige Plastikstrudel im Meer: „Die größte Müllhalde der Welt"; *sueddeutsche.de,* 24. August 2009.

514 Blum, Jean-Yves et al.: An evaluation of the bactericidal effect of the Nd:YAP laser; *Journal of Endodontics,* September 1997 (S. 583–585).

515 Bocci, Velio Alvaro: Ozone as Janus: this controversial gas can be either toxic or medically useful; *Mediators of Inflammation,* Februar 2004 (S. 3–11).

516 Bocci, Velio Alvaro: Tropospheric Ozone Toxicity vs. Usefulness of Ozone Therapy; *Archives of Medical Research,* Februar 2007 (S. 265–267).

517 Bodderas, Elke: Die dunkle Seite des Vitamin C; *Die Welt,* 20. August 2009 (S. 27).

518 Bodderas, Elke: Warum Sie den Krebs einfach aussitzen können; *Welt.de,* 26. März 2009.

519 Boeing, Heiner et al.: Healthy living is the best revenge: findings from the European Prospective Investigation Into Cancer and Nutrition-Potsdam study; *Archives of Internal Medicine,* 10. August 2009 (S. 1355–1362).

520 Boeing, Heiner et al.: Intake of fruits and vegetables and risk of cancer of the upper aero-digestive tract: the prospective EPIC-study; *Cancer Causes Control,* September 2006 (S 957–969).

521 Böhme, Angelika et al.: Treatment of invasive fungal infections in cancer patients – Recommendations of the Infectious Diseases Working Party (AGIHO) of the German Society of Hematology and Oncology (DGHO); *Annals of Hematology,* Februar 2009 (S. 97–110).

522 Bonner, James et al.: Inhaled carbon nanotubes reach the subpleural tissue in mice; *Nature Nanotechnology,* November 2009 (S. 747–751).

523 Boström, Harry: Placebo – the forgotten drug; *Scandinavian Journal of Work, Environment & Health,* Band 23/1997 (Supplement, S. 53–57).

524 Bourre, Jean-Marie: Where to find omega-3 fatty acids and how feeding animals with diet enriched in omega-3 fatty acids to increase nutritional value of derived products for human: what is actually useful?; *Journal of Nutrition, Health & Aging,* Juli/August 2005 (S. 232–242).

525 Brauchle, Alfred: Gekocht oder roh?; Reclam, 1949 (S. 21–22).

526 Brenner, David/Elliston, Carl: Estimated radiation risks potentially associated with full-body CT screening; *Radiology,* September 2004 (S. 735–738).

527 Brenner, David/Hall, Eric: Computed Tomography – An Increasing Source of Radiation Exposure; *New England Journal of Medicine,* 29. November 2007 (S. 2277–2284).

528 Brenner, David/Hall, Eric: Risk of cancer from diagnostic X-rays; *Lancet,* 26. Juni 2004 (S. 2192).

529 Brenner, Davis et al.: Estimated Risks of Radiation Induced Fatal Cancer from Pediatric CT; *American Journal of Roentgenology,* Februar 2001 (S. 289–296).

530 Breslau, Neil et al.: Relationship of animal protein-rich diet to kidney stone formation and calcium metabolism; *Journal of Clinical Endocrinology & Metabolism,* Januar 1988 (S. 140–146).

531 Brisman, David et al.: Implant failures associated with asymptomatic endodontically treated teeth; *Journal of the American Dental Association,* Februar 2001 (S. 191–195).

532 Brown, Colin: Suppressed report shows cancer link to GM potatoes; *independent.co.uk,* 17. Februar 2007.

533 Brown, Phyllida: "Unnecessary" X-rays blamed for cancer deaths; *New Scientist,* 8. September 1990.

534 Brugge, Joan et al.: Antioxidant and oncogene rescue of metabolic defects caused by loss of matrix attachment; *Nature,* 3. September 2009 (S. 109–113).

535 Butterworth, Charles: Improvement in cervical dysplasia associated with folic acid therapy in users of oral contraceptives; American Journal of Clinical Nutrition, Januar 1982 (S. 73–82).

536 Cameron, Ewan/Pauling, Linus: Supplemental ascorbate in the supportive treatment of cancer: reevaluation of prolongation of survival times in terminal human cancer; *Proceedings of the National Academy of Sciences U.S.A.,* September 1978 (S. 4538–4542). Und: Supplemental ascorbate in the supportive treatment of cancer: Prolongation of survival times in terminal human cancer; *Proceedings of the National Academy of Sciences U.S.A.,* Oktober 1976 (S. 3685–3689).

537 Campbell, Colin: Dietary protein, growth factors, and cancer; *American Journal of Clinical Nutrition,* Juni 2007 (S. 1667).

538 Campbell, Colin/Campbell, Thomas: The China Study. Startling Implications for Diet, Weigh Loss and Long-Term Health; Benbella Books, 2004.

539 Cannell, John et al.: Athletic performance and vitamin D; *Medicine & Science in Sports & Exercise,* Mai 2009 (S. 1102–1110).

540 Cascinu, S. et al.: Neuroprotective effect of reduced glutathione on cisplatin-based chemotherapy in advanced gastric cancer: a randomized double-blind placebo-controlled trial; *Journal of Clinical Oncology,* Januar 1995 (S. 26–32).

541 Cavalleri, Giacomo et al.: Root canal microflora: qualitative changes after endodontic instrumentation; *Journal of Chemotherapy,* April 1989 (S. 101–102).

542 Charlesworth, Annemarie/Glantz, Stanton: Smoking in the movies increases adolescent smoking: a review; *Pediatrics,* Dezember 2005 (S. 1516–1528).

543 Charlesworth, Annemarie/Glantz, Stanton: Tobacco and the Movie Industry; *Clinics in Occupational and Environmental Medicine,* 1/2006 (S. 73–84).

544 Chen, Julia Ling-Yu et al.: The Genomic Analysis of Lactic Acidosis and Acidosis Response in Human Cancers; *PLoS Genetics,* Dezember 2008 (S. e1000293).

545 Chen, Yu-ming et al.: Greater fruit and vegetable intake is associated with increased bone mass among postmenopausal Chinese women; *British Journal of Nutrition,* Oktober 2006 (S. 745–751).

546 Chilton, Floyd et al.: The content of favorable and unfavorable polyunsaturated fatty acids found in commonly eaten fish; *Journal of the American Dietetic Association,* Juli 2008 (S. 1178–85).

547 Chittenden, Henry et al.: Joint recommendations of the physiological and biochemical committees on protein nomenclatura; *Science,* 3. April 1908 (S. 554–556).

548 Chittenden, Russell Henry: Physiological economy in nutrition, with special reference to the minimal protein requirement of the healthy man. An experimental study; Frederick A. Stokes Company, 1904.

549 Chlebowski, Rowan et al.: Breast cancer after use of estrogen plus progestin in postmenopausal women; *New England Journal of Medicine,* 5. Februar 2009 (S. 573–587).

550 Christiani, David et al.: Cured meat, vegetables, and bean-curd foods in relation to childhood acute leukemia risk: a population based case-control study; *BMC Cancer,* 13. Januar 2009.

551 Clark, Larry et al.: Effects of selenium supplementation for cancer prevention in patients with carcinoma of the skin. A randomized controlled trial. Nutritional Prevention of Cancer Study Group; *Journal of the American Medical Association,* Dezember 1996 (S. 1957–1963).

552 Clavo, Bernardino et al.: Adjuvant Ozonetherapy in Advanced Head and Neck Tumors: A Comparative Study; *Evidence-Based Complementary and Alternative Medicine,* Dezember 2004 (S. 321–325).

553 Colborn, Theo et al.: Developmental effects of endocrine-disrupting chemicals in wildlife and humans; *Environmental Health Perspectives,* Oktober 1993 (S. 378–384).

554 Collier, Robert et al.: Effects of recombinant bovine somatotropin (rbST) and season on plasma and milk insulin-like growth factors I (IGF-I) and II (IGF-II) in lactating dairy cows; *Domestic Animal Endocrinology,* Juli 2008 (S. 16–23).

555 Combet, Emilie et al.: Fat transforms ascorbic acid from inhibiting to promoting acid-catalysed N-nitrosation; *GUT,* Dezember 2007 (S. 1678–1684).

556 Combs, Andrew et al.: Relationship of fetal macrosomia to maternal postprandial glucose control during pregnancy; *Diabetes Care,* Oktober 1992 (S. 1251–1257).

557 Concato, John et al.: The effectiveness of screening for prostate cancer: a nested case-control sturdy; *Archives of Internal Medicine,* 9. Januar 2006 (S. 38–43).

558 Conis, Elena: Fruits and vegetables, good for the bones?; *Los Angeles Times,* 26. August 2009.

559 Conklin, Kenneth: Coenzyme q10 for prevention of anthracycline-induced cardiotoxicity; *Integrative Cancer Therapies,* Juni 2005 (S. 110–130).

560 Cordain, Loren et al.: Acne vulgaris. A disease of Western civilization; *Archives of Dermatology,* Dezember 2002 (S. 1584–1590).

561 Cornely, Oliver et al.: Primary prophylaxis of invasive fungal infections in patients with hematologic malignancies. Recommendations of the Infectious Diseases Working Party of the German Society for Haematology and Oncology; *Haematologica,* Januar 2009 (S. 113–122).

562 Coughlin, Christopher: Prospects for interstitial hyperthermia (in: Urano Muneyasu; Douple, Evan [Hrsg.]: Hyperthermia and Oncology, Volume 3: Interstitial hyperthermia: physics, biology and clinical aspects, VSP, S. 1).

563 Cox, Brian: Variation in the effectiveness of beast screening by year of follow-up; *Journal of the National Cancer Institute Monographs,* 1997 (S. 69–72).

564 Coy, Johannes/Möller, Dieter: Wenn Krebszellen gären, wird's gefährlich; *Arzt Zahnarzt Naturheilverfahren,* 2/2009.

565 Creagan, Edward et al.: Failure of high-dose vitamin C (ascorbic acid) therapy to benefit patients with advanced cancer. A controlled trial; *New England Journal of Medicine,* 27. September 1979 (S. 687–690).

566 Crowe, Sheila: Helicobacter infection, chronic inflammation, and the development of malignancy; *Current Opinion in Gastroenterology,* Januar 2005 (S. 32–38).

567 Cundiff, David et al.: Relation of omega-3 Fatty Acid intake to other dietary factors known to reduce coronary heart disease risk; *American Journal of Cardiology,* 1. Mai 2007 (S. 1230–1233).

568 Cuzic, Jack et al.: Overview of randomized trials comparing radical mastectomy without radiotherapy against simple mastectomy with radiotherapy in breast cancer; *Cancer Treatment Reports,* Januar 1987 (S. 7–14).

569 Davis, Devra: The Secret History of the War on Cancer; Basic Books, 2007.

570 de Léry, Jean: Unter Menschenfressern im Amazonas. Brasilianisches Tagebuch 1556–1558; Patmos, 2001.

571 Debelian, Gilberto et al.: Anaerobic bacteremia and fungemia in patients undergoing endodontic therapy: an overview; *Annals of Periodontology,* Juli 1998 (S. 281-287).

572 Debelian, Gilberto et al.: Systemic diseases caused by oral microorganisms; *Endodontics & Dental Traumatology,* April 1994 (S. 57–65).

573 Deerochanawong, Chaicharn et al.: Comparison of National Diabetes Data Group and World Health Organization criteria for detecting gestational diabetes mellitus; *Diabetologia,* September 1996 (S. 1070–1073).

574 Delanian, Sylvie et al.: Successful treatment of radiation-induced fibrosis using liposomal Cu/Zn superoxide dismutase: clinical trial; Radiotherapy and Oncology, Juli 1994 (S. 12–20).

575 Delongchamps, Nicolas et al.: The role of prevalence in the diagnosis of prostate cancer; *Cancer Control,* Juli 2006 (S. 158–68).

576 DeNoon, Daniel: Death Stalks Smokers in Beta-Carotene Study. Years After Smokers Stop Beta-Carotene Supplements, Lung Cancer Deaths Up; *WebMD. com,* 30. November 2004.

577 Descartes, René: Discours de la méthode pour bien conduire sa raison et chercher la verité dans les sciences (auf Deutsch: „Von der Methode des richtigen Vernunftgebrauchs und der wissenschaftlichen Forschung"), erstmals erschienen 1637 in französischer Sprache; 1644 folgte eine lateinische Fassung.

578 Dewailly, Éric et al.: Very high concentrations of n-3 fatty acids in peri- and postmenopausal Inuit women from Greenland; *International Journal of Circumpolar Health,* 63/2004; (Supplement 2, S. 298–301).

579 Di Falco, Daniel: Vitamin C – vom Ladenhüter zum Milliardengeschäft; *Basler Zeitung,* 21. August 2009.

580 Dingle, Peter/Brown, Toni: Dangerous Beauty: Cosmetics and Personal Care; im Eigenverlag, 2006.

581 Dobson, Roger: Film makers should show they accepted no gifts from tobacco industry; *British Medical Journal,* 25. Februar 2006 (S. 440).

582 Donaldson, Ken et al.: Carbon nanotubes introduced into the abdominal cavity of mice show asbestos-like pathogenicity in a pilot study; *Nature Nanotechnology*, July 2008 (S. 423–428).

583 Doughman, Scott et al.: Omega-3 Fatty Acids for Nutrition and Medicine: Considering Microalgae Oil as a Vegetarian Source of EPA and DHA; *Current Diabetes Reviews*, August 2007.

584 Drasch, Gustav et al.: Mercury burden of human fetal and infant tissues; *European Journal of Pediatrics*, August 1994 (S. 607–610).

585 Dubben, Hans-Hermann: Trials of prostate-cancer screening are not worthwhile; *Lancet Oncology*, März 2009 (S. 294–8).

586 Dubos, René: Mirage of Health: Utopias, Progress, and Biological Change; Harper & Brothers, 1959.

587 Duffin, Jacalyn/Hayter, Charles: Baring the Sole: The Rise and Fall of the Shoe-Fitting; *Isis Journal of the History of Science Society*, 2/2000 (S. 260–282).

588 Durham, T./Snow; E.: Metal ions and carcinogenesis; *EXS*, Band 96/2006 (S. 97–130).

589 Eberhardt, Jacob et al.: Blood-brain barrier permeability and nerve cell damage in rat brain 14 and 28 days after exposure to microwaves from GSM mobile phones; *Electromagnetic Biology and Medicine*, September 2008 (S. 215–229).

590 Egger, Matthias et al.: Are the clinical effects of homoeopathy placebo effects? Comparative study of placebo-controlled trials of homoeopathy and allopathy; *Lancet*, 27. August 2005 (S. 726–732).

591 Ehrengut, Wolfgang: Erfahrungen eines Gutachters über Impfschäden in der BRD von 1955–2004; Books on Demand, 2004 (S. 37–42, 61–72).

592 Engelbrecht, Torsten: Der Spiegel diffamiert mobilfunkkritische Forscher mit unbewiesenen Infos als Fälscher – und beruft sich dabei auf Personen, die der Telekomindustrie nahe stehen; *Spiegelblog.net*, 2. Januar 2009.

593 Engelbrecht, Torsten: Die Amalgam-Kontroverse; *Natur & Heilen*, September 2008 (S. 12–19).

594 Engelbrecht, Torsten: Hackfleisch aus dem Regenwald; *Freitag*, 1. Juli 2005.

595 Engelbrecht, Torsten: persönliche Email-Kommunikation mit Prof. Dr. Werner Alois Kaiser, August 2009.

596 Engelbrecht, Torsten: persönliche Email-Kommunikation.

597 Engelbrecht, Torsten: Schuss auf den Matrosen. Interview mit dem US-Molekularbiologen und Krebs-Experten Peter Duesberg über Anti-Raucherkampagnen, Gen-Mutationen, Aneuploidie und das Versagen der etablierten Krebsmedizin; *Freitag*, 27. Mai 2005.

598 Engelbrecht, Torsten/Köhnlein, Claus: Virus-Wahn; emu-Verlag, 2008.

599 Epstein, Steven. Impure Science – AIDS, Activism and the Politics of Knowledge; University of California Press, 1996 (S. 57).

600 Ernst, Edzard. "Flower remedies": a systematic review of the clinical evidence; *Wiener Klinische Wochenschrift*, 30. Dezember 2002 (S. 963–966).

601 Essermann, Laura et al.: Rethinking Screening for Breast Cancer and Prostate Cancer; *Journal of the American Medical Association*, 21. Oktober 2009 (S. 1685).

602 Evers, Marco: Umwelt: Der Tod der Nacht; *Spiegel*, 9. Februar 2009.

603 Exley, Christopher: Aluminium in human breast tissue; *Journal of Inorganic Biochemistry*, September 2007 (S. 1344–1346).

604 Falk, Martin/Issels, Rolf: Hyperthermia in oncology; *International Journal of Hyperthermia*, Januar/Februar 2001 (S. 1–18).

605 Fesenfeld, Günter: Leserbrief; *Spiegel*, 3. August 2009 (S. 13).

606 Feskanich, Diane et al.: Plasma vitamin D metabolites and risk of colorectal cancer in women; *Cancer Epidemiology, Biomarkers & Prevention*, September 2004 (S. 1501–1508).

607 Fischer, Karin et al.: Inhibitory effect of tumor cell derived lactic acid on human T cells; *Blood*, 1. Mai 2007 (S. 3812–3819).

608 Fischer, Richard D.: Testimony Before the Subcommittee on Human Rights & Wellness; U.S. House of Representatives, September 2004.

609 Fishbein, Morris: Gerson's Cancer Treatment; *Journal of American Medical Association,* 16. November 1946 (S. 645–646).

610 Fontana, Luigi et al.: Long-term low-protein, low-calorie diet and endurance exercise modulate metabolic factors associated with cancer risk; *American Journal of Clinical Nutrition,* Dezember 2006 (S. 1456–1462).

611 Foster, Harold: Landscapes of longevity: the calcium-selenium-mercury connection in cancer and heart disease; *Medical Hypotheses,* April 1997 (S. 355–360).

612 Fraser, Robert: Diabetic control in pregnancy and intrauterine growth of the fetus; *British Journal of Obstetrics and Gynaecology,* April 1995 (S. 275–277).

613 Friborg, Jeppe/Melbye, Mads: Cancer patterns in Inuit populations; *Lancet Oncology,* September 2008 (S. 892–900).

614 Fuchswinkel, Alexa: Krebs-Prävention. Bringen Vorsorgeuntersuchungen mehr Schaden als Nutzen?; *Ärztliche Praxis,* 6/2006 (S. 2).

615 Fürstenberger, Gregor/Senn Hans-Jörg: Insulin-like growth factors and cancer; *Lancet Oncology,* Mai 2002 (S. 298–302).

616 Galon, Jérôme et al.: Coordination of intratumoral immune reaction and human colorectal cancer recurrence; *Cancer Research,* 15. März 2009 (S. 2685–2693).

617 Gardner, Amanda: Younger Breast Cancer Survivors Risk Disease in Other Breast: Study suggests link to radiation therapy, but experts say treatments are safer today; *HONnews.de,* 15. Oktober 2008.

618 Garland, Cedric et al.: Vitamin D and prevention of breast cancer: pooled analysis; *Journal of Steroid Biochemistry and Molecular Biology,* März 2007 (S. 708-711).

619 Gautherie, Michel et al.: Long-Term Assessment of Breast Cancer Risk by Liquid-Crystal Thermal Imaging; *Progress in Clinical and Biological Research,* Band 107/1982 (S. 279–301).

620 Gautherie, Michel/Gros, G.: Breast Thermography and Cancer Risk Prediction; Cancer, volume 56/1.Januar 1980 (S. 45–51).

621 Gerson, Max: Cancer, a problem of metabolism; *Medizinische Klinik,* 25. Juni 1954 (S. 1028–1032).

622 Gerson, Max: Dietary considerations in malignant neoplastic disease; preliminary report; *Review of Gasroenterology,* November/Dezember 1945 (S. 419).

623 Gerson Max: Effects of a combined dietary regime on patients with malignant tumors; *Experimental Medicine and Surgery,* November 1949 (S. 299–317).

624 Gerson, Max: Eine Krebstherapie. 50 geheilte Fälle, Waldthausen Verlag in der NaturaViva Verlags GmbH, 2002.

625 Gerson, Max: No cancer in normal metabolism; results of special therapy; *Medizinische Klinik,* 29. Januar 1954 (S. 175–179).

626 Gigerenzer, Gerd et al.: Public Knowledge of Benefits of Breast and Prostate Cancer Screening in Europe; *Journal of the National Cancer Institute,* 2. September 2009 (S. 1216–1220).

627 Gigerenzer, Gerd: Das Einmaleins der Skepsis; BvT Berliner Taschenbuch Verlag, 2004.

628 Godknecht, Alexander: Das brutale Geschäft mit Haiknorpel und Krebs (siehe http://www.sharkinfo.ch/S13_00d/knorpel.html).

629 Gofman, John: Preventing Breast Cancer: The Story of a Major, Proven, Preventable Cause of This Disease; Committee for Nuclear Responsibility Books; 1996.

630 Gofman, John: Radiation from Medical Procedures in the Pathogenesis of Cancer and Ischemic Heart Disease: Dose-Response Studies with Physicians per 100.000 Population; Committee for Nuclear Responsibility Nooks, 1999.

631 Gollier, Christian: Scientific Progress and Irreversibility: An Economic Interpretation of the "Precautionary Principle"; *Journal of Public Economics,* February 2000 (S. 229–253).

632 Golub, Edward: The Limits of Medicine: How Science Shapes Our Hope for the Cure; The University of Chicago Press, 1997.

633 Goodwin, Pamela et al.: Prognostic effects of 25-hydroxyvitamin D levels in early breast cancer; *Journal of Clinical Oncology,* August 2009 (S. 3757–3563).

634 Gøtzsche, Peter et al.: Breast screening: the facts – or maybe not; *British Medical Journal,* 27. Januar 2009 (S. b86).

635 Gøtzsche, Peter/Nielsen, Margrethe: Fall in breast cancer deaths. A cause for celebration, and caution; *British Medical Journal,* 27. Mai 2009 (S. b2126).

636 Gøtzsche, Peter/Nielsen, Margrethe: Screening for breast cancer with mammography; *Cochrane Database of Systematic Reviews,* 18. Oktober 2006.

637 Grant, Stephen et al.: Melatonin and breast cancer: cellular mechanisms, clinical studies and future perspectives; *Expert Reviews in Molecular Medicine,* 5. Februar 2009 (S. e5).

638 Grant, William/Boucher, Barbara: Current impediments to acceptance of the ultraviolet-B-vitamin D-cancer hypothesis; *Anticancer Research,* September 2009 (S. 3597–3604).

639 Graser, Anno et al.: Comparison of CT Colonography, Colonoscopy, Sigmoidoscopy, and Fecal Occult Blood Tests for the Detection of Advanced Adenoma in an Average Risk Population; *GUT,* Februar 2009 (S. 241–248).

640 Grayson, Audrey: Americans' Radiation Exposure Rises 6-Fold in 29 Years; *ABC News,* 6. März 2009.

641 Greenlee, Heather et al.: Use of antioxidant supplements during breast cancer treatment: a comprehensive review; *Breast Cancer Research and Treatment,* Juni 2009 (S. 437–452).

642 Greiser, Eberhard: Leukämie-Erkrankungen bei Kindern und Jugendlichen in der Umgebung von Kernkraftwerken in fünf Ländern; Meta-Analyse und Analyse im Auftrag der Bundestagsfraktion B'90/Die Grünen, 1. September 2009.

643 Grill, Markus: Alarm und Fehlalarm. Viele Vorsorgeuntersuchungen sind bei den Patienten beliebt – doch unter Ärzten umstritten; *Spiegel,* 20. April 2009.

644 Grossarth-Maticek, Ronald et al.: Use of Iscador, an extract of European mistletoe (Viscum album), in cancer treatment: prospective nonrandomized and randomized matched-pair studies nested within a cohort study; *Alternative Therapies in Health and Medicine,* Mai/Juni 2001 (S. 57–66, 68–72, 74–76).

645 Grossarth-Maticek, Ronald/Ziegler, Renatus: Prospective controlled cohort studies on long-term therapy of ovarian cancer patients with mistletoe (Viscum album L.) extracts iscador; *Arzneimittelforschung,* 10/2007 (S. 665–678).

646 Gurunanjappa, Bale: Life tables for Alaska natives; *Public Health Reports,* Januar 1969 (S. 65–69).

647 Gutierrez, David: Low Vitamin D Levels Raise Breast Cancer Death Risk by 75 Percent; *naturalnews.com,* 25. September 2008.

648 Gutierrez, David: Slight Drop in Breast Cancer Because So Many Women Stopped Using Dangerous HRT Drugs; *Natural News,* 30. April 2009.

649 Guzzi, Gianpaolo et al.: Dental amalgam and mercury levels in autopsy tissues: food for thought; *American Journal of Forensic Medicine and Pathology,* März 2006 (S. 42–55).

650 Hajto, Tibor: Immunomodulatory effects of iscador: a Viscum album preparation; *Oncology,* Band 43/1986 (Supplement, S. 51–65).

651 Hanks, Gerald/Scardino, Peter: Does screening for prostate cancer make sense?; *Scientific American,* September 1996 (S. 114–115).

652 Hardell, Lennart et al.: Epidemiological evidence for an association between use of wireless phones and tumor diseases; *Pathophysiology,* August 2009 (S. 113–122).

653 Hassauer, W. et al.: What prospects of success does Iscador therapy offer in advanced ovarian cancer?; *Onkologie,* Februar 1979 (S. 28–36).

654 Hauswirth, Christa et al.: High omega-3 fatty acid content in alpine cheese: the basis for an alpine paradox; *Circulation,* Januar 2004 (S. 103–107).

655 Haverkos, Harry/Dougherty, John: Health Hazards of Nitrite Inhalants; Research Monograph Series 83, National Institute on Drug Abuse, 1988.

656 Hawrylewicz, E. J. et al.: Enhancement of 7,12-dimethylbenz(α)anthracene (DMBA) mammary tumorigenesis by high dietary protein in rats, *Nutrition Reports International,* Band 26/1982 (S. 793–806).

657 Hawrylewicz, E. J.: Fat-protein interaction, defined 2-generation studies; *Progress in Clinical and Biological Research,* 1986 (S. 403–33).

658 Hazama, Shoichi et al.: Efficacy of Orally Administered Superfine Dispersed Lentinan ({beta}-1,3-Glucan) for the Treatment of Advanced Colorectal Cancer; Anticancer Research, Juli 2009 (S. 2611–2617).

659 Heißmann, Nicole: Mehr als ein Knochenhärter; *Stern,* 30/2008 (S. 120–121).

660 Heller, J./Teixeira-Pinto, A.: A new physical method of creating chromosomal aberrations; *Nature,* 28. März 1959 (S. 905–906).

661 Hernández, Frank Antonio: To What Extent Does Ozone Therapy Need a Real Biochemical Control System? Assessment and Importance of Oxidative Stress; *Archives of Medical Research,* Juli 2007 (S. 571–578).

662 Herr, Ingrid et al.: Sulforaphane targets pancreatic tumour-initiating cells by NF-kappaB-induced antiapoptotic signalling; *GUT,* Juli 2009 (S. 949–963).

663 Herrmann, Sebastian: Pestizide im Salat. Obst und Gemüse weiter mit Pflanzenschutzmitteln belastet; *Süddeutsche Zeitung,* 14. Oktober 2008 (S. 18).

664 Hildebrandt, Bert et al. The cellular and molecular basis of hyperthermia; *Critical Reviews in Oncology/Hematology,* Juli 2002 (S. 33–56).

665 Höckel, Michael/Vaupel, Peter: Tumor hypoxia: definitions and current clinical, biologic, and molecular aspects; *Journal of the National Cancer Institute,* 21. Februar 2001 (S. 266–276).

666 Hölzel, Dieter et al.: Sind elektive Lymphknotendissektionen in der Karzinomchirurgie noch zeitgemäß?; *Zentralblatt der Chirurgie,* Bd. 133 (S. 1).

667 Hömke, R.: Rezension des 1998 bei Springer erschienenen Buches „Blood Perfusion and Microenvironment of Human Tumors Implications for Clinical Radiooncology" von Peter Vaupel und Michael Molls (Hrsg.); *Onkologie,* Oktober 1999 (S. 74).

668 Hogervorst, Janneke et al.: Dietary acrylamide intake and the risk of renal cell, bladder, and prostate cancer; *American Journal of Clinical Nutrition,* Mai 2008 (S. 1428–1438).

669 Holick, Crystal et al.: Physical activity and survival after diagnosis of invasive breast cancer; *Cancer Epidemiology, Biomarkers & Prevention,* Februar 2008 (S. 379–386).

670 Holst, Susanne: „2008 muss das Jahr der Vorsorge werden"; *Bild am Sonntag,* 20. Januar 2008.

671 Hooning, Maartje et al.: Roles of radiotherapy and chemotherapy in the development of contralateral breast cancer; *Journal of Clinical Oncology,* 1. Dezember 2008 (S. 5561–5568).

672 Housset, Martin et al.: Action of liposomal superoxide dismutase on measurable radiation-induced fibrosis; *Annales de Médecine Interne,* 5/1989 (S. 365–367).

673 Huss, Anke et al.: Source of funding and results od studies of health effects of mobile phone use: Systematic review of experimental studies; *Environmental Health Perspectives,* Januar 2007 (S. 1–4).

674 Iburg, Kim et al.: Health expectancy in Greenland; *Scandinavian Journal of Public Health,* März 2001 (S. 5–12).

675 Ishikawa, Hideki et al.: Randomized trial of dietary fiber and Lactobacillus casei administration for prevention of colorectal tumors; *International Journal of Cancer,* 20. September 2005 (S. 762–767).

676 Isoda, Norio et al.: Clinical efficacy of superfine dispersed lentinan (beta-1,3-glucan) in patients with hepatocellular carcinoma; *Hepatogastroenterology,* März/April 2009 (S. 437–441).

677 Iversen, Peter et al.: Radical prostatectomy versus expectant treatment for early carcinoma of the prostate. Twenty-three year follow-up of a prospective randomized study; *Scandinavian Journal of Urology and Nephrology,* 1995 (S. 65–72).

678 Jacquet, Jenniger/Pauly, Daniel: The rise of seafood awareness campaigns in an era of collapsing fisheries; *Marine Policy,* Mai 2007 (S. 308013).

679 Jakšić, Jasminka et al.: Effect of insulin and insulin-like growth factor-I on fetal macrosomia in healthy women; *Collegium Anthropologicum,* Dezember 2001 (S. 535–543).
680 Johnson, David et al.: Thoracic radiotherapy does not prolong survival in patients with locally advanced, unresectable non-small cell lung cancer; *Annals of Internal Medicine,* 1. Juli 1990 (S. 33–38).
681 Johnson, Jeremy/Mukhtar, Hasan: Curcumin for chemoprevention of colon cancer; *Cancer Letters,* 8. Oktober 2007 (S. 170–181).
682 Kaiser, Alois: MRI not considered; *Deutsches Ärzteblatt International,* Februar 2009 (S. 146).
683 Kanzow, U.: Klinische Therapieprüfung; *Ärztliche Mitteilungen,* 30. April 1960 (S. 916–923).
684 Kaplan, Robert/Porzsolt, Franz: The natural history of breast cancer; *Archives of Internal Medicine,* 24. November 2008 (S. 2302–2303).
685 Kaptchuk, Ted: The placebo effect in alternative medicine: can the performance of a healing ritual have clinical significance?; *Annals of Internal Medicine,* 4. Juni 2002 (S. 817–825).
686 Kassab, Sosie et al.: Homeopathic medicines for adverse effects of cancer treatments; *Cochrane Database Systematic Reviews,* 15. April 2009 (S. CD004845).
687 Kelavkar, Uddhav et al.: Prostate tumor growth and recurrence can be modulated by the omega-6:omega-3 ratio in diet: athymic mouse xenograft model simulating radical prostatectomy; *Neoplasia,* Februar 2006 (S. 112–124).
688 Keyserlingk, John et al.: Infrared Imaging of the Breast: Initial Reappraisal Using High-Resolution Digital Technology in 100 successive cases of Stage I and II Breast Cancer; *The Breast Journal,* Juli 1998 (S. 245–51).
689 Khorsandi, Mehran et al.: Effects of hypophysectomy on vascular insulin-like growth factor-I gene expression after balloon denudation in rats; *Atherosclerosis,* März 1992 (S. 115–122).
690 Khurana, Vini et al.: Cell phones and brain tumors: a review including the long-term epidemiologic data; *Surgical Neurology,* September 2009 (S. 205–214).

691 Kiecolt-Glaser, Janice et al.: Psycho-oncology and cancer: psychoneuroimmunology and cancer; *Annals of Oncology,* April 2002 (Supplement, S. 165–169).
692 Kirsh, Victoria et al.: Prospective Study of Fruit and Vegetable Intake and Risk of Prostate Cancer; *Journal of the National Cancer Institute,* 1. August 2007 (S. 1200–1209).
693 Kjaer, M.: Misteltoe (Iscador) therapy in stage IV renal adenocarcinoma. A phase II study in patients with measurable lung metastases; *Acta Oncologica,* 4/1989 (S. 489–494).
694 Kleinhubbert, Guido/Brandt, Andrea: Umwelt: Krebsgift im Dünger?; *Spiegel Online,* 6. August 2006.
695 Knauer, Roland: Rotes Fleisch erhöht Sterberisiko erheblich. Potsdamer Forscher bestätigen US-Trend für Europa; *Potsdamer Neueste Nachrichten,* 27. März 2009.
696 Knight, David: Gut flora in health and disease; *Lancet,* 24. Mai 2003 (S. 1831).
697 Koch, Klaus/Weymayr, Christian: Kritik der Krebsfrüherkennung; *Der Onkologe,* Februar 2009 (S. 181–188).
698 Koebnick, Corinna: Rohkost-Ernährung in Theorie und Praxis; Diplomarbeit, Universität Gießen, 1994 (S. 35–36).
699 Kolata, Gina: Cancers Can Vanish Without Treatment, but How?; *New York Times,* 27. Oktober 2009 (S. D5).
700 Kolata, Gina: Prostate Test Found to Save Few Lives; *New York Times,* 19. März 2009 (S. A1).
701 Koski, Kristine et al.: Association of low intake of milk and vitamin D during pregnancy with decreased birth weight; *Canadian Medical Association Journal,* 25. April 2006 (S. 1273–1277).
702 Kossoff, Eric/Turner, Zahava: The Ketogenic and Atkins Diets: Recipes for Seizure Control; *Practical Gastroenterology,* Juni 2006 (S. 61–64).
703 Krawinkel, Michael/Stein, Jürgen: Ernährung kann doch jeder – oder etwa nicht?; *Hessisches Ärzteblatt,* Februar 2003 (S. 78).
704 Kruis, Wolfgang: Informationen über eine Therapiestudie: Rezidivprophylaxe bei Patienten mit Colitis

ulcerosa durch Mutaflor im Vergleich zu Mesalazin; *Der Bauchredner*, 3/1996 (S. 64–68).

705 Kuhl, Christiane et al.: MRI for diagnosis of pure ductal carcinoma in situ: a prospective observational study; *Lancet*, 11. August 2007 (S. 485–492).

706 Kukowska-Latallo, Jolanta et al.: Nanoparticle Targeting of Anticancer Drug Improves Therapeutic Response in Animal Model of Human Epithelial Cancer; *Cancer Research*, 15. Juni 2005 (S. 5317–5324).

707 Kumar, Juhi et al.: Prevalence and Associations of 25-Hydroxyvitamin D Deficiency in US Children: NHANES 2001–2004; *Pediatrics*, 3. August 2009 (S. e362–e370).

708 Kupferschmidt, Kai: Falsche Gewissheit; *Tagesspiegel*, 12. August 2009.

709 Lagorio, Christine: The Cancer-Antiperspirant ‚Myth'. Could Shaving And Antiperspirant Be Related To Breast Cancer?; *CBS Evening News*, 5. Dezember 2005.

710 Landenberger, Martin: Bioimmuntherapie – Modell zur Krebsbehandlung. Eine stressbedingte chronisch-entzündliche Mitochondriopathie; Andreas Leffler Medienverlag, 2009.

711 Langosch, Angelika: Einfluss der Ernährung insbesondere der Rohkost auf die Darmflora und Infektabwehr; Institut für Medizinische Balneologie und Klimatologie der Universität München, 1984 (Dissertation).

712 Lappe, Joan et al.: Vitamin D and calcium supplementation reduces cancer risk: results of a randomized trial; *American Journal of Clinical Nutrition*, Juni 2007 (S. 1586–1591).

713 Lawson, Ray: A new infrared imaging device; *Canadian Medical Association Journal*, 1. September 1958 (S. 402–403).

714 le Ker, Heike: Erste Nationale Krebskonferen. „Früherkennung ist ein riesiges Geschäft"; *Spiegel Online*, 25. Juni 2009.

715 Le Roith, Derek: Insulin-like growth factors; New England Journal of Medicine, 27. Februar 1997 (S. 633–640).

716 Lebedewa, Tamara: Krebserreger entdeckt. Alles über Entstehung, Vorsorge und Heilung; Verlag Driediger, 2002.

717 Lechner, Johann: Gesichtsschmerz aus zahnärztlicher Sicht – eine Replik; *Deutsches Zahnärzteblatt*, 01/2009 (S. 32–38).

718 Lechner, Johann: Herzerkrankungen und Zahnstörfelder; *Erfahrungsheilkunde*, 11/2008 (S. 656–662).

719 Lechner, Johann: Krebs und Zahnstörfelder; *Arzt, Zahnarzt & Naturheilverfahren*, 4/2008 (S. 16–18).

720 Lechner, Johann: Störfelder im Trigeminusbereich und Systemerkankungen; ein systematisches Sanierungskonzept für odontogene Störfelder; Verlag für ganzheitliche Medizin (VGM), 1999.

721 Lechner, Peter/Kronberger Jr., Leo: Experiences with the use of diet therapy in surgical oncology; *Aktuelle Ernährungsmedizin*, 15/1990 (S. 72–78).

722 Lee, I./Dixon, R.: Effects of mercury on spermatogenesis studied by velocity sedimentation cell separation and serial mating; *Journal of Pharmacology and Experimental Therapeutics*, Juli 1975 (S. 171–181).

723 Leitzmann, Michael et al.: Zinc supplement use and risk of prostate cancer; *Journal of the National Cancer Institute*, 2. Juli 2003 (S. 1004–1007).

724 Lemon, Jim et al.: Perceptions of the "Mind-Cancer" relationship by members of the public, cancer patients and oncologists; *Journal of Psychosocial Oncology*, August 2004 (S. 43–58).

725 Len, Saputo: Beyond Mammography; *Townsend Letter*, June 2004.

726 Levi-Strauss, Claude: Traurige Tropen. Indianer in Brasilien; Kiepenheuer & Witsch, 1974.

727 Lewis, Howard: Russell Henry Chittenden (1856–1943); *Journal of Biological Chemistry*, 1944 (S. 339–342).

728 Lin, Louis et al.: Factors associated with endodontic treatment failures; *Journal of Endodontics*, Dezember 1992 (S. 625–627).

729 Lindqvist, Bengt et al.: Effects of removing amalgam-fillings from patients with diseases affecting the immune system; *Medical Sciences Research*, Band 24/1996 (S. 355–356).

730 Lister, Sam: NHS accused over women's breast cancer screening risks; *Times,* 19. Februar 2009.

731 Locigno, Roberto/Castronovo, Vincent: Reduced glutathione system: role in cancer development, prevention and treatment (review); *International Journal of Oncology,* August 2001 (S. 221–236).

732 Lockhart, Peter/Durack, David: Oral microflora as a cause of endocarditis and other distant site infections; *Infectious Disease Clinics of North America,* Dezember 1999 (S. 833–850).

733 López-Lázaro M.: Anticancer and carcinogenic properties of curcumin: considerations for its clinical development as a cancer chemopreventive and chemotherapeutic agent; *Molecular Nutrition & Food Research,* Juni 2008 (Supplement, S. S103–S127).

734 Loprinzi, Charles et al.: Evaluation of shark cartilage in patients with advanced cancer: a North Central Cancer Treatment Group trial; *Cancer,* 1. Juli 2005 (S. 176–182).

735 Lorscheider, Fritz et al.: Dental "silver" tooth fillings: a source of mercury exposure revealed by whole-body image scan and tissue analysis; *The FASEB Journal,* Dezember 1989 (S. 2641–2646).

736 Lorscheider, Fritz et al.: Maternal-fetal distribution of mercury (203Hg) released from dental amalgam fillings; *American Journal of Physiology,* April 1990 (S. R939–R945).

737 Lorscheider, Fritz et al.: Whole-body imaging of the distribution of mercury released from dental fillings into monkey tissues; *The FASEB Journal,* November 1990 (S. 3256–3260).

738 Lu, Huasheng et al.: Hypoxia-inducible factor 1 activation by aerobic glycolysis implicates the Warburg effect in carcinogenesis; *Journal of Biological Chemistry,* 28. Juni 2002 (S. 23111–23115).

739 Ludwig, Udo: Der Zwillingskrebs; *Spiegel,* 20. Juli 2009 (S. 42–43).

740 Macdonald, Helen et al.: Low dietary potassium intakes and high dietary estimates of net endogenous acid production are associated with low bone mineral density in premenopausal women and increased markers of bone resorption in postmenopausal women; *American Journal of Clinical Nutrition,* April 2005 (S. 923–933).

741 Maes, Wolfgang: Wissenschaft - wirklich? Gesundheitsrisiko Mobilfunkstrahlung: Wo bleibt die wissenschaftliche Anerkennung?; Vortrag auf dem Kongress „Elektrosmog 2008" im Marriott Hotel Berlin, 20. September 2008.

742 Mai, Volker/Draganov, Peter: Recent advances and remaining gaps in our knowledge of associations between gut microbiota and human health; *World Journal of Gastroenterology,* 7. Januar 2009 (S. 81–85).

743 Mao, Li; Oh, Yun: Does marijuana or crack cocaine cause cancer?; *Journal of the National Cancer Institute,* 19. August 1998 (S. 1182–1184).

744 Mariea, Tamara/Carlo, George: Wireless Radiation in the Etiology and Treatment of Autism: Clinical Observations and Mechanisms; *Journal of the Australasian College of Nutritional & Environmental Medicine,* August 2007 (S. 3–7).

745 Martin, Eike et al.: Heidelberg Ion-Beam Therapy Centre; Universitätsklinikum Heidelberg und Medizinische Fakultät der Universität Heidelberg, März 2007 (S. 6).

746 Mazess, Richard/Mather, Warren: Bone mineral content of North Alaskan Eskimos; *American Journal of Clinical Nutrition,* September 1974 (S. 916–925).

747 McCarrison, Robert: A Good Diet and A Bad One: An Experimental Contrast; *British Medical Journal,* 23. Oktober 1926 (S. 730–732).

748 McCarrison, Robert: Nutrition and National Health: Cantor lectures Royal Society Arts 1936; Faber & Faber, 1944.

749 McCarrison, Robert: Relationship of diet to physical efficiency of Indian races; *Practitioner,* Januar 1925 (S. 90–100).

750 McClintock, Barbara: Letter from Barbara McClintock to John R. S. Fincham (Department of Genetics an der University of Leeds), 16. Mai 1973 (siehe http://profiles.nlm.nih.gov/LL/B/B/G/C/_/llbbgc.pdf).

751 McClintock, Barbara: The Discovery & Characterization of Transposable Elements: The Collected Papers of Barbara McClintock; Routledge, 1987.

752 McCready, Tracey et al.: Breast self-examination and breast awareness: a literature review; *Journal of Clinical Nursing,* Mai 2005 (S. 570–578).

753 McKeown, Thomas: Die Bedeutung der Medizin; Suhrkamp, 1979 (S. 219).

754 Meggiorini, L.: Donna Glove, Scientific Abstract; Breast Pathology Unit, Policlinico „Umberto I", Rom, 2007.

755 Mehari, Abdul et al.: Fetal macrosomia – maternal risk und fetal outcome; *International Journal of Gynecology and Obstetrics,* Juli 1990 (S. 215–222).

756 Melnik, Bodo: Milchkonsum: Aggravationsfaktor der Akne und Promotor chronischer westlicher Zivilisationskrankheiten; *Journal der Deutschen Dermatologischen Gesellschaft,* 2009.

757 Melnik, Bodo: Milk – The promoter of chronic Western diseases; *Medical Hypotheses,* Juni 2009 (S. 631–639).

758 Menander-Huber, K. et al.: Orgotein (superoxide dismutase): a drug for the amelioration of radiation-induced side effects. A double-blind, placebo-controlled study in patients with bladder tumours; *Urological Research,* 4/1978 (S. 255–257).

759 Mendosa, David: Revised International Table of Glycemic Index (GI) and Glycemic Load (GL) Values – 2008 (siehe http://www.mendosa.com/gilists.htm).

760 Mercola, Joseph: Daily Sunlight Can Keep Cancer Away; *mercola.com,* 7. August 2008.

761 Merrell, Phillip et al.: Radiographic and histologic periapical findings of root canal treated teeth in cadaver; *Oral Surgery, Oral Medicine, Oral Pathology, Oral Radiology and Endodontics,* Juni 1997 (S. 707–711).

762 Metges, Cornelia/Barth, Christian: Metabolic Consequences of a High Dietary-Protein Intake in Adulthood: Assessment of the Available Evidence; *Journal of Nutrition,* April 2000.

763 Meyerhardt, Jeffrey et al.: Physical activity and survival after colorectal cancer diagnosis; *Journal of Clinical Oncology,* August 2006 (S. 3527–3534).

764 Miklos, George Gabor: Iconoclast to the Max; *Nature Biotechnology,* Juli 2004 (S. 815–816).

765 Mirick, Dana: Antiperspirant Use and the Risk of Breast Cancer; *Journal of the National Cancer Institute,* 16. Oktober 2002 (S. 1578–1580).

766 Mirvish, Sidney et al.: Partial Purification from Hot Dogs of N-Nitroso Compound Precursors and Their Mutagenicity after Nitrosation; *Journal of Agricultural and Food Chemistry,* 29. Juni 2006 (S. 5679–5687).

767 Moertel, Charles et al.: High-dose vitamin C versus placebo in the treatment of patients with advanced cancer who have had no prior chemotherapy. A randomized double-blind comparison; *New England Journal of Medicine,* 17. Januar 1985 (S. 137–141).

768 Morgan, Lloyd et al.: Cellphones and Brain Tumors – 15 Reasons for Concern Science, Spin and the Truth Behind [the] Interphone [Study]; EM Radiation Research Trust, 25. August 2009.

769 Moritz, Andreas et al.: Irradiation of infected root canals with a diode laser in vivo: results of microbiological examinations; *Lasers in Surgery and Medicine,* 3/1997 (S. 221–226).

770 Moritz, Andreas et al.: Nd:YAG laser irradiation of infected root canals in combination with microbiological examinations; *Journal of the American Dental Association,* November 1997 (S. 1525–1530).

771 Moss, Ralph: Cancer Therapy. The Independent Consumer's Guide to Non-Toxic Treatment & Prevention; Equinox Press, 1992.

772 Mundzeck, Till: Umstrittener Bluttest gegen Prostatakrebs; *welt.de,* 23. März 2009.

773 Münstedt, Karsten/Thienel, Petra: Patientenratgeber Krebs: Alternative Krebstherapien medizinisch bewertet; Knaur 2008.

774 Murata, Akira et al.: Prolongation of survival times of terminal cancer patients by administration of large doses of ascorbate; *International Journal for Vitamin and Nutrition Research,* Band 23/1982 (Supplement, S. 103–113).

775 Muskiet, Frits et al.: Is docosahexaenoic acid (DHA) essential? Lessons from DHA status regulation, our ancient diet, epidemiology and randomized controlled trials; *Journal of Nutrition,* Januar 2004.

776 Mutter, Joachim: Amalgam – Risiko für die Menschheit. Quecksilbervergiftungen richtig ausleiten; fit fürs Leben-Verlag in der NaturaViva Verlags GmbH, 2008.

777 Mutter, Joachim: Gesund statt chronisch krank! Der ganzheitliche Weg: Vorbeugung und Heilung sind möglich, fit fürs Leben Verlag in der NaturaViva Verlags GmbH, 2009.

778 N.N.: 35. Deutscher Lebensmittelchemikertag; 18.–20. September 2006 in Dresden.

779 N.N.: 5 A Day for Better Health Program Evaluation Report: Evidence (Website des U.S. National Cancer Institute).

780 N.N.: Atkins' medical records spark diet controversy: Debate flares over doctor's health; Associated Press, 11. Februar 2004.

781 N.N.: Benzol in 96 Proben: Expertin warnt vor Krebsstoffen in Limo; *Schrot & Korn,* August 2009 (S. 7).

782 N.N.: Breast MRI Cancer Screening, Information for Patients; UPMC.com.

783 N.N.: Cadmium: Neue Herausforderung für die Lebensmittelsicherheit? BfR-Statusseminar zu Cadmium in der Nahrungsmittelkette; Bundesinstitut für Risikobewertung, 15. Juli 2009.

784 N.N.: Cardinal Health Reports Fiscal 2008 Results, Provides Fiscal 2009 Outlook (siehe http://www.cardinal.com/content/news/872008_6739.asp).

785 N.N.: Chronologie der Studien zu Kinderkrebs um deutsche Atomkraftwerke: Vorgeschichte der so genannten KiKK-Studie (siehe Website des Umweltinstituts München e.V.).

786 N.N.: Communication from the Commission to The European Parliament, The Council, The European Economic and Social Committee and The Committee of The Regions on Action Against Cancer: European Partnership; Commission of the European Communities, 24. Juni 2009.

787 N.N.: Council on Pharmacy and Chemistry, American Medical Association, Report of the Council. Cancer and the Need for Facts; *Journal of the American Medical Association,* 8. Januar 1949 (S. 96).

788 N.N.: Dictionary of Cancer Terms: Uric Acid; Website des U.S. National Cancer Institute.

789 N.N.: Die richtige Ernährung kann einer Osteoporose vorbeugen und sie günstig beeinflussen; Info-Blatt zu den Tabletten „Osteoplus" von Merckle Arzneimittel.

790 N.N.: Erhöhtes Hirntumor-Risiko bei Kindern; *diagnose-funk.de,* 19. März 2009.

791 N.N.: Ernährung bei Krebs: Ein Ratgeber für Betroffene, Angehörige, Interessierte; Deutsche Krebshilfe e.V., Oktober 2008 (S. 17).

792 N.N.: Ernährung und Krebs: Kann gesunde Kost das Krebsrisiko senken?; Krebsinformationsdienst des Deutschen Krebsforschungszentrum (DKFZ).

793 N.N.: Ernährung und Krebsvorbeugung: Kann die Ernährung das Krebsrisiko beeinflussen?; Krebsinformationsdienst des Deutschen Krebsforschungszentrum (DKFZ).

794 N.N.: Eröffnung des Heidelberger Ionenstrahl-Therapiezentrums (HIT) / Die bei GSI entwickelte Krebstherapie geht in den Routinebetrieb; Pressemitteilung des GSI Helmholtzzentrum für Schwerionenforschung, 2. November 2009.

795 N.N.: EU-Agentur vergleicht WLAN-Strahlung mit Asbest: EEA fordert Maßnahmen gegen elektromagnetische Strahlung; *pressetext.ch,* 17. September 2007.

796 N.N.: Experiment an Mäusen: Nanoröhren schädigen Lungengewebe; *Spiegel Online,* 26. Oktober 2009.

797 N.N.: Food, nutrition and the prevention of cancer: a global perspective; World Cancer Research Fund und American Institute for Cancer Research, 1997.

798 N.N.: Formaldehyd – Gefährlicher als bisher angenommen?; Stellungnahme des Bundesinstituts für Risikobewertung (BfR), 29. November 2004.

799 N.N.: Frauen-Studie: Schon kleine Alkoholmengen erhöhen Krebsrisiko; *Spiegel Online,* 25. Februar 2009.

800 N.N.: Geldgeber beeinflussen Resultate; *nzz.ch,* 21. September 2006.

801 N.N.: Gemeinsame Stellungnahme der Fachgesellschaften Gesellschaft für Virologie (GfV; Präsident: Prof. Klenk), Deutsche Gesellschaft für Gynäkologie und Geburtshilfe (DGGG; Präsident: Prof. Diedrich), Gesellschaft für Medizinische Biometrie, Epidemiologie und Informatik (GMDS; Präsident: Prof. Wichmann) und Deutsche Arbeitsgemeinschaft Epidemiologie (DAE; Vorsitzender: Prof. Hense) zum Fragenkatalog mit dem Thema „Früherkennung des Zervixkarzinoms" für den Bundesausschuss der Ärzte und Krankenkassen Arbeitsausschuss „Prävention" (siehe http://www.g-f-v.org/docs/1128937104.pdf).

802 N.N.: Gerson Therapy: History (siehe Website des U.S. National Cancer Institute).

803 N.N.: Glycidamid – neuer Krebsauslöser in Pommes frites und Chips entdeckt; *aerztezeitung.de*, 18. August 2008.

804 N.N.: Government bans all use of mercury in Sweden; Presseerklärung des schwedischen Umweltministeriums, 15. Januar 2009.

805 N.N.: House of Commons Health Committee. The Influence of the Pharmaceutical Industry. Forth Report of Session 2004–05, Volume 1, 22. März 2005.

806 N.N.: http://de.wikipedia.org/wiki/Evidenzbasierte_Medizin.

807 N.N.: http://gerson-research.org/bibliography/index.html.

808 N.N.: http://www.biokrebs-heidelberg.de

809 N.N.: http://www.dr-lechner.de

810 N.N.: http://www.evene.fr/celebre/biographie/louis-pasteur-718.php.

811 N.N.: http://www.fda.gov/ohrms/dockets/dockets/00n_1665/00N-1665-EC-06.html.

812 N.N.: http://www.naag.org/backpages/naag/tobacco/msa/msa-pdf/1109185724_1032468605_cigmsa.pdf.

813 N.N.: http://www.nutrasweet.com/company.asp.

814 N.N.: Hyperthermia in Cancer Treatment: Questions and Answers (siehe Website des U.S. National Cancer Institute).

815 N.N.: Increasing the amount of n-3 fatty acid in meat from young Holstein bulls through nutrition; *Journal of Animal Science*, November 2006 (S. 3039–3048).

816 N.N.: Ionenstrahltherapie: Hoffnung für Krebspatienten; *Öko-Test*, September 2008.

817 N.N.: Kernspintomographie oder Magnetresonanztomographie: Mit Magnetfeldern Bilder erzeugen; Deutsches Krebsforschungszentrum (DKFZ).

818 N.N.: Kinder oft stärker mit Chemikalien belastet als ihre Mütter: WWF-Test findet 73 bedenkliche Schadstoffe im Blut europäischer Familien; World Wide Fund for Nature, 16. Oktober 2005.

819 N.N.: Kinderkrebs um Atomkraftwerke, *IPPNW aktuell,* Juli 2009.

820 N.N.: Krebs-OP: Ärzte amputieren Französin falsche Brust; *Spiegel Online,* 29. Februar 2009.

821 N.N.: Krebspatienten: Depressionen können Überlebenschancen mindern; *Spiegel Online,* 15. September 2009.

822 N.N.: Krebsprävention durch Ernährung. Forschung, Daten, Begründungen, Empfehlungen; Deutsches Institut für Ernährungsforschung Potsdam-Rehbrücke, 1999.

823 N.N.: Krebstherapie: Hilft Obst und Gemüse gegen Krebs?; *Odysso,* SWR Fernsehen, 8. November 2007.

824 N.N.: Krebsvorsorge mit Kernspintomographie/MRT: Krebsdiagnose, Kosten, Kostenübernahme; *Krebsvorsorge-ratgeber.de.*

825 N.N.: Magnetresonanz-Mammographie: Brustkrebs früher und sicherer erkennen; Pressemitteilung Friedrich-Schiller-Universität Jena, 24. September 2003.

826 N.N.: MediaReport Haarpflege und Kosmetik, 20. Juni 2006.

827 N.N.: Mercury in Fish: A Global Health Hazard; Zero Mercury Working Group, Februar 2009

828 N.N.: „Misteltherapie" auf der Website der Gesellschaft für Biologische Krebsabwehr e.V. (siehe http://www.biokrebs-heidelberg.de).

829 N.N.: Mitteilung der Kommission: die Anwendbarkeit des Vorsorgeprinzips; Kommission der Europäischen Gemeinschaft, Brüssel, 2. Februar 2000.

830 N.N.: Nähe von Politikern zu Tabakfirmen verstößt gegen WHO-Regeln: Kritik an Zusammenarbeit von Bundespräsident Horst Köhler mit Körber-Stiftung; Pressemitteilung des SWR, 24. August 2009.

831 N.N.: Neue Langzeitstudie bestätigt: Raucher sterben früher; *Hamburger Abendblatt*, 9. Mai 2009.

832 N.N.: Obituary: Sir Robert McCarrison, C.I.E., M.F., D.Sc., LL.D., F.R.C.P.; *British Medical Journal*, 28. Mai 1960 (S. 1663–1664).

833 N.N.: Omega-3 fatty acids; Website des University of Maryland Medical Center (siehe http://www.umm.edu/altmed/articles/omega-3-000316.htm).

834 N.N.: Online-Verzeichnis mit mehr als 200 Adressen: Wo sitzt der nächste Psycho-Onkologe?; *aerztlichepraxis.de*, 20. April 2009.

835 N.N.: Patienten werden gezielt manipuliert. Pharmaindustrie unterwandert Selbsthilfe; Presseerklärung der Universität Bremen, 29. November 2006.

836 N.N.: Pollution in People: Cord Blood Contaminants in Minority Newborns; Environmental Working Group, Dezember 2009

837 N.N.: PORT Meta-analysis Trialists Group. Postoperative radiotherapy in non-small-cell lung cancer: systematic review and meta-analysis of individual patient data from nine randomised controlled trials; *Lancet*, 25. Juli 1998 (S. 257–263).

838 N.N.: PSA-Screening auf Prostatakarzinom – Nutzen belegt?; *arznei-telegramm*, 26. April 2009.

839 N.N.: "Radiation Research" and The Cult of Negative Results; *Microwave News*, Juli 2006.

840 N.N.: REACH-Kompass: Handbuch zur Nutzung und Verbesserung der neuen EU-Chemikaliengesetzgebung; Bund für Umwelt und Naturschutz Deutschland (BUND), Februar 2008.

841 N.N.: Reduced glutathione-L-cysteine-anthocyanins gel; NCI Drug Dictionary (Website des U.S. National Cancer Institute).

842 N.N.: Rio Declaration on Environment and Development; The United Nations Conference on Environment and Development, Rio de Janeiro 3–14. Juni 1992.

843 N.N.: Scan may increase cancer risk. Full-body scans expose people to similar levels of radiation as atomic bombs used in Hiroshima, say experts; *BBC News*, 31. August 2004.

844 N.N.: Schadstoffbelastung in Neuwagen; Autotest von Global 2000, 2005.

845 N.N.: Schwarze Liste der Piratenfischerei; Website von Greenpeace.

846 N.N.: Sport hilft Krebs-Patienten; Website der Internisten im Netz (Hrsg.: Berufsverband Deutscher Internisten e.V.), 3. März 2008.

847 N.N.: Teflon chemical cancer risks downplayed? Review board seeks to pressure EPA to study effects on humans; Associated Press, 30. Juni 2005.

848 N.N.: The American Academy Of Environmental Medicine Calls For Immediate Moratorium On Genetically Modified Foods; Presseerklärung der American Academy of Environmental Medicine (AAEM), 19. Mai 2009.

849 N.N.: United States Congress, Senate, Subcommittee of the committee on Foreign Relations: Cancer Research (Anhörungen am 1., 2. und 3. Juli 1946, Washington, DC); U.S. Government Printing Office, 1946.

850 N.N.: Untersuchungen ohne Ende. Ein Erfahrungsbericht zur Brustkrebs-"Früherkennung"; *Bioskop*, März 2009 (S. 6–7).

851 N.N.: US Congress, Office of Technology Assessment: Unconventional Cancer Treatments, Washington, DC; U.S. Government Printing Office, 1990 (OTA-H-405).

852 N.N.: Zellen im Strahlenstress. Warum Mobilfunkstralung krank macht. Eckpunkte internationaler Mobilfunkforschung; Verein zum Schutz der Bevölkerung vor Elektrosmog e. V., 2009 (S. 17–18).

853 Nagaoka, Shigetaka et al.: Bacterial invasion into dentinal tubules of human vital and nonvital teeth; *Journal of Endodontics*, Februar 1995 (S. 70–73).

854 Nagel, Gabriele et al.: Environmental tobacco smoke and cardiometabolic risk in young children: results from a survey in south-west Germany; *European Heart Journal*, August 2009 (S. 1885–1893).

855 New, Susan et al.: Dietary influences on bone mass and bone metabolism: further evidence of a positive link between fruit and vegetable consumption and bone health?; *American Journal of Clinical Nutrition,* Januar 2000 (S. 142–151).

856 Nicholson, Jeremy et al.: The challenges of modeling mammalian biocomplexity; *Nature Biotechnology,* 6. Oktober 2004 (S. 1270).

857 Nietzsche, Friedrich: Die Fröhliche Wissenschaft, Reclam, 2000 (Aphorismus 265).

858 Nordmann, Alain et al.: Effects of low-carbohydrate vs low-fat diets on weight loss and cardiovascular risk factors: a meta-analysis of randomized controlled trials; *Archives of Internal Medicine,* 13. Februar 2006 (S. 285–293).

859 Norman, Anthony et al.: 13th Workshop consensus for vitamin D nutritional guidelines; *Journal of Steroid Biochemistry and Molecular Biology,* März 2007 (S. 204–205).

860 Norman, Anthony: From vitamin D to hormone D: fundamentals of the vitamin D endocrine system essential for good health; *American Journal of Clinical Nutrition,* August 2008 (S. 491S–499S).

861 Nylander, Martina et al.: Mercury concentrations in the human brain and kidneys in relation to exposure from dental amalgam fillings; *Swedish Dental Journal,* Band 11/1987 (S. 179–187).

862 O'Hara, Ann/Shanahan, Fergus: Mechanisms of action of probiotics in intestinal diseases; *Scientific World Journal,* 10. Januar 2007 (S. 31–46).

863 Oba, Koji et al.: Individual Patient Based Meta-analysis of Lentinan for Unresectable/Recurrent Gastric Cancer; *Anticancer Research,* Juli 2009 (S. 2739–2745).

864 Ohlenschläger, Gerhard: Glutathionsystem, Ordnungs- und informationserhaltende Grundregulation lebender Systeme; Verlag für Medizin Dr. Ewald Fischer, Heidelberg 1991.

865 Olivieri, Gianfranco et al.: The effects of beta-estradiol on SHSY5Y neuroblastoma cells during heavy metal induced oxidative stress, neurotoxicity and beta-amyloid secretion; *Neuroscience,* 10. September 2002 (S. 849–855).

866 Olney, James et al.: Increasing brain tumor rates: is there a link to aspartame?; *Journal of Neuropathology and Experimental Neurology,* November 1996 (S. 1115–11123).

867 Olney, James: Excitotoxins in foods; *Neurotoxicology,* Herbst 1994 (S. 535–544).

868 Olsen, Ingar et al.: Brain abscesses caused by oral infection; *Endodontics & Dental Traumatology,* Juni 1999 (S. 95–101).

869 Olsen, Ingar et al.: Systemic diseases caused by oral infection; *Clinical Microbiology Reviews,* Oktober 2000 (S. 547–558).

870 Olsen, Sjurdur et al.: Milk consumption during pregnancy is associated with increased infant size at birth: prospective cohort study; *American Journal of Clinical Nutrition,* Oktober 2007 (S. 1104–1110).

871 Ornish, Dean et al.: Can lifestyle changes reverse coronary heart disease? The Lifestyle Heart Trial; *Lancet,* 21. Juli 1990 (S. 129–133).

872 Ornish, Dean et al.: Intensive Lifestyle Changes for Reversal of Coronary Heart Disease; *Journal of the American Medical Association,* 16. Dezember 1998 (S. 2001–2007).

873 Ostergaard Kristensen, M.: Increased incidence of bleeding intracranial aneurysms in Greenlandic Eskimos; Acta Neurochirurgica, 67 (1–2)/1983 (S. 37–43).

874 Otto, Christoph et al.: Growth of human gastric cancer cells in nude mice is delayed by a ketogenic diet supplemented with omega-3 fatty acids and medium-chain trigly cerides; *BMC Cancer,* 30. April 2008 (S. 122).

875 Padayatty, Sebastian et al.: Vitamin C pharmacokinetics: implications for oral and intravenous use; *Annals of Internal Medicine,* 6. April 2004 (S. 533–537).

876 Palti, Yoram et al.: Alternating electric fields (TTFields) inhibit metastatic spread of solid tumors to the lungs; *Clinical & Experimental Metastasis,* 23. April 2009 (vorab online publiziert).

877 Palti, Yoram et al.: Alternating electric fields arrest cell proliferation in animal tumor models and human brain tumors; *Proceedings of the National Academy of Sciences U S A,* 12. Juni 2007 (S. 10152–10157).

878 Parisky, Yuri et al.: Efficacy of computerized infrared imaging analysis to evaluate mammographically suspicious lesions; American Journal of Roentgenology, Januar 2003 (S. 263–269).
879 Pariza, Michael et al.: Calorie restriction, ad libitum feeding, and cancer; *Proceedings of the Society of Experimental Biology and Medicine*, Dezember 1986 (S. 293–298).
880 Parsonnet, Julie: Bacterial infection as a cause of cancer; *Environmental Health Perspectives*, November 1995 (Supplement, S. 263–268).
881 Paterson, Ian: Homeopathy: what is it and is it of value in the care of patients with cancer?; *Clinical Oncology*, Juni 2002 (S. 250–253).
882 Pauling, Linus/Herman, Zelek: Criteria for the validity of clinical trials of treatments of cohorts of cancer patients based on the Hardin Jones principle; *Proceedings of the National Academy of Sciences U.S.A.*, September 1989 (S. 6835–6837).
883 Paulson, Tom: Startling study on toxins' harm: WSU findings show that disorders can be passed on without genetic mutations; *Seattle Post Intelligencer*, 3. Juni 2005.
884 Persson, Bertil et al.: Blood-brain barrier permeability in rats exposed to electromagnetic fields used in wireless communication (in: Nordén, Bengt/Ramel, Claes: Interaction Mechanisms of Low-Level Electromagnetic Fields in Living Systems; Oxford University Press, 1992 [S. 251-258]).
885 Persson, Bertil et al.: Blood-brain barrier permeability in rats exposed to electromagnetic fields used in wireless communication; *Wireless Networks*, 6/1997 (S. 455–461).
886 Peter, Adrian: Die Fleischmafia. Kriminelle Geschäfte mit Fleisch und Menschen; Econ Verlag, 2006.
887 Petersen, Anne Marie/Pedersen, Bente Klarlund: The anti-inflammatory effect of exercise; *Journal of Applied Physiology*, April 2005 (S. 1154–1162).
888 Peterson, Charles et al.: Fasting plasma glucose and glycosylated plasma protein at 24 to 28 weeks of gestation predict macrosomia in the general obstetric population; *American Journal of Perinatology*, Juli 1995 (S. 247–251).
889 Peto, Richard et al.: Can dietary beta-carotene materially reduce human cancer rates?; *Nature*, 19. März 1981 (S. 201–208).
890 Phillips, Jerry et al.: DNA damage in Molt-4 T-lymphoblastoid cells exposed to cellular telephone radiofrequency fields in vitro; *Bioelectrochemistry and Bioenergetics*, März 1998 (S. 103–110).
891 Pinto, John et al.: Effects of garlic thioallyl derivatives on growth, glutathione concentration, and polyamine formation of human prostate carcinoma cells in culture; *American Journal of Clinical Nutrition*, August 1997 (S. 398–405).
892 Pisano, Etta et al.: Diagnostic accuracy of digital versus film mammography: exploratory analysis of selected population subgroups in DMIST; *Radiology*, Februar 2008 (S. 376–83).
893 Pool-Zobel, Beatrice et al.: Apple flavonoids inhibit growth of HT29 human colon cancer cells and modulate expression of genes involved in the biotransformation of xenobiotics; *Molecular Carcinogenesis*, März 2006 (S. 164–174).
894 Pool-Zobel, Beatrice et al.: Intervention with cloudy apple juice results in altered biological activities of ileostomy samples collected from individual volunteers; *European Journal of Nutrition*, August 2008 (S. 226–234).
895 Popham, Robert et al.: Variation in mortality from ischemic heart disease in relation to alcohol and milk consumption; *Medical Hypotheses*, Dezember 1983 (S. 321–329).
896 Popov, Alexander: Effect of the nonspecific prevention of thrombogenic complications on late results in the combined treatment of bladder cancer; *Meditsinskaia Radiolgoiia*, Februar 1987 (S. 42–45).
897 Qiu, Fa-Bo et al.: Predominant expression of Th1-type cytokines in primary hepatic cancer and adjacent liver tissues; *Hepatobiliary & Pancreatic Diseases International*, Februar 2007 (S. 63–66).
898 Raffle, Angela/Gray, Muir: Screening: evidence and practice; Oxford University Press, 2007.

899 Raghunand, Natarajan et al.: Enhancement of chemotherapy by manipulation of tumour pH; *British Journal of Cancer,* Juni 1999 (S. 1005–1011).

900 Rapoport, Stanley: Blood Brain Barrier in Physiology and Medicine; Raven Press, New York, 1976.

901 Rau, Thomas: Biologische Medizin: Die Zukunft des natürlichen Heilens; Fona Verlag, 2009.

902 Reddy, Shalini et al.: Effect of low-carbohydrate high-protein diets on acid-base balance, stone-forming propensity, and calcium metabolism; *American Journal of Kidney Diseases,* August 2002 (S. 265–274).

903 Regelson, William: The "grand conspiracy" against the cancer cure; *Journal of the American Medical Association,* 25. Januar 1980 (S. 338).

904 Resnicoff, Mariana/Basega, Renato: The role of insulin-like growth factor I receptor in transformation and apoptosis; Annals of the New York Academy of Sciences, 15. April 1998 (S. 76–81)

905 Reuter, Peter: Springer Lexikon der Medizin; Springer Verlag, 2004 (S. 1333).

906 Rich-Edwards, Janet et al.: Milk consumption and the prepubertal somatotropic axis; *Nutrition Journal,* 27. Dezember 2007.

907 Roach, Mary: Germs, Germs Everywhere. Are You Woried? Get Over It; *New York Times,* 9. November 2004.

908 Rögenger, Wiebke: Toner im Tumor: Neue Untersuchungen lassen vermuten, dass Druckerstaub Krebs auslösen könnte; *Süddeutsche Zeitung,* 24. Oktober 2008 (S. 18).

909 Rorty, James: American Medicine Mobilizes; W.W. Norton & Co., 1939 (S. 182–194).

910 Rosell, Magdalena et al.: Long-chain n-3 polyunsaturated fatty acids in plasma in British meat-eating, vegetarian, and vegan men; *American Journal of Clinical Nutrition,* August 2005.

911 Rüdiger, Hugo et al.: Radiofrequency electromagnetic fields (UMTS, 1,950 MHz) induce genotoxic effects in vitro in human fibroblasts but not in lymphocytes; *International Archives of Occupational Environmental Health,* Mai 2008 (S. 755–767).

912 Salford, Leif et al.: Nerve Cell Damage in Mammalian Brain after Exposure to Microwaves from GSM Mobile Phones; *Environmental Health Perspectives,* Juni 2003 (S. 881–883).

913 Salford, Leif et al.: Permeability of the blood-brain barrier induced by 915 MHz electromagnetic radiation, continuous wave and modulated at 8, 16, 50, 200 Hz; *Microscopy Research and Technique,* 15. April 1994 (S. 535–542).

914 Salmerón, Jorge et al.: Dietary fat intake and risk of type 2 diabetes in women; American Journal of Clinical Nutrition, Juni 2001 (S. 1019–1026).

915 Salzberg, Marc et al.: A pilot study with very low-intensity, intermediate-frequency electric fields in patients with locally advanced and/or metastatic solid tumors; Onkologie, Juli 2008 (S. 362–365).

916 Salzer, Georg: Pleura carcinosis. Cytomorphological findings with the mistletoe preparation iscador and other pharmaceuticals; *Oncology,* Band 43/1986 (Supplement, S. 66–70).

917 Sargent, James et al.: Exposure to movie smoking among US adolescents aged 10 to 14 years: a population estimate; *Pediatrics,* Mai 2007 (S. e1167–1176).

918 Satin, Jillian et al.: Depression as a predictor of disease progression and mortality in cancer patients: A Meta-Analysis; *Cancer,* 14. September 2009 (online publiziert).

919 Sauerbruch, Ernst Ferdinand: Heilkunst und Naturwissenschaft; *Die Naturwissenschaften,* Band 14/1926 (S. 1081–1090).

920 Sauerbruch, Ferdinand: Das war mein Leben; Bertelsmann Lesering, 1954.

921 Scheeder, Martin et al.: A study on the causes for the elevated n-3 fatty acids in cows' milk of alpine origin; *Lipids,* Februar 2005 (S. 191–202).

922 Schlosser, Eric: Fast Food Gesellschaft. Fette Gewinne, faules System; Der Riemann Verlag, 2003.

923 Schröder, Fritz et al.: Screening and Prostate-Cancer Mortality in a Randomized European Study; *New England Journal of Medicine,* 26. März 2009 (S. 1320–8).

924 Schwartz, Gary/Reis, Isildinha: Is Cadmium a Cause of Human Pancreatic Cancer?; *Cancer Epidemiology, Biomarkers & Prevention,* Februar 2000 (S. 139–145).

925 Schwartz, Stephen et al.: Association of marijuana use and the incidence of testicular germ cell tumors; *Cancer,* 15. März 2009 (S. 1215–1223).

926 Seely, Stephen: Diet and coronary disease: a survey of mortality rates and food consumption statistics of 24 countries; *Medical Hypotheses,* Juli 1981 (S. 907–918).

927 Segal, Jakob/Seng, Gunther: Methoden der UV-Bestrahlung von Blut. HOT und UVB; Hippokrates Verlag, 1998.

928 Seifter, Eli/Weinzweig, Jeffrey: Contributions of Dr. Max Gerson to Nutritional Chemistry (die Arbeit wurde 1985 bei einem Treffen der American Chemical Society präsentiert).

929 Seltzer, Samuel: Long-term radiographic and histological observations of endodontically treated teeth; *Journal of Endodontics,* Dezember 1999 (S. 818–822).

930 Semler, Edmund: Eiweiß unter Verdacht; UGB-Forum, 3/2003.

931 Semler, Edmund: Pflanzliche Rohkost: Heilnahrung par excellence; *Reform-Rundschau,* Sonderdruck 2005.

932 Sharpe, CR et al.: The effects of tricyclic antidepressants on breast cancer risk, *British Journal of Cancer,* 7. Januar 2002 (S. 92–97).

933 Shaw, Kathryn et al: The outcome of macrosomic infants weighing at least 4500 g: Los Angeles Country-University of Southern California Experience; *Obstetrics and Gynecology,* April 1995 (S. 558–564).

934 Shimizu, Kyoko et al.: Efficacy of oral administered superfine dispersed lentinan for advanced pancreatic cancer; *Hepatogastroenterology,* Januar/Februar 2009 (S. 240–244).

935 Siegel, Rebecca et al.: Increase in incidence of colorectal cancer among young men and women in the United States; *Cancer Epidemiology, Biomarkers & Prevention,* Juni 2009 (S. 1695–1658).

936 Siener, Roswitha/Hesse, Albrecht: The effect of a vegetarian and different omnivorous diets on urinary risk factors for uric acid stone formation; *European Journal of Nutrition,* Dezember 2003 (S. 332–337).

937 Siguel, Edward: Cancerostatic effect of vegetarian diets; *Nutrition and Cancer,* 4/1983 (S. 285–291).

938 Sikora, Karol et al.: Juices, coffee enemas, and cancer; *Lancet,* 15. September 1990 (S. 677–678).

939 Simopoulos, Artemis et al.: Purslane in human nutrition and its potential for world agriculture; *World Review of Nutrition and Dietetics,* 1995 (S. 47–74).

940 Simopoulos, Artemis/Salem Jr., Norman: n-3 fatty acids in egs from range-fed Greek chicken; *New England Journal of Medicine,* 16. November 1989 (S. 1412).

941 Simopoulos, Artemis/Salem Jr., Norman: Purslane: a terrestrial source of omega-3 fatty acids; *New England Journal od Medicine,* 25. September 1986 (S. 833).

942 Simopoulos, Artemis: Essential fatty acids in health and chronic disease; *American Journal of Clinical Nutrition,* September 1999 (S. 560S).

943 Simopoulos, Artemis: The importance of the omega-6/omega-3 fatty acid ratio in cardiovascular disease and other chronic diseases; *Experimental Biology and Medicine,* Juni 2008 (S. 674–88).

944 Simopouolos, Artemis/Robinson, Jo: The Omega Diet. The Lifesaving Nutritional Program Based on the Diet of the Island of Crete; Harper Perennial, 1999 (S. 61–74).

945 Sinclair, Hugh Macdonald: The Work of Sir Robert McCarrison; Faber & Faber, 1953.

946 Singh, Vishwa/Gaby, Suzanne: Premalignant lesions: role of antioxidant vitamins and beta-carotene in risk reduction and prevention of malignant transformation; *American Journal of Clinical Nutrition,* Januar 1991 (S. 386S–390S).

947 Sinha, Rashmi et al.: A Prospective Study of Red and Processed Meat Intake in Relation to Cancer Risk; *PLoS Medicine,* 11. Dezember 2007 (S. e325).

948 Sinha, Rashmi et al.: Meat Intake and Mortality: A Prospective Study of Over Half a Million People; *Archives of Internal Medicine,* 23. März 2009 (S. 562–571).

949 Skog, Johan et al.: Glioblastoma microvesicles transport RNA and proteins that promote tumour growth and provide diagnostic biomarkers; Nature Cell Biology, 16. November 2008 (S. 1470–1476).

950 Smith, Richard: Medical Journals Are an Extension of the Marketing Arm of Pharmaceutical Companies; PLoS Medicine, 17. Mai 2005 (S. e138).

951 Soffritti, Morando et al.: First experimental demonstration of the multipotential carcinogenic effects of aspartame administered in the feed to Sprague-Dawley rats; Environmental Health Perspectives, März 2006 (S. 379–385).

952 Song, Yuguo et al.: Exposure to nanoparticles is related to pleural effusion, pulmonary fibrosis and granuloma; European Respiratory Journal, September 2009 (S. 559–567).

953 Spinnato, Joseph et al.: Fetal macrosomia: Does antenatal prediction affect delivery route and birth outcome?; American Journal of Obstetrics and Gynecology, Oktober 1995 (S. 1215–1219).

954 Sreekumar, Arun et al.: Metabolomic profiles delineate potential role for sarcosine in prostate cancer progression; Nature, 12. Februar 2009 (S. 910–914).

955 Stein, Rob: Millions of Children In U.S. Found to Be Lacking Vitamin D. Links to Diabetes, Heart Disease Examined; washingtonpost.com, 3. August 2009.

956 Stern, Robert et al.: Lactate stimulates fibroblast expression of hyaluronan and CD44: The Warburg effect revisited; Experimental Cell Research, 15. Mai 2002 (S. 24–31).

957 Stoner, Gary: Cancer prevention with freeze-dried berries and berry components; Seminars in Cancer Biology, Oktober 2007 (S. 403–410).

958 Straus, Howard: Dr. Max Gerson: Healing the Hopeless; Quarry Health Books, 2002.

959 Strieth, Sebastian et al.: Mikrozirkulationsveränderungen in statischen Magnetfeldern als mögliche Ursache vestibulärer Nebenwirkungen bei der Magnetresonanztomographie; 78th Annual Meeting of the German Society of Oto-Rhino-Laryngology, Head and Neck Surgery, München, 16.–20. Mai 2007.

960 Stücker, Markus et al.: Basal cell carcinoma of the foot. Is the pedoscope a risk factor?; Der Hautarzt, Dezember 2002 (S. 819–821).

961 Tagliabue, Elda et al.: Role of HER2 in wound-induced breast carcinoma proliferation; Lancet, 16. August 2003 (S. 527–33).

962 Tallberg, Thomas: Development of a Combined Biological and Immunological Cancer Therapy Modality... a review of bio-immuntherapy; Journal of the Australasian College of Nutritional & Environmental Medicine, April 2003 (S. 3–21).

963 Tang, Li et al.: Consumption of raw cruciferous vegetables is inversely associated with bladder cancer risk; Cancer Epidemiology, Biomarkers & Prevention, April 2008, (S. 938–944).

964 Tannock, Gerald: Medical Importance of the Normal Microflora; Kluwer Academic Publishers, 1999.

965 Thaler, Kylie et al.: Bach Flower Remedies for psychological problems and pain: a systematic review; BMC Complementary and Alternative Medicine, Mai 2009 (S. 16).

966 Thomas, Pat.: Aspartame – The Shocking Story of the World's Bestselling Sweetener; The Ecologist, September 2005 (S. 35–51).

967 Thompson, Ian et al.: Commentary: the ubiquity of prostate cancer: echoes of the past, implications for the present: "what has been will be again, what has been done will be done again; there is nothing new under the sun." ECCLESIASTES 1:9; International Journal of Epidemiology, April 2007 (S. 287–289).

968 Tillmann, Thomas et al.: Tumor Promotion by Chronic UMTS-Modulated Radiofrequency Exposure in Mice Prenatally Treated with ENU; IMBA-FGF-Workshop/Omics for Assessing Unclear Risks, Berlin, 26.–28. Mai 2008.

969 Torres, Vicente et al.: Long-term ammonium chloride or sodium bicarbonate treatment in two models of polycystic kidney disease; Experimental Nephrology, 2001 (S. 171–80).

970 Tsuchiya, Shuji et al.: Prophylaxis of uric acid stone in patients with inflammatory bowel disease following extensive colonic resection; *Gastroenterologia Japonica,* August 1991 (S. 430–434).

971 Tylavsky, Frances: Fruit and vegetable intakes are an independent predictor of bone size in early pubertal children; *American Journal of Clinical Nutrition,* Februar 2004 (S. 311–317).

972 van der Zee, Jacoba: Heating the patient: A promising approach?; *Annals of Oncology,* August 2002 (S. 1173–1184).

973 Victor, Norbert et al.: Forschungsberichte der Abteilung Medizinische Biometrie, Universität Heidelberg, Nr. 51: Wirksamkeit und Sicherheit von Akupunktur bei gonarthrosebedingten chronischen Schmerzen, multizentrische, randomisierte, kontrollierte Studie, Dezember 2005.

974 Vinikoor, Lisa et al.: Consumption of trans-fatty acid and its association with colorectal adenomas; *American Journal of Epidemiology,* 1. August 2008 (S. 289–297).

975 Viswanathan, Akila/Schernhammer, Eva: Circulating melatonin and the risk of breast and endometrial cancer in women; *Cancer Letters,* 18. August 2009 (S. 1–7).

976 Wagle, William/Smith, Martin: Tattoo-Induced Skin Burn During MR Imaging; *American Journal of Roentgenology,* Juni 2000 (S. 1795).

977 Wagner, David et al.: Effect of vitamins C and E on endogenous synthesis of N-nitrosamino acids in humans: precursor-product studies with [15N]nitrate; *Cancer Research,* Dezember 1985 (S. 6519–6522).

978 Wagner, Karl-Heinz: Der Darm ist ein Feinschmecker; *Der Mediziner,* 9/2007 (S. 6–7).

979 Walenta, Stefan et al.: High Lactate Levels redict Likelihood of Metastases, Tumor Recurrence, and Restricted Patient Survival in Human Cervical Cancers; *Cancer Research,* 15. Februar 2000 (S. 916–921).

980 Walitza, Susanne et al.: Does methylphenidate cause a cytogenetic effect in children with attention deficit hyperactivity disorder?; *Environmental Health Perspectives,* Juni 2007 (S. 936–940).

981 Walker, Alexander et al.: Faecal pH, dietary fibre intake, and proneness to colon cancer in four South African populations; *British Journal of Cancer,* April 1986 (S. 489–495).

982 Walker, Alexander/Walker, B. F.: Faecal pH and colon cancer; *GUT,* April 1992 (S. 572).

983 Wallace, Scott: Brasilien: Die Gier nach Soja frisst den Regenwald; *Spiegel Online,* 31. Dezember 2006.

984 Warburg, Otto et al.: Über den Stoffwechsel der Tumoren; *Biochemische Zeitschrift,* Band 152/1924 (S. 309–344).

985 Wattenberg, Lee at al.: Effects of derivatives of kahweol and cafestol on the activity of glutathione S-transferase in mice; *Journal of Medicinal Chemistry,* August 1987 (S. 1399–1403).

986 Wegener, Beate/Pfisterer, Markus: TKTL-1-Ernährung nach Dr. Coy: Therapieerfolge beim Glioblastom und Kolonkarzinom; *Deutsche Zeitschrift für Onkologie,* 4/2007 (S. 170–174).

987 Weingart, Saul/Iezzoni, Lisa: Looking for medical injuries where the light is bright; *Journal of the American Medical Association,* Oktober 2003 (S. 1917–1919).

988 Weiß, Johannes: Sinkt die Mortalität oder sinkt sie nicht? Kontroverese um PSA-Screening auf Prostatakrebs; *Aerztlichepraxis.de,* 19. März 2009.

989 Weitlaner, Wolfgang: Homöopathie: Sinnvolle Ergänzung bei Krebs. Experte beweist positive Anwendung auch in Intensivmedizin; *pressetext.de,* 15. September 2005.

990 Wells, Rachel: Poison kiss: lead alert; *Sidney Morning Herald,* 20. Juli 2008.

991 Werbach, Melvyn: Nutriologische Medizin; Hädecke Verlag, 1999.

992 Wolf, Jim: Democrats Press Rumsfeld for Halliburton Records; Reuters, 20. Dezember 2003 (siehe http://www.commondreams.org/headlines03/1220-07.htm).

993 Worlitschek, Michael: Säure-Basen-Fitness. Geschmeidiger Körper, feste Muskeln, straffe Haut; Haug Verlag, 2005 (S. 58).

994 Worm, Boris et al.: Impacts of Biodiversity Loss on Ocean Ecosystem Services; *Science,* 3. November 2006 (S. 787–790).

995 Wust, Peter et al.: Hyperthermia in combined treatment of cancer; *Lancet Oncology,* August 2002 (S. 487–497).

996 Yang, Po et al.: Clinical application of a combination therapy of lentinan, multi-electrode RFA and TACE in HCC; *Advances in Therapy,* August 2008 (S. 787–794).

997 Yin, SH et al.: Clinical study on acupuncture combined with medication in restoration of gastrointestinal functions for postoperative patients with gastric cancer; *Zhongguo Zhen Jiu,* Juni 2009 (S. 459–462).

998 Zachara, Bronislaw et al.: Decreased selenium concentration and glutathione peroxidase activity in blood and increase of these parameters in malignant tissue of lung cancer patients; *Lung,* 1. September 1997 (S. 321–332).

999 Zahl, Per-Henrik et al.: The Natural History of Invasive Breast Cancers Detected by Screening Mammography; *Archives of Internal Medicine,* 24. November 2008 (S. 2311–2316).

1000 Zamponi, Rolf: Deutsche geben für ihr Aussehen mehr aus. Körperkult: Milliarden für die Schönheit; *abendblatt.de,* 28. September 2009.

1001 Zhang, Yuesheng et al.: Inhibition of Urinary Bladder Carcinogenesis by Broccoli Sprouts; *Cancer Research,* 1. März 2008 (S. 1593–1600).

1002 Zhivotovsky, Boris/Orrenius, Sten: The Warburg Effect returns to the cancer stage; *Seminars in Cancer Biology,* Februar 2008 (S. 1–3).

1003 Zhu, Binghua et al.: Targeted overexpression of IGF1 in smooth muscle cells of transgenic mice enhances neointimal formation through increased proliferation and cell migration after intraarterial injury; *Endocrinology,* August 2001 (S. 3598-3606).

1004 Ziff, Sam/Ziff, Michael: Infertility and Birth Defects: Is Mercury from Dental Fillings a Hidden Cause?; Bio-Probe, Inc., 1988.

1005 Zittlau, Jörg: Experten warnen vor Vorsorge. Darmspiegelung nicht ohne Risiko; *Tageszeitung,* 23. April 2009.

1006 Zwamborn, Peter et al.: Effects of Global Communication system radio-frequency fields on Well Being and Cognitive Functions of human subjects with and without subjective complaints; *TNO-Report,* 2003.

BILDNACHWEISE

Ben Lansing (www.benlansing.com): Seite 133.
Corbis: auf den Seiten 60: Tony Korody/Sygma; 142: Bettmann; 258: Ted Streshinsky.
doc-stock: auf den Seiten 31: Medillust; 44: Jochen Tack; 73: Franz Kälin;138: sciencephoto.
Dr. Junghans Medical GmbH, Bad Lausick: Seite 220.
Dr. med. dent. Johann Lechner, München (www.dr-lechner.de).: Seite 299.
Emma Holister (www.art-margin.com): auf den Seiten 149 und 270.
Fotolia.com: Seite 289: Christian Rummel.
Herbert L. Block/Herb Block Foundation, Washington DC: Seite 167.
http://en.wikipedia.org: Seite 16.
iStockphoto: auf den Seiten 6: Willi Schmitz; 11: Stefan Klein; 24: Alena Root; 25 links: Christian Anthony; 25 rechts: cre8tive_studios; 27: zilli; 35: russ witherington; 36: Eraxion; 39: sarah HOWLING; 40: catqueen; 53: DNY59; 56: Greg Christman; 59: Sebastian Kaulitzki; 68: Khuong Hoang; 71: GULCAN YASEMIN SUMER; 77: Shelly Perry; 78: winterling; 87: eyewave; 91: luismmolina; 95: josh webb; 96: Jacob Wackerhausen; 101: webphotographeer; 103: carefullychosen; 104: peifeng shi; 111: Alexander Raths; 113 links: Sean Prior; 113 rechts: Jacom Stephens; 114: Peter Malsbury; 116: cbarnesphotography; 119: mammamaart; 124: iLexx; 127: Vicki Reid; 130: Steve Jacobs; 136: Dawn Johnston; 144: Mads Abildgaard; 146: Milorad Zaric; 152: Tomasz Markowski; 154: Beyza Sultan Durna; 157: morningarage; 159: Mary Gascho; 161: Mark Kostich; 162: Kelvin Jay Wakefield; 169: David Freund; 171: Catherine Yeulet; 172: doram; 173: Mutlu Kurtbas; 174: BanksPhotos; 176: Mark Kostich; 181: Eliza Snow; 182: Robert Kirk; 185: John Neff; 193: Mark Kostich; 194: Henrik Jonsson; 196: Mark Stay; 197: Nicolas Loran; 198: Sebastian Kaulitzki; 199: Martin McCarthy; 201: Sebastian Kaulitzki; 204: ideeone; 207: Jack Puccio; 201: Kelly Cline; 213: Robert Keenan; 215: Floortje; 216: Nikola Bilic; 219: Liv Friis-Larsen; 222: Stepan Popov; 225: biffspandex; 227: Celso Pupo Rodrigues; 231: Heike Kampe; 233: PLAINVIEW; 234: ALEAIMAGE; 236: Scott Leigh; 237: Alexander Hafemann; 240: Anna Yu; 242: Sabine Kappel; 243: Edward Shtern; 246: Kelly Cline; 249: Kelly Cline; 251: YinYang; 254: Lehner; 256: BasieB; 257: Harmonic Photo; 259: Igor Dutina; 260: ALEAIMAGE; 264: Tommounsey; 266: Tammy Peluso; 267: OSTILL; 269: Tom Horyn; 273: MICHAEL SCHADE; 274: Amanda Rohde; 276: Grafissimo, 277: Robert Dant; 279: zilli; 280: iurii Konoval; 283: pamspix; 285: Don Bayley; 287: Maria Pavlova; 292: webphotographeer; 294: garysludden; 300: Diane Diederich; 302: diego cervo; 304: Hillary Fox; 306: MorePixels; 308: Michael Utech; 310: dra_schwartz; 311: Martin McCarthy; 313: Adam Korzekwa; 316: Valentin Casarsa.
James L. MacLeod, University of Evansville: auf den Seiten 82 und 98.
Library of Congress, Washington, DC, Prints and Photographs Division, WPA Poster Collection: Seite 21.
NaturaViva/Julia Graff: Seite 229.
Okapia: auf den Seiten 48: NAS/Richard Ellis.
Photograph Archive, Imperial War Museum: Seite 74.
Prof. Dr. med. Reinhold Berz, Inframedic GmbH Mörfelden (www.inframedic.de): Seite 189.
Sonia Sultan/USA: Seite 50.

Buchempfehlungen für Ihre Gesundheit

Auf den folgenden Seiten haben wir für Sie Informationen zu Büchern, die aktuelle Gesundheitsthemen aufgreifen und ganzheitliche, natürliche Wege für ihre Gesundheit aufzeigen.

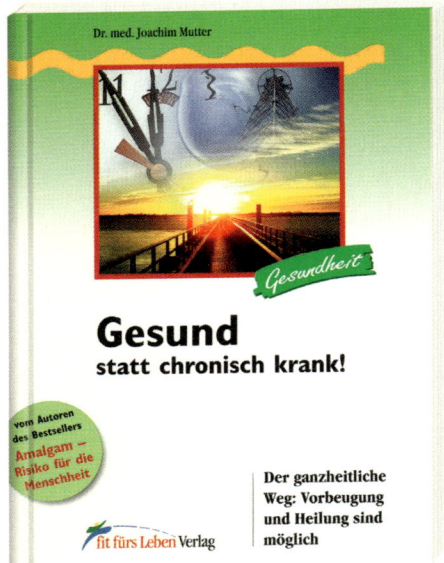

Gesund statt chronisch krank!
Der ganzheitliche Weg: Vorbeugung und Heilung sind möglich

von Dr. med. Joachim Mutter mit einem Vorwort von Prof. Boyd Haley und einer Einführung von Dr. med. dent. Helge Runte.

456 Seiten mit vielen Abbildungen und Grafiken, Hardcover, Buchformat 150 x 215 mm, ISBN 978-3-89881-526-0.

Immer mehr Menschen, auch jüngere, leiden an Krankheiten wie z.B. Krebs, Herz- und Kreislauferkrankungen, Stoffwechselerkrankungen wie z.B. Zuckerkrankheit (Diabetes), Erkrankungen der inneren Organe oder des Bewegungsapparates, Erkrankungen des Immunsystems, Erkrankungen der Sexualorgane, chronischen Schmerzen, Erkrankungen des Gehirns oder Nervensystems, an psychischen Erkrankungen, Allergien, Hauterkrankungen, Immunschwäche oder Müdigkeit, Schlaflosigkeit oder Überempfindlichkeit auf Substanzen. Man behandelt meist nur das Symptom, jedoch nicht die Ursache der Erkrankung – und so können Krankheiten oft nicht geheilt werden. In dem vorliegenden, umfassenden Ratgeber für Gesunde, Betroffene und Therapeuten werden wichtige krankmachende Faktoren dargestellt sowie umfangreiche Lösungen und Therapiemöglichkeiten beschrieben. So hilft dieser Ratgeber, den tatsächlichen Krankmachern auf die Spur zu kommen, um diese meiden, verändern oder ausleiten zu können und bietet passende Weg zur Heilung an. Betroffene und Therapeuten werden beim Umgang mit den Krankheiten oder Störungen unterstützt und erhalten wertvolle und aktuelle Hinweise zu Diagnostik, Ausleitungsverfahren und Therapie. Der Autor macht deutlich und belegt dies mit ausgesuchten Fallbeispielen, dass Therapiemethoden, die sich auf die Ursachen und individuellen Bedürfnisse beziehen, erfolgreicher sein können als die bisher in der Medizin praktizierten Symptombehandlungen

Amalgam – Risiko für die Menschheit
Quecksilbervergiftungen richtig ausleiten

von Dr. med. Joachim Mutter mit einer Einführung von Dr. med. Dietrich Klinghardt.

168 Seiten mit Abbildungen, Softcover, Buchformat 148 x 210 mm, ISBN 978-3-89881-522-6.

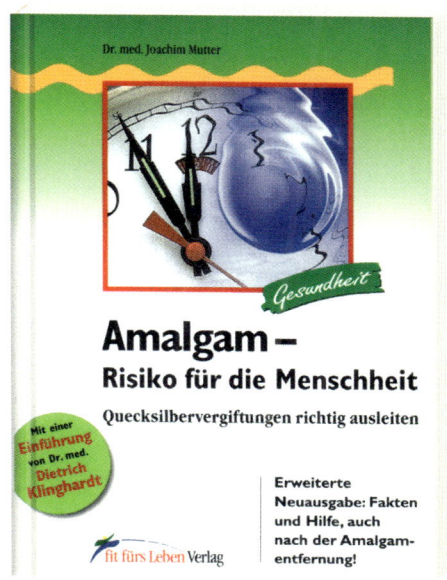

Heute leugnet kaum noch ein moderner Zahnarzt die Gefahr, die vom Amalgam in den Plomben ausgeht. Wichtigste Organe und das zentrale Nervensystem sind dann betroffen, viele Autoimmunkrankheiten und manche psychische Überlastung haben darin ihre Ursache. Immer häufiger wollen Patienten deshalb diese unheimlichen Zeitbomben in ihrem Mund wieder loswerden. Nur ist es mit dem bloßen Auswechseln der Plomben nicht getan. Um das Quecksilber im Körper aufzuspüren, es aus dem Gewebe zu lösen und fachgerecht auszuleiten, ist höchste Sensibilität erforderlich. Profund und dabei verständlich zeigt der Autor, was beachtet und welche Schritte eingeleitet werden müssen und welche Alternativen es gibt. Ein wertvoller Ratgeber, auch für jene, die bereits eine Zahnsanierung hinter sich haben, und für Patienten, die auf ganzheitliche Weise die Schwermetallvergiftung aus ihrem Körper ausleiten möchten. Ein Buch, das sowohl den betroffenen Hilfesuchenden als auch den behandelnden Therapeuten wie Zahnärzten, Ärzten und Heilpraktikern das Problem Amalgam in seiner gesamten Tragweite deutlich macht und Wege aufzeigt, den Geschädigten umfassend zu helfen.

BUCHEMPFEHLUNGEN

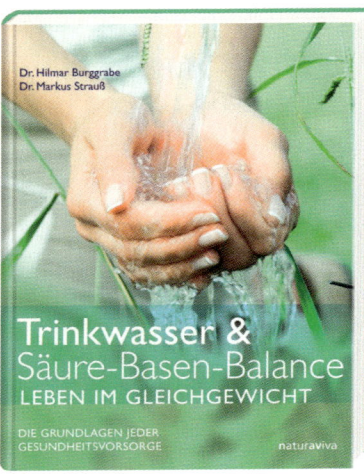

Grundlagen, Verbrauchertipps und praktische Hinweise: Das richtige Wasser ist neben der gesunden Ernährung grundlegend für unsere Gesundheit und bereits in der Vorsorge von größter Bedeutung. Eng verknüpft damit ist ein ausgeglichenes Säure-Basen-Gleichgewicht. Viele Krankheitssymptome sind auf einen übersäuerten Körper zurückzuführen. Wie der Säure-Basen-Haushalt funktioniert und was jeder gegen Übersäuerung tun kann, zeigt dieser praktische Ratgeber. Zahlreiche Tipps Rezeptideen erleichtern die praktische Umsetzung.

Trinkwasser & Säure-Basen-Balance – Leben im Gleichgewicht
Die Grundlagen jeder Gesundheitsvorsorge

von Dr. Hilmar Burggrabe und Dr. Markus Strauß mit basisch wirkenden Rezepten von Hermine Gronau.
160 Seiten mit vielen Farbabbildungen, Hardcover, Buchformat: 187 x 245 mm, ISBN 978-3-935407-05-2.

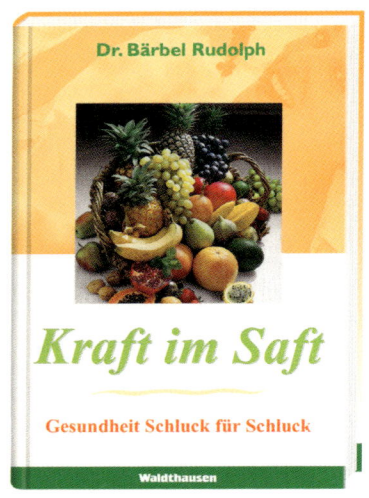

Was tun gegen Frühjahrsmüdigkeit? Was hilft, um Knochen, Zähne und Gewebe gesund zu erhalten? Wie löst sich die Verstopfung natürlich auf? Was bringt einen übersäuerten Magen wieder auf Vordermann? Wie wird trockene Haut wieder schön geschmeidig? Passende Rezepte dazu und noch vieles mehr über die wunderbaren Kräfte von Säften aus frischem Obst und Gemüse gibt es nachzulesen in dem informativen Gesundheitsratgeber.

Kraft im Saft
Gesundheit Schluck für Schluck

von Dr. Bärbel Rudolph. 120 Seiten, zweifarbig mit Abbildungen, Hardcover, Buchformat 130 x 193 mm, ISBN 978-3-89881-056-2.

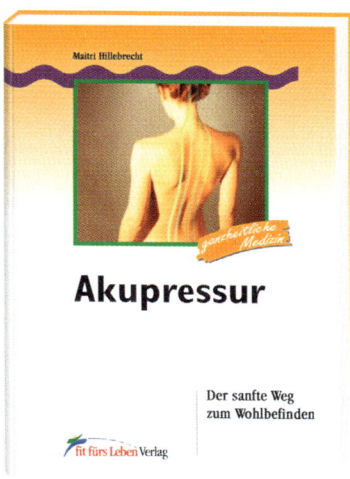

Gesundheit im Einklang mit Körper, Geist und Seele – das ist möglich mit den Methoden, wie sie aus der TCM (traditionellen Chinesischen Medizin) bekannt sind. Besonders wichtig und einfach in der Handhabung auch für jeden zuhause ist die Akupressur, die die Lebensenergie, das Qi, wieder fließen lässt und somit für schnelle Linderung sorgt.

Akupressur – der sanfte Weg zum Wohlbefinden

von Maitri Hillebrecht. 183 Seiten und zahlreichen Abbildungen, Softcover, Buchformat 148 x 210 mm, ISBN 978-3-89881-524-6.

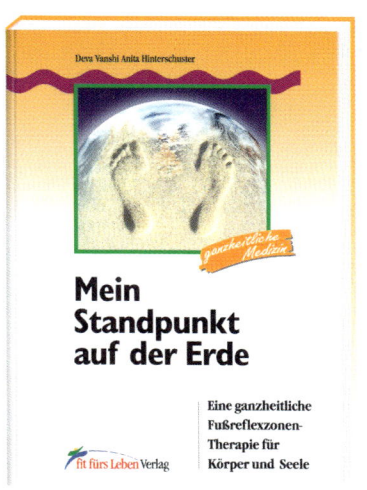

Ratgeber zur Fußreflexzonen-Therapie gibt es viele, aber kaum einer berücksichtigt die Ganzheitlichkeit dieser Therapieform. Über die Füße des Menschen kann seine Seele berührt werden und er kann im ganzheitlichen Sinne Gesundheit erfahren. Die Autorin verbindet die Elemente der Vipassana Meditation und der metamorphischen Massage mit einer in Achtsamkeit ausgeführten Fußreflexzonentherapie. Hinweise für die homöopathische Therapie vervollständigen den Ratgeber.

Mein Standpunkt auf der Erde
Eine ganzheitliche Fußreflexzonen-Therapie für Körper und Seele

von Deva Vanshi Anita Hinterschuster.
127 Seiten mit vielen Abbildungen, Softcover, Buchformat 148 x 210 mm, ISBN 978-3-89881-506-2.

Weitere Informationen über Titel aus den Bereichen gesunde Ernährung, Naturheilkunde, ganzheitliche Medizin und sanfte Therapien senden wir Ihnen gerne unverbindlich und kostenlos zu: NaturaViva Verlags GmbH, Postfach 1203, 71256 Weil der Stadt / Deutschland. Telefon +49 (0) 7033 / 13 80 8 16, Fax +49 (0) 7033 / 13 80 8 17.